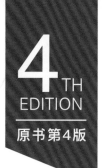

4TH EDITION

原书第4版

Manual of
Temporomandibular
Disorders

原著 [美] Edward F. Wright

[美] Gary D. Klasser

颞下颌关节紊乱病
临床手册

主审 尚政军 主译 龙 星

中国科学技术出版社

·北 京·

图书在版编目（CIP）数据

颞下颌关节紊乱病临床手册 : 原书第 4 版 / (美) 爱德华·F. 赖特 (Edward F. Wright) , (美) 加里·D. 克拉瑟 (Gary D. Klasser) 原著 ; 龙星主译 . — 北京 : 中国科学技术出版社 , 2024.5

书名原文 : Manual of Temporomandibular Disorders, 4e

ISBN 978-7-5236-0450-2

Ⅰ.①颞… Ⅱ.①爱… ②加… ③龙… Ⅲ.①颞下颌关节综合征—诊疗—手册 Ⅳ.① R782.6-62

中国国家版本馆 CIP 数据核字 (2024) 第 039692 号

著作权合同登记号：01-2023-4842

策划编辑　王久红　孙　超
责任编辑　王久红
文字编辑　方金林
装帧设计　佳木水轩
责任印制　李晓霖

出　　版	中国科学技术出版社
发　　行	中国科学技术出版社有限公司发行部
地　　址	北京市海淀区中关村南大街 16 号
邮　　编	100081
发行电话	010-62173865
传　　真	010-62179148
网　　址	http://www.cspbooks.com.cn
开　　本	889mm×1194mm　1/16
字　　数	437 千字
印　　张	17
版　　次	2024 年 5 月第 1 版
印　　次	2024 年 5 月第 1 次印刷
印　　刷	北京盛通印刷股份有限公司
书　　号	ISBN 978-7-5236-0450-2/R·3170
定　　价	198.00 元

版权声明

译者名单

主　审　尚政军　武汉大学口腔医学院
主　译　龙　星　武汉大学口腔医学院
副主译　杨　春　昆明医科大学口腔医学院
译　者　（以姓氏汉语拼音为序）

　　　　蔡恒星　武汉大学口腔医学院
　　　　邓末宏　武汉大学口腔医学院
　　　　房　维　武汉大学口腔医学院
　　　　冯亚平　武汉大学口腔医学院
　　　　柯　金　武汉大学口腔医学院
　　　　李　波　武汉大学口腔医学院
　　　　李慧敏　武汉大学口腔医学院
　　　　李　威　武汉大学口腔医学院
　　　　刘　欣　武汉大学口腔医学院
　　　　孟庆功　武汉大学口腔医学院

内容提要

　　本书引进自 WILEY 出版社，由国际知名牙科学专家 Edward F. Wright 教授和 Gary D. Klasser 教授联袂编写，是一部全面的颞下颌关节紊乱病临床实践指南。全书共 21 章，系统介绍了颞下颌关节紊乱病的基本概念与管理策略，提供了基于证据的临床实用信息，包括各种临床上可能遇到的影响颞下颌关节、咀嚼肌和相邻结构的情况，帮助口腔科医生准确诊断颞下颌关节紊乱病，排除类似颞下颌关节紊乱病的疾病，并为大多数患者提供有效治疗方案。本书内容实用、图表丰富、编排简洁，可为口腔科医生、医学生及颞下颌关节紊乱病相关医务人员和科研人员提供参考。

　　补充说明：本书附有相关配套资料，请关注"焦点医学"公众号，后台回复"9787523604502"即可获取。

译者前言

颞下颌关节紊乱病是口腔颌面部常见病和多发病，长期以来其命名和分类不统一，导致诊断混乱，治疗效果不确定，使临床医生和患者均感到迷茫。近年来，国内外对颞下颌关节紊乱病的诊断和治疗有了一些新的认识。随着我国社会的发展，人们改善生活水平的同时对面型和咬合的需求越来越高。由于颞下颌关节紊乱病很大程度上影响了正畸、正颌、种植、修复等口腔的治疗效果，了解颞下颌关节紊乱病的诊断和治疗知识变得越来越重要。

恰逢其时，我们收到出版社关于 *Manual of Temporomandibular Disorders, 4e* 的翻译邀请，本书正是一本关于颞下颌关节紊乱病循证诊断和多学科治疗的专著，由 Edward F. Wright 教授和 Gary D. Klasser 教授共同主编。本书比前 3 个版本有所扩展和增加，特别是引用了最新的颞下颌关节紊乱病分类，基于作者对颞下颌关节紊乱病的深厚理论知识和临床实践，深入浅出地介绍了颞下颌关节紊乱病的诊断与治疗方法。书中还详细介绍了颞下颌关节紊乱病的保守治疗方法，特别是咬合板的治疗，重点介绍了可为患者提供循证治疗策略与干预的方式和手段。全书推崇多学科治疗理念，对于某些超出口腔科医生治疗范畴的疾病，建议将患者转诊给专业知识和经验更丰富的医生，这非常值得国内的口腔科医生重视。本书结构紧凑、重点突出、简明扼要，内容贴合临床，并且以循证为基础，特别适合作为临床参考手册使用。

本书专业性极强，因此我们组织了多年来从事颞下颌关节疾病的临床和基础研究的专家进行翻译，他们在颞下颌关节疾病领域均有很深的造诣，确保了翻译工作的学术质量。尽管全体译者通力合作，但由于中外术语规范及语言表达习惯存在较大差异，中文版中可能存在疏漏之处，敬请广大读者予以指正。希望本书的出版有助于提高国内口腔科医生对颞下颌关节紊乱病的认识水平，也希望本书可作为临床医生、口腔医学生、研究人员了解颞下颌关节紊乱病诊断与治疗方法的参考工具。

武汉大学口腔医学院教授、主任医师
中华口腔医学会颞下颌关节病学及𬌗学专业委员会名誉主任委员

原书前言

　　我们不仅是颞下颌关节紊乱病（temporomandibular disorder，TMD）的教育工作者，也是额外接受了 TMD 方面培训的临床医生。作为教育工作者，我们努力为学生提供各方面的教育，使他们毕业后能为患者提供合适的诊疗。作为临床医生，我们的目标是在合理的科学原则基础上为患者提供优质医疗。当我们对学生进行 TMD 教育时，发现在我们的博士生和硕士生中有一个共同的问题，即他们缺少一本简明、与临床相关、基于循证的 TMD 专著。具体来说，他们希望有一本书：为普通牙科医生或牙科学生 / 住院医师编写；侧重于大多数 TMD 患者的循证诊断和多学科治疗；包含如何排除非 TMD 疾病、确定患者需要转诊的医疗因素的指南；详细说明如何鉴别超出大多数牙科医生范畴的复杂 TMD 患者；重点介绍他们可以为患者提供循证治疗策略与干预的方式和手段。

　　综上所述，我们决定出版一本书来满足他们的需求，以及满足渴望了解更多 TMD 的普通牙科医生的需求。于是，我们决定吸取我们基于 TMD 理论和临床证据的知识与经验来编写这样一本书。除了将当前的科学文献、临床试验和临床经验整合为一个有效的策略，本书试图简化 TMD 的复杂性，以便于临床理解和应用。它在一定程度上为如何最有效地诊断和治疗各类 TMD 患者提供了系统的指导。本书指导医生如何使用从患者面谈和临床检查中获得的信息，选择最具经济效益、最具潜力的提供长期症状缓解的循证治疗方法。

　　选择治疗 TMD 患者的医生不仅需要考虑肌肉骨骼因素，还必须考虑与 TMD 治疗相关的心理社会和神经生理学问题。由于本书的大多数读者不是 TMD "专家"，我们选择了与推荐治疗方法相关的最容易理解的机制。有时候，当简化的机制无法充分解释某一现象时，需要讨论其他因素，如心理社会和中枢神经系统的参与。同时，由于这不是一本关于 TMD 的综合性参考书，对于某些特征提示一种超出本书范畴的罕见疾病，我们建议读者考虑将患者转诊给专业知识和经验更丰富的医生。

　　为了增强读者的学习体验，我们在部分章的开始部分提供了常见问题，并且在整本书中突出强调了重要的概念。

　　我们很自豪地宣布这是本书的第 4 版。由于我们已经接受了口腔这一特定领域科学知识的爆炸式增长，本书包含的内容肯定比以前的各版本有所扩展和增加。我们真诚地希望这本易读的专著将有助于读者的 TMD 评估与治疗，并最终帮助读者为患者提供尽可能最佳的科学诊疗。

Edward F. Wright

Gary D. Klasser

献　词

　　我们将这本书献给我们的爱人和家人，他们无条件、无私地奉献了自己，以便我们能够在这本书上投入我们的时间和精力，也献给所有在颞下颌关节紊乱病研究中推进我们学科发展的个人，无论是过去还是现在。

目 录

第四篇　多学科治疗方法

第五篇　临床病例与临床研究基础

导言 关于颞下颌关节紊乱病
Introduction

颞下颌关节紊乱病（temporomandibular disorder, TMD）的主要症状和体征为咬肌、颞下颌关节（temporomandibular joint, TMJ）和（或）颞肌区的疼痛，张口受限，以及 TMJ 弹响。TMD 疼痛是迄今为止患者就诊最常见的原因[1, 2]。

> **重点**
>
> TMD 的主要症状和体征为咬肌、TMJ 和（或）颞肌区的疼痛，张口受限以及 TMJ 弹响。

TMD 是第二常见的骨骼肌肉疼痛性疾病，腰痛排第一位。据报道 TMD 在 20—40 岁的年龄段中发病率最高，人群中至少患有一种 TMD 症状者约占 33%，患有严重 TMD 症状需要寻求治疗者占 3.6%~7%[2–5]。

> **重点**
>
> TMD 是一种十分常见的疾病，以 20—40 岁年龄段发病率最高。人群中至少患有一种 TMD 症状者约占 33%，患有严重 TMD 症状需要寻求治疗者占 3.6%~7%。

TMD 症状通常会随时间变化，且与咀嚼肌紧张、紧咬牙、磨牙和其他口腔副功能行为明显相关。TMD 症状还与社会心理因素显著相关，如焦虑、紧张、愤怒、沮丧及抑郁等[6–8]。此外，心理社会适应不良的 TMD 患者在接受牙科医生治疗时，结合"认知行为干预"能更好地改善症状[2, 9]。

> **快速会诊**
>
> **观察 TMD 症状相关性**
>
> TMD 症状通常会随时间变化，且与咀嚼肌紧张、紧咬牙、磨牙和其他口腔副功能行为明显相关。TMD 症状还与社会心理因素显著相关，如焦虑、紧张、愤怒、沮丧及抑郁等。

TMD 可引起咀嚼肌肉骨骼系统以外的其他症状，如牙痛、非耳源性耳痛、头晕、耳鸣和颈部疼痛。TMD 还可导致偏头痛、紧张性头痛、局部肌肉疼痛及许多其他疼痛症状[10]。

TMD 患者的男女性别比例差异大，女 / 男性别比介于 3 : 1 至 9 : 1，因此女性患者的治疗需求比男性更普遍[2]。此外，女性患者 TMD 症状较难缓解[6, 7]。有许多假设试图来解释 TMD 的性别差异，但潜在原因仍不清楚[11]。

> **快速会诊**
>
> **男性和女性的对比**
>
> 与男性相比，女性患者 TMD 症状较难缓解。

人们关于 TMD 的认知一直在增加。总的来说，TMD 治疗理念已经从传统的牙科治疗方法发展到与神经科学研究理论相结合的"生物 – 心理 – 社会医学模式"，这与人体其他关节和肌肉疾病的治疗理念相类似[3, 12, 13]。

有效的咬合板治疗和 TMJ 关节盘复位术早在 19 世纪就已经被报道[12, 14]。随着天然牙重建技术的进步，人们逐渐认识到咬合协调对咀嚼肌和 TMJ 健康的重要性。随着人们对健康、舒适的口颌系统功能需求的增长，追求平衡自然的牙列也随之流行与发展起来[12, 15]。

20 世纪 30 年代，耳鼻咽喉科医生 James Costen 将 TMD 概念引入了内科医生和牙科医生的视野，至今读者们仍然会发现 TMD 有时被称为 "Costen 综合征"。Costen 医生报道，患者的 TMD 疼痛和继发的耳科症状可随着咬合调整而减轻[16]。

由于 TMD 是一种多因素疾病（有许多致病因素），很多治疗方法对患者的任何一个症状都有积极的改善作用。在 20 世纪的大部分时期，许多有效的 TMD 疗法都是独立确定的。内科医生、理疗师、脊椎治疗师、按摩师及其他治疗肌肉和（或）颈部疾病的医生都报道了治疗 TMD 症状的良好效果，从事身体放松、压力管理、认知行为干预以及其他心理学方面工作的心理学家都有报道称他们的疗法对 TMD 患者有疗效。口腔正畸医生、口腔修复医生以及从事咬合治疗的牙科医生也观察到咬合变化对 TMD 症状的积极影响。

> **重点**
>
> 由于 TMD 是一种多因素疾病（有许多致病因素），很多治疗方法对患者的任何一个症状都有积极的改善作用。

外科医生报道了多种不同的 TMJ 手术方法对 TMD 都有积极的治疗作用。人们尝试并提倡应用多种类型的咬合板治疗 TMD，研究表明不同类型的咬合板具有相似的疗效。用于治疗身体其他肌肉和关节的药物以及自我疗法策略等，也被证明可以改善 TMD 症状。在这一时期内，TMD 治疗主要基于医生根据临床证据和意见而提出的他们最认可的因果关系假设，而并非是科学研究[12]。

此时期出现了不同的治疗理论，满怀热情的非外科医生试图通过咬合板 "复位" 关节盘，而外科医生则通过手术重新复位关节盘或用自体移植材料来替换关节盘，后者最终因自体移植材料的破裂导致了严重的后遗症，从而迫使许多人放弃狭隘的治疗方案，认识到 TMD 的多因素性，以及保守的无创循证疗法的重要性[12]。

在过去的 50 年里，人们对疼痛的基本机制以及三叉神经脊束核、其他脑神经和颈神经的共享神经元有了更多的了解，这有助于更好地理解 TMD 的局限性疼痛和广泛性疼痛，理解慢性 TMD 疼痛与其他慢性疼痛之间的相似性，以及从社会心理和行为的角度认识治疗慢性疼痛的必要性[8, 17]。

目前有许多潜在的可逆性的保守治疗方法可用于 TMD 患者的治疗。临床医生可通过使用推荐的患者面谈和临床检查方法获得患者的信息，选择最有可能提供长期症状缓解的经济有效、基于循证的治疗方法。这些保守治疗方法通常与其他骨科和风湿病的治疗方法一致，有利于减少 TMD 患者的致病因素，提高患者的自我痊愈能力[2, 3, 10, 13]。

> **快速会诊**
>
> **TMD 治疗方法的选择**
>
> 目前有许多潜在的可逆性的保守治疗方法可用于 TMD 患者的治疗。

目前尚不完全了解 TMD 发生及其持续的机制，医生们应该记住，并不是所有的 TMD 治疗方法都同样有效，而且没有一种疗法被证明对所有 TMD 患者都是最佳的。大多数 TMD 患者都可以通过全科医生可逆、保守、无创的治疗方法获得成功治疗，而无须使用昂贵的高科技疗法[4, 18–20]。

> **重点**
>
> 临床医生可通过使用推荐的患者面谈和临床检查方法获得患者的信息，选择最有可能提供长期症状缓解的经济有效、基于循证的治疗方法。这些治疗方法通常有利于减少 TMD 患者的致病因素，并提高患者的自我痊愈能力。

大部分 TMD 患者接受治疗后症状得到显著缓解，未接受治疗的患者症状无明显改善[21]。

TMD 治疗通常推荐给伴有以下症状的患者：严重颞部头痛、耳前区疼痛、咬肌区疼痛、TMJ 绞锁、明显的 TMJ 弹响、张口受限、TMD 源性进食困难或非耐受性耳痛。

为了帮助读者更好地确定在诊疗过程中对患者需要提供的帮助，本书推荐使用"给牙科助手的转诊标准"*。

参考文献

[1] Manfredini, D. and Guarda-Nardini, L. (2010). TMD classification and epidemiology. In: *Current Concepts on Temporomandibular Disorders* (ed. D. Manfredini), 25–39. Chicago: Quintessence.

[2] American Academy of Orofacial Pain (2018). Temporomandibular disorders. In: *Orofacial Pain: Guidelines for Assessment, Diagnosis and Management*, 6e, 144–147, 172–173 (ed. R. de Leeuw and G.D. Klasser). Chicago: Quintessence.

[3] American Academy of Orofacial Pain (2018). Introduction to orofacial pain. In: *Orofacial Pain: Guidelines for Assessment, Diagnosis and Management*, 6e, 8, 146–147, 170–171 (ed. R. de Leeuw and G.D. Klasser). Chicago: Quintessence Publishing Co.

[4] Velly, A.M., Schiffman, E.L., Rindal, D.B. et al. (2013). The feasibility of a clinical trial of pain related to temporomandibular muscle and joint disorders: The results of a survey from the Collaboration on Networked Dental and Oral Research dental practice-based research networks. *J. Am. Dent. Assoc.* 144 (1): e1–e10.

[5] Okeson, J.P. (2013). *Management of Temporomandibular Disorders and Occlusion*, 7e, 104. St. Louis: CV Mosby.

[6] Egermark, I., Carlsson, G.E., and Magnusson, T. (2001). A 20-year longitudinal study of subjective symptoms of temporomandibular disorders from childhood to adulthood. *Acta Odontol. Scand.* 59 (1): 40–48.

[7] Wanman, A. (1996). Longitudinal course of symptoms of craniomandibular disorders in men and women: a 10-year follow-up study of an epidemiologic sample. *Acta Odontol. Scand.* 54 (6): 337–342.

[8] Magnusson, T., Egermarki, I., and Carlsson, G.E. (2005). A prospective investigation over two decades on signs and symptoms of temporomandibular disorders and associated variables: a final summary. *Acta Odontol. Scand.* 63 (2): 99–109.

[9] Orlando, B., Manfredini, D., Salvetti, G., and Bosco, M. (2007). Evaluation of the effectiveness of biobehavioral therapy in the treatment of temporomandibular disorders: a literature review. *Behav. Med.* 33 (3): 101–118.

[10] Fricton, J. (2007). Myogenous temporomandibular disorders: diagnostic and management considerations. *Dent. Clin. N. Am.* 51 (1): 61–83.

[11] Shinal, R.M. and Fillingim, R.B. (2007). Overview of orofacial pain: epidemiology and gender differences in orofacial pain. *Dent. Clin. N. Am.* 51 (1): 1–18.

[12] McNeill, C. (1997). History and evolution of TMD concepts. *Oral Surg. Oral Med. Oral Pathol. Oral Radiol. Endod.* 83: 51–60.

[13] Atsü, S.S. and Ayhan-Ardic, F. (2006). Temporomandibular disorders seen in rheumatology practices: a review. *Rheumatol. Int.* 26 (9): 781–787.

[14] Goodwillie, D.H. (1881). Arthritis of the temporomaxillary articulation. *Arch. Med.* 5: 259–263.

[15] Dawson, P.E. (2007). *Functional Occlusion: From TMJ to Smile Design*. St Louis: CV Mosby.

[16] Costen, J.B. (1934). A syndrome of ear and sinus symptoms dependent upon disturbed function of the temporomandibular joint. *Ann. Otol. Rhinol. Laryngol.* 43: 1–15.

[17] Gerstner, G., Ichesco, E., Quintero, A., and Schmidt-Wilcke, T. (2011). Changes in regional gray and white matter volume in patients with myofascial-type temporomandibular disorders: a voxelbased morphometry study. *J. Orofac. Pain* 25 (2): 99–106.

[18] Manfredini, D., Bucci, M.B., Montagna, F., and Guarda-Nardini, L. (2011). Temporomandibular disorders assessment: medicolegal considerations in the evidencebased era. *J. Oral Rehabil.* 38 (2): 101–119.

[19] Martins-Júnior, R.L., Palma, A.J., Marquardt, E.J. et al. (2010). Temporomandibular disorders: a report of 124 patients. *J. Contemp. Dent. Pract.* 11 (5): 71–78.

[20] Wassell, R.W., Adams, N., and Kelly, P.J. (2006). The treatment of temporomandibular disorders with stabilizing splints in general dental practice: one-year follow-up. *J. Am. Dent. Assoc.* 137 (8): 1089–1098.

[21] Anastassaki, A. and Magnusson, T. (2004). Patients referred to a specialist clinic because of suspected temporomandibular disorders: a survey of 3194 patients in respect of diagnoses, treatments, and treatment outcome. *Acta Odontol. Scand.* 62 (4): 183–192.

*. 相关资料获取见文前补充说明。

第一篇 初 诊
Initial Evaluation

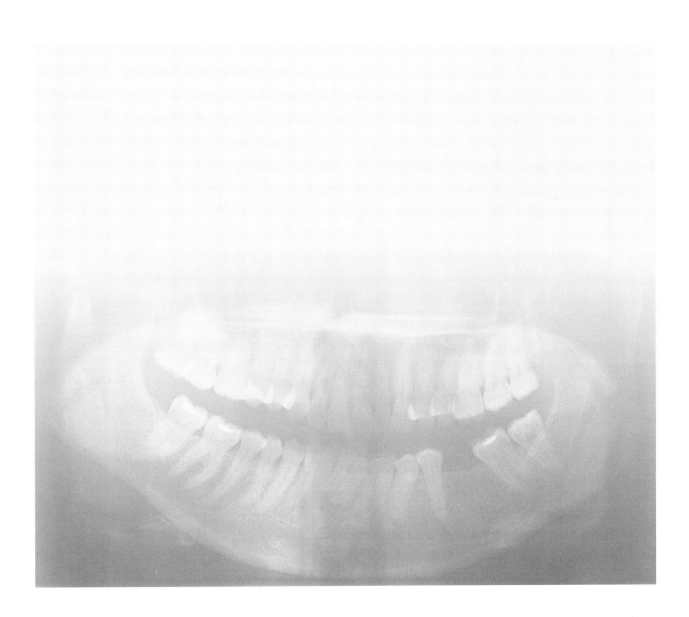

颞下颌关节紊乱病（temporomandibular disorder, TMD）通常涉及口颌系统的多个器官部位并伴有不同程度的疼痛和功能障碍。初诊评估时，需要确认疾病累及的器官部位，并对患者症状的影响程度进行分类。此外，患者的病因和症状表现有助于确定每个患者的最佳治疗方法[1]。

因此，初步检查的目标需要对以下内容作出判断：TMD 患者的第一诊断、第二诊断、第三诊断、病因及症状表现等。

> **重点**
>
> 初步检查的目标需要对以下内容作出判断：TMD 患者的第一诊断、第二诊断、第三诊断、病因及症状表现等。

第一诊断是与患者主诉最相关的疾病诊断。这种诊断可能源于 TMD（如肌痛、TMJ 关节痛或 TMJ 不可复性盘移位伴张口受限），也可能源于其他（如牙髓炎、鼻窦炎或颈源性头痛）[2]。

> **重点**
>
> 第一诊断是与患者主诉最相关的疾病诊断。

第二诊断、第三诊断等是指导致 TMD 症状的其他 TMD 相关的诊断。通常情况下，第一诊断是 TMD 来源的诊断（如肌痛），第二诊断和第三诊断是导致患者主诉的其他 TMD 诊断（如 TMJ 关节痛和 TMJ 可复性盘移位）。当非 TMD 疾病（如纤维肌痛）对 TMD 的第一诊断有作用时，非 TMD 疾病被认为是 TMD 诊断的一个致病因素而不是第二诊断或第三诊断[2]。

> **重点**
>
> 第二诊断、第三诊断等是指导致 TMD 症状的其他 TMD 诊断。

在初步检查中，医生需要判断出导致 TMD 的持续性致病因素。这些都是 TMD 长期存在（难以消除）的潜在因素，如睡眠口腔副功能行为、咀嚼口香糖、日间时紧咬牙、精神压力或颈部疼痛[1-3]。此外，医生还需要判断出现症状模式，包括一天中症状出现或最严重的时间段（如醒来时更严重）和部位规律（如从颈部开始逐步转移到下颌）。

> **重点**
>
> 持续性致病因素是导致 TMD 难以解决的因素，如睡眠口腔副功能行为、咀嚼口香糖、日间时紧咬牙、精神压力或不良姿势。
> 症状模式包括一天中症状发生或最严重的时间段（如醒来时更严重）和部位规律（如从颈部开始逐步转移到下颌）。

下面的这个非 TMD 疾病的例子可以帮助读者更好地理解这些术语的用法。一位患者向她的医生主诉其手腕疼痛。医生通过触诊患者的手腕部位，确定她疼痛的主要原因是腕关节内压痛（腕关节的诊断是第一诊断）。同时医生还发现了患者腕关节周围的肌肉疼痛，但比腕关节轻（则肌肉的诊断是第二诊断）。医生询问病史得知患者伴有全身性关节炎的症状，故认为这会导致她更容易出现手腕痛（全身关节炎属于手腕疼痛的一个致病因素）。

通过询问病史，医生发现患者的疼痛只出现在醒来时，且持续半小时，这提示在睡眠期间发生的手腕活动是其主要病因。医生可能会决定，最好的初始治疗方法是给她制作一个手腕夹板，让她在睡觉时戴上以确保手腕保持一个稳定的姿势。

第二个例子的患者有相同的诊断和系统性关节炎，但是却有不同的症状规律。该例患者在使用计算机半小时后开始出现手腕疼痛，且在使用计算机的过程中一直持续疼痛，这表明使用计算机是造成她手腕疼痛的主要原因。

为了治疗该患者的手腕疼痛，医生决定初步治疗方案是：①把她介绍给一位物理治疗师，教她计算机键盘和鼠标的人体工程学知识；②短期服用非甾体抗炎药（nonsteroidal anti - inflammatory drug，NSAID），在她的手腕对电脑键盘和鼠标的人体工程学做出反应之前，暂时缓解手腕疼痛。在这两种情况下，医生决定不升级进行全身性关节炎的治疗，因为他相信局部治疗可以解决患者的疼痛。

以上病例尽管有相同的诊断和全身致病因素，但首选治疗方法却因病因的不同而不同。

初诊的 TMD 评估包括询问患者的症状、潜在的 TMD 致病因素和非 TMD 致病因素。患者面谈对确定患者的最终治疗方法影响最大，通常会给医生提示在临床检查中需要评估的问题。

临床检查将有助于确认或排除患者主诉中涉及的器官部位以及可能导致这些主诉的其他疑似疾病。影像学检查可能是适宜的方法，但根据作者的经验，它很少能够改变医生从患者面谈和临床检查中即可得出的治疗方法。

在 20 世纪 80 年代末，本书的一位作者在美国空军服役，他的经验表明，对有 TMD 症状的患者，需要对其潜在的非 TMD 疾病进行更为全面的评估。一位医生问他是否知道，为他工作的一位牙科医生曾将实际患有脑膜炎的患者诊断为 TMD。在查看了患者的牙科就诊病历后，他发现这个患者是被急诊科的医生转诊给牙科医生的，原因是怀疑她可能患了 TMD。患者告诉牙科

医生，她之前被诊断患有 TMD，并使用了咬合板治疗，她认为是自己的 TMD 疾病复发了。牙科医生检查了她的咀嚼肌和 TMJ，发现肌肉紧绷并且有压痛。牙科医生认为她确实患有 TMD，给予了 TMD 自我疗法指导，并告诉她应该去调整咬合板（因为她不是现役军人）。在当时看来，牙科医生对该患者进行了适当的评估，并提供了准确的诊断。

随后作者查看了患者的急诊记录以便更好地了解发生的情况。据病史记录，该患者已告诉急诊室医生她曾经被诊断为 TMD 并戴有咬合板，认为是疾病复发。不过急诊接诊的内科医生发现她的咀嚼肌和颈部肌肉发硬并伴有发热，随即转诊给牙科医生（进行 TMD 评估）和神经内科医生。当该患者去看神经内科医生时，医生给她做了脊髓穿刺后发现她患有脑膜炎。

这一令人沮丧的经历激励了这位牙科医生去研究所有与 TMD 类似的相关疾病。他列出了他们的症状与 TMD 的区别，并最终制订了一个相当简短的问题清单，牙科医生可以根据这个清单来提醒自己：患者可能患有类似 TMD 的非 TMD 疾病[4]。自那以后，该调查问卷一直被使用，并随着新信息的出现而修改[5-7]。这份调查问卷不是完全可靠，但它是作者能够制订的最好的初诊问卷，以提醒医生尽快识别那些潜在的非 TMD 疾病及其病因和症状规律。

参考文献

[1] American Academy of Orofacial Pain (2018). Diagnosis and management of TMDs. In: *Orofacial Pain: Guidelines for Assessment, Diagnosis and Management*, 6e, 147–150, 170–172 (ed. R. de Leeuw and G.D. Klasser). Chicago: Quintessence Publishing Co.

[2] Fricton, J. (2007). Myogenous temporomandibular disorders: diagnostic and management considerations. *Dent. Clin. N. Am.* 51 (1): 61–83.

[3] Velly, A.M. and Fricton, J. (2011). The impact of comorbid conditions on treatment of temporomandibular disorders. *J. Am. Dent. Assoc.* 142 (2): 170–172.

[4] Wright, E.F. (1992). A simple questionnaire and clinical examination to help identify possible noncraniomandibular disorders that may influence a patient's CMD symptoms. *Cranio* 10 (3): 228–234.

[5] Wright, E.F. and Gullickson, D.C. (1996). Identifying acute pulpalgia as a factor in TMD pain. *J. Am. Dent. Assoc.* 127: 773–780.

[6] Wright, E.F., Des Rosier, K.E., Clark, M.K., and Bifano, S.L. (1997). Identifying undiagnosed rheumatic disorders among patients with TMD. *J. Am. Dent. Assoc.* 128 (6): 738–744.

[7] Forssell, H., Kotiranta, U., Kauko, T., and Suvinen, T. (2016). Explanatory models of illness and treatment goals in temporomandibular disorder pain patients reporting different levels of pain-related disability. *J. Oral Facial Pain Headache* 30 (1): 14–20.

第1章 患者面谈
Patient Interview

常见问题和解答

问：如果患者植入了颞下颌关节（TMJ）特氟龙 - 聚四氟乙烯植入物、硅橡胶植入物或 TMJ 假体，该怎么做呢？

答：对于植入 TMJ 特氟龙 - 聚四氟乙烯植入物、硅橡胶植入物或 TMJ 假体的患者，推荐一种特定的方案[1]。对这些情况的处理超出了本书的范围。如果临床医生不确定植入物或假体的类型和处理方法，建议将患者转诊给这一领域的专家，或与他们合作。

问：在哪些情况下，会建议把患者转诊给这方面的专家？

答：表 1-4 提供了一个患者面谈过程中发现的病史和症状列表，大多数牙科医生在遇到这些情况时会将患者转诊给更专业的临床医生。表 3-4 提供了临床检查时可识别的其他特征，多数牙科医生会在遇到这些情况时将患者转诊给更加专业的临床医生。

问：什么是额外获益？在颞下颌关节紊乱病（TMD）患者中是否常见？

答：额外获益是指患者因患 TMD 而获得的益处，如患者收到伤残补偿金，或被免除不必要的家务或工作。临床上这种情况在 TMD 患者中并不常见，但如果存在这种情况，患者不可能与任何治疗的改善有关。

问：当患者出现牙病导致或诱发的 TMD 症状时，应该怎么做？

答：在"第 2 章 评估患者初始问卷调查"的第 9 项和第 10 项中列出了牙病导致或诱发 TMD 的症状，在第 3 章的"四、口内检查"中则提供了确定是否由牙病导致或诱发患者 TMD 症状的推荐方法。

推荐使用"患者初始问卷调查"*，可复制或打印出以供患者填写。该问卷旨在有效利用与患者面谈的时间。临床医生的常规病史表应与此问卷一起使用。

快速会诊
病史采集 "患者初始问卷调查"旨在有效利用与患者面谈的时间，应与临床医生的常规病史表结合使用。

除患者的内科医生和牙科医生的姓名和地址外，临床医生可能希望再附加一页，以获取患者医疗和牙科保险信息，以及推荐患者来该诊室就诊的推荐人姓名和地址。给推荐人发一封感谢信，告知他们的推荐是恰当的，并提供临床医生的检查结果和推荐的治疗方法，这会令推荐人感到欣慰。这也会有助于推荐人在下次遇到类似主诉的患者时能推荐给临床医生的诊室。这封信的副本通常会发送给患者的内科医生和牙科医生（如果不是转诊医生）。为此目的，在"患者初始问卷调查"中要包含一份处理授权书。

该问卷调查似乎可以防止患者在无效果的讨论中详细阐述，或对所提出问题的数量感到恼怒，并防止临床医生忘记询问相关信息。临床经验表

*. 相关资料获取见文前补充说明。

明，患者的回答并不总是准确的，检查者需要与患者一起寻找问题的答案。为了患者能更好地回顾病情，患者最好在预约前 15min 到达，并在预约前完成调查问卷。在与患者的面谈中，临床医生通常需要让患者详细说明一些答案。

快速会诊

确认患者的反应

临床经验表明，患者的反应并不总是准确的，医生需要与患者一起寻找问题的答案。

技巧

协助患者回忆

为了患者能更好地回顾病情，患者最好在预约前 15min 到达，并在预约前完成调查问卷。

"第 2 章 评估患者初始问卷调查"提供了每个问题的重点，旨在帮助临床医生快速评估患者的回答。许多问题是不言自明的，但对一些问题的额外讨论以及补充信息如下。

第 1 项（请在下图中用阴影标出疼痛部位）帮助快速了解患者疼痛部位。从患者所涂的阴影区域可直观看出患者的疼痛是否源于：①咬肌或 TMJ（最常见的 TMD 疼痛部位）；②颈后区域和颈部疼痛通常引起的牵涉痛（如眶周、前额和颞肌区域）[2, 3]；③颈前区域，需确定这是由于局限性疼痛还是牵涉痛（6% 心肌缺血患者仅出现颅面部疼痛，而颈前区域是这些心肌缺血患者中最常见的牵涉痛部位 [4-8]）；④其他类型的疼痛（如鼻窦疼痛）。

第 4 项和第 5 项（什么情况下使症状加重？什么情况下感觉好转）可以帮助临床医生了解患者的症状是否由 TMD 引起。一项研究发现，99% 的 TMD 患者报告他们的疼痛可以通过下颌运动、行使功能、副功能行为和（或）休息得以缓解。人们直觉上认为下颌运动、功能和副功能行为会加重

TMD 疼痛，而休息会改善 TMD 疼痛。这是一种非常有效的鉴别患者的疼痛是否是由 TMD 引起的方法。相反，有 9% 的人认为，通过特定的运动可以使他们的疼痛至少在一个方面得到改善，例如，TMD 患者有时会告诉医生，咀嚼口香糖、TMJ 出现弹响等反而可以改善他们的 TMD 疼痛症状[9]。

第 6 项（您接受过什么治疗？），通过额外的询问，提示以前的哪些干预措施对患者有益。例如，如果患者发现咬合板治疗（患者不再使用）使症状得到缓解，那么再制作一个咬合板应该是非常有益的。需要向患者强调，他 / 她之前发现有效的干预措施可以再次有效（如热敷）。如果患者以前接受过临床医生提供的传统疗法，但没有达到满意效果，医生可以考虑评估其初步诊断，改变治疗策略，或者将患者转诊给在这一领域更加专业的医生。

由于特氟龙 – 聚四氟乙烯和硅橡胶的 TMJ 植入物出现过碎裂的情况，产生的异物反应可使髁突和关节窝进行性退变。对于这些植入物和关节假体，作者推荐了一个特别的方案[1]。这些问题的后续操作超出了本书的范围。如果临床医生不确定植入物或假体的类型和处理方法，建议将患者转诊至该领域具有更多专业知识的医生，或与之合作。

第 7 项（您什么时候疼痛最严重？）通常有助于确定重要致病因素出现的时间。伴有睡眠副功能行为的患者通常会在第一次醒来时疼痛加重，而伴有日间副功能行为的患者疼痛可在日间或晚上加重。临床医生可帮助他们找出更具体的时段，例如在驾驶期间或之后，或使用计算机时。

重点

伴有睡眠口腔副功能行为的患者通常会在他们第一次醒来时疼痛加重，而伴有日间口腔副功能行为的患者疼痛可在日间或晚上加重。

第 8 项（疼痛使您无法做什么？）让临床医生了解疼痛对患者生活的影响程度。这可能与患者接受治疗的动机以及患者可能有兴趣接受的治疗程度有关。有时候这个答案与检查得到的其他特征不相符合，例如患者无法工作，但却只有轻微的触诊压痛。患者继续参与其他活动则可能显示出其他的问题，例如在篮球比赛中大喊大叫。这种不一致可能表明存在其他致病因素，通常被称为额外获益[10]。

第 9 项（您的疼痛性质）有助于确定患者疼痛发生的可能情况。TMD 患者最常将疼痛描述为疼痛、压痛或钝痛。通常情况下，如果症状之一是搏动性疼痛，则患者的疾病属于以下三种情况中的一种或多种。

第一种情况是一些患者报告他们的疼痛是一种疼痛、压痛或钝痛，当病情严重时，其性质可能转变为搏动性疼痛。患者可能有恶心、畏光和（或）与搏动性疼痛相关的声音恐惧症。临床上发现，对于这些患者，如果疼痛、压痛或钝痛能有效缓解，就可以防止疼痛逐渐加重为搏动性疼痛。

第二种情况是，患者不报告疼痛、压痛或钝痛加重为搏动性疼痛。这两种疼痛的来源可能不同，TMD 治疗对搏动性疼痛的效果不佳。在这种情况下，临床医生可尝试进行咬合板治疗，如果

效果不佳，可将患者转诊给内科医生或神经专科医生，因为患者可能患有偏头痛一类的神经血管性疾病。研究表明，一些 TMD 治疗对偏头痛有疗效，但其对哪些偏头痛有效则尚未完全确定[11, 12]。

对于其他患者而言，搏动性疼痛可能是由口腔问题引起的牵涉痛（最常见的是牙齿）。有时，患者感知疼痛的部位［如咬肌和（或）TMJ］似就是疼痛来源，而实际疼痛来源（如牙齿）的症状则很轻微。这就像心绞痛发作的患者可能只感觉到左臂疼痛，而实际的疼痛来源是心脏。对疼痛的治疗必须针对疼痛来源，而不是感觉到的疼痛部位。

支配牙髓和咀嚼肌肉骨骼系统的感觉神经来源于三叉神经并似乎沿着相同的路径传导，所以来自其中一个区域的疼痛可使中枢神经系统内的共同区域变得敏感，导致感知的疼痛被误认为来自另一个区域。进入中枢神经系统的神经元数量要比将信息传递到更高级中枢神经系统中心的神经元数量多，这就需要从多个来源汇聚疼痛的输入（图 1-1）。这也可能导致一个来源的疼痛被感知为另一个来源的疼痛。此外，咀嚼肌对该区域疼痛的反应通常是收缩，继而增加 TMJ 负荷，导致咀嚼肌和 TMJ 疼痛。临床上，这一系列事件可能表现为把咀嚼肌或 TMJ 作为牙源性疼痛的来源，在触诊到压痛部位后，患者会将这种再现或加剧的疼痛作为就诊的主诉。

在一项研究中，牙科医生对疑似患有 TMD 的患者检查后发现，其 TMD 疼痛主要是牙源性疼痛，该研究报道指出：①根尖周 X 线片均未显示根尖病变；②患者认为触诊感知的疼痛部位通常会再现其疼痛[13]。

有研究者发现了 3 个有助于识别牙源性疼痛

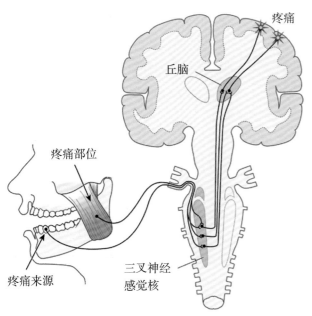

▲ 图 1-1　神经传导中枢汇聚使牙髓疼痛被感知为咬肌疼痛的示意图

或 TMD 症状加重的患者特征：①患者在夜间因疼痛醒来；②疼痛与体位有关，躺下时疼痛加剧；③患者饮用冷热液体时疼痛加剧，表 1-1 中提供了这些信息。这些患者也有搏动性疼痛，这也可能是由 TMD 引起的。在第 10 项和"第 3 章　临床检查"的"口内检查"部分将进一步讨论了牙源性疼痛的评估和治疗。同时第 20 章的"病例 1"介绍了患有此类疾病的患者案例。

表 1-1　提示患者可能是牙源性疼痛或 TMD 症状加重的临床表现
• 夜间因疼痛醒来
• 躺下时疼痛加剧
• 喝热的或冷的液体时疼痛加剧

TMD. 颞下颌关节紊乱病

尽管咀嚼系统的大多数神经源性疼痛包括烧灼感，但 TMD 患者很少报告有烧灼感[14, 15]。临床经验表明，如果烧灼感与典型的 TMD 疼痛特征（疼痛、压痛或钝痛）同时存在，通常这种灼烧感会随着 TMD 治疗后的疼痛、压痛和钝痛一起消退。如果烧灼感是患者最突出的疼痛特征，或

者在最初的 TMD 治疗没有得到缓解，临床医生可能会将患者转诊给在该领域具有更专业知识的人，以评估患者的神经源性疼痛（其他 TMD 信息来源 *）。

除了已经讨论过的以外，还有许多其他疼痛的特点，如电击样痛或刺痛。了解患者的疼痛特性有助于临床医生确定治疗 TMD 是否有很大的可能性使患者受益，或者这些治疗是否会延迟对另一种更有可能的疾病的评估。

第 10 项是提示医生应考虑牙源性疼痛、颈部疼痛或鼻窦充血可能是导致患者就诊的原因。临床经验表明，TMD 疼痛很少使患者在睡眠中醒来，而牙源性疼痛和颈部疼痛则可使患者在睡眠中醒来[16]。患者可能没有意识到颈部是疼痛的来源，只在牵涉痛部位感觉到疼痛。来自颈部的牵涉痛的鉴别诊断将在"第 3 章　临床检查"的"触诊"部分进一步讨论。

快速会诊
观察鼻窦充血的影响
鼻窦充血的患者在降低头部位置时，即躺下或身体前倾时，病情往往会加重。

牙痛患者在病史中报告他们会经常在睡眠中被疼痛惊醒，在躺下时疼痛加剧，和（或）在饮用冷或热液体时疼痛加剧。如果患者对这些问题中的一个或多个答案是肯定的，或有搏动性疼痛，则应怀疑牙齿可能是导致或引起 TMD 症状的原因之一[13]。

快速会诊
观察牙痛的作用
牙痛患者在病史中报告他们经常会在睡眠中被疼痛惊醒，在躺下时疼痛加剧，和（或）在饮用冷或热液体时疼痛加剧。

*. 相关资料获取见文前补充说明。

对于"当您喝热或冷的液体时疼痛会加剧吗？"这个问题，有时患者会错误地回答"是"。当这些患者详细说明时会发现，很明显的寒冷刺激只会引起牙齿不适，而不会加重他们的面部疼痛。临床经验表明，牙齿对冷热刺激敏感的现象在 TMD 患者中很常见。

当医生怀疑可能是某一颗牙齿引起或导致 TMD 症状时，需要进一步评估。在第 3 章的"口内检查"中提供了推荐的评估方法和治疗注意事项。

鼻窦充血的患者在降低头部位置时，即躺下或身体前倾时，症状往往会加重。如果患者对这两个问题中的任何一个回答结果是肯定，建议医生进一步询问鼻窦充血是否与疼痛有关。例如，患者是否发现使用减充血药或抗生素有助于缓解疼痛。如果患者不确定这些因素的影响而医生怀疑鼻窦充血，医生可能希望确定鼻窦充血对 TMD 症状的影响程度。医生可以提供口服减充血药、鼻喷雾减充血药和（或）抗生素［例如，盐酸伪麻黄碱（速达菲）60mg，口服，每 4～6 小时 1 片；阿芙林（盐酸羟甲唑啉）0.05%，每侧鼻孔喷 2 次，每 12 小时 1 次；和（或）阿莫西林 / 克拉维酸（安灭菌）875mg，口服，1 片 / 次，每天 2 次，持续 10 天（均具有通用配方）］，如表 1-2 所示。如果鼻窦充血是最近发生的，并且患者感冒在 1 周内，鼻窦疾病可能是由病毒引起的，服用抗生素可能不起作用[17]。

如果鼻窦充血长期存在，建议将患者转诊给专科医生以评估鼻窦问题并长期治疗。通过触诊鼻窦引起 TMD 疼痛可以确定存在鼻窦影响的可能性，但触诊未引起 TMD 疼痛也不能完全排除鼻窦的影响[15]。第 20 章的"病例 3"介绍了一个慢性鼻窦炎患者的病例。

第 11～13 项试图量化疼痛，要求患者描述疼痛的强度、频率和持续时间。前两个问题让患者用 0～10 对疼痛强度进行评分（0= 无疼痛；10= 最严重的疼痛），并让医生了解患者的疼痛史。这个数值评分系统（numerical rating system，NRS）是目前对疼痛强度进行评分的最有效方式[18]。描述疼痛发生频率的简明且常用的术语包括"持续"（始终存在）、"每天"（每天发生，但不是经常发生）、"每周"（每周发生，但不是每天发生）等。持续时间可以是"短暂的""间歇的"（时而出现时而消失）、平均数秒到数小时，或者持续存在。疼痛可能会变化程度很大，且很难准确量化。为简便起见，在临床上通常仅在患者病史中记录平均强度和频率就可以了，但在某些情况下，临床医生可能希望在病历中记录疼痛的极端值和（或）持续时间。

第 14 项试图发现一些不常见的症状，这些症状提示可能与 TMD 相似或共存的其他疾病。例如，前牙逐渐开𬌗可能是由于 TMJ 失去垂直高度，通常是由严重的 TMJ 骨关节炎和（或）特发性髁突吸收引起[19]。当髁突高度塌陷时，患侧最后一颗牙成为最先接触的牙，以此作为支点，导致其余的牙形成开𬌗，通常从对侧（健侧）前牙开始逐渐向两侧扩展，最后唯一接触的牙是患侧最后一颗牙。这种疾病及其治疗方式极其复杂，超出了本书的讨论范围。临床医生发现这些症状后可将患者转诊给这一领域的专家。

患者出现自主神经的变化并不少见，这是由疼痛产生的中枢敏化所引起的。这些可能包括面部变红、水肿或疼痛部位发热、眼睛充血或流泪、

表 1-2 暂时减轻鼻窦疼痛的药物		
分 类	药物及剂量	使用说明
• 口服减充血药	• 60mg 盐酸伪麻黄碱	• 每 4～6 小时 1 片
• 鼻喷雾减充血药	• 0.05% 盐酸羟甲唑啉	• 每侧鼻孔喷 2 次，每 12 小时 1 次
• 抗生素	• 875mg 阿莫西林 / 克拉维酸	• 每次 1 片，每天 2 次，10 天

和（或）流鼻涕或鼻充血。这些自主神经变化主要发生在疼痛加剧时，在疼痛减轻时缓解或消失[20]。临床医生在触诊检查中使疼痛加重时，这些症状有时会再次出现。

头痛是本项条目中患者报告的另一个症状。如果患者认为这是一种新出现的严重头痛，那么有许多严重的疾病可以导致这种症状，患者需要由内科医生来评估以发现潜在的原因。

本书建议对 TMD 和颈部疼痛进行治疗。TMD 疼痛、颈部疼痛与慢性头痛之间存在相互关系，许多用于治疗 TMD 和颈部疼痛的疗法也可用于治疗慢性头痛[21, 22]。

作者建议可根据症状并参考本书中介绍的颈部疼痛治疗方法治疗患者的 TMD 疼痛，并告知患者这可能对慢性头痛也有作用。如果患者的头痛没有获得令人满意的效果，作者建议将患者转诊给神经专科医生进行药物治疗。

已经证实 TMD 和颈部疼痛的治疗对紧张型、无先兆的偏头痛和有先兆的偏头痛有帮助。在这些研究中，头痛改善的程度差异很大，尚不能确定具有哪些临床特征的患者更有可能通过 TMD 或颈部治疗改善头痛[11, 23]。作者对慢性头痛患者的诊疗建议见表 1-3。

第 15～17 项提供了一个用于筛查的快速工具，可筛查引起或加重疼痛的非 TMD 疾病[24, 25]。医生可以跳过患者回答"否"的每个问题，但对答案为"是"的每个问题，需要进一步询问并仔细参考"第 2 章 评估患者初始问卷调查"中的解释。

在 TMD 患者中较为普遍的 2 种疾病往往会对 TMD 的症状和治疗产生负面影响，临床医生必须非常敏锐地识别它们。第一种是颈部疼痛，一项研究发现，51% 的 TMD 患者患有颈部疼痛[26]。颈部疼痛不仅会直接影响咀嚼系统及其对治疗的反应，还可能引起咀嚼系统的牵涉痛，从而加重患者的 TMD 症状或成为 TMD 症状的唯一病因[2, 3, 25]。

> **快速会诊**
>
> **观察颈部疼痛和纤维肌痛对 TMD 治疗的影响**
>
> 颈部疼痛和纤维肌痛往往对 TMD 症状和治疗反应产生不利影响。

在"第 3 章 临床检查"的"触诊"部分提供了作者推荐的触诊方法，用于鉴别从颈部到头和面部的牵涉痛。TMD 的临床实践范围已确定为对包括影响整个头部和颈部疾病的诊断和治疗。这与牙科的历史先例是一致的，也在当前牙科临床实践范围内[27]。

医生必须非常敏锐地辨别的另一种疾病是纤维肌痛。它的特征是全身疼痛、全身多个压痛点、睡眠不良、肌肉僵硬和全身乏力。普通人群中有 4% 患有纤维肌痛，而 TMD 患者中有 18%～23% 患有纤维肌痛[25, 28]。

研究表明，患有纤维肌痛、全身疼痛或颈部疼痛的 TMD 患者对 TMD 治疗的效果不如没有这些共存疾病的患者[29-31]。因此，确定患有这些疾病的患者并告知他们这可能对他们的治疗计

表 1-3 对慢性头痛患者的建议 ª	
症 状	治 疗
• 如果患者有明显的颞下颌关节紊乱病（TMD）疼痛，须接受 TMD 治疗	• 给予 TMD 治疗，患者能够通过治疗显著改善头痛
• 如果患者有明显的颈部疼痛，须接受颈部治疗；或者颈部触诊时再次出现头痛	• 转诊患者接受颈部治疗，患者可通过治疗显著改善头痛
• 如果患者头痛不能通过医生给予的药物得到有效控制，且患者有咀嚼痛或颈部压痛	• 给予 TMD 治疗或转诊进行颈部治疗，从压痛明显的部位开始。患者可通过其中 1 种或 2 种干预措施获得明显的头痛缓解

a. 被诊断为紧张型头痛、无先兆偏头痛、有先兆偏头痛或混合型头痛的患者

划产生潜在的不利影响非常重要。如果患者对共存的疾病没有进行足够的治疗，建议患者与其医生讨论其他可供选择的治疗方案，或转诊给该领域的专家。风湿病学家或理疗与康复医生通常对纤维肌痛和广泛的身体疼痛性疾病有专门的研究。

建议将那些怀疑患有纤维肌痛的患者转诊给内科医生进行明确诊断和治疗。曾经有这样的病例，被风湿病学家或理疗与康复医生诊断为纤维肌痛的患者，其纤维肌痛发展为其他疾病，如多发性硬化症[32]。

第 18～20 项询问 TMJ 弹响和张闭口困难的情况，后者可能起源于肌肉或 TMJ。本书提供了"TMJ 盘 – 髁突复合体紊乱"图*，读者可以复制或打印给他的患者。这有助于解释患者产生 TMJ 弹响和（或）张闭口困难的原因。

快速会诊

解释机械性紊乱

本书推荐使用"TMJ 盘 – 髁突复合体紊乱"*，有助于解释患者产生 TMJ 弹响和（或）张闭口困难的原因。

该图分为四个部分，左上图提供的是去除了颧弓后的颅骨视图，因此可以看到整个颞肌。这可以让医生演示颞肌是如何工作的，以及紧咬牙或其他口腔行为是如何过度使用这块肌肉从而导致肌肉疲劳和疼痛，类似身体任何肌肉的过度使用。画上颧弓，咬肌画到下颌升支上，这样就可以对肌肉过度使用引起的疼痛进行类似的讨论。翼外肌也可以被画出来用于解释翼外肌痉挛的症状和治疗方法（在"第 9 章 翼外肌痉挛"部分解释）。还可以显示关节结节来演示关节半脱位（髁突到达关节结节前面）或脱位（髁突卡在关节结节前面）及其治疗方法。这些疾病的保守疗

---

*. 相关资料获取见文前补充说明。

法在"第 11 章 颞下颌关节半脱位和脱位"部分介绍。

为了引导患者进入下一个图，请指向头颅上的耳部，然后指向右上图的耳部。该图提供了一种解释"正常"关节盘 – 髁突关系的方法。如果患者出现 TMJ 咔嗒声或砰的声音，最可能的情况是弹性韧带（关节盘后组织，以及其附着复合体）被拉伸。关节盘 – 髁突关系看起来像左下图的上部，其中关节盘是移位的，当髁突向前滑动（如张口）时，它会移动到关节盘的中部（中间带）（即复位位置），当患者闭口时，髁突会后退并离开关节盘的中部。这通常被称为 TMJ 可复性盘移位，这是这本书中使用的术语。

这部分可以直观地解释张 / 闭口弹响。有时患者还被告知闭口肌群（颞肌、咬肌和翼内肌）的张力如何将髁突支撑在上方的位置，这可能会引起髁突和关节盘之间产生更大的力学干扰[33]。临床上患者常报告说，当他们受到压力时，尤其是进食韧性食物或紧咬牙齿后，TMJ 会更频繁地出现弹响、卡住或关节绞锁。

对于因关节盘阻碍导致患者张口受限（TMJ 不可复性盘移位伴张口受限或闭口绞锁），右下图可以帮助直观地解释其发生机制和治疗。这将在"第 5 章 颞下颌关节紊乱病诊断分类"和"第 10 章 间歇性和持续性颞下颌关节不可复性盘移位伴张口受限"中讨论。

由于 TMJ 咔嗒声或砰的声音在 TMD 患者和普通人群中非常普遍，许多患者报告存在或有 TMJ 弹响史（第 18 项）[34, 35]。这些弹响可能在张闭口时出现，强度可能不同，并且是偶尔出现。如果患者出现了医生能感觉到的 TMJ 咔嗒声或"砰"的声音，最有可能的诊断是 TMJ 可复性盘移位[2, 36, 37]。如果关节弹响是摩擦音，那么最可能的诊断是退行性关节病；请参阅"第 5 章 颞下颌关节紊乱病诊断分类"对退行性关节病这一专业术语的解释[32]。TMJ 磁共振成像（magnetic resonance imaging，MRI）可以更准确地评估关

节盘-髁突的关系，但是磁共振检查结果很少改变治疗方法，故 MRI 很少用于 TMD 的初诊评估[38]。关于 TMJ 影像学的更多内容，请参见"第4章 影像学检查"。

快速会诊

MRI 检查

MRI 检查结果很少改变治疗方法，且很少用于 TMD 的初诊评估。

不能大张口（第 19 项）通常是由于 TMD（如不可复性盘移位伴张口受限或闭口绞锁）或咀嚼肌紊乱。讨论患者的发病史通常可能有助于确定病因。如果这种张口受限是间歇性的，可复性盘移位伴间歇性绞锁的患者多会意识到 TMJ 常在出现弹响声或爆破声的张口位置出现绞锁。通常，张口绞锁的出现很突然，同时又可以快速恢复正常张口度。TMJ 关节绞锁紊乱可能是持续性的，但一般有间歇性的病史。相反，间歇性肌肉紊乱通常每次发作都是缓慢地加重和缓解。

重点

如果关节盘间歇性地在患者大张口时出现绞锁，患者多会意识到 TMJ 常在出现弹响声或爆破声的张口位置出现绞锁，张口绞锁的出现很突然，同时又可以快速恢复正常的张口度。相反，间歇性肌肉紊乱通常每次发作都是缓慢地加重和缓解。

如果患者张口受限，临床医生可通过被动张口检查来确定张口受限的原因。通常是将示指放在下颌切牙的切缘上，拇指放在上颌切牙的切缘上，然后用剪刀式的动作将上下牙齿分开（图 1-2）。患者一般会在受限制的部位感觉到紧绷或疼痛，应要求患者指向该部位。从临床经验来看，并非所有患者都能准确指出不适感的部位，有必要对 TMJ 及肌肉进行触诊再现拉伸不适感，以便准确定位疼痛部位。

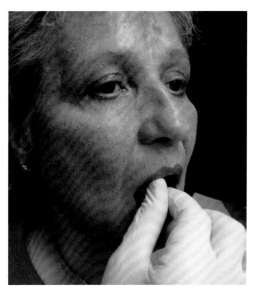

▲ 图 1-2 被动张口检查以确定张口受限的原因

技巧

确定患者张口受限的原因

临床医生可以通过被动张口确定患者产生不适感的部位来确定患者张口受限的原因。

应该注意患者张口受限可能还有其他潜在的原因，尽管不太常见，如 TMJ 强直、颌间挛缩、冠突增生和肿瘤[39-41]，一般来说这些患者的主诉是张口受限而并无疼痛[11]。这些疾病超出了本书的范围，临床医生怀疑患者可能患有其中一种疾病时，可将患者转诊给在这一领域更具专业知识的专家。

患者可能会报告有闭口困难的情况（第 20 项）。从临床经验来看，有几个常见的原因可以帮助解答这个问题。如果患者报告张口到 45mm 或更大处时 TMJ 卡住或绞锁，那么髁突有可能位于关节结节前面（TMJ 半脱位或脱位）。在有此症状的患者中，研究者观察到多种关节盘-髁突的关系，并推测 TMJ 卡住或绞锁是因为：①关节结节阻碍了关节盘-髁突的向后运动；②关节盘阻碍了髁突向后运动；③以上两种情况都存在[42]。传统的 TMD 疗法可以改善上述症状[43]。TMJ 半脱位和脱位的保守治疗将在"第 11 章 颞下颌关节半脱位和脱位"部分进行介绍。

如果患者在闭口过程中于 10～35mm 的范围内 TMJ 被卡住或绞锁，则不涉及关节结节，最有可能的是关节盘阻碍了髁突的后方运动。这种情况是由于关节盘 – 髁突关系不协调，推测最可能的情况是患者患有 TMJ 可复性盘移位。当髁突处于复位位置且髁突难以移动或暂时无法移动到关节盘后带下方时，闭口过程中可能发生干扰，这是闭口时发生弹响的典型位置。这种闭口时卡住或绞锁的发生方式，与张口时弹响的机械性干扰恶化为张口时卡住或绞锁的方式类似。"TMJ 盘 – 髁突复合体紊乱"图的左下角部分可以帮助直观地向患者解释这种机械干扰。从临床经验来看，这个问题可以通过传统的 TMD 保守疗法来解决。

第三个引起患者无法闭口的常见原因是翼外肌痉挛。在这种情况下，翼外肌下头在部分收缩位置处于持续不自主收缩状态。这类似小腿肌肉痉挛，它使许多人从睡眠中被唤醒，醒来后患者感觉到小腿疼痛和小腿抽搐，当试图上下移动足时疼痛会加剧。翼外肌痉挛患者在尝试向前滑动髁突或后退下颌以使牙齿达到最大牙尖交错位时，同样会出现困难和疼痛加剧，患者常主诉同侧后牙无法接触但疼痛不剧烈，同侧后牙分开的距离通常达 1 到数毫米，最先接触的牙齿是在对侧尖牙区域（如果患者牙齿排列正常）[44]。由于患者髁突向前滑动有困难，通常也有明显张口受限。关于"翼外肌痉挛"的诊断和治疗将在"第 9 章 翼外肌痉挛"中讲述。

第 21～27 项询问患者 TMD 的潜在致病因素。一些潜在因素在本问卷中未被提及，但当医护人员与患者一起回顾"TMD 自我疗法"*时就会呈现出来（如嚼口香糖、摄入咖啡因或俯卧位睡眠）。

睡眠质量差可能会导致入睡困难、无法维持睡眠状态，或醒来时精神不集中（第 21 项）。已经证实睡眠质量差与肌肉疼痛加重相关，并可预测此类患者对 TMD 治疗反应不佳[45-47]。评估睡眠

不佳严重程度的一个好方法是让患者对自己的睡眠质量在 0～10 进行评分。当睡眠不足时，大多数人直觉上往往会感觉到更严重的 TMD 疼痛，更易怒等。睡眠不足往往会导致 TMD 患者出现生理和心理症状[46]。根据临床经验，如果患者认为睡眠不良主要是因为 TMD 疼痛，可以发现当 TMD 疼痛缓解时，睡眠障碍也随之缓解。为了确保患者的需求和愿望得到满足，当睡眠不佳涉及其他原因时，临床医生可能会要求患者与其内科医生充分沟通，向患者推荐放松疗法，或者将患者转诊给睡眠障碍专家。如果患者睡眠质量不佳，早上醒来时伴有 TMD 疼痛，临床医生可能会给他开具阿米替林或去甲替林。更多信息见"第 17 章 药物治疗"的"三环类抗抑郁药"部分。

临床医生必须确定阻塞性睡眠呼吸暂停（obstructive sleep apnea，OSA）是否是患者醒来感到疲劳的原因。OSA 患者也可能因为头痛而醒来，这种头痛与重度睡眠口腔副功能行为引起的头痛类似。OSA 患者通常表示，他们在晚上鼾声很大，偶尔会醒来喘气，日间总是没有精神且容易入睡。接诊医生可能会要求患者与其内科医生沟通这一问题，并可能要求进行睡眠质量监测以确定睡眠不佳的原因[47]。

患者会把睡眠不良归结为创伤后应激障碍（posttraumatic stress disorder，PTSD），当再次经历创伤事件时，他们可能会从噩梦中醒来。PTSD 与 TMD 症状密切相关[48]，如果这些患者没有通过药物和心理治疗来控制，他们应被转诊接受相应的专业治疗。一些 PTSD 患者尽管接受了"最大限度的药物治疗"和心理治疗，仍然从 PTSD 噩梦中醒来，全身肌肉都在强烈收缩。作者的临床经验是，可给 PTSD 患者佩戴上颌丙烯酸咬合板，这有助于缓解他们从噩梦中醒来时的咀嚼疼痛，并有助于保护牙齿以避免发生牙齿折断。如果上述治疗方法还不能起到满意疗效，可以再佩戴下颌软质热成型稳定咬合板以提供进一步的保护，如"第 12 章 稳定咬合板"的"软质热成型稳定咬合板"部分所述[49]。

---

*. 相关资料获取见文前补充说明。

纤维肌痛症患者也可能与睡眠障碍有关。这些患者有广泛的身体肌肉疼痛和纤维肌痛，在前面的第15～17项中讨论过。

患者有时会说TMD症状使他们从睡眠中惊醒。临床经验表明，这种严重的疼痛通常不是由TMD引起的，最常见的是由牙髓炎或颈椎痛导致咀嚼肌肉骨骼系统疼痛引起的。

重点
睡眠不佳已被证明与肌肉疼痛加重有关，并可由此预测患者对TMD治疗反应不佳。

患者在一天中感到最不堪重负、紧张、愤怒或沮丧的时间长短（第22项），是提示这些感觉对TMD症状影响程度的指标。TMD患者往往更易于紧绷下颌，咬紧牙关，或进行其他非功能性活动[50-52]，有些人可能意识到这些行为。有些患者可能一直都把牙齿咬在一起，并咬紧牙关，而有些患者则坚称他们从不紧咬牙齿，但在观察他们的行为之后，会发现他们有时会紧咬牙齿或出现咀嚼肌紧张。帮助患者了解导致TMD症状的无意识行为是一项挑战。一些牙科医生通过培训心理学家或工作人员，帮助患者识别并控制他们的无意识行为。患者每小时记录自己的TMD症状和紧张程度的日记，通常有助于患者认识和了解两者的联系，从而提供缓解其紧张程度的动力。

社会心理压力也可能增加睡眠副功能行为。在一项研究中[53]，让受试者佩戴记录睡眠肌电活动的装置睡觉，发现受试者出现的较高的睡眠肌电活动与压力生活事件有关（图1-3和图1-4）。

技巧
降低紧张程度 患者在日记中记录他们每小时的TMD症状和紧张程度，通常有助于患者认识和了解两者的联系，从而提供缓解其紧张程度和行为的动力。

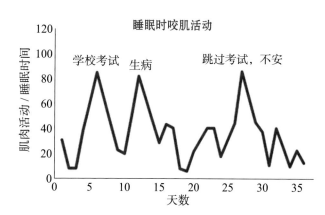

▲ 图1-3　睡眠时咬肌活动增加与应激性生活事件的相关性[53]

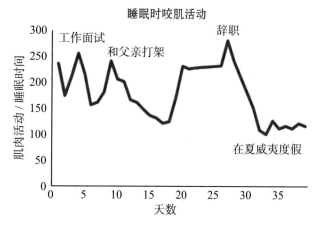

▲ 图1-4　睡眠时咬肌活动的增减与应激性生活事件的多少正相关[53]

临床观察发现，TMD患者经常否认有压力，因为他们将"压力"一词与比他们生活中更重要的事件联系在一起。患者似乎承认与这些行为相关的术语有"紧张""愤怒""沮丧""担忧""忙碌""不堪重负""生活琐事太多"或"生活环境太复杂"。

一旦患者意识到他们有这种感觉，建议临床医生要使用患者喜欢的术语进行讨论沟通。讨论这些社会心理因素与他们的疼痛有关的可能性，因为在这段时间患者下颌肌肉（如果颈部和肩部也有疼痛或压痛）往往会更加紧张。

患者可以用2种方法来减少这些社会心理因素相关的症状。他们可以学会减少心理社会因素（运用应对策略、压力管理等），和（或）意识到他们在该时间段内肌肉紧张的倾向并改变这种行为。当患者被转诊给心理学专科医师进行治疗时，通常使用上述方法的组合疗法。

有时患者的这种担忧是无法抵挡的，他们希望与训练有素的专业人士讨论，并学习应对技巧。本书提供了2个向心理学专科医师转诊的例子（推荐使用"心理转诊示例"*）。

抑郁症患者和其他大多数 TMD 患者一样，对 TMD 治疗没有反应[54]。患者一天中经常感到抑郁的时间（第23项），是抑郁症对 TMD 症状产生影响的一个指标。为了让医务工作者更好地了解其特异性，患者可以被要求对其抑郁或其他社会心理因素进行0～10分的评分。临床经验表明，那些抑郁且不愿意讨论或接受治疗的患者，通常会用"很少"或"从不"来简化他们的回答。对于选择"总是"或"一半时间"的患者，建议临床医师对其抑郁症和转诊选项加以讨论，内容包括主要治疗人员（讨论治疗方案）、心理学家（主要通过讨论进行治疗）和（或）精神科医生（主要讨论药物治疗的方案）。根据临床经验，当患者认为其抑郁主要是由 TMD 疼痛引起时，抑郁一般会随着 TMD 疼痛的减轻而缓解。

> **重点**
>
> 抑郁对 TMD 症状有负面影响。

自杀是15—34岁人群的三大主要死因之一，患有慢性疼痛的青少年和成年人有自杀意念和自杀未遂的风险更高[55-57]。如果患者说他或她有伤害自己或自杀的想法（第24项），临床医师必须清楚这种念头的致命性，并询问患者是否有计划、有选择的时间及执行方法（药丸、枪等）。如果这些问题的答案都是肯定的，那么患者必须立即由经过社会心理自杀评估培训的专业人员进行评估，以确定患者自杀是否迫在眉睫，同时寻求临床社会工作者、心理学家、精神病学家、当地医院的预防自杀工作小组的帮助，拨打急救电话获得权威机构或警察局的紧急精神病评估小组的协

助。在没有陪同（即工作人员、负责的家庭成员、警察或送往您办公室的医院人员）的情况下不要让患者离开，除非他或她已得到相应人员的许可。要清楚地记录临床医师的发现和采取的措施并跟进转诊情况。当地的自杀预防热线可以提供有关所在社区可用资源的信息，也可以从美国自杀预防基金会获得更多信息（AFSP；www.afsp.org）。

长时间唱歌或演奏乐器（第25项）也可对患者 TMD 症状产生显著影响，这种影响会因乐器类型及活动时间的不同而有所不同。据观测，管乐器、一些弦乐器（小提琴和中提琴）和唱歌最可能引起 TMD 症状[58, 59]。患者的症状时间模式应该能够提示唱歌或演奏乐器对 TMD 症状的影响。有时候这些演奏活动是患者唯一的收入来源，因此患者将不得不权衡限制或改变这些活动强度的利弊。

对受试者进行的全天非功能性牙接触活动次数的研究发现，TMD 患者的牙接触频率明显高于非 TMD 受试者[51, 60]。对于很多人来说，允许他们的牙互相接触是很常见的，但当这种行为过度时，它可能是导致 TMD 症状的一个重要因素（图1-5）[51]。建议患者除非是吞咽的时候，都不要咬牙（第26项）。这个问题很好地引导大家讨论患者的日间行为以及控制这些行为的重要性。医生用自己的手臂做演示，帮助患者理解将牙咬合在一起会对其疼痛产生影响。

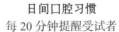

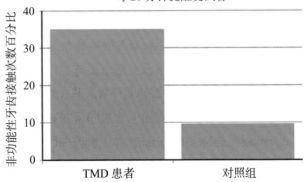

日间口腔习惯
每20分钟提醒受试者

▲ 图1-5　从早上8点到晚上10点，每20分钟提醒颞下颌关节紊乱病（TMD）患者和健康对照受试者记录口腔习惯，发现 TMD 患者更频繁地进行非功能性牙齿接触活动[51]

*. 相关资料获取见文前补充说明。

每当人们的指尖触到手掌时，前臂的肌肉就必须屈伸。如果一个人持续保持这种姿势，肌肉最终会疲劳并开始疼痛。如果反复出现这种行为，那么当某天变得忙碌、沮丧或愤怒时，患者很可能会无意识地将其指尖压在手掌上，过度使用这些肌肉最终导致前臂疼痛。如果一位患者去看医生，主诉前臂疼痛，患者会疑惑为什么与自己身体的其他肌肉相比，这块肌肉如此脆弱而容易疼痛。医生需要意识到这种局部疼痛是由这种行为引起的，并清楚治疗这种肌肉疼痛的最佳方法就是让患者控制这种不良行为。

如果患者没有其他全身性疾病（如纤维肌痛），作者通过触诊他 / 她的肱二头肌和前臂后说："您的肱二头肌和前臂没有压痛，所以您一定是过度使用了下颌肌肉。如果您的下颌肌肉处于自然放松状态，您的上下颌牙就会自然分开，就像大家的手臂自然放松下垂一样（同时作者也会让自己的手臂自然下垂）。您的下颌应该全天处于自然放松状态，只需嘴唇轻轻接触即可（除非患者是口呼吸）。"

如果患者知道他们有紧咬牙、磨牙或任何其他口腔行为习惯（第 27 和 28 项），应告知他们这些行为对 TMD 症状有何负面影响。有时控制这些行为并指导患者使用"TMD 自我疗法"*将有效地减少患者的 TMD 症状。

第 31 项帮助医生确定患者是否患有巨细胞动脉炎（颞动脉炎）[61, 62]。巨细胞动脉炎与轻度 TMD 症状类似，常被误诊为 TMD，如果不及时治疗，可在较短时间内致盲[63]。在治疗不充分或未经治疗的患者中，多达 20%～60% 的患者失明[62]。

快速会诊

观察有无巨细胞动脉炎

巨细胞动脉炎与轻度 TMD 症状类似，常被误诊为 TMD，如果不及时治疗，可在较短时间内致盲。

---

*. 相关资料获取见文前补充说明。

巨细胞动脉炎几乎只见于 50 岁以上的人群。它会导致流向头部和颈部区域（包括咀嚼肌和眼）的血流减少。咀嚼肌的血流量减少会导致肌肉容易疲劳，从而产生无力感、痉挛感，这种感觉在使用肌肉 1～2min 内消除。一些没有巨细胞动脉炎的 TMD 患者可能有类似的症状，下面的这些问题将有助于区分这两种疾病[61]。

患者对前两个问题的回答为"是"则提示下颌运动困难，但有轻度 TMD 症状的患者可能对这两个问题的答案也是肯定的。当患者出现无法解释的头皮压痛、无法解释的或无意的体重减轻、持续超过半小时的严重晨僵以及视觉障碍或视力下降时，可以考虑巨细胞动脉炎[61]。

发热（之前在问卷中被问及）在巨细胞动脉炎患者中也更为常见[61]。如果发热不是由牙科疾病引起的，也没有经过医生的检查评估，建议将患者转诊以进一步评估诊断。巨细胞动脉炎的另一个体征是颞动脉搏动异常，这需要通过比较左右侧颞浅动脉来评估，相对于另一侧，患侧可以看到血管异常，或没有搏动，或有可触及的结节。

该病的发作通常是突然的，也可能是双侧发病。常见主诉为最近出现的头痛和头皮疼痛，导致患者需要整夜坐在椅子上，以及头部或颈部区域有局部炎症和压痛[62, 64]。一项对 390 例巨细胞动脉炎病例的回顾研究中，59% 的患者主诉为头痛，31% 的患者主诉为下颌区疼痛或下颌运动障碍（下颌运动时疲劳）[63]。

如果患者提示其巨细胞动脉炎的症状超过 1 年，则极不可能患有巨细胞动脉炎。如果您怀疑患者可能患有巨细胞动脉炎，建议：①如果患者有任何视觉变化，应立即转诊至眼科、风湿病科或急诊科；②如果患者没有视觉变化，则建议 1 周内就诊于眼科、风湿病科或急诊科。即便是不必要的错误转诊也比漏诊这种疾病导致的后果要好。引发类似症状的其他潜在病因可能有颅内出血、脑膜炎、脑炎等。

总结

安排充足的时间听取患者的病史和症状描述是非常重要的。倾听患者的描述可提高患者对治疗计划的依从性和满意度，减少医疗事故诉讼的可能性，这是临床医生最好使用的工具之一[65, 66]。

表 1-4 提供了一份病史和症状的列表，大多数牙科医生会将有类似 TMD 症状的患者转诊给更专业的医生。

表 1-4　大多数牙科医生会向更专业的医生转诊的病史或症状 *

- 患者之前接受过牙科医生提供的传统治疗，但没有获得满意的改善
- 患者接受了颞下颌关节特氟龙 – 聚四氟乙烯植入物、硅橡胶植入物或颞下颌关节假体，但不确定植入物的类型和处理方法。
- 患者主述的疼痛症状为烧灼感或电击样
- 患者的前牙开𬌗逐渐加重，考虑是因为严重的颞下颌关节骨关节炎（TMJOA）和（或）特发性髁突吸收导致髁突垂直高度降低

参 考 文 献

[1] American Association of Oral and Maxillofacial Surgeons (1993). Recommendations for management of patients with temporomandibular joint implants. Temporomandibular Joint Implant Surgery Workshop. *J. Oral Maxillofac. Surg.* 51 (10): 1164–1172.

[2] American Academy of Orofacial Pain (2013). Diagnostic classification of orofacial pain. In: *Orofacial Pain: Guidelines for Assessment, Diagnosis and Management*, 6e, vol. 57 (ed. R. de Leeuw and G.D. Klasser), 151–152. Chicago, IL: Quintessence 156–158, 210–211.

[3] Wright, E.F. (2000). Patterns of referred craniofacial pain in TMD patients. *J. Am. Dent. Assoc.* 131 (9): 1307–1315.

[4] Kreiner, M., Okeson, J.P., Michelis, V. et al. (2007). Craniofacial pain as the sole symptom of cardiac ischemia: A prospective multicenter study. *J. Am. Dent. Assoc.* 138 (1): 74–79.

[5] Kriener, M., Alvarez, R., Waldenström,, A. et al. (2014). Craniofacial pain of cardiac origin is associated with inferior wall ischemia. *J. Oral Facial Pain Headache* 28 (4): 317–321.

[6] Khawaja, S.N., Scrivani, S.J., and Keith, D.A. (2018). Facial pain associated with cardiac origin. *J. Am. Dent. Assoc.* 149 (3): 220–225.

[7] Turner, M.J., McMillan, K.G., and Gibbons, A.J. (2013). Angina presenting as orofacial pain: a case report. *Oral Surg. Oral Med. Oral Pathol. Oral Radiol.* 116 (6): e443–e444.

[8] Adachi, M., Hayashi, M., Segawa, T. et al. (2017). Orofacial pain associated with vasospastic angina: a case report. *J. Oral Facial Pain Headache* 31 (4): e1–e3.

[9] Schiffman, E.L., Ohrbach, R., Truelove, E.L. et al. (2010). The research diagnostic criteria for temporomandibular disorders. V: methods used to establish and validate revised axis I diagnostic algorithms. *J. Orofac. Pain* 24 (1): 63–78.

[10] Okeson, J.P. (2013). *Management of Temporomandibular Disorders and Occlusion*, 7e, 362–367. St. Louis: CV Mosby.

[11] Wright, E.F., Clark, E.G., Paunovich, E.D., and Hart, R.G. (2006). Headache improvement through TMD stabilization appliance and self-management therapies. *Cranio* 24 (2): 104–111.

[12] Gonçalves, D.A., Camparis, C.M., Speciali, J.G. et al. (2013). Treatment of comorbid migraine and temporomandibular disorders: a factorial, double-blind, randomized, placebo-controlled study. *J. Orofac. Pain* 27 (4): 325–335.

[13] Wright, E.F. and Gullickson, D.C. (1996). Identifying acute pulpalgia as a factor in TMD pain. *J. Am. Dent. Assoc.* 127: 773–780.

[14] Merrill, R.L. (2006). Differential diagnosis of orofacial pain. In: *Temporomandibular Disorders: An Evidenced-Based Approach to Diagnosis and Treatment* (ed. D.M. Laskin, C.S. Greene and W.L. Hylander), 299–317. Hanover Park, IL: Quintessence.

[15] Benoliel, R., Zadik, Y., Eliav, E., and Sharav, Y. (2012). Peripheral painful traumatic trigeminal neuropathy: clinical features in 91 cases and proposal of novel diagnostic criteria. *J. Orofac. Pain* 26 (1): 49–58.

[16] Benoliel, R., Eliav, E., and Sharav, Y. (2009). Self-reports of pain-related awakenings in persistent orofacial pain patients. *J. Orofac. Pain* 23 (4): 330–338.

[17] Bell, G.W., Joshi, B.B., and Macleod, R.I. (2011). Maxillary sinus disease: diagnosis and treatment. *Br. Dent. J.* 210 (3): 113–118.

[18] Conti, P.C., de Azevedo, L.R., de Souza, N.V., and Ferreira, F.V. (2001). Pain measurement in TMD patients: evaluation of precision and sensitivity of different scales. *J. Oral Rehabil.* 28 (6): 534–539.

[19] Nitzan, D.W. (2010). Roisentul a. TMJ osteoarthritis. In: *Current Concepts on Temporomandibular Disorders* (ed. D. Manfredini), 111–134. Chicago, IL: Quintessence.

[20] Okeson, J.P. (2005). *Bell's Orofacial Pains: The Clinical Management of Orofacial Pain*, 6e, 75–76. Carol Stream, IL: Quintessence.

[21] Plesh, O., Adams, S.H., and Gansky, S.A. (2011). Temporomandibular joint and muscle disorder-type pain and comorbid pains in a national US sample. *J. Orofac. Pain* 25 (3): 190–198.

[22] Fernández-de-Las-Peñas, C., Galan- Del-Río, F., Alonso-Blanco, C. et al. (2010). Referred pain from muscle trigger points in the masticatory and neck-shoulder musculature in women with temporomandibular disorders. *J. Pain* 11 (12): 1295–1304.

[23] Bronfort, G., Nilsson, N., Haas, M. et al. (2004). Non-invasive physical treatments for chronic/recurrent headache. [Systematic Review] Cochrane Pain, Palliative and Supportive Care Group. *Cochrane Database Syst. Rev.* 3: CD001878. https://doi.org/10.1002/14651858. CD001878.pb2.

[24] Wright, E.F. (1992). A simple questionnaire and clinical examination to help identify possible noncraniomandibular disorders that may influence a patient's CMD symptoms. *Cranio* 10 (3): 228–234.

[25] Wright, E.F., Des Rosier, K.E., Clark, M.K., and Bifano, S.L. (1997).

---

*. 相关资料获取见文前补充说明

Identifying undiagnosed rheumatic disorders among patients with TMD. *J. Am. Dent. Assoc.* 128 (6): 738–744.

[26] Cooper, B.C. and Kleinberg, I. (2007). Examination of a large patient population for the presence of symptoms and signs of temporomandibular disorders. *Cranio* 25 (2): 114–126.

[27] Kreisberg, M.K., Rosenbaum, R.W., Gross, S.G. et al. (1997). The scope of TMD/ orofacial pain (head and neck pain management) in contemporary dental practice. Dental practice act Committee of the American Academy of Orofacial Pain. *J. Orofac. Pain* 11 (1): 78–83.

[28] Jin, H., Patil, P.M., and Sharma, A. (2014). Topical review: the enigma of fibromyalgia. *J. Oral Facial Pain Headache* 28 (2): 107–118.

[29] van Selms, M.K., Lobbezoo, F., and Naeije, M. (2009). Time courses of myofascial temporomandibular disorder complaints during a 12-month follow-up period. *J. Orofac. Pain* 23 (4): 345–352.

[30] Raphael, K.G. and Marbach, J.J. (2001). Widespread pain and the effectiveness of oral splints in myofascial face pain. *J. Am. Dent. Assoc.* 132 (3): 305–316.

[31] Raphael, K.G., Marbach, J.J., and Klausner, J. (2000). Myofascial face pain: clinical characteristics of those with regional vs. widespread pain. *J. Am. Dent. Assoc.* 131 (2): 161–171.

[32] Harden, R.N. (2007). Muscle pain syndromes. *Am. J. Phys. Med. Rehabil.* 86 (1): S47–S58.

[33] Desmons, S., Luere, P.-A., Graux, F. et al. (2009). Clinical showcase – emergency management of restricted jaw opening. *J. Can. Dent. Assoc.* 74 (2): 155–159.

[34] Huddleston Slater, J.J., Lobbezoo, F., Onland-Moret, N.C., and Naeije, M. (2007). Anterior disc displacement with reduction and symptomatic hypermobility in the human temporomandibular joint: prevalence rates and risk factors in children and teenagers. *J. Orofac. Pain* 21 (1): 55–62.

[35] Egermark, I., Carlsson, G.E., and Magnusson, T. (2001). A 20-year longitudinal study of subjective symptoms of temporomandibular disorders from childhood to adulthood. *Acta Odontol. Scand.* 59 (1): 40–48.

[36] Look, J.O., Schiffman, E.L., Truelove, E.L., and Ahmad, M. (2010). Reliability and validity of Axis I of the research diagnostic criteria for temporomandibular disorders (RDC/TMD) with proposed revisions. *J. Oral Rehabil.* 37 (10): 744–759.

[37] Koh, K.J., List, T., Petersson, A., and Rohlin, M. (2009). Relationship between clinical and magnetic resonance imaging diagnoses and findings in degenerative and inflammatory temporomandibular joint diseases: a systematic literature review. *J. Orofac. Pain* 23 (2): 123–139.

[38] Brooks, S.L., Brand, J.W., Gibbs, S.J. et al. (1997). Imaging of the temporomandibular joint: a position paper of the American Academy of Oral and Maxillofacial Radiology. *Oral Surg. Oral Med. Oral Pathol. Oral Radiol. Endod.* 83: 609–618.

[39] Klasser, G.D., Echandi, L., and Shannon, M. (2014). Hepatocellular carcinoma metastasis to the condyle: A case report and review of the literature. *J. Am. Dent. Assoc.* 145 (10): 1063–1067.

[40] Poveda-Roda, R., Bagan, J.V., Sanchis, J.M., and Margaix, M. (2013). Pseudotumors and tumors of the temporomandibular joint. A review. *Med. Oral Patol. Oral Cir. Bucal* 18 (3): e392–e402.

[41] Utsman, R.A., Klasser, G.D., and Padilla, M. (2013). Coronoid hyperplasia in a pediatric patient: case report and review of the literature. *J. Calif. Dent. Assoc.* 41 (10): 766–770.

[42] Yoda, T., Imai, H., Shinjyo, T. et al. (2002). Effect of arthrocentesis on TMJ disturbance of mouth closure with loud clicking: a preliminary study. *Cranio* 20 (1): 18–22.

[43] Kai, S., Kai, H., Nakayama, E. et al. (1992). Clinical symptoms of open lock position of the condyle: relation to anterior dislocation of the temporomandibular joint. *Oral Surg. Oral Med. Oral Pathol.* 74 (2): 143–148.

[44] Dupont, J.S. (2006). Acute malocclusion. *Gen. Dent.* 54 (2): 102–104.

[45] Velly, A.M. and Fricton, J. (2011). The impact of comorbid conditions on treatment of temporomandibular disorders. *J. Am. Dent. Assoc.* 142 (2): 170–172.

[46] Smith, M.T., Wickwire, E.M., Grace, E.G. et al. (2009). Sleep disorders and their association with laboratory pain sensitivity in temporomandibular joint disorder. *Sleep* 32 (6): 779–790.

[47] Merrill, R.L. (2010). Orofacial pain and sleep. *Sleep Med. Clin.* 5 (1): 131–144.

[48] Burris, J.L., Cyders, M.A., de Leeuw, R. et al. (2009). Posttraumatic stress disorder symptoms and chronic orofacial pain: an empirical examination of the mutual maintenance model. *J. Orofac. Pain* 23 (3): 243–252.

[49] Wright, E.F., Thompson, R.L., and Paunovich, E.D. (2004). Post traumatic stress disorder: considerations for dentistry. *Quintessence Int.* 35 (3): 206–210.

[50] Rossetti, L.M., Pereira de Araujo Cdos, R., Rossetti, P.H., and Conti, P.C. (2008). Association between rhythmic masticatory muscle activity during sleep and masticatory myofascial pain: a polysomnographic study. *J. Orofac. Pain* 22 (3): 190–200.

[51] Chen, C.Y., Palla, S., Erni, S. et al. (2007). Nonfunctional tooth contact in healthy controls and patients with myogenous facial pain. *J. Orofac. Pain* 21 (3): 185–193.

[52] Fujisawa, M., Kanemura, K., Tanabe, N. et al. (2013). Determination of daytime clenching events in subjects with and without self-reported clenching. *J. Oral Rehabil.* 40 (10): 731–736.

[53] Rugh, J.D. and Robbins, J.W. (1982). Oral habits disorder. In: *Behavioral Aspects of Dentistry* (ed. B.D. Ingersoll), 179–202. Norwalk, CT: Appleton-Century-Crofts.

[54] Velly, A.M., Look, J.O., Carlson, C. et al. (2011). The effect of catastrophizing and depression on chronic pain – a prospective cohort study of temporomandibular muscle and joint pain disorders. *Pain* 152 (10): 2377–2383.

[55] van Tilburg, M.A., Spence, N.J., Whitehead, W.E. et al. (2011). Chronic pain in adolescents is associated with suicidal thoughts and behaviors. *J. Pain* 12 (10): 1032–1039.

[56] Bertoli, E. and de Leeuw, R. (2016). Prevalence of suicidal ideation, depression, and anxiety in chronic temporomandibular disorder patients. *J. Oral Facial Pain Headache* 30 (4): 296–301.

[57] Kowal, J., Wilson, K.G., Henderson, P.R., and McWilliams, L.A. (2014). Change in suicidal ideation after interdisciplinary treatment of chronic pain. *Clin. J. Pain* 30 (6): 463–471.

[58] Yeo, D.K., Pham, T.P., Baker, J., and Porters, S.A. (2002). Specific orofacial problems experienced by musicians. *Aust. Dent. J.* 47 (1): 2–11.

[59] Attallah, M.M., Visscher, C.M., van Selms, M.K., and Lobbezoo, F. (2014). Is there an association between temporomandibular disorders and playing a musical instrument? A review of literature. *J. Oral Rehabil.* 41 (7): 532–541.

[60] Glaros, A.G., Williams, K., Lausten, L., and Friesen, L.R. (2005). Tooth contact in patients with temporomandibular disorders. *Cranio* 23 (3): 188–193.

[61] Hayreh, S.S. (1998). Masticatory muscle pain: an important indicator of giant cell arteritis. *Spec. Care Dent.* 16 (2): 60–65.

[62] Zachariades, N., Skoura, C., Spanoua, A., and Machera, H. (2006). Temporal arteritis: report of a case. *Oral Surg. Oral Med. Oral Pathol. Oral Radiol. Endod.* 102 (2): 192–197.

[63] Sheldon, C.A., White, V.A., and Holland, S.P. (2011). Giant cell arteritis presenting with bilateral loss of vision and jaw pain: reminder of a potentially devastating condition. *J. Can. Dent. Assoc.* 77: b55.

[64] Reiter, S., Winocur, E., Goldsmith, C. et al. (2009). Giant cell arteritis misdiagnosed as temporomandibular disorder: a case report and review of the literature. *J. Orofac. Pain* 23 (4): 360–365.

[65] Racich, M.J. (2009). What are 3 key elements of the TMD patient interview? *J. Can. Dent. Assoc.* 75 (3): 197–198.

[66] Butow, P. and Sharpe, L. (2013). The impact of communication on adherence in pain management. *Pain* 154 (Suppl 1): S101–S107.

第2章 评估患者初始问卷调查
Review of the "Initial Patient Questionnaire"

本书推荐使用"患者初始问卷调查"*，可以复制或打印供患者在初次就诊之前填写。这将大大减少临床医生获取患者病史、症状和其他相关信息的时间，这些信息将影响对患者的治疗。

为了提高临床医生利用患者提供的答案的能力，本章将讨论每个问题的提出原因以及各种答案的效果。在初诊面谈时，可能需要让患者详细说明一些答案。作者建议将此问卷与常规病史表一起使用。

1. 请在下图中用阴影标出疼痛部位。

这可以让患者仔细思考疼痛的部位。

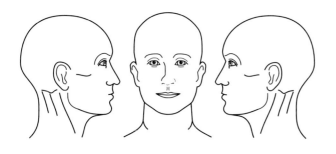

2. 您的疼痛/问题是什么时候开始的？

这可表明了这种疾病是否是慢性病。如果是近期发作、首次出现且轻至中度疼痛，可以考虑只使用 TMD 自我疗法和布洛芬镇痛，并观察其是否缓解。

3. 可能是由什么引起的？

这个问题的答案表明主要致病因素可能会有变化。

4. 什么情况下使症状加重？

从直觉上，进食、紧咬牙和紧张这些应该是

---
*. 相关资料获取见文前补充说明。

传统上可能加重 TMD 症状的活动。此列表可以鼓励患者改变这些行为。观察那些可能不会加重 TMD 症状的活动，并提示患者可能患有 TMD 以外的疾病，例如当患者排便困难时 TMD 症状会加重。

吃饭、说话、打哈欠、咬紧牙时症状会加重吗？是 _____ 否 _____

咀嚼肌痛、肌筋膜牵涉性痛和肌腱炎的诊断需要通过下颌运动、下颌功能或副功能来激惹这些部位，通过触诊这些部位可以再现疼痛。这个答案将表明这些活动是否会激惹这些部位。

5. 什么情况下感觉好转？

除了通过利用上述的下颌运动外，还要调查患者可能患有 TMD 以外疾病的活动，例如服用抗生素时有症状改善。

6. 您接受过什么治疗？

您接受过哪些治疗？这些治疗有益吗？这表明患者需要的治疗程度。患者是否接受了需随访的 TMJ 植入物？

7. 您什么时候疼痛最严重？当第一次醒来的时候 ___ 一天的晚些时候 ___ 没有日常规律 ___ 其他 ___

对确定睡眠和（或）日间的致病因素有重要帮助，并能为治疗注意事项提供指导（见"第19章 综合多学科疗法"）。

8. 疼痛使您无法做什么？

反映其对患者的影响程度，并可能与患者参与治疗的积极性以及患者可能感兴趣的治疗方法接受程度相关。

9. 您的疼痛性质（尽可能多地检查）：疼痛 ___ 压痛 ___ 钝痛 ___ 锐性疼痛 ___ 搏动性疼痛 ___ 烧灼样痛 ___ 其他 ___

"疼痛""压痛"或"钝痛"是 TMD 疼痛的常见特征。锐性疼痛一般是间歇性出现，常与 TMJ 或翼外肌有关。

搏动性疼痛发生于以下一种或多种情形中。

- 疼痛、压痛或钝痛是 TMJ 主要的疼痛特征，当疼痛加剧时会变成搏动性疼痛。如果对疼痛、压痛或钝痛的治疗能够有效阻止其加重，那么搏动性疼痛就会消除。

- 如果患者没有报告疼痛、压痛或钝痛发展为搏动性疼痛，这种疼痛可能来源于牙科治疗领域以外的原因，临床医生可尝试进行咬合板治疗。如果无效，考虑转诊给内科医生或神经专科医生以治疗可能存在的偏头痛。研究表明，一些 TMD 治疗方法对偏头痛有效。

- 牵涉性牙痛；在第 10 项中提出了与此有关的问题。

- 如果烧灼感伴有疼痛、压痛或钝痛的背景，则随着 TMD 的改善烧灼感一般会消除。如果烧灼感是咀嚼系统的主要疼痛表现，则表明有可能是神经性疼痛。

10. 疼痛是否会让您在夜里惊醒？是 ___ 否 ___

TMD 很少使患者从睡眠中惊醒，但颈椎痛和牵涉性牙痛通常会使患者从睡眠中惊醒。

您躺下时疼痛是否会加重？是 ___ 否 ___

这可能不仅与下颌在枕头上的位置有关，还与鼻窦充血或牵涉性牙痛有关。

当您向前弯腰时疼痛是否会增加？是 ___ 否 ___

可能不仅与下颌受重力作用有关，还与鼻窦充血或牙源性牵涉痛有关。

当您喝热饮或冷饮时疼痛是否会增加？是 ___ 否 ___

喝冷 / 热饮料时，TMD 疼痛通常不会增加。冷热接触的哪颗牙或哪个部位会引起这种反应？

该反应可能是由牵涉性牙痛引起的。请参阅第 3 章的"口内检查"以获得更多有关牵涉性牙痛的信息。

11. 请在以下数字中圈出您目前的疼痛程度。

（无疼痛）0-1-2-3-4-5-6-7-8-9-10（能想象到的最剧烈疼痛）

12. 请圈出您过去 6 个月的平均疼痛程度。

（无疼痛）0-1-2-3-4-5-6-7-8-9-10（能想象到的最剧烈疼痛）

13. 您的疼痛总是存在吗？是 ___ 否 ___ 多久疼痛一次？

14. 请描述与您的问题相关的任何其他症状。

寻找任何无法合理解释的情况（可能提示非 TMD 疾病），如晕眩和视力减退。前牙开𬌗逐渐加重提示严重的骨关节炎或特发性髁突吸收导致髁突垂直高度降低，这超出了本书的范围。后牙开𬌗或中线偏斜可能提示多种疾病，更多信息请参见第 3 章的"口内检查"部分。

第 15～17 项评估非 TMD。与患者讨论任何"是"的答案，并参考项目后面的注释。

15. 您是否做过以下手术：头颈部手术？是 ___ 否 ___

患者的主诉是否为手术并发症或复发？

头部或颈部受过鞭式损伤或外伤？是 ___ 否 ___

患者的 TMD 是否与该事件有关系？如果是，是否对患者进行了充分评估？患者是否患有导致 TMD 的颈部疾病？

您的头部或颈部有带状疱疹吗？是 ___ 否 ___

患者是否有带状疱疹后神经痛？

16. 您是否有以下症状：发热？是 ___ 否 ___

TMD 不会导致体温升高。患者是否患有能引起发热的其他疾病，如脑膜炎、牙齿感染或鼻窦感染？如果这些情况还没有做过检查，考虑将患者转诊给相关专业医生。

鼻塞或鼻充血？是 ___ 否 ___

鼻窦疼痛是主诉的原因还是 TMD 疼痛的

诱因？

面部肌肉、眼、口或舌的运动困难？是___ 否___

患者是否患有神经系统疾病？患者经常报告严重疼痛的部位有运动困难。

麻木或刺痛？是___ 否___

是不是有 TMD 以外的原因引起这种神经症状？患者经常报告与他们的 TMD 症状具有时间和空间关系的小范围麻木感或刺痛感，这与他们的 TMD 疼痛相关，并可通过 TMD 治疗得以解决。观察以确保其症状得到解决。

牙有问题吗？是___ 否___

患者是否有引起或诱发 TMD 的牙问题？

下颌关节、口腔或喉肿胀？是___ 否___

评估肿胀，它可能是 TMD 疼痛的病因或诱因。TMD 患者经常报告他们疼痛的 TMJ 或咀嚼肌有肿胀（见第 1 章中的第 14 项），但是这种肿胀很难从视觉上辨别出来（通常只有 1～2mm）。如果它位于不同的部位或很明显，则需要进一步评估。

某个点会引起您的疼痛？是___ 否___

患者是否有三叉神经痛或其他局部问题？如果患者只有 TMD，这个部位往往是第一诊断的来源。

TMJ 以外的关节有复发性肿胀或压痛吗？是___ 否___

患者是否患有关节炎或其他导致 TMD 的系统性疾病？

除了 TMJ 绞锁，早晨有身体僵硬吗？是___ 否___

这可能是肌肉和（或）关节来源，与系统性疾病有关，并可能导致 TMD。要记住，全身广泛性疼痛的患者对 TMD 治疗反应不佳。

身体肌肉压痛（头部或颈部除外）超过 50% 的时间？是___ 否___

患者是否有纤维肌痛、牵涉性肌筋膜疼痛或系统性疾病？

17. 您的症状是否在吞咽或转头时更严重？是___ 否___

考虑：颈椎痛、Eagle 综合征、舌咽神经痛、亚急性甲状腺炎等。

在阅读或过度用眼后加重？是___ 否___

患者可能需要重新配眼镜或戴阅读眼镜，可能患有颈椎病，在阅读过程中姿势不佳会加重颈椎病，或者可能在阅读期间紧咬牙。

18. 您的 TMJ 会发出声音吗？是___ 否___ 如果是：右侧___ 左侧___

如果是，患者很可能患有关节盘移位或退行性关节病。

19. 您有没有无法大张口的时候？是___ 否___ 如果是，请解释

可能是由 TMJ（如不可复性盘移位伴张口受限）或肌肉紊乱引起。如果存在，医生可能需要使患者尽量大张口，以确定受限部位；更多信息请参见第 3 章的"其他评估"。

20. 您有过不能闭口的时候吗？是___ 否___ 如果是，请解释

如果发生在张口度大于 45mm 的情况下，则髁突可能位于关节结节的前面，关节结节和（或）关节盘干扰了髁突的后退运动。

如果发生在张口度为 10～35mm 的情况下，患者可能患有可复性盘移位，髁突无法移动到关节盘后带下方，并回到关节盘后组织。

如果发生在张口度小于 5mm 的情况下，则可能是翼外肌痉挛或 TMJ 强直。

21. 您晚上睡得好吗？是___ 否___ 请解释

患者醒来时应该感觉到很放松。睡眠不好的 TMD 患者经 TMD 治疗后获得症状改善的可能性较小。患有纤维肌痛、创伤后应激障碍（posttraumatic stress disorder，PTSD）和睡眠呼吸暂停（见第 1 章中的第 21 项）的患者经常报告自己睡眠不好。可能需要考虑让患者与其医生讨论这一点，或将患者转诊给放松疗法或睡眠障碍专家。如果患者早上醒来时伴有 TMD 疼痛，可以考虑药物治疗。

22. 在平常的一天中，您有多少次感到不知所措、紧张、愤怒或沮丧？总是 ___ 一半时间 ___ 很少 ___ 从来没有 ___

如果确定总是或有一半的时间，考虑转诊患者进行压力管理，以学习应对技巧和策略。在这段时间里患者往往会更加保持下颌紧绷或咬紧牙关。

23. 您平常一天中感到抑郁的频率是多少？总是 ___ 一半时间 ___ 很少 ___ 从来没有 ___

如果确定总是或有一半的时间，考虑转诊患者进行评估。让患者选择是看心理医生（通过与患者交谈进行治疗），还是看精神科医生（主要通过药物治疗暂时缓解症状），或两者兼而有之。

24. 您有伤害自己或自杀的想法吗？是 ___ 否 ___

如果是，需要询问患者是否有计划、选定的时间及实施方法（药物、枪支等），以便确定其致命性大小。如果其中任何一个答案都是肯定的，则必须立即由接受过该领域培训的人员对患者进行评估。最好打电话给当地医院的自杀预防小组，讨论是否需要立即转诊。如果需要转诊，患者必须有人陪同（如工作人员、负责的家属或医院派出的工作人员）。记录评估结果，行动，并跟进其转诊。

25. 您每周会演奏乐器和（或）唱歌超过 5 小时吗？是 ___ 否 ___

这通常会导致患者的 TMD 症状加重。

26. 您一天中牙接触的时间百分比是多少？ ___%

随着生活变得忙碌、紧张，当患者将牙咬合在一起时，他们会有一种无意识紧咬牙的习惯。鼓励患者放松下颌肌肉，当这些肌肉得到放松时，紧咬的牙就会自然分开。

27. 您是否意识到在下列情况下紧咬牙或磨牙：睡觉时？ ___ 开车时？ ___ 使用计算机时？___ 其他时间？___ 不知道？ ___

患者对睡眠副功能行为的控制程度很低。除此之外，鼓励患者在上述确定的时间里停止紧咬牙或磨牙，并清楚自己在其他时间也可能会这样做。

28. 您知道自己的口腔习惯吗？如咬颊？ ___ 咬硬物？ ___ 咬指甲或甲皮？ ___ 叩齿？___ 托下颌习惯？___ 其他习惯？ ___ 不知道？ ___

鼓励患者学会控制上述已确定的不良口腔习惯。

29. 您认为自己的问题需要什么疗法？

建议与患者沟通一下治疗期望。

30. 您认为是否还有其他问题要告诉我们的吗？

31. 如果您的年龄在 50 岁或以上，请圈出正确答案

您只在吃饭时才感到疼痛吗？是 ___ 否 ___

您张大口时是否感到疼痛？是 ___ 否 ___

您有无法解释的头皮压痛吗？是 ___ 否 ___

您是否正在经历无法解释或不自主的体重减轻？是 ___ 否 ___

您是否有持续超过半小时的晨僵症状？是 ___ 否 ___

您有视觉障碍或视力减退吗？是 ___ 否 ___

这些特征在巨细胞动脉炎（颞动脉炎）患者中更为普遍。巨细胞动脉炎几乎只发生在 50 岁以上的人群中。它会导致流向头部和颈部结构的血液减少。咀嚼肌血流量减少导致肌肉容易产生疲劳、受挤压的感觉，并在使用后 1~2min 内消退。在一些没有巨细胞动脉炎的 TMD 患者中也可以观察到这种症状。上述这些问题有助于鉴别病因。如果患者出现这种症状超过 1 年以上，其患巨细胞动脉炎的可能性非常小。巨细胞动脉炎是一种不可忽视的严重疾病，因为它可能进一步发展并引起失明。

如果对前两个问题回答"是"，则提示下颌运动障碍，但有轻度 TMD 症状的患者可能对这两个问题回答为"是"。当患者出现无法解释的头皮压痛、无法解释的或非自主的体重减轻、持续半小时以上的严重晨僵以及视觉障碍或视力减退时，可以考虑巨细胞动脉炎。

发热（之前在问卷中提出过）在患有巨细胞动脉炎的人群也很普遍。如果这不是因为牙科疾病，也没有经过医生的评估，作者建议将患者转诊以进行评估。巨细胞动脉炎的另一个征象是颞浅动脉异常。这可以通过比较左右颞浅动脉来评估。相对于另一侧，异常侧的血管会更明显、没有搏动或有可触及的结节。

如果读者怀疑患者可能患有巨细胞动脉炎，建议：①如果患者有任何视力变化，应立即转诊至眼科、风湿病科或急诊科；②如果患者没有任何视力变化，应在 1 周内转诊至眼科、风湿病科或急诊科。宁可做不必要的转诊，也比让这种疾病被漏诊要好。

第3章 临床检查
Clinical Examination

常见问题和解答

问：应该首先测量下颌运动范围还是首先做触诊检查？

答：触诊通常会加剧咀嚼肌和（或）TMJ 症状，导致患者下颌运动范围减小，因此应在触诊前测量下颌活动范围。

问：正常下颌运动范围的最小值是多少？

答：正常最小张口度是 40mm（包括切牙覆𬌗），最小侧方运动范围为 7mm，最小前伸运动范围为 6mm。

问：牙科医生可以为颈部疼痛的患者开处方或转诊吗？

答：颈椎疼痛的治疗和转诊属于牙科医生对 TMD 的临床操作范围。

问：如果怀疑是牙源性疼痛引起的 TMD 疼痛，哪些临床检查结果可以帮助其定位患牙？

答：已经发现前牙（尖牙到对侧尖牙之间）可引起双侧牙源性牵涉痛，而前磨牙和磨牙仅引起同侧区域牵涉痛，但也可能在对侧有轻微的 TMD 症状。

临床医生从患者面谈中获得的大量信息可提示患者是否患有 TMD，是否有其他可能导致 TMD 的疾病（如牙痛、鼻窦炎、颈部疼痛或颈源性头痛），TMD 的许多致病因素以及患者的症状部位和时间规律。因此在进行临床检查之前，医生应清楚哪些部位值得关注，且需要做进一步的检查评估。

> **快速会诊**
>
> **怀疑可能涉及的部位**
>
> 通过患者面谈，临床医生应清楚哪些部位值得关注且需要做进一步的检查评估。

> **快速会诊**
>
> **验证潜在病源**
>
> 通过观察激惹某些部位是否会导致疼痛再现（如果不存在）或加剧（如果存在），或者通过麻醉阻滞或通过其他方式是否减轻某些部位的疼痛，来验证潜在的病源。

临床检查的主要目的是收集额外的信息，以帮助确认或排除患者主诉及其他可能导致主诉的其他疑似疾病中涉及的部位。通过观察刺激某些部位是否（如触诊、牙齿冷刺激）会导致疼痛再现（如果不存在）或加剧（如果存在），或者通过麻醉阻滞或通过其他方式是否减轻某些部位的疼痛，来验证潜在的病源[1]。

通常触诊可用于刺激咀嚼肌和 TMJ。一般来说，TMD 患者的疼痛来源可能不止一个部位。一些临床医生将触诊压痛分级为 0～3 级，以便更明确地记录，并帮助对疼痛部位在疼痛中起到的作用进行分类。

用于麻醉阻滞或缓解潜在疼痛来源的一些操作包括：①针对单个肌筋膜触发点的扳机点局

部麻醉；②针对某颗牙的浸润麻醉或阻滞麻醉；③针对疑似鼻窦充血的抗生素和减充血药的试验（表 1-2）。显然，局部麻醉试验的一个限定因素是必须在疼痛时进行。

有时可以在刺激这些部位的同时注射麻醉药。例如，一位患额窦性头痛的患者可能因为触诊颈部扳机点而加剧疼痛（由于牵涉痛），他可能希望在扳机点注射麻醉药以确定扳机点对额窦疼痛的影响程度。

一、下颌运动

应在触诊之前测量患者的下颌运动，因为触诊通常会加重咀嚼肌和（或）TMJ 症状，这可能会导致张口度减小。下颌运动的记录能帮助医生确定患者是否有明显的下颌运动减退（提示某些疾病），并在后面通过客观测量来观察改善情况（下颌运动增加表明运动受限的情况有所改善）。可以测量多种情况的下颌运动，如被动张口度、自由张口度、下颌运动中有无疼痛等。

常规获得的张口度测量值是指医生要求患者"尽量张口"时上下颌中切牙切缘之间的距离（单位：mm）（图 3-1）。因为临床医生会在每次面诊中测量患者的张口度，所以医生要求患者在张口方式上尽量保持一致是很重要的。因此每次面诊时的措辞和语调都应该保持一致。

> **技巧**
>
> **张口检查的一致性**
>
> 因为医生会在每次面诊中测量患者的张口度，所以医生要求患者在张口方式上尽量保持一致是很重要的。

患者的实际开口度应包括上下中切牙之间的覆𬌗距离。这可以很容易地测量：要求患者闭口到达最大牙尖交错位，将指甲紧贴下颌中切牙的表面并尽量靠近上颌中切牙的切缘，然后要求患者张口，测量下颌中切牙切缘到指甲的距离（图 3-2）。只在首诊时记录覆𬌗距离，后续复诊需记录张口时上下切牙切缘的距离。每次复诊时都测量覆𬌗距离可能会增加误差，其实覆𬌗距离在 TMD 治疗过程中几乎不会发生变化。

如果患者张口受限明显，医生可通过被动张口来确定受限的来源。通常是指将示指放在下颌切牙的切缘上，拇指放在上颌切牙的切缘上，并

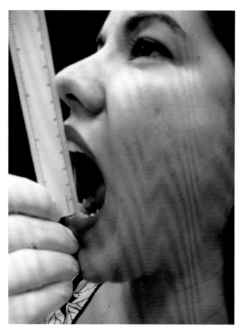

▲ 图 3-1 张口度测量（上下颌中切牙切缘之间的距离）

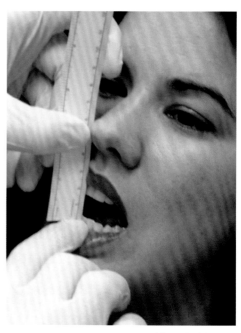

▲ 图 3-2 测量中切牙的切缘覆𬌗

以剪刀式运动将上下颌牙分开（图 1-2）。患者通常会在受限部位感到紧绷或疼痛。临床经验表明，并非所有患者都能准确指出被动张口时不适感的部位，因此有必要通过触诊 TMJ 和肌肉组织再现不适感并确定其来源。

技巧
确定患者张口受限的原因 如果患者的张口明显受限制，医生可以通过被动张口来确定张口受限的原因。

如果患者有明显的张口受限，临床医生要告诉患者需要检查喉部。将口镜的头部抵住舌的后部，按住口镜的柄部，让患者说"啊"，并尽量大张口。有时仅能张口 21mm 的患者现在可以张口 45mm。有许多潜在原因导致患者先前不能大张口，这些潜在的原因需要加以讨论以帮助医生来妥善解决问题。

侧方运动可以这样测量：要求患者尽量做到最大牙尖交错位，并将尺子放在上颌中切牙上，使下颌中切牙唇侧邻间隙与尺子上的标记之一对齐（如 30mm 的标记）。要求患者将其下颌尽可能向一侧移动，医生观察下颌切牙邻间隙沿尺子移动的距离；然后要求患者将下颌向另一侧移动（图 3-3）。一般来说，人们不会有意识地侧向移动下颌，因此有些人在被要去这样做时会有困难。这一般可通过医生演示这些动作并要求患者对着镜子练习来解决。

技巧
使患者做拉伸运动 如果患者在做下颌侧方运动或前伸运动方面有困难，请他 / 她手拿镜子对着重复练习这些动作通常是有帮助的。

前伸运动可以这样测量：要求患者尽可能做到最大牙尖交错位并测量前牙覆盖，然后让患者尽可能向前移动下颌，同时医生测量上下颌切牙

之间的距离，并将 2 个数字相加（图 3-4）。

当患者做这些动作时，临床医生要观察双侧髁突的移动。如果怀疑一侧或两侧的髁突滑动受限，建议触诊双侧髁突的运动。将示指或中指的指腹放置于髁突部位，要求患者做张闭口运动，以及左右侧方运动和前伸运动下颌。

技巧
检查 TMJ 运动受限 如果临床医生怀疑患者的髁突运动受限，建议医生触诊检查髁突运动。

TMD 患者的下颌活动范围通常有轻度到中度的受限。然而下颌运动范围因患者身高而异，下颌运动受限程度并不总是与 TMD 症状的严重程度相关。正常的最小张口度为 40mm（包括切牙覆𬌗距离），侧方运动为 7mm，前伸运动为 6mm[2-4]。

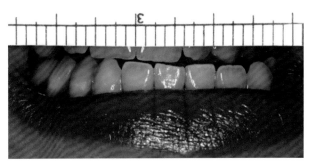

▲ 图 3-3 测量侧方运动

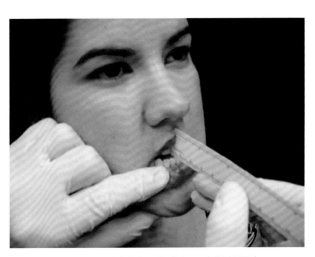

▲ 图 3-4 测量上下颌中切牙之间的距离

二、关节弹响

TMJ弹响（咔嗒声或砰的声音）和杂音在TMD患者和普通人群中非常普遍（图3-5），随着年龄的增长发病率逐渐增高[5-7]。捻发音是一种摩擦声或噼里啪啦的杂音，类似人们在湿沙子或湿雪地上行走时发出的声音。这些杂音可能在患者张闭口时出现，声音大小不等，有时偶尔出现[2, 7, 8]。患者经常会报告有TMJ弹响病史，但经常在检查过程中无法再现[8]。

临床医生确定TMJ弹响程度的方法各有不同。一些医生将手指的指腹放在TMJ部位，让患者做张闭口运动、前伸运动和侧方运动来检查弹响。其他人使用听诊器来听下颌运动过程中的TMJ弹响。后者应使用钟形听诊器，因为当使用膜式听诊器时，听诊器下的头发根或短胡须听起来与TMJ捻发音非常相似。一些医生甚至使用更灵敏的设备（如多普勒）来鉴别TMJ弹响[9]。

有时患者和医生很难区分是哪一侧的TMJ产生了咔嗒声或砰的声音，因为声音的振动可以通过下颌传导并在对侧TMJ中被检测到。这可通过让患者从最大牙尖交错位开始，将下颌向一侧移动数次，然后向另一侧移动数次来加以区分。弹响声或破裂音是在髁突滑动时产生的，当声音出现时滑动的髁突就是弹响的来源。弹响声常常与可复性盘移位有关[10-12]，而捻发音最常与关节表面粗糙有关，后者可能继发于退行性关节病（图3-6）或关节表面改建[4, 13]。根据杂音的严重程度，捻发音有时被细分为粗捻发音或细捻发音。有关这些诊断的更多信息，请参阅"第5章 颞下颌关节紊乱病诊断分类"。

TMJ弹响很少会改变医生的治疗方法，所以花费大量的时间或使用专门设备来验证弹响是没有必要的。总的来说，TMJ弹响与身体其他关节的弹响一样不受关注，无症状的TMJ弹响无须治疗[4, 13, 14]。如果弹响与关节卡顿或间歇性关节绞锁有关，作者担心这可能会发展为连续绞锁[15, 16]，因此作者建议采用TMD保守疗法以最有效地消除弹响，详见第10章的"间歇性紊乱"部分。第20章的"病例11"介绍了一个只有TMJ弹响的案例。

> **快速会诊**
>
> **了解TMJ弹响的重要性**
>
> 一般来说，TMJ弹响并不比身体其他任何关节的弹响更值得关注，单纯TMJ弹响无须治疗。

TMJ弹响一般会随着TMD治疗而减轻，但与大多数TMD症状相比，对TMD治疗的反应更慢[17]。它往往会随着时间而起伏波动，并与下颌疲劳、紧咬牙和磨牙有关[18]。研究发现患者改善的百分比与检测弹响的方法不同有关。如果患

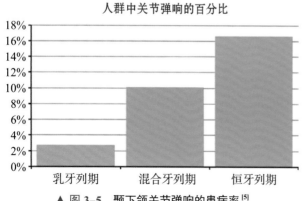

人群中关节弹响的百分比

▲ 图3-5 颞下颌关节弹响的患病率[5]

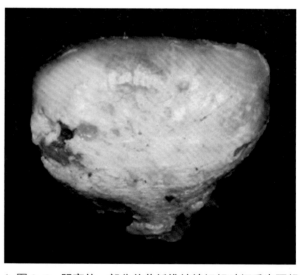

▲ 图3-6 髁突的一部分关节纤维结缔组织破坏后表面粗糙，骨表面暴露

者询问治疗后其关节弹响降低的概率，作为一般的保守指南，作者会告知患者：通过稳定咬合板治疗，大约 1/3 的患者报告弹响显著减少或消失，1/3 的患者报告轻微改善，1/3 的患者报告无改善[16]。目前还没有准确的预测方法来预测特定个体的治疗结果。

三、触诊

通常用示指和（或）中指的指尖或指腹来触诊咀嚼肌、颈部肌肉和 TMJ，无须侧向移动手指或摩擦该区域。如果可以，可同时触诊双侧或将非触诊手的手掌放在对侧来稳定头部，这样就可以平衡施加在头部的力。建议医生在触诊时面对患者，而不是站在患者身后。医生在这个位置可以观察患者的眼睛和面部表情，因为眼睛通常会在产生压痛时睁大或闭合。当触诊肌肉和 TMJ 时需要嘱患者放松肌肉，分开上下颌牙，健康的肌肉在推荐的触诊力度下是不会受伤的[13, 16]。

肌肉和 TMJ 触诊可以充分刺激该部位，如果是这些部位导致疼痛，触诊将再现疼痛（如果不存在疼痛）或加剧疼痛（如果存在疼痛）。医生触诊的强度因患者症状再现的难易程度而异。例如，一位触痛敏感的患者通常轻触就会产生疼痛，而一位肌肉发达的男性如果已经几周没有疼痛，可能需要在特定的触痛部位用力触诊才能再现疼痛。

触诊可能会在检查部位内或外产生疼痛和（或）在远端产生牵涉痛。各种触诊方法能对检查部位产生不同程度的刺激。除部位的敏感性之外，刺激的程度也决定了会出现哪些反应。一般来说，以下 3 种触诊方法可提供不同的刺激强度：①在预定部位进行非特异性触诊；②触诊肌肉内的扳机点或压痛点部位（这些是局部的、有韧性的、过度刺激的区域，感觉像肌肉内有发硬的结节，比周围肌肉压痛明显）；③对这些触痛部位进行有力的持续性触诊。

建议采用阶梯式触诊方法。首先触诊颞肌前份、TMJ 区和双侧咬肌区的预定部位[19]，并尝试触诊枕骨隆突下方的肌肉引发牵涉痛。

首先确定触诊的部位是否有压痛，是否再现或加重了患者常见的疼痛症状。预先告知患者一旦感觉到压痛立即告诉医生，并在出现疼痛后立即停止触诊。触诊时从轻力度开始，逐渐增加力度，直到患者报告有压痛（或者通过患者面部表情注意到疼痛），或直到达到能区分触诊部位是否有压痛的力度。如果患者在能区分触诊部位是否有压痛的力度之前让您停止触诊，则确定触诊部位有压痛；如果在加大力时未感到压痛，那么则认为无压痛。

颞肌和咬肌部位用来区分触诊部位是否有压痛的力为 1kg，其他肌肉的为 0.5kg，TMJ 外侧极为 0.5kg，髁突周围环形触诊为 1kg。这些力的大小和下列触诊方法是由一项验证研究确定的，该研究获得了各项触诊方法的敏感性和特异性值，并召开过几次 NIH 赞助的国际共识研讨会[20]。作者对推荐触诊操作的顺序做了细微的修改，作者认为是临床实践中最好的顺序，并使用了该操作。

每次触诊后，询问患者是否再现或加重了熟悉的疼痛症状。如果没有，可能需要更大的力度来引起患者的疼痛主诉。作者教学的感受是，大多数临床医生对在这个评估中使用的力度感到意外。相反，触诊过度用力会造成不必要的触诊和检查后疼痛。

技巧

触诊力度

厨房食品秤可以用来测量施加了多大的力。

快速会诊

触诊力度

作者的教学感受是，大多数医生最初都不愿意使用足够的力量来再现 TMD 症状。相反，触诊过度用力会造成不必要的触诊和检查后疼痛。

首先触诊颞肌的前份、TMJ 区和咬肌区域，从轻压开始，慢慢增加力度，直到患者出现压痛或达到推荐的力度。临床经验表明，患者眼部和面部不适的表情反应先于患者口头告诉的不适反应。如果触诊出现压痛，询问患者这种压痛是否能引起其熟悉的疼痛症状。

技巧

减轻触诊不适感

建议医生在触诊时面对患者，这样可以更好地观察患者眼部和面部的表情。这些表情上不适的表现先于患者口头告诉的不适反应。

在触诊这些部位后，还要触诊头夹肌和斜方肌下的枕骨隆突下区，以排除其他特殊疾病[21]。关于初次触诊的其他具体指导和补充信息见下文，概括提要在表 3-1。

颞肌通常分为前份、中份、后份。每个区域的肌纤维的走向和肌纤维运动下颌的方向不同。触诊这三个区域都可能有压痛，有压痛区域是疼痛的来源。双侧触诊颞肌前份位置大约在眼眦后方约 3.8cm、颧弓上方 1.3cm 处（图 3-7）；最大

触诊力度为 1kg。

如果触诊时颞肌前份或其他任何肌肉有压痛，最有可能的诊断是肌痛。从临床实践的角度来看，如果肌肉有触诊压痛，且没有其他肌肉诊断，"第 5 章　颞下颌关节紊乱病诊断分类"能更好地描述患者的病情，则建议将肌肉压痛诊断为肌痛。如果肌肉触诊引起牵涉痛，建议将肌肉压痛诊断为

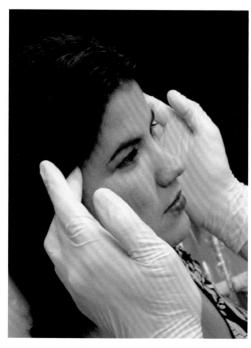

▲ 图 3-7　颞肌前份触诊

表 3-1　推荐的初次触诊	
颞肌前份	双侧触诊：大约在眼眦后方 3.8cm、颧弓上方 1.3cm 处（图 3-7）
TMJ	双侧触诊颞下颌关节（TMJ）的 2 个区域（图 3-8），可以其中一个区域有触痛，而另一区域没有触痛。一个常见的错误是没有让患者充分张口以充分触诊 TMJ。①要求患者张口 20mm，用 0.5kg 的力触诊髁突外侧极；②用 1kg 的力触诊耳屏正前方，并以环绕方式触诊髁突周围
咬肌	双侧触诊咬肌中心部位（图 3-9），如果不确定咬肌的范围，让患者紧咬牙，很容易地感觉到咬肌的范围
头夹肌	该肌肉位于颅底胸锁乳突肌后方的凹陷处。沿颅底找到这块肌肉中发硬的区域。触诊颅骨下方约 2.5cm 处，向颅底紧压该区域。在患者耐受的限度内按压并保持约 5s，尝试引起牵涉痛。在触诊时将另一只手的手掌放在患者前额上方以稳定头部（图 3-11）
斜方肌	沿着颅底找到这块肌肉中发硬的区域。在颅骨下方约 2.5cm 处触诊，向颅底紧压该区域。在患者耐受的限度内按压并保持约 5s，尝试引起牵涉痛。在触诊时将另一只手的手掌放在前额上方来稳定头部（图 3-12）

推荐力度：颞肌和咬肌可达 1kg，其他咀嚼肌最大 0.5kg

牵涉性肌筋膜痛。

咀嚼肌疼痛是 TMD 疼痛最常见的疼痛来源[22, 23]，因此肌痛或牵涉性肌筋膜痛是 TMD 疼痛中最常见的诊断。

> **重点**
>
> 肌肉触诊压痛通常可以提供肌痛或肌筋膜痛的临床诊断，除非"第 5 章　颞下颌关节紊乱病诊断分类"中有另外的肌肉诊断能更好地描述患者的病情。

双侧 TMJ 区域均需要触诊，其中一个区域的压痛不一定代表另一个区域有压痛。触诊一侧髁突时，要求患者张口约 20mm，触诊髁突外侧极，最大力度为 0.5kg。如果无压痛，则要求患者在触诊耳屏前方时尽量大张口，以圆形方式围绕髁突，施加 1kg 的力（图 3-8）。

TMJ 压痛的临床诊断为 TMJ 疼痛。很少数情况下，TMJ 有炎症或感染的临床特征［如肿胀、发红和（或）发热］，则诊断为 TMJ 关节炎。临床培训经验表明，大多数临床医生没有充分触诊 TMJ，最常见的错误是患者的口张得不够大。TMJ

疼痛是 TMD 疼痛的第二常见诊断[24]。

> **重点**
>
> TMJ 触诊压痛通常可以提供 TMJ 疼痛的临床诊断。

咬肌由浅部和深部组成。用 1kg 大小的力双侧触诊咬肌中心，将同时激惹这两部分肌肉（图 3-9）。如果临床医生不能确定肌肉的中心，在患者紧咬牙关时触摸肌肉的范围，就很容易确定。如果患者肌肉触诊有触痛，且没有"第 5 章　颞下颌关节紊乱病诊断分类"中的其他肌肉诊断能更好地描述患者的情况，建议将肌肉压痛诊断为肌痛，如果引起牵涉痛，则建议诊断为牵涉性肌筋膜痛。

触诊尝试从头夹肌（位于颅底胸锁乳突肌后方的凹陷处）和斜方肌引起牵涉痛很重要，因为颈部牵涉痛在 TMD 患者中相对常见[21]。有 TMD 疼痛者颈部疼痛的发生率是没有 TMD 疼痛者的 8 倍[25]。一项对 230 例 TMD 患者的研究发现，触诊头夹肌和斜方肌可分别引发 18 例和 31 例患者颞肌区的牵涉痛。这项研究观察到，触诊枕骨隆突下方的肌肉，最常引起前额、眶周、头顶、太阳穴、枕骨、耳后和耳部牵涉痛[26]。

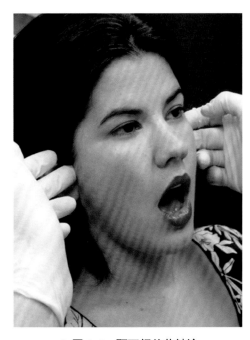

▲ 图 3-8　颞下颌关节触诊

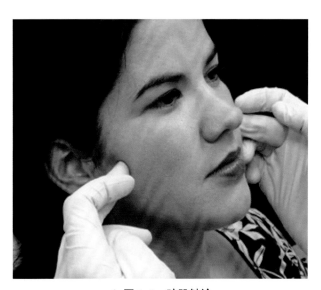

▲ 图 3-9　咬肌触诊

识别来自颈部的牵涉痛

来自颈部的牵涉痛在 TMD 患者中相对普遍。触诊枕骨隆突下方的颈部肌肉，最常引起前额、眶周、头顶、太阳穴、枕骨、耳后和耳部的牵涉痛。

TMD 疼痛通常发生在颞肌和（或）咬肌区域。作者观察到一些牙科医生会自动将该部位疼痛的患者诊断为 TMD。该部位疼痛的患者有轻度至中度的颞肌和（或）咬肌触痛很常见，当触诊他们的枕骨隆突下的肌肉时，他们的眼会因颞肌或咬肌疼痛而"发亮"。如"第 1 章　患者面谈"中所述，中枢敏化和汇聚是引起牵涉痛的主要机制，可导致颈部疼痛表现为典型的 TMD 疼痛（图 3–10）。如果为这些患者提供传统的 TMD 治疗，很难获得令人满意的症状缓解。这是作者评估每个 TMD 患者颈部牵涉痛的原因之一。

重点

颈部可能是颞肌或咬肌区牵涉痛的来源，这是 TMD 疼痛最常见的部位。

在试图引起头夹肌或斜方肌牵涉痛之前，沿颅底触诊该肌肉并找到肌肉中压痛最明显的区域，然后将指尖按在头骨下约 2.5cm 处，向上抵住颅底，这样指尖和颅底之间的每个区域都被按压。在患者能耐受的情况下按压（可能需要相当大的力）并保持约 5s[2]。触诊时将另一只手的手掌放在前额上方以稳定头部。头夹肌的触诊参见图 3–11，斜方肌的触诊参见图 3–12。当触诊这些肌肉时，询问患者是否在触诊部位以外的任何位置感到疼痛。

前额和眶周（眼内、眼后或眼周）区域是这些肌肉牵涉痛的常见部位。以前没有以这种方式触诊过这些肌肉的临床医生会对颈部产生牵涉痛的发生率感到惊讶。第 20 章的"病例 4"介绍了一例颈

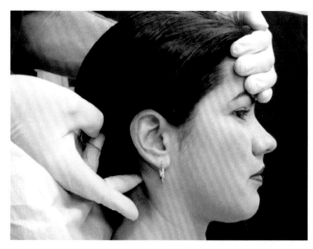

▲ 图 3–11　头夹肌触诊

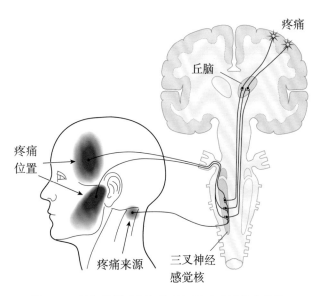

▲ 图 3–10　神经传导中枢汇聚使颈椎疼痛被认为是颞肌和咬肌疼痛的示意图

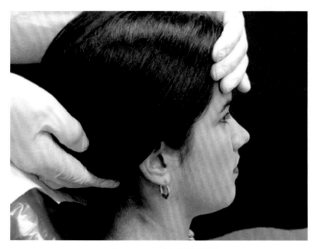

▲ 图 3–12　斜方肌触诊

部引起的前额慢性牵涉痛患者的案例。

临床上发现，绝大多数 TMD 患者仅需要这些最初推荐的触诊方式即可再现疼痛。如果患者的疼痛可以通过触诊这些部位来再现，那么可以认为额外的咀嚼肌触诊只会引起更多的不适，改变诊断和治疗计划的可能性很小。停止对这些患者的触诊评估是合理的，因为：①最初推荐的触诊可证明疼痛来自咀嚼结构；②大多数保守的 TMD 疗法对所有咀嚼结构都有帮助；③肌肉和关节致病因素可以与获得的信息进行比较；④其他部位（通常指咀嚼系统）或其来源需要排除的其他结构是最初推荐触诊的一部分。

如果最初的触诊无法重现患者的疼痛，则需要更广范围的触诊。对肌肉进行更强触诊的一个好方法是找到扳机点或肌肉内的压痛点区域并施加压力。这些区域感觉就像肌肉内部的硬结，比周围的肌肉压痛更明显。

一旦发现这些硬结就对这些区域加压，这将在肌肉中产生更强烈的疼痛，产生的疼痛可能超出了按压的组织结构，有时会引发远处部位的牵涉痛。同样，如果更用力地触诊，TMJ 触痛部位的疼痛也会加重。

如果第二次触诊没有重现患者的疼痛，并且临床医生认为该位置是疼痛来源，可以使用更有力的触诊，这通常是在试图产生牵涉痛时使用的方法。这个过程如下：首先确定肌肉内或 TMJ 内的触痛区域的部位，对这些部位施加持续的压力，在患者能耐受的情况下保持至少 5s 或直到引发预期的疼痛[2]。这会产生更强烈的局部疼痛，疼痛范围可能超出按压的部位和（或）引起远处部位的牵涉痛。为了确定远处的牵涉痛是在哪里产生的，可询问患者是否在医生按压位置以外的其他部位感到疼痛。肌肉内的每个触痛区域都有可能引起不同区域的牵涉痛，因此可能需要对每个触痛区域重复这种触诊方法。

选择在同一位置进行更强烈的触诊，还是尝试从不同的位置再现患者的疼痛，这取决于临床医生的怀疑和临床经验。对于尚未具备这种临床经验的医生，图 3-13 提供了触诊位置，这些触诊位置已被证明会在头部和面部标记的解剖区域产生牵涉痛[26]。

通常定位疼痛来源的策略是要首先考虑疼痛是由患者感到疼痛部位的病理改变所导致的。因此，如果患者主诉上颌第一磨牙疼痛，需尝试明确其病理改变（如用 X 线片）和（或）再现该位置的疼痛（如对牙齿进行冷刺激）。如果在这个位置没有导致患者疼痛的病变，则需要通过评估邻牙、对颌牙、询问最近的鼻窦充血等来考虑该区域疼痛的来源。一旦排除了该区域疼痛的来源，则考虑疼痛可能来自另外不同的位置。

对于上颌第一磨牙疼痛的病例，图 3-13 表明"上颌牙列"最常见的牵涉痛来源是咬肌上部。用上述提到的方法来判断触诊咬肌上部是否会重现牙痛。如果触诊该部位不能产生所预期的牵涉痛，建议医生如前所述进行更强烈的触诊，或尝试触诊一些不太常见的疼痛来源部位，疼痛也可能是这些来源的组合。有关非局部病理改变引起的牙痛的更多信息，请参阅第 3 章的"口内检查"。

不属于初次触诊确定疼痛来源的触诊技术将在下文中描述，并总结在表 3-2 中。医生可能会发现图 3-14 中的触诊疼痛分布图有助于确定每个部位所显示的牵涉痛部位。

颞肌在视觉上可以分为 3 个部分。可在颞肌中央区域进行双侧中份触诊，大约在 TMJ 上方 5.8cm 处（图 3-15）。同样两侧颞肌的后份触诊也在其中央部分，耳的上方和后面（图 3-16）。如果在预想的位置没有再现患者的疼痛，并且医生怀疑患者的疼痛可能来自其他部位，医生应对发现的疼痛部位施加瞬时或持续的压力，以增加疼痛强度和产生牵涉痛的可能性。

二腹肌有前后腹和中间肌腱，中间肌腱通过肌纤维悬吊连接于舌骨，这些主要是张口肌群，临床上大家无法将这些肌肉与周围组织区分开。这些肌肉在患者吞咽的时候会收缩，有时可以用这

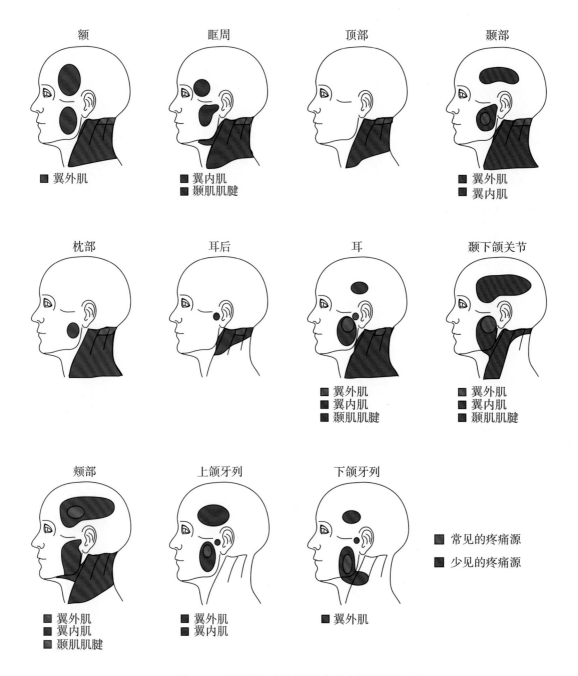

额
■ 翼外肌

眶周
■ 翼内肌
■ 颞肌肌腱

顶部

颞部
■ 翼外肌
■ 翼内肌

枕部

耳后

耳
■ 翼外肌
■ 翼内肌
■ 颞肌肌腱

颞下颌关节
■ 翼外肌
■ 翼内肌
■ 颞肌肌腱

颊部
■ 翼外肌
■ 翼内肌
■ 颞肌肌腱

上颌牙列
■ 翼外肌
■ 翼内肌

下颌牙列
■ 翼外肌

■ 常见的疼痛源
■ 少见的疼痛源

▲ 图 3-13　用于标记解剖区域牵涉痛的触诊位置图
引起头部标记区域牵涉痛的浅表位置在图片上方突出显示，口内触诊位置在图片下方列出

种方式描述它们[27]。二腹肌前腹附着在颏部的舌侧面，沿着中线延伸到舌骨悬吊肌腱。根据解剖学，触诊二腹肌前腹横跨的位置可以观察压痛情况（图 3-17）。如果该区域有压痛，临床医生应考虑排除口腔疾病，以确保淋巴结病变不是压痛的原因。

二腹肌后腹从舌骨悬吊肌腱延伸至胸锁乳突肌内侧，并附着于乳突内侧。将指尖置于下颌

角后方、胸锁乳突肌内侧前缘，并向后按压触诊该肌肉（图 3-18）。如果观察到压痛，施加更大的持续压力可能产生牵涉痛。二腹肌后腹是张口肌，临床经验表明当患者近期出现张口受限时（如 TMJ 不可复性盘移位伴张口受限或关节绞锁），二腹肌后腹可出现压痛。在这种情况下，二腹肌后腹很可能因患者反复用力尝试大张口而出现疼痛。

表 3-2 其他触诊	
颞肌中份	颞肌在视觉上可以分为 3 个部分。双侧触诊颞肌中份的中央区域，在颞下颌关节（TMJ）上方约 5.8cm（图 3-15）。确定在此部位的压痛区域并持续加压，可产生牵涉痛
颞肌后份	在耳上方和后方对双侧颞肌后份的中央区域触诊（图 3-16）。确定在此部位的压痛区域并持续加压，可产生牵涉痛
二腹肌前腹	二腹肌前肌从颏部的舌侧面延伸至舌骨中线。作者无法在周围的组织中描绘出这块肌肉，但可以在这块肌肉穿过区域的上方触诊（图 3-17）。如果观察到压痛，则排除引起这种压痛的口腔疾病。如果压痛不是由口腔疾病引起的，对压痛区域施加持续压力可能会产生牵涉痛
二腹肌后腹	二腹肌后腹从舌骨悬吊肌腱向内侧延伸到胸锁乳突肌并附着于乳突内侧。将指尖置于下颌角后方和胸锁乳突肌内侧，并向后方施加触诊力（图 3-18）。如果观察到压痛，施加持续的压力可能会产生牵涉痛
胸锁乳突肌	用拇指和示指挤压双侧的胸锁乳突肌。如果有压痛，保持 5s 可引起牵涉痛。临床上，胸锁乳突肌上端更容易引起头部和面部的牵涉痛（图 3-19）
其他颈部肌肉触诊	将非惯用手的手掌置于患者前额上方，惯用手的 4 个指尖置于枕骨隆突下方。按压数毫米，指尖沿颈部肌肉慢慢向下滑动，感受压痛部位（图 3-20）。对每个压痛区域施加牢固、稳定的压力并让患者耐受 5s，询问有无引起其他部位不适（图 3-21）。类似胸锁乳突肌，临床上肌肉的上端倾向于牵涉头部和面部，而下端倾向于牵涉上背部和肩部
翼外肌	将小指沿上颌牙槽嵴外侧滑动至上颌前庭最后方（上牙槽后神经注射点）。通过向上、向后、向内侧方向按压来触诊（图 3-22）。如果观察到压痛，施加更大的持续压力可能会产生牵涉痛 或沿上颌牙槽嵴外侧滑动口镜（镜面朝向内侧）至上颌前庭最后方。调整口镜柄角度，使其与上𬌗面成 45°，并沿柄方向向上、向后和向内侧方向按压（图 3-23）
翼内肌	在进行下牙槽神经阻滞麻醉注射点稍后一点的位置滑动示指，直到感觉到肌肉，然后侧向按压，如果患者恶心、呕吐，则手指太靠后（图 3-24）。如果观察到压痛，施加更大的持续压力可能产生牵涉痛
颞肌肌腱	示指沿下颌升支前缘的内侧向上滑动，当手指接近上缘时，可触诊到覆盖冠突的颞肌肌腱（图 3-25）。如果观察到压痛，施加更大的持续压力可能产生牵涉痛
茎突下颌韧带	用钝性器械或指尖在下颌后缘内侧和下颌角内侧上方 10～15mm 处触诊（图 3-26）。如果观察到压痛，施加更大的持续压力可能产生牵涉痛
颈动脉	在甲状软骨的两侧触诊双侧颈动脉（图 3-27）。如果触诊引起了患者经常感知的疼痛症状，应向内科医生转诊
甲状腺	首先触及胸骨上切迹，然后在切迹上方约 2.5cm 和侧面 2.5cm 处进行双侧触诊（图 3-28）。这可排除甲状腺炎对患者的影响，因为这种触诊不会重现疼痛

推荐的力度：颞肌和咬肌最大 1kg，其他咀嚼肌最大 0.5kg

胸锁乳突肌可引起颞部、咬肌、耳和 TMJ 区域的牵涉痛，尽管头夹肌和斜方肌更常引起这些部位的牵涉痛[26]。临床经验表明，胸锁乳突肌上头更容易引起头部和面部的牵涉痛。可用拇指和示指沿胸锁乳突肌长轴同时挤压，双侧触诊胸锁乳突肌（图 3-19）。如果怀疑患者的疼痛可能来自这些部位，应按压所有压痛区域并挤压 5 秒，以产生牵涉痛。

枕骨隆突下区域应在最初触诊时进行评估，但是触诊其他颈部肌肉可以评估颈部肌肉的其余部分。颈部肌肉组织有几层相互重叠的肌肉，几乎无法区分。尽管显示的问题实际上可能位于某一较深的肌肉中，但通常以最表浅的肌肉来表示该区域（如斜方肌）。

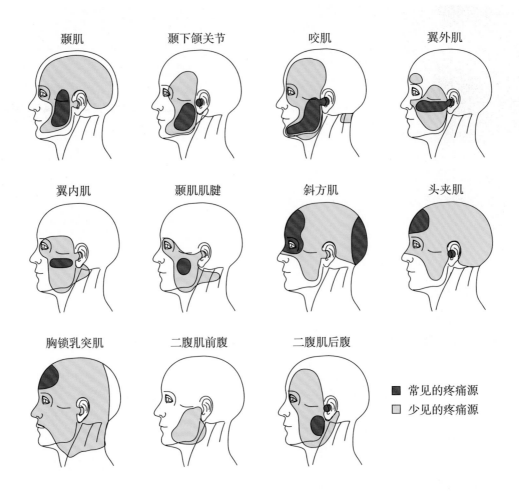

颞肌　　　　颞下颌关节　　　　咬肌　　　　翼外肌

翼内肌　　　颞肌肌腱　　　　斜方肌　　　　头夹肌

胸锁乳突肌　　二腹肌前腹　　　二腹肌后腹

■ 常见的疼痛源
□ 少见的疼痛源

▲ 图 3-14　标记引起触诊疼痛区域的分布图

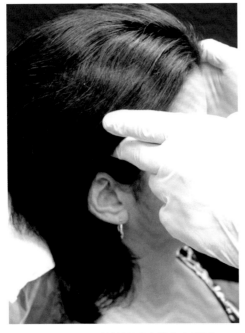

▲ 图 3-15　触诊颞肌中份中央区域

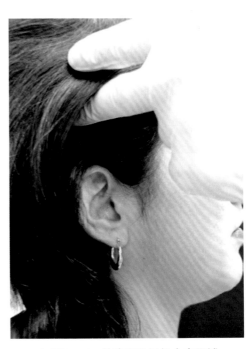

▲ 图 3-16　触诊颞肌后份中央区域

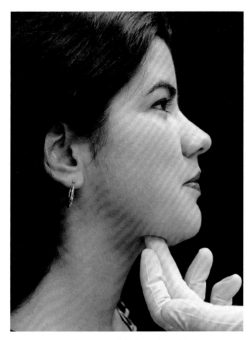

▲ 图 3-17　触诊二腹肌前腹

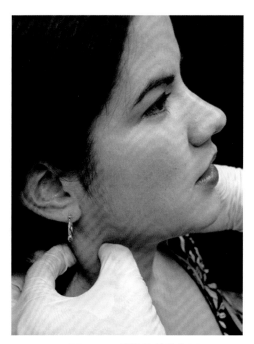

▲ 图 3-19　触诊胸锁乳突肌

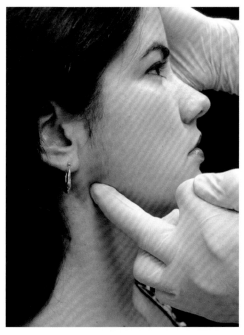

▲ 图 3-18　触诊二腹肌后腹

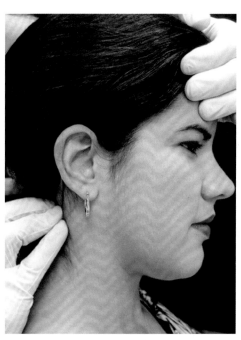

▲ 图 3-20　触诊其他颈部肌肉

可以识别和触诊颈部其余部分的压痛区域。首先将非惯用手的手掌放在患者的前额上方，将惯用手的 4 个指尖放在枕骨隆突的正下方。按压数毫米，然后将指尖沿颈部肌肉慢慢向下滑动，感受压痛部位（图 3-20）。对每个触痛区域，施加持续、稳定的压力并让患者耐受 5s，询问有无引

起其他部位不适（图 3-21）。在整个颈部区域继续这个过程，因为每个压痛区域可引发不同部位的牵涉痛。临床上，颈部上方区域的疼痛倾向引起头部和面部的牵涉痛，而下方区域的疼痛倾向引起上背部和肩部的牵涉痛。

当本书的一位作者在美国空军进行学术讲座

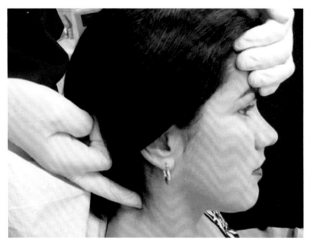

▲ 图 3-21　对颈部肌肉触痛区域施加持续、稳定的压力

时，常常被要求对治疗无效的 TMD 患者进行评估。其中一名患者有单侧局限于咬肌区的 TMD 症状，接受了数年的 TMD 治疗，但症状并未改善。在他最初推荐的触诊和更强的咬肌触诊中，患者无法再现疼痛。在进行其他颈部触诊时，发现颈部肌肉内有几个压痛区域可引发远处部位的牵涉痛，但这些区域中只有一个区域可再现了患者咬肌疼痛的主诉。这一经验证实了寻找并检测每个压痛区域的必要性。临床评估表明，患者的咬肌区域疼痛对颈部的治疗反应最好。

> **快速会诊**
>
> **病因指导治疗**
>
> 如果患者的 TMD 疼痛主要来自颈部，那么治疗主要针对颈部。

即使颈部肌肉触诊会再现了患者的疼痛，颈部肌肉压痛的来源实际上可能是脊柱内的疾病。脊柱疾病往往会导致该区域的肌肉紧张和疼痛，这就是脊椎按摩治疗师能够通过调整脊柱而缓解肌肉疼痛的原因。同样，疼痛的肌肉往往会导致脊椎弯曲，这可能是脊椎按摩治疗师无法提供长期改善的原因。牙科医生可尝试触诊脊柱，但最好是将患者转诊给专门从事治疗颈部疾病的专家来确定诊断、致病因素和治疗方法。

翼外肌无法被直接感觉到或触诊到，但对翼外肌区域施加压力似乎会传递压力到翼外肌的结构。临床经验表明，当出现症状时（如患者因翼外肌痉挛导致后牙无法咬合在一起），表明翼外肌应该有疼痛，该区域的触诊能显示出相应的压痛。还没有发现翼外肌功能测试能像触诊该区域那样可靠。

用手指触诊翼外肌区域方法是：将小指沿上颌牙槽嵴外侧滑动至上颌前庭的最后方（即上牙槽后神经注射点），通过向上、后和内侧方向按压进行触诊（图 3-22）。如果观察到压痛，施加更大的持续压力可能会产生牵涉痛。对于大多数 TMD 患者，触诊翼外肌区域通常有压痛，对于非 TMD 患者，触诊咀嚼肌最可能引起压痛[19]。

没有修剪好指甲的临床医生在触诊时很可能会引起患者痛苦的反应。当被问到有无疼痛时患者会回答说："疼痛是因为您的指甲抠到了我的牙龈造成的"。一些临床医生使用口镜头替代手指。对此，建议他们使用口镜触诊翼外肌，通过沿上颌牙槽嵴外侧滑动口镜（镜面朝向内侧）到上颌前庭的最后方。调整口镜柄使其与上颌𬌗平面成 45°，沿柄方向向上、后、内侧方向按压

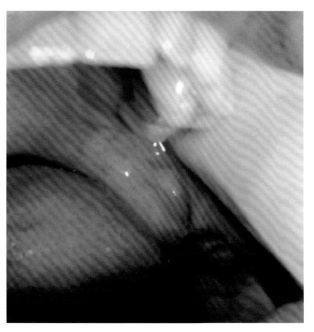

▲ 图 3-22　翼外肌触诊

（图 3-23 ）。

触诊该区域的空间有限，因此应用左手或右手的小指，将其沿着牙槽嵴弯曲。有时也可要求患者将下颌向同侧移动以提供更多的空间。如果医生发现空间仍然狭窄，可以用口镜头来触诊该区域。

临床带教指导触诊时，把小指放在头骨的触诊区域。从模型底部观察到翼外肌从翼外板到髁突颈部前内面的中央凹，并讨论此触诊与肌肉的相对接近程度。一项磁共振（MRI）研究证实这种触诊技巧可以对翼外肌施加压力[28]。

翼内肌与咬肌相似，但在下颌升支内侧走行，因此很难触诊到。翼内肌的一小部分可在口内触诊到（位于传统下牙槽神经阻滞的注射点稍后方），在口外可触诊到最下方的部分。临床经验表明，口外触诊不如口内触诊可靠。

口内触诊翼内肌的方法是：将示指在下牙槽神经阻滞进针点稍靠后的地方滑动，直至感觉到肌肉的位置，然后侧向按压（图 3-24）。如果患者呕吐，则手指太靠后。口外触诊方法是：将示指沿下颌升支下缘内侧滑动，向上按压直至遇到阻力，然后向外侧拉动以向翼内肌施加压力，来触诊翼内肌。如果观察到翼内肌有压痛，且怀疑患者的疼痛来源于该部位，使用更大的持续压力可能产生更强烈的疼痛，并可能引发牵涉痛。

颞肌附着在下颌冠突的内面和前面。颞肌肌腱的压痛可通过这种触诊方法来评估：将示指沿

下颌升支的前内侧边缘向上滑动来触诊该部位，当手指接近下颌升支的上半部时，可以触到覆盖于冠突的颞肌肌腱（图 3-25）。如果观察到压痛，并怀疑疼痛来自该部位，则给予更大的持续压力将产生更强烈的疼痛，并可能会引起牵涉痛。

该部位的压痛提示肌腱炎，临床上与其他咀

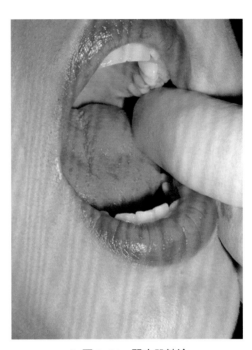

▲ 图 3-24 翼内肌触诊

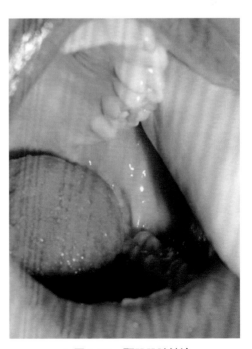

▲ 图 3-25 颞肌肌腱触诊

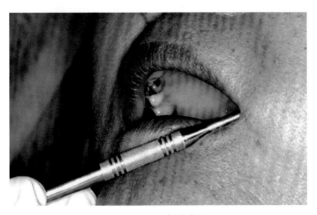

▲ 图 3-23 口镜触诊翼外肌

嚼结构一样，经过 TMD 保守治疗后，肌腱炎也能相应改善。如果疼痛仅限于此区域，并且 TMD 治疗难以控制疼痛，临床医生可能希望开具口服抗炎药或向肌腱内注射抗炎药[29]。

有时患者会报告疼痛源位于下颌升支内侧和下颌角前方 10～15mm 处。据报道，茎突下颌韧带肌腱炎是该部位疼痛的来源，此外还会引起其他部位的牵涉痛。该疾病被命名为 Ernest 综合征[30, 31]。

可用钝性器械或指尖在下颌后缘内侧和下颌角前内侧上方 10～15mm 处触诊茎突下颌韧带（图 3-26）。临床经验表明，TMD 保守治疗能使其与其他咀嚼肌症状一起得到相应的改善。如果疼痛局限于该区域，且难以治愈，医生可能会开具口服药和（或）注射抗炎药的处方[16]。

触诊甲状软骨两侧的颈动脉，以确定激惹这些部位是否会再现患者的疼痛（图 3-27）。对于大多数人来说，这个区域都很敏感，所以在进行触诊之前，建议医生在自己身上触诊这个部位，以确保不会使用引起不适的过大力量。患者可能认为触诊会产生不适，但这与他 / 她主诉的疼痛症状不同。如果触诊引起了患者经常出现的疼痛症状，则应转诊给患者的内科医生。

双侧触诊甲状腺。如果不确定其位置，首先触摸胸骨上切迹以确定标志，然后在切迹上方约 2.5cm 和侧面约 2.5cm 处双侧触诊甲状腺（图 3-28）。如果这一触诊再现疼痛，这表明是甲状腺炎引起或触发了疼痛，应转诊给患者的内科医生。

牵涉痛经常引发医生和患者的困惑。不能再

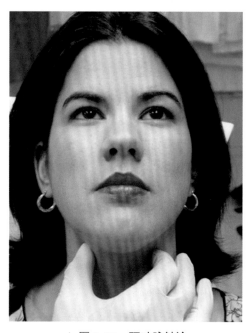

▲ 图 3-27　颈动脉触诊

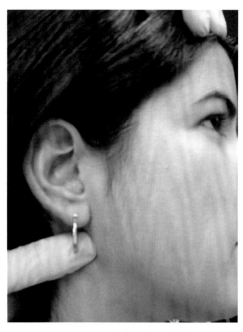

▲ 图 3-26　茎突下颌韧带触诊

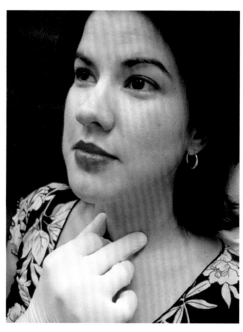

▲ 图 3-28　甲状腺触诊

现疼痛有可能是由于远处的牵涉痛。心脏病发作时通常会出现牵涉痛，疼痛的部位可能在左臂或肩膀，而疼痛的来源却是心脏。对疼痛的治疗必须针对疼痛的来源，而不是感觉疼痛的部位。

为了证明确定牵涉痛来源的临床相关性，假设一名患有耳痛的患者，尽管医生已排除耳部病变，因怀疑耳痛是由 TMD 引起的而被转诊给牙科医生。在 TMD 评估期间，医生需要确定耳痛的来源，建议医生参考触诊图 3-13 中"耳"下的标记位置进行触诊。如果发现头夹肌是唯一能引起耳部牵涉痛的部位，这提示采取颈部治疗最有可能解决患者的耳部疼痛。如果触诊咀嚼肌和（或）TMJ 导致了耳痛，但触诊颈部肌肉无法再现耳痛，那么 TMD 治疗最有可能解决患者的耳痛。

如果颈部和咀嚼区域都会引起耳部的牵涉痛，这提示当激惹这两个区域中的任何一个，患者都可能会感觉到耳痛（例如不良姿势加重颈部疼痛或由于口腔不良习惯加重咀嚼疼痛）。治疗建议是基于下列因素临床判断：①了解 TMD 和颈椎疼痛可能会相互产生不利影响，治疗其中一个可能对另一个有益；②了解患者的症状模式（例如咀嚼肌或颈部是否先出现疼痛，然后疼痛转移到其他部位）；③了解咀嚼肌或颈部是否更容易再现疼痛，触诊时疼痛更厉害；④医生和患者对 TMD 和颈部治疗的有效经验；⑤了解许多 TMD 患者报告咬合板治疗后颈部症状有所改善。在与患者讨论这些信息时，医生可选择先进行 TMD 治疗还是颈部治疗，或者两者同时进行。观察性研究报道表明，综合疗法提高了治疗成功的可能性[32, 33]。

颈椎疼痛的治疗和转诊属于牙科医生治疗 TMD 的临床操作范围[34]。许多治疗被证明对减轻颈部疼痛是有益的，医生的临床经验通常决定了医生使用的方法，例如，医生首选药物的处方、指导颈椎训练、转诊给内科医生或理疗师。建议所选择的治疗方法是使患者能够自行控制颈椎疼痛而不需要他们继续复诊以维持缓解。

在评估患者是否有 TMD 或 TMD 样疼痛时，

有时触诊无法再现疼痛，医生需要平衡触诊造成的不适和通过触诊确定疼痛来源的可能性。如果无法通过这些触诊重现疼痛，有时医生需要继续进行第 3 章的"口内检查"和"其他评估"部分描述的方法或检查。

四、口内检查

通过"患者初始问卷调查"的回答可让医生意识到口腔疾病可能引发或导致患者出现 TMD 样症状，但问卷并非绝对正确，如果有必要进行口内触诊，作者认为这要首先进行。牙科医生必须对导致 TMD 疼痛的牙科疾病进行检查，因为提供 TMD 治疗的非牙科医生通常认为，如果由牙科医生对 TMD 患者进行评估会发现牙疾病。

建议临床医生开始口内检查时进行全面口腔筛查。应通过视诊评估整个口腔的异常情况，例如软腭肿胀和偏斜，让患者说"啊"，用口镜头抵住舌后部并按压口镜，观察患者咽部及软腭是否均匀地向两侧抬起。鼻咽癌可能表现为 TMD（如张口受限、咀嚼肌疼痛和咀嚼肌触诊压痛），但最常见的区别是软腭运动不对称（同侧麻痹）[35]。

（一）咬合改变

"患者初始问卷调查"的结果一般会提示医生需要评估的其他特定口内区域，例如持续进展的前牙开𬌗、中线偏斜和（或）后牙开𬌗。在评估已发现的咬合变化时，作者通过沿咬合面放置薄垫片来检查所有咬合牙，要求患者的牙贴近薄垫片，并尝试用相对应的牙咬住薄垫片（图 3-29）。然后记录哪些上颌牙能够咬住薄垫片，以后可以利用此信息来确定咬合变化是改善还是恶化。

渐进性的前牙开𬌗如果不是由局部因素引起，则提示严重的骨关节炎或特发性髁突吸收引起的髁突垂直高度降低。随着髁突垂直高度降低，下颌常常绕着同侧最后一颗接触的牙旋转，前牙开𬌗逐渐增加。最终，同侧最后面的牙将是唯一有咬合接触的牙齿。这种疾病可以发生在双侧，开

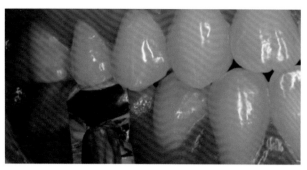

▲ 图 3-29　患者将薄垫片固定在上下第一前磨牙之间
该方法用于确定哪些上颌牙齿具有足够紧密的接触能够固定薄垫片

殆可能是对称的。这种难以处理的疾病已超出了本书的范围，医生发现这种症状应该将患者转诊给在该领域的专家[36]（推荐使用"给牙科助手的转诊标准"*）。

后牙开殆或中线偏斜可能提示多种向前推动或拉动髁突的疾病[37-39]。当髁突被推动或拉动向前时，它沿着关节结节向前下方滑动，导致下颌后部向下移动，造成后牙开殆。如果这种疾病是间歇性的，并且与患者的 TMD 疼痛有关，则可能是由于关节盘后组织内炎症推动髁突向前和（或）翼外肌拉动髁突向前。适当的 TMD 治疗可能会解决主诉后牙开殆或中线偏斜的问题。由于该主诉还有许多其他潜在原因，医生必须确保该疾病得到解决，或者医生可将患者转诊给该领域的专家。

如果后牙开殆或中线偏移的病情进展很缓慢，则可能不是由于关节盘后组织或翼外肌内的炎症，医生可能希望立即将患者转诊给在这方面的专家[40]。

快速会诊

进行性后牙开殆或中线偏斜

如果后牙开殆或中线偏斜是间歇性的且与患者的 TMD 疼痛有关，适当的 TMD 治疗可能会解决此类问题。

---

*. 相关资料获取见文前补充说明。

（二）牙源性颞下颌关节紊乱病疼痛

神经系统共享由肌肉骨骼、神经、血管和内脏器官产生的深部疼痛的神经回路，这使得咀嚼肌和（或）TMJ 能够感知口腔疾病带来的疼痛[26, 41]。

不了解患者龋齿和牙周病状况的医生除了进行龋齿和牙周病的临床评估，还希望拍摄牙科 X 线片来评估这些情况。到目前为止，被误诊为 TMD 的最常见的口腔疾病是牙源性牵涉痛。请记住，即使患者的牙没有龋病和修复，牙周健康状况也在正常范围内，仍可能会产生牙源性疼痛，患者可能因外伤史或牙隐裂而引发牙源性疼痛[42]。牙隐裂的患者通常会反映在紧咬或松开坚硬或松脆的食物（如培根、面包皮）时感到剧烈的刺痛。

快速会诊

观察牙痛的致病因素

目前为止，被误诊为 TMD 的最常见的口腔疾病为牙源性牵涉痛。

牙科疾病不仅可能导致患者的 TMD 疼痛，还可能会改变患者的治疗计划。在咬合板制作后安装任何修复体，都可能需要医生调改咬合板。如果患者被诊断为 TMD，醒来时有明显的 TMD 症状，并且需要修复治疗，医生可以选择使用表 3-3 中的技术之一。

1. 修复牙列上需要最少治疗的牙，为该牙列制作咬合板，并在对颌修复体就位时调整咬合板的咬合面。

2. 可以提供临时咬合板（如软咬合板），在对颌修复体就位时调整咬合板的咬合面，为修复的牙列制作最终咬合板，并在对颌修复体就位时调整咬合板的咬合面。

3. 可对患者的 TMD 症状进行药物治疗，直到提供临时或最终稳定咬合板为止［例如，加巴喷丁 100mg，2～3 片，睡前服用；环苯扎必林（福乐赛利）5mg，1～2 片，睡前服用；去甲替林 10mg，1～5 片，睡前 0～3h 口服，遵医嘱；或阿

表 3-3　稳定咬合板可以取代 TMD 患者的多次牙齿修复
• 可使牙列上需要修复的牙齿的治疗降低到最少，为该牙列制作咬合板，并在对颌修复体就位时调整咬合板的咬合面
• 可提供临时咬合板（如软咬合板），在对颌修复体就位时调整咬合板的咬合面，为修复的牙列制作最终咬合板，并在对颌修复体就位时调整咬合板的咬合面
• 可在配戴临时或最终的稳定咬合板之前，对患者的颞下颌关节紊乱病（TMD）症状进行药物治疗［例如，加巴喷丁 100mg，2～3 片，睡前服用；环苯扎必林（福乐赛利）5mg，1～2 片，睡前服用；去甲替林 10mg，1～5 片，睡前 0～3h 口服，遵医嘱；或阿米替林 10mg，1～5 片，睡前 1～6h 服用，遵医嘱］

米替林 10mg，1～5 片，睡前 1～6h 服用，遵医嘱］。一项研究发现，10mg 阿米替林和稳定咬合板治疗 TMD 症状的效果相同（图 17-1）[43]。此外，在第 8 章的"防止牙科治疗加重颞下颌关节紊乱病症状"部分提供了防止牙科治疗引起 TMD 加重的方法。

如果怀疑牙源性疼痛是导致 TMD 疼痛的原因（图 1-1），牙科医生需要寻找有问题的牙齿。一些临床观察可能有助于确定病灶牙的位置，前牙（尖牙到尖牙）可引起双侧牙源性牵涉痛，而前磨牙和磨牙则倾向于引起同侧牙源性牵涉痛[44]。

双侧 TMD 疼痛并不排除患者后牙牙源性疼痛的可能性。经常发现牙源性疼痛患者，除有单侧 TMJ 的搏动性疼痛外，还主诉有双侧 TMJ 的疼痛、压痛和（或）钝痛。随后有跳痛侧后牙被确定为病灶牙，而双侧疼痛、压痛和（或）钝痛则是由共存的 TMD 引发的[45]。第 20 章的"病例 1"介绍了此类情况的案例。

如果患者反映在喝热饮或冷饮时疼痛加剧，要询问液体接触到哪颗牙会导致疼痛加剧，答案应指出具体象限以便初步评估疼痛的来源。有肌肉症状的患者通常会报告说，当肌肉受冷刺激时疼痛会加剧，因此一些 TMD 患者报告说当冷液体接触翼内肌而非牙时疼痛加剧也就不足为奇了。在这种情况下，牙源性因素通常不被考虑在其中。

重点
如果患者报告喝热饮或冷饮时疼痛加剧，这将引导医生怀疑可能是牙齿造成的疼痛。

应通过叩诊和冷热诊（热或冷刺激牙齿，取决于哪种刺激会再现疼痛）来识别出患牙。在一项关于牙源性牵涉痛的研究中，所有被诊断为牙源性 TMD 疼痛的患者都有牙的叩痛[45]。一些热诊试验阳性的患者反映，热诊只会引起牙内持续的疼痛（过度反应），而另一些患者则表示牵涉痛与其主诉的疼痛位置相关，而还有些人认为冷热诊导致他们在面谈时描述为持续疼痛模式。

如果热诊呈阳性，对可疑牙进行牙周韧带局部麻醉将有助于确定过度反应的牙对疼痛的影响。在进行热诊和局部麻醉测试时，患者可以将疼痛强度分级为 0～10 级，0 表示无疼痛，10 表示可以想象的最严重疼痛。

如果牙周韧带注射麻醉药能显著减轻或消除疼痛，那么牙源性疼痛显然是引起主诉的主要原因。推荐使用牙周韧带注射，而不是传统的牙科麻醉药注射，后者由于麻醉药对翼外肌或翼内肌的直接作用，上颌浸润麻醉或下牙槽神经阻滞麻醉可能引起症状减轻。

重点
如果牙周韧带注射麻醉药能显著减轻或消除疼痛，那么牙源性疼痛显然是引起主诉的主要原因。

临床医生应认识到牙周韧带注射并不仅仅只麻醉注射的牙。韧带注射可以使麻醉药在颌骨内扩散，这可能导致注射牙的两侧多达 2 颗牙的牙髓麻醉[46]。因此在注射前通过叩诊和热诊来识别

有问题的牙很有必要，必须进行仔细的诊断性测试，以排除相邻牙可能的影响。

将牙判定为导致患者 TMD 疼痛牙源性因素的推荐标准是（如果两者均为阳性）：①热诊引起持续性的牙痛或 TMD 疼痛；②牙周韧带注射麻醉药能显著减轻或消除 TMD 疼痛[45]。

一旦发现病灶牙，医生必须确定牙源性疼痛是由可逆性疾病还是不可逆性疾病引起的。不可逆性疾病的例子包括需要进行牙髓治疗的深龋或修复体、累及牙髓的牙隐裂及牙周 – 牙髓联合病变。患有不可逆性疾病的患牙应接受传统的牙科治疗，通常包括牙髓治疗或拔牙。

临床经验表明，患牙的可逆性牙髓炎通常是由患者反复用对颌牙激惹该牙引起的。这可能是因为摩擦或碰撞对颌牙的习惯，修复体过高导致该牙成为第一或唯一的咬合接触等。

快速会诊

观察可逆性牙髓炎的牙齿

临床经验表明，当 TMD 患者的疼痛主要来自可逆性牙髓炎时，牙髓炎通常是由患者对颌牙不断激惹引起的。

对于被认定是由某种习惯导致的可逆性牙髓炎的患者，一般有 3 种治疗选择：①让患者观察并控制摩擦或碰撞牙的习惯。一些患者不愿意或无法这样做，或者这可能是一种在睡眠中形成的习惯，因此患者难以改变；②调整咬合，例如去除后牙上的过度接触；③制作咬合板，将它戴到对颌牙齿上，从而使该习惯无法完成。

一旦牙源性疼痛得到缓解，应该可以观察到 TMD 症状明显减轻或消失[44, 45]。因为症状已经有了根本的改变，如果患者有兴趣继续治疗 TMD，医生需要重新评估此时的 TMD 症状和致病因素。

（三）无局部病理改变的牙痛

牙病患者和 TMD 患者通常同时伴有牙源性疼痛和 TMD 疼痛[16, 47]。患者通常把他们的主诉重点放在他们认为是疼痛根源的方面，但这两者可能是相互关联的。

对原发性牙痛患者应首先评估确定其来源是否为牙齿的病变，如龋齿、牙周病或牙隐裂。如果这些病变被排除为疼痛的来源，则应考虑牙齿疼痛的其他原因，例如继发于鼻窦炎的鼻黏膜疼痛[48]、继发于副功能行为的牙周炎[48–50]或可逆性牙髓炎[16, 50, 51]，或咀嚼肌及 TMJ 引起的牵涉痛[26, 50]。

鼻黏膜疼痛导致的牙痛（通常为上颌）可通过口服减充血药、鼻喷雾减充血药和（或）抗生素来测试［例如，盐酸伪麻黄碱（速达菲）60mg，每 4～6 小时 1 片；阿芙林（盐酸羟美唑啉）0.05%，每鼻孔喷 2 下，每 12 小时 1 次；和（或）阿莫西林 / 克拉维酸（奥格门汀）875mg，每天 2 次，每次 1 片，10 天（均有通用配方），表 1–2］。

一旦排除了局部病变和鼻黏膜疼痛，多颗牙叩痛、多颗牙疼痛以及不同牙无法定位的疼痛多被推测为副功能行为导致的结果[52]，尤其当疼痛涉及对颌牙或双侧的牙时更如此。疼痛的来源可以是牙周韧带炎症、可逆性牙髓炎、咀嚼结构引起的牵涉痛，或是这些任意因素的组合。由于导致这些症状的主要因素是相同的（显著的副功能行为），故传统的 TMD 治疗将减少这些致病因素，而且通常不需要明确每种因素对症状的作用大小。

重点

TMD 治疗的目标之一是减少口腔副功能行为及其对咀嚼系统的影响。因此，许多用于治疗 TMD 的治疗方法也可能对由显著副功能行为导致牙痛的患者有帮助。

牙周炎可通过对牙施加根尖向或侧向压力来证实，例如，用口镜柄的末端敲击牙齿。TMD 患者出现多颗牙叩痛很常见，大约 1/3 的 TMD 患者可出现牙叩痛。

许多 TMD 患者常主诉为牙对热敏感[51]，这可能继发于显著副功能行为所致的可逆性牙髓炎，通常可通过对这些牙齿进行冷刺激测试来证实。

通过触诊咀嚼结构并观察其是否引起患者的牙痛，可以验证咀嚼结构所引起的牵涉痛。牵涉痛往往不仅限于牙，而且还会引起牙龈和牙槽突甚至无牙区的疼痛。

神经系统在牙髓疼痛和肌肉骨骼疼痛之间共享神经回路。这类似中枢敏化和中枢汇聚导致牙髓疼痛被感知为咀嚼肌肉骨骼疼痛（图 1-1）。咀嚼肌肉骨骼疼痛也可以被感知为牙髓疼痛（图 3-30）。一项研究对根管治疗 6 个月后仍有牙痛的患者进行了评估，发现非牙源性疼痛的最常见原因是 TMD[53]。

在图 3-13 上颌牙列图中，除了在该图下方标注了翼外肌区域和翼内肌区域（这些是口内肌肉，无法标注在头部），还在图上方标记了颞肌、TMJ 和咬肌区域。咬肌是用颜色标记的疼痛最常见来源的位置，因此用力触诊咬肌的指定区域最有可能产生上颌牙列的牵涉痛。这也有助于患者意识到疼痛来源不是牙而是咬肌。

有这些症状的患者可能没有找到理解这个概念并能弄清疼痛真正来源的临床医生。有时这些

患者会说服他们的牙科医生用根管治疗方法来治疗他们的牙痛，但这并不能改善牙痛症状，并且由于各种原因，疼痛可能被认为是来自另一颗牙（图 3-31）。据估计，每年有超过 68 万颗牙因不明原因引起的疼痛而接受根管治疗[54]。

另一种方法是用牙周韧带注射来麻醉牙，以此让患者知道牙已经麻醉但疼痛仍然存在。反之，如果您对牙进行麻醉以治疗疼痛，需确保在治疗牙之前麻醉能消除疼痛[1]。

> **快速会诊**
>
> **治疗无牙病变的牙**
>
> 如果患者主诉牙痛但没有发现牙病变，在决定进行根管治疗或拔牙以安抚患者时一定要谨慎。牙痛可能是由咀嚼肌或 TMJ 疼痛引发的牵涉痛。

五、其他评估

在与患者面谈期间，医生可能会对尚未评估的疾病产生怀疑，也可能超出了医生的评估能力范围。有时候医生可能倾向于将患者直接转诊给他们的内科医生，而在其他时候，医生可能希望获得更多信息来支持或排除可疑的疾病。

如果要评估是否有鼻窦充血，请记住，不能因上颌窦和额窦触诊时没有压痛而排除鼻窦充血。尽管患者可能有鼻窦充血引起的疼痛，但上颌窦和额窦并非总是有触痛，问题可能来自那些无法触诊的鼻窦，如筛窦。因此，医生可能希望通过

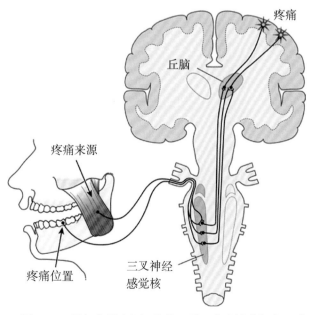

▲ 图 3-30 神经传导中枢汇聚使咀嚼肌疼痛被感知为牙髓疼痛的示意图

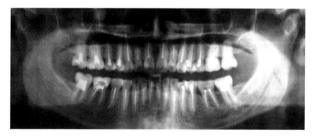

▲ 图 3-31 一名 TMD 患者的全景 X 线片，该患者认为其颞下颌关节紊乱病疼痛来自牙髓，并说服牙科医生用根管治疗方法治疗其疼痛

试用口服减充血药、鼻喷雾减充血药和（或）抗生素来测试患者的反应（表 1-2）。如果鼻窦充血是最近发生的，且在患者感冒 1 周内，鼻窦疾病可能是由病毒引起的，抗生素可能没有作用[55]。如果鼻窦充血是一种慢性疾病，建议将患者转诊给患者的内科医生，以评估和治疗鼻窦问题。如前所述，患者身体前屈时疼痛增强可能预示鼻窦充血。

有时患者面谈期间收集的信息表明患者患有 TMD，但触诊咀嚼肌、颈部肌肉和 TMJ 区（如前所述）无法再现疼痛。为了证明疼痛可能源于咀嚼肌，可以使用一种并不特别的测试来激惹患者咀嚼系统。这需要要求患者将牙放置在最大牙尖交错位并用力紧咬牙，让患者持续紧咬牙，直到出现疼痛的第一个迹象或紧咬牙维持了 1 分钟[2]。这种技术会激惹咀嚼系统（包括牙列），因此医生需要确定牙列不是疼痛的根源。另一个测试是向各个方向按压髁突，看是否重现了患者的症状，这可以通过操作下颌来实现[2]。

在极少数情况下，患者面谈提示患者患有 TMD，同时尽可能排除了所有其他导致疼痛的传统原因，但上述任何一种方法都不能再现疼痛。这种情况通常发生在偶尔有主诉症状的患者身上。可以告诉患者，尽管这种 TMD 疼痛的来源无法确定，但这些体征、症状以及加重或减轻症状的活动可以在传统的 TMD 患者中发现。医生可以为患者提供一个试验性的咬合板治疗，以确定其是否有效。如果医生发现这个试验性的咬合板没有产生有益的效果，建议将患者转诊给这一领域的专家或患者的内科医生，以评估非典型 TMD 疼痛的原因。

文献中有大量 TMD 症状患者的病例报道，这些患者实际上患有脑瘤、眼病、喉癌等[56-58]。这可能是一种共病情况，咬合板治疗在这种情况下可以有效地减轻 TMD 症状，从而使并存疾病得以识别。也可能是因为主要疼痛源被遗漏了，TMD 治疗没有效果，医生可能希望将患者推荐给在这一领域的专家。在整个 TMD 治疗过程中，需持续

监测 TMD 症状，因为原发性疾病可能会治愈，继发性问题（如颈椎疼痛）就可能成为主要疾病。

表 3-4 提供了大多数普通牙科医生会将患者转诊给专家的患者特征。作者通常建议转诊给美国口颌面疼痛委员会（American Board of Orofacial Pain，ABOP）的专科医生。这些人的名字和地点在 ABOP 网站上列出（www.abop.net，选择"专科医生目录"，选择美国，然后选择所在的州）。TMD 或口颌面疼痛研究项目是另一个读者可以找到具有临床 TMD 专业知识医生的地方。这些项目在 www.aaop.org 上列出，选择"教育和研究"，然后是"口颌面疼痛项目"。

表 3-4 大多数普通牙科医生会将下列患者推荐给具备更多专业知识的专家*

- 患者接受了颞下颌关节（TMJ）特氟龙 - 聚四氟乙烯植入物、硅橡胶植入物或 TMJ 假体，不确定植入物类型或处理方式
- 患者的疼痛主诉主要特征为"烧灼感"或"电击样"
- 患者的疼痛主诉的来源无法确定
- 患者有严重张口受限，当医生用力尝试被动张口时，患者不会感到疼痛
- 患者前牙开𬌗逐渐增加，考虑是由于髁突垂直高度降低
- 患者有逐渐增加的后牙开𬌗或下颌中线偏斜，医生的颞下颌关节紊乱病（TMD）治疗对这两种情况均无效果
- 患者已经接受过医生提供的传统方法治疗，但没有获得满意的改善
- 患者没有从 TMD 治疗中获得令人满意的改善

快速会诊

在治疗过程中监测症状

需要在整个 TMD 治疗过程中持续监测症状，因为原发性疾病可能会消退，而继发性疾病（如颈椎疼痛）可能成为主要疾病。

---

*. 相关资料获取见文前补充说明。

参 考 文 献

[1] Khan, J., Heir, G.M., and Quek, S.Y. (2010). Cerebellopontine angle (CPA) tumor mimicking dental pain following facial trauma. *Cranio* 28 (3): 205–208.

[2] Schiffman, E., Ohrbach, R., Truelove, E. et al. (2014). Diagnostic Criteria for Temporomandibular Disorders (DC/TMD) for Clinical and Research Applications: Recommendations of the International RDC/TMD Consortium Network and Orofacial Pain Special Interest Group. *J. Oral Facial Pain Headache* 28 (1): 6–27.

[3] Young, A. (2017). Orofacial pain overview: getting rid of the riddles. *Calif. Dental Assoc. J.* 44 (12): 729–735.

[4] American Academy of Orofacial Pain (2018). General assessment of the orofacial pain patient. In: *Orofacial Pain: Guidelines for Assessment, Diagnosis and Management*, 157, 160–161, 170, 6c (cd. R. de Leeuw and G.D. Klasser), 35–36. Chicago, IL: Quintessence.

[5] Thilander, B., Rubio, G., Pena, L., and de Mayorga, C. (2002). Prevalence of temporomandibular dysfunction and its association with malocclusion in children and adolescents: an epidemiologic study related to specified stages of dental development. *Angle Orthod.* 72 (2): 146–154.

[6] de Melo, D.P., Sousa Melo, S.L., de Andrade Freitas Oliveira, L.S. et al. (2015). Evaluation of temporomandibular joint disk displacement and its correlation with pain and osseous abnormalities in symptomatic young patients with magnetic resonance imaging. *Oral Surg. Oral Med. Oral Pathol. Oral Radiol.* 119 (1): 107–112.

[7] Egermark, I., Carlsson, G.E., and Magnusson, T. (2001). A 20-year longitudinal study of subjective symptoms of temporomandibular disorders from childhood to adulthood. *Acta Odontol. Scand.* 59 (1): 40–48.

[8] Magnusson, T., Egermark, I., and Carlsson, G.E. (2000). A longitudinal epidemiologic study of signs and symptoms of temporomandibular disorders from 15 to 35 years of age. *J. Orofac. Pain* 14 (4): 310–319.

[9] Almeida, F.T., Pacheco-Pereira, C., Flores- Mir, C. et al. (2018). Diagnostic ultrasound assessment of temporomandibular joints: a systematic review and meta-analysis. *Dentomaxillofac. Radiol.* 20180144.

[10] Deregibus, A., Castroflorio, T., De Giorgi, I. et al. (2014). Could different TMJ disc positions observed in MRI cause different sounds? Analysis on a group of subjects with ADD with reduction: a pilot study. *Cranio* 32 (4): 265–274.

[11] Look, J.O., Schiffman, E.L., Truelove, E.L., and Ahmad, M. (2010). Reliability and validity of Axis I of the Research Diagnostic Criteria for Temporomandibular Disorders (RDC/TMD) with proposed revisions. *J. Oral Rehabil.* 37 (10): 744–759.

[12] Koh, K.J., List, T., Petersson, A., and Rohlin, M. (2009). Relationship between clinical and magnetic resonance imaging diagnoses and findings in degenerative and inflammatory temporomandibular joint diseases: a systematic literature review. *J. Orofac. Pain* 23 (2): 123–139.

[13] Merrill, R.L. (2012). Temporomandibular disorder pain and dental treatment of obstructive sleep apnea. *Dent. Clin. N. Am.* 56 (2): 415–431.

[14] Marpaung, C.M., Kalaykova, S.I., Lobbezoo, F., and Naeije, M. (2014). Validity of functional diagnostic examination for temporomandibular joint disc displacement with reduction. *J. Oral Rehabil.* 41 (4): 243–249.

[15] Kalaykova, S., Lobbezoo, F., and Naeije, M. (2010). Two-year natural course of anterior disc displacement with reduction. *J. Orofac. Pain* 24 (4): 373–378.

[16] Okeson, J.P. (2013). *Management of Temporomandibular Disorders and Occlusion*, 190, 320–321, 347–348, 7e, 177–178. St. Louis: CV Mosby.

[17] Wassell, R.W., Adams, N., and Kelly, P.J. (2006). The treatment of temporomandibular disorders with stabilizing splints in general dental practice: one-year follow-up. *J. Am. Dent. Assoc.* 137 (8): 1089–1098.

[18] Magnusson, T., Egermarki, I., and Carlsson, G.E. (2005). A prospective investigation over two decades on signs and symptoms of temporomandibular disorders and associated variables. A final summary. *Acta Odontol. Scand.* 63 (2): 99–109.

[19] Conti, P.C., Dos Santos Silva, R., Rossetti, L.M. et al. (2008). Palpation of the lateral pterygoid area in the myofascial pain diagnosis. *Oral Surg. Oral Med. Oral Pathol. Oral Radiol. Endod.* 105 (3): e61–e66.

[20] International RDC/TMD Consortium Network (2018). Website. http://www. webcitation.org/6dBvdLXj7 (accessed 23 November 2018).

[21] Fernández-de-Las-Peñas, C., Galan-Del- Río, F., Alonso-Blanco, C. et al. (2010). Referred pain from muscle trigger points in the masticatory and neck-shoulder musculature in women with temporomandibular disorders. *J. Pain* 11 (12): 1295–1304.

[22] de Leeuw, R., Eisenlohr-Moul, T., and Bertrand, P. (2013). The association of smoking status with sleep disturbance, psychological functioning, and pain severity in patients with temporomandibular disorders. *J. Orofac. Pain* 27 (1): 32–41.

[23] Manfredini, D., Arveda, N., Guarda- Nardini, L. et al. (2012). Distribution of diagnoses in a population of patients with temporomandibular disorders. *Oral Surg. Oral Med. Oral Pathol. Oral Radiol.* 114 (5): e35–e41.

[24] Fricton, J. (2007). Myogenous temporomandibular disorders: diagnostic and management considerations. *Dent. Clin. N. Am.* 51 (1): 61–83.

[25] Plesh, O., Adams, S.H., and Gansky, S.A. (2011). Temporomandibular joint and muscle disorder-type pain and comorbid pains in a national US sample. *J. Orofac. Pain* 25 (3): 190–198.

[26] Wright, E.F. (2000). Patterns of referred craniofacial pain in TMD patients. *J. Am. Dent. Assoc.* 131 (9): 1307–1315.

[27] von Piekartz, H.J.M. (2007). *Craniofacial Pain: Neuromusculoskeletal Assessment, Treatment and Management*, 203. New York: Elsevier.

[28] Barriere, P., Lutz, J.C., Zamanian, A. et al. (2009). MRI evidence of lateral pterygoid muscle palpation. *Int. J. Oral Maxillofac. Surg.* 38 (10): 1094–1095.

[29] Shankland, W.E. 2nd (2011). Temporal tendinitis: a modified Levandoski panoramic analysis of 21 cases. *Cranio* 29 (3): 204–210.

[30] Peñarrocha-Oltra, D., Ata-Ali, J., Ata-Ali, F. et al. (2013). Treatment of orofacial pain in patients with stylomandibular ligament syndrome (Ernest Syndrome). *Neurologia* 28 (5): 294–298.

[31] Shankland, W.E. 2nd (2010). Anterior throat pain syndromes: causes for undiagnosed craniofacial pain. *Cranio* 28 (1): 50–59.

[32] Fricton, J.R. (2011). Ask the experts: ensuring accurate diagnosis of orofacial pain disorders. *Pain Manage.* 1 (2): 115–121.

[33] Ferrando, M., Galdon, M.J., Dura, E. et al. (2012). Enhancing the efficacy of treatment for temporomandibular patients with muscular diagnosis through cognitivebehavioral intervention, including hypnosis: a randomized study. *Oral Surg. Oral Med. Oral Pathol. Oral Radiol.* 113 (1): 81–89.

[34] Dental Practice Act Committee of the American Academy of Orofacial Pain (1997). The scope of TMD/orofacial pain (head and neck pain management) in contemporary dental practice. *J. Orofac. Pain* 11 (1): 78–83.

[35] Reiter, S., Gavish, A., Emodi-Perlman, A., and Eli, I. (2006). Nasopharyngeal carcinoma mimicking a temporomandibular disorder: a case report. *J. Orofac. Pain* 20 (1): 74–81.

[36] Pogrel, M.A. and Chigurupati, R. (2006). Management of idiopathic condylar resorption. In: *Temporomandibular Disorders: An Evidenced-Based Approach to Diagnosis and Treatment* (ed. D.M. Laskin, C.S. Greene and W.L. Hylander), 533–540. Hanover Park, IL: Quintessence.

[37] Chen, Y.J., Shih, T.T., Wang, J.S. et al. (2005). Magnetic resonance images of the temporomandibular joints of patients with acquired open bite. *Oral Surg. Oral Med. Oral Pathol. Oral Radiol. Endod.* 99 (6): 734–742.

[38] Melis, M., Di Giosia, M., and Secci, S. (2011). Temporomandibular joint disk fracture: a case report. *Cranio* 29 (3): 227–231.

[39] Kademani, D. and Bevin, C. (2008). A mass in the temporomandibular joint. *J. Am. Dent. Assoc.* 139 (3): 301–303.

[40] Mobilio, N., Zanetti, U., and Catapano, S. (2010). Glenoid fossa osteoma resulting in a progressive malocclusion: a case report. *J. Orofac. Pain* 24 (3): 313–318.

[41] Murrary, G.M. and Peck, C.C. (2010). Etiopathogenesis of muscle disorders. In: *Current Concepts on Temporomandibular Disorders* (ed. D. Manfredini), 61–80. Chicago, IL: Quintessence.

[42] Wright, E.F. and Gullickson, D.C. (1996). Dental pulpalgia contributing to bilateral preauricular pain and tinnitus. *J. Orofac. Pain* 10 (2): 166–168.

[43] Fricton, J., Look, J.O., Wright, E. et al. (2010). Systematic review and metaanalysis of randomized controlled trials evaluating intraoral orthopedic appliances for temporomandibular disorders. *J. Orofac. Pain* 24 (3): 237–254.

[44] Wright, E.F. (2008). Pulpalgia contributing to temporomandibular disorder-like pain: a literature review and case report. *J. Am. Dent. Assoc.* 139 (4): 436–440.

[45] Wright, E.F. and Gullickson, D.C. (1996). Identifying acute pulpalgia as a factor in TMD pain. *J. Am. Dent. Assoc.* 127: 773–780.

[46] Walton, R.E. (1986). Distribution of solutions with the periodontal ligament injection: clinical, anatomical, and histological evidence. *J. Endod.* 12: 492–500.

[47] Cooper, B.C. and Kleinberg, I. (2007). Examination of a large patient population for the presence of symptoms and signs of temporomandibular disorders. *Cranio* 25 (2): 114–126.

[48] Okeson, J.P. (2005). *Bell's Orofacial Pains: The Clinical Management of Orofacial Pain*, 6e, 271. Carol Stream, IL: Quintessence 273.

[49] Fricton, J.R. (1999). A unified concept of idiopathic orofacial pain: clinical features. *J. Orofac. Pain* 13 (3): 185–189.

[50] Yount, K. (2002). Diagnosis and management of nondental toothache. *Dent. Today* 21 (11): 130–135.

[51] Wilson, T.G. (2002). Bruxism and cold sensitivity. *Quintessence Int.* 38 (8): 559.

[52] Vickers, E.R. and Zakrzewska, J.M. (2009). Dental causes of orofacial pain. In: *Orofac. Pain* (ed. J.M. Zakrzewska), 69–81. London: Oxford University Press.

[53] Nixdorf, D.R., Law, A.S., John, M.T. et al. (2015). Differential diagnoses for persistent pain after root canal treatment: a study in the National Dental Practice-based Research Network. *J. Endod.* 41 (4): 457–463.

[54] Benjamin, P. (2011). Pain after routine endodontic therapy may not have originated from the treated tooth. *J. Am. Dent. Assoc.* 142 (12): 1383–1384.

[55] Bell, G.W., Joshi, B.B., and Macleod, R.I. (2011). Maxillary sinus disease: diagnosis and treatment. *Br. Dent. J.* 210 (3): 113–118.

[56] Alvarez-Arenal, A., Gonzalez-Gonzalez, I., Moradas Estrada, M. et al. (2016). Temporomandibular disorder or not? A case report. *Cranio* 34 (4): 264–269.

[57] Oh, K.Y., Yoon, H.J., Lee, J.I. et al. (2016). Chondrosarcoma of the temporomandibular joint: a case report and review of the literature. *Cranio* 34 (4): 270–278.

[58] Klasser, G.D., Epstein, J.B., Utsman, R. et al. (2009). Parotid gland squamous cell carcinoma invading the temporomandibular joint. *J. Am. Dent. Assoc.* 140 (8): 992–999.

第 4 章　影像学检查

Imaging

颞下颌关节紊乱病（temporomandibular disorder, TMD）的影像学检查方法有很多，这些方法在费用、可及性及所能提供的信息方面有很大差异。本章对这些方法作一个概述，并对方法的选择提供一些建议。

颞下颌关节（temporomandibular joint, TMJ）的骨性部分通常采用 X 线平片、全景 X 线片、轴位矫正矢状位断层摄影、计算机断层摄影（computed tomography, CT）和锥形束 CT（cone beam computed tomography, CBCT）来评估。TMD 患者常出现一些影像学上的骨质改变，并且随着患者年龄的增长，发生率也会增加[1-3]。髁突的骨质改变最常见，通常从髁突外侧极开始，向内侧缓慢进展[1, 4]。

副功能行为（紧咬牙、磨牙等）是导致大多数 TMD 患者出现影像学上骨质改变的主要原因。这些行为会影响 TMJ，由此引起关节滑液改变，然后进展为 TMJ 疼痛。正常滑液能为 TMJ 表面组织提供润滑和营养，但退变的滑液不能维持这些组织的健康，从而导致了影像学上所见到的缓慢进展的骨质改变[5-8]。当 TMJ 负荷充分减少时，关节内新产生的滑液慢慢取代退变的滑液，关节痛就会得到缓解。TMJ 表面组织恢复到适应状态，骨质脱矿也会相应停止[9, 10]。某些系统性疾病（如类风湿关节炎）使个体更易于受到这一系列过程的影响[8]。

同人体其他关节中观察的一样，TMJ 影像学表现与患者的症状没有显著性的相关性[11-13]，部分原因是影像学图像无法区分骨质的退行性改变和正常的适应性改建[14, 15]。

临床上，TMJ 疼痛可通过触诊检查时关节区的压痛来鉴别。与不可逆性牙髓炎可能需要 2 周才能出现影像学上的变化相似[16]，TMJ 疼痛引起骨质破坏的影像学变化也同样会有延迟，可能长达 6 个月[17-19]。因此，TMD 患者当前的疾病状况通常最好由患者当前的体征和症状来确定，而不是由影像学检查结果来确定[20]。同样的，TMD 的治疗是针对患者的症状，而不是影像学检查结果[6, 21]。

因此，建议 TMD 评估应主要基于病史和临床，只有在影像学上提供的额外信息可能会影响患者的治疗方法时，才进行 TMJ 影像学检查[13, 17, 21-24]。

快速会诊

停止影像学上的骨质改变

对于 TMD 患者来说，影像学上的骨质改变较为常见。副功能行为通常引起关节负荷过大，关节负荷过大又造成 TMJ 疼痛，TMJ 疼痛则导致骨质改变。当患者的 TMJ 疼痛缓解时，骨质脱矿会相应停止。

重点

影像学改变晚于临床症状可多达 6 个月。

同样，TMJ 疼痛也会对关节软组织造成不良影响，损害关节生物力学和关节盘运动[5, 25]。磁共振成像（magnetic resonance imaging, MRI）通常用于评估 TMJ 软组织，一般用于观察闭口位和最大张口位时关节盘的位置。关节盘在 CT 上也可观察，但在 CBCT 上难以分辨[26]。

一、X 线片

多种 X 线片都可以显示 TMJ 的骨质部分。然而，由于影像明显变形、与其他结构重叠，使得 X 线片只用于筛查严重的退行性骨质改变和评估髁突的动度。影像显著失真也使得医生难以确定髁突在关节窝中的位置。

经颅 X 线片可使用带定位装置的标准牙科 X 线机来拍摄，而所需的定位装置通常可从 X 线机制造商处购得。经定位装置拍摄的 X 线片能显示髁突外侧极，从而对 TMD 早期骨质改变进行评估。

二、全景 X 线片

全景 X 线片采用避开颞骨岩部的经咽侧投照方式，可提供 TMJ、上颌骨、下颌骨、上颌窦、牙及牙周组织的初筛图像。它可以显示骨折（包括髁突下骨折）和筛查较显著的 TMJ 退行性改变和较显著的上、下颌骨病变。发现陈旧性未复位的髁突或髁突下骨折并不意味着以前的医生遗漏了该骨折或患者接受了不当治疗，也不意味着它是导致患者 TMD 的主要因素，可能只是没有开放复位的适应证。未复位的髁突或髁突下骨折很少会对患者造成问题[27]。

当拍摄 TMJ 时，X 线束从后下方向射入，导致髁突外侧极被重叠在髁头内，因此不能观察到早期髁突骨质脱矿[28]。同样的，关节结节在全景 X 线片上也因结构重叠而显示不清。嘱患者大张口位投照，可减少关节窝的影像重叠在髁突上，但又会造成大部分下颌骨无法显示。

一些全景机能够在一张片子上显示 2～4 个 TMJ 影像，这样才好观察髁突动度。拍摄这些影像时，X 线束通常沿着全景 X 线片的投照路径，也会将髁突的外侧极投射到髁头内[19]。

> **快速会诊**
>
> **解读全景 X 线片**
> 髁突外侧极（通常是最早显示退行性改变的部位）的影像重叠在髁头内，全景 X 线片不能分辨髁突外侧极。

在全景 X 线片上髁突前部常可见到一个边界清楚的低密度区（图 4-1）。这些髁突假囊性变主要由髁颈部关节翼肌窝杯状凹陷形成。一项调查发现 1.5% 的成人和 1.8% 的儿童在影像学上存在这种情况[29]。

全景 X 线片可能是 TMD 患者最常用的筛查影像。虽然该影像不能显示髁突早期退行性骨质改变，也不能确定髁突在关节窝的位置，但它

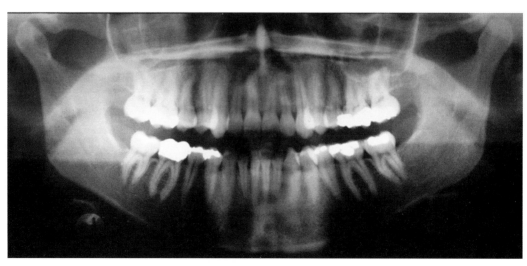

▲ 图 4-1　在全景 X 线片上常见的髁突假囊性变主要由髁颈部关节翼肌窝杯状凹陷形成

可以排查许多其他可能导致或促进 TMD 症状的疾病。

三、轴位矫正矢状断层片

这些 X 线片是真正的髁突侧位片，没有影像重叠，使得医生能够观察关节表面的骨质变化。通常会拍摄闭口位和最大张口位影像，以观察髁突的动度。通过冠状位影像，可以评估髁突外侧极和内侧极。已证明不能通过髁突位置可靠地预测关节盘的位置[30]。

价格昂贵和检查不便（牙科诊所很少有断层扫描）是这些 X 线片的主要缺点，使得这种成像形式濒临淘汰。

四、CT 片

该技术利用 X 线获得 TMJ 及其区域的断层影像。这些影像能够同时识别硬组织和软组织的异常，以及头颈部的病变，主要用于检查 TMJ 强直、关节肿瘤和关节畸形。CT 也被用来制作三维立体模型，使外科医生能更好地了解将要治疗的疾病，并使技术室能够制作个体化的 TMJ 假体。

为了将这类 CT 与下面一类 CT 检查技术区分开来，这一类被称为“医疗”CT。因为这类 CT 是大型、昂贵的设备，主要用于检查全身其他部位，通常只有医院和大型医学影像中心才会配置。

五、锥形束 CT

这种新推出的技术所需设备相对小而便宜，提供的 TMJ 影像分辨率更高（优于“医疗”CT），辐射剂量低（相当于全口根尖片）[31, 32]。锥形束 CT 为评估硬组织的完整性和评估 TMJ 内的骨质改变提供了最佳视角，目前这种技术尚无法显示关节盘[26, 31]。软件程序能够提供 TMJ 的三维视图，而且能够旋转图像来观察任何表面。该影像技术为评估 TMJ 硬组织提供了最佳视角。锥形束 CT 在大多数口腔医学院校、放射影像中心都有配置，并成为许多牙科诊所的主流设备。

六、磁共振成像

MRI 使用磁场和射频脉冲代替放射线来产生图像。对于 TMD 患者，它主要用于在闭口位和最大张口位确定关节盘的位置。MRI 确定的关节盘位置与手术或尸检标本确定的关节盘位置之间的一致性可达 90%～95%[33]。

医生应该牢记，发现关节盘移位并不意味着明确了 TMD 症状的来源。因为根据 MRI 研究，在无 TMD 症状人群中，高达 35% 的个体存在关节盘移位[17]。此外，肌肉是大多数 TMD 患者疼痛的主要来源[34]。

除关节盘位置外，MRI 还可以提供 TMJ 中关节滑液、骨髓改变以及不同部位的骨结构信息。对于装有起搏器、颅内血管夹，以及眼或其他重要结构内有金属异物者，禁止进行 MRI 检查[35]。

这项检查是确定关节盘位置的金标准[26]。价格昂贵和检查不便是获取这项检查的主要缺点。

快速会诊

解读磁共振成像

MRI 确定的关节盘位置与手术或尸检标本确定的关节盘位置之间的一致性可达 90%～95%。

七、关节造影

为获得关节造影图像，必须将不透射线的对比剂注入 TMJ 腔内。通过观察患者移动髁突时关节腔轮廓的变化、对比剂的渗漏情况，可以确定关节盘的位置、是否存在穿孔，有时还可以确定关节盘的形态。实施造影后可以进行治疗性 TMJ 灌洗，这通常可以改善患者的症状，并可能纠正一些之前获取并认为正确的信息。

通常，医生想要评估关节盘的时间点正好是患者出现明显不适的 TMJ 疼痛之时，此时向 TMJ 注射对比剂是极为痛苦的。因此随着 MRI 的广泛应用，TMJ 造影术已很少使用。

八、超声

TMJ 的软、硬组织可通过高分辨率超声来成像。这项技术能够检测髁突前部和外侧的缺损，但由于关节结节和髁突之间的间隙有限，很难检测内侧的缺损。这会导致一些错误，例如骨赘（骨质突起）被误诊为关节腔内的钙化游离体。超声对 TMJ 软组织成像的结果也不尽人意，例如，与 MRI 相比，它对关节盘位置的识别准确性较差[36, 37]。

高分辨率超声是一种无创性、经济且便利的 TMJ 成像技术。然而，由于关节结节和髁突之间的空间有限，即便更先进的超声技术可能也无法观察髁突内侧部分。

九、影像学检查的策略

与全身其他关节一样，患者症状和影像学检查结果之间几乎没有关联。疼痛明显患者的影像学检查结果可能表现正常，而无症状患者的影像学检查结果却可能显示出异常[11, 13, 38]。

问诊和临床检查能为确定 TMD 诊断、确定促发因素及治疗方案提供最重要的信息[22, 39]。TMJ 内的肿瘤很少引起 TMD，为无症状患者的骨质病变进行影像学筛查既不经济有效，也不可取[17, 40]。

> **重点**
>
> 问诊和临床检查能为确定 TMD 诊断、确定促发因素及治疗方案提供最重要的信息。

建议医生只在合理预期影像学信息会影响患者的治疗方案时，才进行影像学检查[13, 22, 23]。这种有选择性的影像学检查是可取的，过度检查会妨碍医生提供经济有效的治疗。除排查牙源性病变外，影像学检查很少改变医生的治疗方法。

表 4-1 列举了根据不同检查目的所推荐的影像学检查。

表 4-1　影像技术选择建议

检查目的	推荐的影像学检查
筛查 TMJ 或咀嚼肌区域	经颅 X 线片或全景 X 线片
评估 TMJ 骨质结构	锥形束 CT（CBCT）或轴位矫正矢状位断层扫描
评估关节盘位置或软组织	MRI

TMJ. 颞下颌关节

> **重点**
>
> 建议医生只在合理预期影像学信息会影响患者的治疗方案时，才进行影像学检查。

> **快速会诊**
>
> **开具影像学检查**
>
> 除了排查牙源性病变外，影像学检查很少改变医生的治疗方法。

十、影像学检查的建议

文献支持的影像学检查指征如下。

1. 如果医生不清楚患者的龋齿和牙周病情况，医生可进行牙科 X 线片检查，以排查这些疾病引发或促进患者的 TMD 症状的可能性。

2. 在询问患者和临床检查的基础上，医生如果怀疑患者可能存在某种病变，应毫不犹豫地进行 X 线筛查，如经颅 X 线平片或全景 X 线片。根据常识，例如，患者在拔除下颌牙后出现面部疼痛和肿胀，可能是下颌骨折。

> **快速会诊**
>
> **开具筛查性的影像学检查**
>
> 在询问患者和临床检查的基础上，医生如果怀疑患者可能存在某种病变，应毫不犹豫地进行 X 线筛查，如经颅 X 线平片或全景 X 线片。

3. 如果患者的疼痛不适主要原因是 TMJ，则应进行影像学筛查，如经颅 X 线平片或全景 X 线片。如果 TMJ 不适只是无症状的关节囊内杂声（如弹响或骨擦音），则不需要任何干预，也不需要影像学筛查[13, 38]。

快速会诊

当 TMJ 是引起患者不适的主要原因时

如果患者的不适主要原因是 TMJ，就应进行影像学筛查；如果不适只是无症状的关节囊内杂声，则不需要影像学检查。

---

4. 如果患者的 TMD 症状起始于外伤或因外伤而加重，就应进行全景 X 线片检查，以排除引起或加重患者疼痛的骨折。如果患者在外伤后没有对骨折进行恰当的评估，同时医生怀疑患者可能存在全景 X 线片无法显示的骨折，就需要进行其他合适的影像学检查。

快速会诊

留心外伤史

如果患者的 TMD 症状起始于外伤或因外伤而加重，就应进行全景 X 线片检查，以排除引起或加重患者疼痛的骨折。

---

5. 如果患者疼痛，正在服用（或已经服用一段时间）骨吸收抑制药，如双膦酸盐（即 Boniva、Fosamax、Actonel 或 Zometa），可拍摄全景 X 线片以排查是否是骨源性病变造成了疼痛[41]。

6. 如果患者提及进展性的或渐进性加重的前牙开𬌗，该患者可能患有严重的 TMJ 骨关节炎或特发性髁突吸收，导致髁突垂直高度降低[42]。如果患者患有这种严重的骨关节炎，在筛查性的 X 线片上即可显示病变，如全景 X 线片[28]。锥形束 CT 可以更好地观察退行性改变，因而医生可能需要拍摄患者的基准锥形束 CT，以便在整个治疗过程中更好地监测髁突的变化。这种病变及

其治疗较为复杂，超出了本书的讨论范围。医生发现这种病变的患者，可转诊给精通此领域的专家（推荐使用"给牙科助手的转诊标准"*）。

7. 如果存在渐进性加重的后牙开𬌗、中线偏斜或可观察到耳前区肿胀，患者 TMJ 内可能有肿物生长，医生可能需要进行 X 线筛查。TMJ 间隙极为有限，若有肿物生长，可能导致髁突向下或前下移位，进而引起渐进性加重的后牙开𬌗和（或）中线偏斜。TMJ 外侧或附近的肿物在临床上可表现为耳前区渐进性加重的肿胀。

在 TMD 患者中，后牙开𬌗或中线偏斜相当常见。这种𬌗关系的改变是由翼外肌痉挛或关节疼痛引起的典型表现。这类患者会有疼痛（疼痛可能仅发生在患者尝试咬合到最大牙尖交错位时），并且𬌗关系随着疾病的严重程度而变化。第 9 章提供了一个评估这些变化的检查方法。

TMD 患者常会提到疼痛区域的肿胀史（如耳前区肿胀）。TMD 引起的肿胀通常只是轻微的、难以辨识的隆起（一般只有患者本人能觉察到），且会随着疾病的严重程度而变化。

如果医生怀疑患者 TMJ 内可能有肿物，或者患者的症状和体征经常规治疗无改善，建议转诊给本领域内的专家诊治。

8. 由聚四氟乙烯和硅橡胶构成的 TMJ 植入物都曾发生过碎裂，引起异物反应，导致髁突和关节窝进行性退变。对于 TMJ 内有植入物或关节假体的情况，已有专门的影像学检查及治疗方案，但这些超出了本书的讨论范畴[14]。如果医生无法确定植入物的类型，或者对治疗方案没有把握，建议医生将患者转诊给本领域内有专长的专家或与其协作治疗患者。

9. 如果患者对于 TMD 治疗没有出现预期的疗效，可拍摄全景 X 线片筛查其他可能存在的病变。第 19 章的"颞下颌关节紊乱病初次治疗效果不佳"部分提供了其他建议。

---

*. 相关资料获取见文前补充说明。

快速会诊
留心治疗反应不佳 如果患者对于 TMD 治疗没有出现预期的疗效，可拍摄全景 X 线片筛查其他可能存在的病变。

10. 如果患者转诊到 TMJ 外科治疗，外科医生很可能会要求进行影像学检查。让外科医生申请所需的影像学检查。临床经验表明，一些医生仅仅出于好奇而喜欢开具外科医生可能要的影像学检查。作者建议医生不要去预测并申请这类检查，因为有很多因素会影响外科医生对影像学检查的选择，包括患者的医疗保险情况和影像学检查的便利性。医生仅仅出于好奇而开具影像学检查很可能会给患者带来不必要的经济和时间损失。

11. 偶尔会有第三方支付者为了记录 TMJ 的疾病状态，或者出于法医方面的原因，而要求开具 MRI 或其他影像学检查。

以上列举的一长串指征清单可能会让读者认为大多数 TMD 患者都需要影像学检查。然而，肌肉疼痛才是 TMD 患者不适就诊最常见的直接原因，故大多数 TMD 患者都不需要影像学检查。美国口腔颌面放射学会在针对 TMD 肌肉疾病的医疗管理参数中提到，可以先给予治疗，然后根据患者的疗效来决定是否行影像学检查[34, 43]。TMD 的诊断和治疗方案主要根据病史和临床检查来确定，因此，仅仅在预期影像学检查结果会影响到治疗方法的少数患者中，才进行影像学检查[13, 22, 23, 44, 45]。

如果医生想用影像学检查来筛查所有 TMD 患者，那么 X 线片（如经颅 X 线片）或全景 X 线片是最经济有效的影像学方法。

重点
如果医生想用影像学检查来筛查所有 TMD 患者，应该选择 X 线片（如经颅 X 线片）或全景 X 线片。

参考文献

[1] dos Anjos Pontual, M.L., Freire, J.S., Barbosa, J.M. et al. (2012). Evaluation of bone changes in the temporomandibular joint using cone beam CT. *Dentomaxillofac. Radiol.* 41 (1): 24–29.

[2] Larheim, T.A. and Westesson, P.-L. (2006). TMJ imaging. In: *Temporomandibular Disorders: An Evidenced-Based Approach to Diagnosis and Treatment* (ed. D.M. Laskin, C.S. Greene and W.L. Hylander), 149–179. Hanover Park, IL: Quintessence.

[3] Bakke, M., Petersson, A., Wiesel, M. et al. (2014). Bony deviations revealed by cone beam computed tomography of the temporomandibular joint in subjects without ongoing pain. *J. Oral Facial Pain Headache* 28 (4): 331–337.

[4] Honey, O.B., Scarfe, W.C., Hilgers, M.J. et al. (2007). Accuracy of cone-beam computed tomography imaging of the temporomandibular joint: comparisons with panoramic radiology and linear tomography. *Am. J. Orthod. Dentofacial Orthop.* 132 (4): 429–438.

[5] Imirzalioğlu, P., Uçkan, S., Güler, N. et al. (2009). Synovial apoptosis in temporomandibular joint disc displacement without reduction. *Oral Surg. Oral Med. Oral Pathol. Oral Radiol. Endod.* 108 (5): 693–698.

[6] Nitzan, D.W. and Roisentul, A. (2010). TMJ osteoarthritis. In: *Current Concepts on Temporomandibular Disorders* (ed. D. Manfredini), 111–134. Chicago, IL: Quintessence.

[7] Manfredini, D. (2010). Fundamentals of TMD management. In: *Current Concepts on Temporomandibular Disorders* (ed. D. Manfredini), 305–317. Chicago, IL: Quintessence.

[8] Stegenga, B. (2010). Nomenclature and classification of temporomandibular joint disorders. *J. Oral Rehabil.* 37 (10): 760–765.

[9] Kurita, H., Uehara, S., Sakai, H. et al. (2005). Radiographic follow-up of diseased temporomandibular joints. *Oral Surg. Oral Med. Oral Pathol. Oral Radiol. Endod.* 100 (4): 427–432.

[10] Dym, H., Bowler, D., and Zeidan, J. (2016). Pharmacologic treatment for temporomandibular disorders. *Dent. Clin. N. Am.* 60 (2): 367–379.

[11] Petersson, A. (2010). What you can and cannot see in TMJ imaging– an overview related to the RDC/TMD diagnostic system. *J. Oral Rehabil.* 37 (10): 771–778.

[12] Mejersjö, C. and Wenneberg, B. (2008). Diclofenac sodium and occlusal splint therapy in TMJ osteoarthritis: a randomized controlled trial. *J. Oral Rehabil.* 35 (10): 729–738.

[13] Brooks, S.L., Brand, J.W., Gibbs, S.J. et al. (1997). Imaging of the temporomandibular joint: a position paper of the American Academy of Oral and Maxillofacial Radiology. *Oral Surg. Oral Med. Oral Pathol. Oral Radiol. Endod.* 83: 609–618.

[14] Peretta, R. and Manfredini, D. (2010). Future perspectives in TMD pathophysiology. In: *Current Concepts on Temporomandibular Disorders* (ed. D. Manfredini), 153–168. Chicago, IL: Quintessence.

[15] Al-Ekrish, A.A., Al-Juhani, H.O., Alhaidari, R.I., and Alfaleh, W.M. (2015). Comparative study of the prevalence of temporomandibular joint osteoarthritic changes in cone beam computed tomograms of patients with or without temporomandibular disorder. *Oral Surg. Oral Med. Oral Pathol. Oral Radiol.* 120 (1): 78–85.

[16] Vickers, E.R. and Zakrzewska, J.M. (2009). Dental causes of orofacial pain. In: *Orofacial Pain* (ed. J.M. Zakrzewska), 69–81. London: Oxford University Press.

[17] American Academy of Orofacial Pain (2018). Diagnosis and management of TMDs. In: *Orofacial Pain: Guidelines for Assessment, Diagnosis and Management*, 146–147, 160–163, 6e (ed. R. de Leeuw and G.D. Klasser), 40–41. Chicago, IL: Quintessence.

[18] Stegenga, B. (2001). Osteoarthritis of the temporomandibular joint organ and its relationship to disc displacement. *J. Orofac. Pain* 15 (3): 193–205.

[19] Okeson, J.P. (2013). *Management of Temporomandibular Disorders and Occlusion*, 7e, 203. St Louis: CV Mosby 340.

[20] Farman, A.G. (2016). Never routine: diagnostic imaging should be individualized and based on professional judgment. *Cranio* 34 (3): 142–203.

[21] Schiffman, E.L., Ahmad, M., Hollender, L. et al. (2017). Longitudinal stability of common TMJ structural disorders. *J. Dent. Res.* 96 (3): 270–276.

[22] Ribeiro-Rotta, R.F., Marques, K.D., Pacheco, M.J., and Leles, C.R. (2011). Do computed tomography and magnetic resonance imaging add to temporomandibular joint disorder treatment? A systematic review of diagnostic efficacy. *J. Oral Rehabil.* 38 (2): 120–135.

[23] Petersson, A. (2010). Imaging of the temporomandibular joint. In: *Current Concepts on Temporomandibular Disorders* (ed. D. Manfredini), 207–222. Chicago, IL: Quintessence.

[24] The American Dental Association Council on Scientific Affairs (2012). The use of cone-beam computed tomography in dentistry: an advisory statement from the American Dental Association Council on Scientific Affairs. *J. Am. Dent. Assoc.* 143 (8): 899–902.

[25] Ernberg, M. (2017). The role of molecular pain biomarkers in temporomandibular joint internal derangement. *J. Oral Rehabil.* 44 (6): 481–491.

[26] Dym, H. and Israel, H. (2012 Jan). Diagnosis and treatment of temporomandibular disorders. *Dent. Clin. N. Am.* 56 (1): 149–161.

[27] Ellis, E. 3rd (2009). Method to determine when open treatment of condylar process fractures is not necessary. *J. Oral Maxillofac. Surg.* 67 (8): 1685–1690.

[28] de Souza, R.F., Lovato da Silva, C.H., Nasser, M. et al. (2012). Interventions for the management of temporomandibular joint osteoarthritis. *Cochrane Database Syst. Rev.* 4: CD007261. https://doi.org/10.1002/14651858.CD007261.pub2.

[29] Yitschaky, O., Friedlander-Barenboim, S., Friedman, M. et al. (2013). Mandibular condylar pseudocyst: an introduction to the orthodontist. *Am. J. Orthod. Dentofacial Orthop.* 144 (4): 616–CD007268.

[30] Kamelchuk, L., Nebbe, B., Baker, C., and Major, P. (1997). Adolescent TMJ tomography and magnetic resonance imaging: a comparative analysis. *J. Orofac. Pain* 11 (4): 321–327.

[31] Barghan, S., Tetradis, S., and Mallya, S. (2012). Application of cone beam computed tomography for assessment of the temporomandibular joints. *Aust. Dent. J.* 57 (Suppl. 1): 109–118.

[32] Quereshy, F.A., Savell, T.A., and Palomo, J.M. (2008). Applications of cone beam computed tomography in the practice of oral and maxillofacial surgery. *J. Oral Maxillofac. Surg.* 66 (4): 791–796.

[33] Manfredini, D. and Guarda-Nardini, L. (2008). Agreement between research diagnostic criteria for temporomandibular disorders and magnetic resonance diagnoses of temporomandibular disc displacement in a patient population. *Int. J. Oral Maxillofac. Surg.* 37 (7): 612–616.

[34] Okeson, J.P. and de Leeuw, R. (2011). Differential diagnosis of temporomandibular disorders and other orofacial pain disorders. *Dent. Clin. N. Am.* 55 (1): 105–120.

[35] Limchaichana, N., Petersson, A., and Rohlin, M. (2006). The efficacy of magnetic resonance imaging in the diagnosis of degenerative and inflammatory temporomandibular joint disorders: a systematic literature review. *Oral Surg. Oral Med. Oral Pathol. Oral Radiol. Endod.* 102 (4): 521–536.

[36] Dupuy-Bonafe, I., Picot, M.-C., Maldonado, I.L. et al. (2012). Internal derangement of the temporomandibular joint: is there still a place for ultrasound? *Oral Surg. Oral Med. Oral Pathol. Oral Radiol.* 113 (6): 832–840.

[37] Hussain, A.M., Packota, G., Major, P.W., and Flores-Mir, C. (2008). Role of different imaging modalities in assessment of temporomandibular joint erosions and osteophytes: a systematic review. *Dentomaxillofac. Radiol.* 37 (2): 63–71.

[38] Ohrbach, R. and Greene, C. (2013). Temporomandibular joint diagnosis: striking a balance between the sufficiency of clinical assessment and the need for imaging. *Oral Surg. Oral Med. Oral Pathol. Oral Radiol.* 116 (1): 124–125.

[39] International RDC/TMD Consortium Network (2018). Website. http://www.webcitation.org/6dBvdLXj7 (accessed 23 November 2018).

[40] Howard, J.A. (1990). Imaging techniques for the diagnosis and prognosis of TMD. *J. Calif. Dent. Assoc.* 18 (3): 61–71.

[41] Stockmann, P., Hinkmann, F.M., Lell, M.M. et al. (2010). Panoramic radiograph, computed tomography or magnetic resonance imaging. Which imaging technique should be preferred in bisphosphonate-associated osteonecrosis of the jaw? A prospective clinical study. *Clin. Oral Investig.* 14 (3): 311–317.

[42] Peck, C.C., Goulet, J.P., Lobbezoo, F. et al. (2014). Expanding the taxonomy of the diagnostic criteria for temporomandibular disorders. *J. Oral Rehabil.* 41 (1): 2–23.

[43] White, S.C., Heslop, E.W., Hollender, L.G. et al. (2001). American Academy of Oral and Maxillofacial Radiology, ad hoc Committee on Parameters of Care. Parameters of radiologic care: an official report of the American Academy of Oral and Maxillofacial Radiology. *Oral Surg. Oral Med. Oral Pathol. Oral Radiol. Endod.* 91 (5): 498–511.

[44] Schiffman, E. and Ohrbach, R. (2016). Executive summary of the diagnostic criteria for temporomandibular disorders for clinical and research applications. *J. Am. Dent. Assoc.* 147 (6): 438–445.

[45] Ferreira, L.A., Grossmann, E., Januzzi, E. et al. (2016). Diagnosis of temporomandibular joint disorders: indication of imaging exams. *Braz. J. Otorhinolaryngol.* 82 (3): 341–352.

第5章 颞下颌关节紊乱病诊断分类
TMD Diagnostic Categories

常见问题和解答

问：为什么关节盘移位的患者即使髁突在盘后组织下仍能正常进行下颌运动？

答：在健康的颞下颌关节（temporomandibular joint，TMJ）中，盘后组织反复承受负荷可导致该组织发生适应性改建，使其功能与关节盘相似从而形成所谓的假性关节盘。

大多数颞下颌关节紊乱病（temporomandibular disorder，TMD）患者同时存在咀嚼肌和TMJ疼痛以及TMJ弹响。这些症状代表了不同的TMD诊断，因此，TMD患者可同时有几种TMD诊断是很常见的[1]。为了使诊断列表有意义，将根据患者的主诉进行诊断排序，依次排列为第一诊断、第二诊断、第三诊断等。

快速会诊

TMD 诊断排序

因为TMD患者有几种TMD诊断是很常见的，所以依次排列为第一诊断、第二诊断、第三诊断等。

TMD的第一诊断是指针对患者与咀嚼功能障碍相关主诉的最重要诊断。例如，如果患者的主诉是疼痛，那么咀嚼结构疼痛的诊断就是TMD的主要诊断。当多个咀嚼结构反复疼痛时，最容易导致疼痛的咀嚼结构可能对疼痛的影响最大，其诊断将是TMD的主要诊断。对其他可能出现疼痛的咀嚼结构进行诊断，对不出现疼痛但好发的咀嚼结构进行诊断，这是第二TMD诊断或第三TMD诊断，以此类推。

当患者不止一种症状时，这些症状也会被排序。例如，疼痛是主要的症状，TMJ绞锁是第二位，TMJ弹响是第三位。此症状列表用于对诊断的进一步优化排序。以这种方式排列诊断可能看起来很复杂，但是，一旦医务人员理解了这个排序，它就变得简单，并且对制订处置建议非常有帮助。当疼痛主诉不在咀嚼区域（如颈部疼痛）时，但颈部疼痛通常会导致TMD患者的咀嚼肌紧张，这被认为是TMD疼痛的一个致病因素。

与许多医学疾病相似，TMD存在各种各样不相统一的诊断分类和诊断标准。为了改进TMD的诊断术语，在美国国立卫生研究院主办的几次国际共识研讨会之后，通过临床验证性研究为临床工作者提供了一个国际上接受的经过验证的（包括灵敏度和特异性值）最常见的颞下颌关节紊乱病诊断标准（diagnostic criteria，DC），被称为颞下颌关节紊乱病诊断标准（diagnostic criteria for temporomandibular disorders，DC/TMD）[2]。还有一种没有进行有效评估的扩展分类方法，其中包括不太常见的TMD[3]，这些诊断的分类和标准是美国口颌面痛协会（American Academy of Orofacial Pain，AAOP）指南的一部分[1]，在本书稍后会提到。作者期望这一诊断术语未来在全球会被普遍接受和使用。

诊断类别主要分为TMJ疾病和咀嚼肌疾病，但也有头痛和相关结构两个小类别（表5-1）。从患者的病史和临床检查中获得的信息用于推荐的DC临床诊断。DC不是严格的标准，只是提供指导，最终的诊断应该依靠临床判断。

表 5-1　TMD 诊断分类和评价[3]	
TMJ 疾病	**咀嚼肌疾病**
关节疼痛 ● 关节痛 ● 关节炎	**局限于口颌面部的肌痛** ● 肌痛 　– 局限性肌痛 　– 放射性肌筋膜痛 　– 牵涉性肌筋膜痛 ● 肌腱炎 ● 肌炎 ● 痉挛
关节紊乱 ● 关节盘–髁突复合体紊乱 　– 可复性盘移位 　– 可复性盘移位伴绞锁 　– 不可复性盘移位伴张 　　口受限（闭口绞锁） 　– 不可复性盘移位不伴 　　张口受限 ● 其他下颌运动障碍疾病 　– 粘连 　– 强直 　　➢ 纤维强直 　　➢ 骨性强直 ● 下颌运动过度疾病 　– 半脱位 　– 脱位	**挛缩** **增生** **肿瘤** **运动疾病** ● 口面部运动障碍 ● 口下颌肌张力障碍 **全身性 / 中枢性疾病引起的咀嚼肌疼痛** ● 纤维肌痛
关节疾病 ● 退行性关节病 　– 骨关节病 　– 骨关节炎 ● 髁突溶解 / 特发性髁突 　吸收 ● 剥脱性骨软骨炎 ● 骨坏死 ● 全身性关节炎（如类风 　湿关节炎） ● 肿瘤 ● 滑膜软骨瘤病	**头　痛** **与 TMD 有关的头痛** **相应结构** 冠突增生
骨折	
先天性 / 发育性疾病 ● 发育不全 ● 发育不良 ● 增生	

TMD. 颞下颌关节紊乱病；TMJ. 颞下颌关节

一、颞下颌关节疾病

在一般人群中，TMJ 弹响相当普遍，但大多数有 TMJ 弹响的人不会寻求治疗[4]。患者寻求 TMD 治疗的最常见原因是缓解疼痛，而关节痛是造成 TMJ 疼痛的主要因素。

（一）关节疼痛

副功能行为（紧咬牙、磨牙等）是 TMJ 疼痛的主要原因。这些行为增加了 TMJ 的负荷，从而导致关节滑液的分解，进一步发展为 TMJ 疼痛。滑液为 TMJ 组织表面提供润滑和营养，退变的滑液不能维持这些组织的健康，不能提供正常适应性改变所需的足够润滑和营养并损害正常的生物力学和关节盘运动[5-10]。某些全身性疾病（如类风湿关节炎）使患者更容易受到这一系列病变的影响[11]。

减少副功能行为可以减少 TMJ 过度的负荷。此外，稳定咬合板（在"第 12 章　稳定咬合板"中讨论过）在佩戴时可以减少和分散紧咬牙时对 TMJ 产生的过度负荷[6, 12]。当 TMJ 过度负荷得到有效控制后，正常健康的滑液将逐渐取代病变的滑液，进而发生适应性改建，TMJ 将逐渐转变为适应性关节。在这一阶段丢失的髁突骨质并没有重建，而是适应性改建的组织再次覆盖在破坏的骨质表面，从而使骨质不再进一步降解[5, 6, 13]。

1. 关节痛　在第 3 章的"触诊"中所述的 TMJ 部位的压痛，可以诊断为关节痛。这种疾病可能局限于 TMJ，也可能是由全身疾病导致身体其他关节痛。关节痛是 TMD 疼痛的第二常见诊断（肌痛是 TMD 疼痛的最常见诊断）[14, 15]。

2. 关节炎　关节炎除了有与关节痛相同的 TMJ 触诊压痛，同时伴有 TMJ 炎症或感染的临床特征，如 TMJ 局部肿胀、发红和（或）皮肤温度升高。

（二）关节紊乱

1. 关节盘 – 髁突复合体紊乱　关节盘 – 髁突

复合体紊乱是最常见的 TMJ 紊乱疾病[1]。尸体解剖、临床和影像学研究表明，大约 30% 的无症状人群有关节盘移位[16]。由于关节盘移位在普通人（以及 TMD 人群）中非常普遍，对于许多个体来说，关节盘移位被认为是一种没有临床意义的生理适应性现象。

快速会诊

评价关节盘 – 髁突复合体紊乱的意义

由于关节盘移位在普通人（以及 TMD 人群）中非常普遍，对于许多个体来说，它可能被认为是一种没有临床意义的生理适应性现象。

为帮助解释关节盘 – 髁突复合体疾病，推荐使用 "TMJ 盘 – 髁突复合体紊乱"*。图分为四个部分，其中左上部分提供了一个概述，右上部分描绘了 "正常" 的关节盘 – 髁突位置。

对于关节盘的移位，如图左下角顶部中所示，关节盘后组织（侧副韧带）拉伸和拉长使关节盘前移位。很少有报道关节盘发生后移位[17, 18]。

一旦发生关节盘移位，位于关节盘原位置的部分盘后组织（双板区）不断受到髁突运动产生的负荷，在健康的 TMJ 中，这部分关节盘后组织反复受到压力可引起适应性改变，并具有关节盘的大部分物理特性。这与我们劳动时手部的情况类似，手部的皮肤在力的作用下会发生适应性变化，形成老茧。这种改建后的关节盘后组织与关节盘功能相同，能够承受类似关节盘的 TMJ 负荷，被称为假性关节盘[6, 19]。

目前还没有已知的方法可使向前移位的关节盘回到正常的关节盘 – 髁突解剖位置关系。一旦关节韧带被拉长，这些被拉长的韧带不会为了关节盘回到正常位置而缩短或收紧。一项临床研究证实了这一点，该研究跟踪了可复性关节盘移位

患者 2 年，发现没有患者的关节盘 – 髁突位置恢复到 "正常"[20]，但偶尔也会出现关节盘 – 髁突位置恢复到正常[21]。

人们常常发现 TMJ 弹响时有时无。例如，一个人吃饭或压力大时会出现关节弹响，而在放松时不发生关节弹响。假设 TMJ 的解剖结构（如可复性关节盘移位）没有变化，但在临床上，TMJ 弹响可能会随着关节持续负荷的程度而变化。同样，一些医生会尝试 "关节盘复位"，他们通常使用下颌前导咬合板（在 "第 13 章　下颌前导咬合板" 中讨论），保持 "正常" 的关节盘 – 髁突关系一段时间。不幸的是，由于关节盘的盘后组织和侧副韧带被拉伸和拉长，关节盘通常会回到其先前的移位的状态[22]。

(1) 可复性盘移位：可复性盘移位的诊断是患者有咔嗒声或砰的声音的病史，当患者下颌运动时，医生可以感觉到咔嗒声或砰的声音[1]。在 "TMJ 盘 – 髁突复合体紊乱" 图的左下部分顶部图描绘了一个移位的关节盘。当患者张口时，髁突向前滑动并移到关节盘的中间带（称为复位位置，如图左下部分画的图所示），这可能会导致张口的弹响。当继续张口时，髁突继续随着关节盘向前滑动，并保持在关节盘的中间带。

当患者闭口时，髁突向后移动到后带后方的关节盘后组织下，这可能会引起闭口的弹响。当继续闭口时，髁突停留在关节盘后组织下。如果同时存在张闭口的弹响，则张口的弹响声比闭口的弹响声更大。

当作者向牙科医生传授这种可复性盘移位的概念时，许多牙科医生对 "可复" 一词感到困惑。它的一个定义是回到正常位置，例如在骨折后，骨折碎片被恢复到他们的正常位置，或在髁突脱位后，牙科医生将髁突恢复到关节窝。在可复性盘移位中，张口过程中一旦髁突移动到后带下方并到达关节盘的中间带，关节盘 – 髁突恢复到正常位置关系。

---

*. 相关资料获取见文前补充说明。

技巧

确定患者 TMJ 弹响的来源

如果医生不能确定是哪侧 TMJ 产生了弹响，可以通过让患者从最大尖牙交错位开始向一侧移动几次然后向另一侧移动几次来确定产生弹响的 TMJ。咔嗒声或砰的声音通常在下颌滑动运动中产生的，当弹响产生时，无论哪侧髁突在滑动，通常都是弹响的来源。

有时患者和医生不能确定是哪侧关节产生了弹响，因为声响振动可以通过下颌传播，并在对侧关节中被感知，医生临床检查时通常可以让患者从最大牙尖交错位开始向一侧移动几次然后向另一侧移动几次来确定产生弹响的 TMJ。弹响通常在下颌滑动运动中产生的，当弹响产生时，无论哪侧髁突在滑动，通常都是弹响的来源。通过 TMJ MRI 在最大牙尖交错位和张口位可以更准确地评估患者是否有可复性关节盘移位，但这些检查很少改变医生的治疗方法，MRI 也很少用于确诊[23]。花很长时间或使用专门的设备来验证弹响是不值得的。

除非患者有疼痛或间歇性绞锁，否则可复性盘移位通常不会发展为不可复性盘移位[22, 24]。如果弹响是患者唯一的主诉，对患者不产生干扰或问题，那么建议医生只是进行行为教育而不做其他治疗[1, 19, 25]。TMJ 盘 – 髁突复合体紊乱图用于解释弹响的原因，患者会被告知 TMJ 弹响很常见，并与身体其他关节的弹响类似。

快速会诊

了解不同类型的可复性盘移位

有些患者没有任何 TMJ 弹响症状但有可复性盘移位。

如果患者希望通过治疗来减少 TMJ 弹响症状，唯一可以考虑的治疗就是在睡眠时佩戴稳定咬合板。咬合板对 TMJ 弹响的治疗效果各不相同，没有明确的预测指标表明哪些患者的弹响将会得到改善。作为一般的保守指南，据估计，大约有 1/3 的患者在使用咬合板后报告弹响有显著的改善或消除，1/3 的患者弹响有轻微的改善，1/3 的患者弹响没有改善[19, 26]。第 20 章的"病例 11"介绍了一个可复性盘移位的病例。

(2) 可复性盘移位伴绞锁：当患者有可复性盘移位，并偶尔出现髁突的运动阻碍，引起 TMJ 结构间歇性绞锁并伴有张口受限则可诊断为可复性盘移位伴绞锁。这种绞锁会突然发生，可能持续几秒到几天，然后突然解除绞锁。这种情况在第 10 章中进行讨论，并向患者提供了在发生绞锁时如何解除绞锁的方法（表 10-1）。

如果弹响与间歇性绞锁有关，患者出于恐惧，可能会发展成为持续性绞锁（不可复性盘移位伴张口受限）；传统的 TMD 治疗应该消除间歇性绞锁，并减少发展成为持续性绞锁的可能性[19, 22]。

第 20 章的"病例 11"和"病例 13"分别介绍并讨论了一例可复性盘移位伴绞锁的患者。

除非患者有 TMJ 疼痛或间歇性绞锁，否则可复性盘移位一般不会发展成为不可复性盘移位伴张口受限[22, 24]。

快速会诊

了解可复性盘移位的进展

可复性盘移位一般不会发展成为不可复性盘移位伴张口受限，除非患者有 TMJ 疼痛或间歇性绞锁。

(3) 不可复性盘移位伴张口受限：当患者突然出现明显的、持续性的张口受限时，可以诊断为不可复性盘移位伴张口受限（也称为闭口绞锁）。正常张口度的最小值为 40mm，因此张口受限张口度应小于 40mm。有这种疾病的患者通常是有弹响史的一侧关节出现张口受限。有许多患者描述，他们的 TMJ 有间歇性绞锁的情况（持续几秒钟到几天），突然绞锁解除可恢复正常张口度[27]。

在 "TMJ 盘 – 髁突复合体紊乱" 图的右下部分说明了此类疾病：当张口时，髁突首先转动，然后向前滑动，当髁突不能越过关节盘后带下方到达关节盘的中间带时，即髁突滑动受到关节盘的限制，通常患者最初张口度仅有 20～30mm。

理论上，当患者试图大张口时，病变侧髁突的运动受到关节盘的限制，而对侧髁突的滑动可越过关节盘后带，从而表现为患者的下颌偏向病变侧。在临床中，以上这些情况并不是总被观察到，因为患者出于自身保护的需要并没有将下颌移动到患侧关节疼痛发生的位置，而对侧关节也可能因为疼痛而导致下颌运动受到限制。

临床检查时，医生可将手指放在两个髁突的外侧极上，要求患者大张口并将下颌向两侧移动，可以感觉到病变侧髁突运动受限。在下颌运动中，与对侧髁突运动相比，容易感受到病变侧髁突的运动受限。

明显的张口受限也可能是由咀嚼肌紊乱引起的，但是由咀嚼肌紊乱引起的张口受限通常表现为逐渐进展的病程（几小时到几天）。对于明显张口受限的患者，检查者也可以通过被动大张口到疼痛的程度以鉴别张口受限的来源，如第 3 章的 "下颌运动" 部分所述（图 1-2）。

翼外肌痉挛患者常表现出与不可复性盘移位相似的张口受限。此类患者同样有突然发生的病变侧髁突滑动运动受限导致的张口受限，但这种情况是翼外肌痉挛导致的，即由翼外肌不能收缩导致的髁突滑动运动受限而不是关节盘阻挡髁突运动受限。鉴别不可复盘移位的方法之一是令患者将牙齿咬合到最大牙尖交错位而关节区不感到疼痛，而翼外肌痉挛患者通常出现无法咬合或在咬合到最大牙尖交错位时有明显的关节区疼痛。关于诊断和处理翼外肌痉挛的详情，请参见 "第 9 章　翼外肌痉挛"。

如果张口突然受限是由外伤所致，那么这个张口受限可能是由于肌肉损伤、TMJ 疼痛、髁突骨折或其他原因，并不是不可复性盘移位伴张口受限。推荐的不可复性盘移位伴张口受限的治疗方法在第 10 章中具体介绍。本书第 20 章的 "病例 14" 和 "病例 15" 介绍了对该疾病采取不同治疗方法。

> **快速会诊**
>
> **观察翼外肌痉挛的表现**
>
> 翼外肌痉挛患者常表现出与不可复性盘移位相似的张口受限症状。

(4) 不可复性盘移位不伴张口受限：不可复性关节盘移位不伴张口受限是患者有张口受限的病史，且张口可逐渐增大至 40mm 或更大，诊断为不可复性关节盘移位不伴张口受限。这一病史表明，患者有不可复性盘移位伴张口受限，随着时间的推移，关节盘后组织被拉长使关节盘向前移动，髁突进一步向前滑动并使得患者的张口度增大。

> **快速会诊**
>
> **诊断不可复性盘移位不伴张口受限**
>
> 患者有突然发作的张口受限的病史，张口可逐渐增加到 40mm 或更大，就可以诊断为这种疾病。

每当患者试图克服张口受限时，病程转归的机制就会被激活。在患者张口过程中，移动的髁突推动关节盘的后部，从而对盘后组织施加拉伸力。以这种形式反复撞击关节盘，往往能充分拉伸盘后组织从而使关节盘向前移动，最终达到正常的滑动运动和张口度。许多不可复性盘前移位的患者可以在不接受治疗的情况下过渡到这一阶段（有些患者有轻微的不适），但有些患者则不行。这种转变可能立即发生，也可能需要几天、几个月甚至几年的时间[20]。寻求治疗的患者通常是那些张口度不能逐渐增加的患者，因此通过对盘后组织施加拉伸训练可以增加张口度（在第 10 章中有讨论）。

2. 其他下颌运动障碍疾病　其他 TMJ 运动障碍疾病通常是由于髁突的滑动运动受限，但也可能是由于髁突的转动运动受限。正如前面"不可复性盘移位伴张口受限"部分所讨论的，通过临床观察张口时下颌向病变侧偏斜，观察其侧方运动受限。并且医生在患者下颌运动时触诊两侧髁突外侧极，即可以辨别运动受限的一侧髁突。

通过拉伸下颌被动大张口检查（图 1-2），让患者确定紧张、牵扯或疼痛的位置（导致张口受限的解剖位置），可以将这些疾病与咀嚼肌导致的下颌运动受限进行鉴别。

(1) TMJ 粘连：粘连是指在髁突或关节窝的表面、关节盘或周围组织之间形成了结缔组织的纤维带。最常见的形式是创伤后 TMJ 出血[19]。粘连是关节表面的暂时性黏附，可以发生在髁突与关节盘之间（关节下腔）或关节盘与关节窝之间（关节上腔）。这通常发生在 TMJ 结构表面长时间的静态负荷之后[19]。

(2) 关节强直：强直是由于 TMJ 内纤维性愈合或骨性愈合而使髁突运动受限，通常不伴有疼痛。最常见的原因是下颌和（或）TMJ 的创伤。受累的髁突可能无法滑动以及转动运动受限，导致患者明显的张口受限，其程度取决于关节强直的类型和程度[28-30]。

保守的 TMD 治疗对这种疾病没有效果，需要进行关节内镜或开放手术解锁 TMJ 复合体。治疗方法的选择取决于功能障碍的程度和患者对病情的耐受程度[19, 30]。

(3) 纤维性强直：纤维性强直一般与髁突或关节窝的关节面之间、关节盘或周围组织之间的纤维化有关[19]。

(4) 骨性强直：骨性强直一般是由于髁突与关节窝之间有骨的形成，患者的张口较纤维性强直更困难[19]。

快速会诊

了解 TMJ 强直

强直是由于 TMJ 内纤维性愈合或骨性愈合而使 TMJ 运动受限，通常与疼痛无关。

---

3. 下颌运动过度疾病　这一分类包括两种疾病，其中髁突被卡在关节结节的前面，这可能是由于关节结节阻碍了关节盘 – 髁突复合体向后运动，或关节盘阻碍了髁突的向后运动，或两者兼而有之[31, 32]。这些疾病的保守治疗将在"第 11 章 颞下颌关节半脱位和脱位"中讨论。

(1) 半脱位：半脱位的诊断依据是患者有过短暂无法从最大张口位闭口的病史，在此情况下，患者必须通过特定的动作来闭口。

(2) 脱位：脱位（也称为张口锁住）是指患者出现最大的张口时不能闭口或有与之相关的病史，并需要医生进行复位。已经执业了一段时间的大多数牙科医生，在要求患者大张口的牙科治疗中都见过这种病症。

（三）关节疾病

1. 退行性关节病　这类疾病包括关节组织退化及髁突和关节结节的骨性改变两种。当医生检查到 TMJ 区摩擦声或患者听到破碎声、碾压声或摩擦声时，就可以诊断这种病。如果做了 CBCT，则必须观察到软骨下骨有囊样变、侵蚀样改变、广泛硬化或骨赘形成才能做出诊断。髁突变平和骨皮质硬化可能是由于正常的 TMJ 变化或改建。全身性疾病可能导致或促进这种退行性病变[1]。

退行性关节病可引起错𬌗畸形。如果是 TMJ 双侧病变，通常早期出现前牙开𬌗，最终发展到仅有双侧最后一个磨牙接触。如果是单侧 TMJ 病变，通常始于对侧尖牙区，最终发展到同侧最后一个磨牙接触。

快速会诊

观察患者逐渐增加的前牙开𬌗

这可能是由于退行性关节病。双侧 TMJ 病变，通常早期出现前牙开𬌗，最终发展到仅有双侧最后一个磨牙接触。如果是单侧 TMJ 病变，通常始于对侧尖牙区，最终发展到同侧最后一个磨牙接触。

一旦发生错𬌗畸形，治疗方案相当复杂超出了本书的范畴。医生观察到这种情况希望将患者转诊给这一领域更专业的专科医生（推荐使用"给牙科助手的转诊标准"*）。

(1) 骨关节病：如果患者符合上述退行性关节病标准，且 TMJ 触诊无压痛，则为骨关节病。

(2) 骨关节炎：如果患者符合上述退行性关节病的标准，并且在第 3 章的"触诊"部分描述的 TMJ 3 个触诊部位中的一个或多个部位触诊有压痛，则可诊断为骨关节炎。

2. 髁突溶解 / 特发性髁突吸收　髁突溶解 / 特发性髁突吸收是一种罕见的特发性骨变性，可导致髁突逐渐变小。它主要发生在青春期女性，可能会引起类似退行性关节病中所讨论的进行性咬合改变[33, 34]。

3. 剥脱性骨软骨炎　剥脱性骨软骨炎是指在滑液中有关节软骨和骨脱落的碎片产生的疾病。它通常发生在膝关节和肘关节，但也有发生在 TMJ 的报道。关于这种疾病的体征和症状所知甚少[1]。

4. 骨坏死　骨坏死是一种疼痛性疾病，当骨的血供被破坏时即发生骨坏死。最常见是累及髋关节，但也会发生于股骨、肱骨和膝关节。发生在下颌髁突的也有报道，但其病因、临床意义及治疗需求尚不清楚[1]。

5. 全身性关节炎　全身性关节炎（如类风湿关节炎）可能会导致 TMJ 触压痛、自发痛和结

构改变，就像全身关节炎对身体其他的关节造成影响一样。这种全身性疾病可能会经历急性发作阶段和缓解阶段，应该由内科医生处理。传统的 TMD 治疗可通过减少 TMJ 负荷使咀嚼功能得到改善。全身性关节炎引起的髁突骨质退行性改变可能导致面部畸形和严重的咬合紊乱。

技巧

与内科医生合作

全身性关节炎应该由内科医生处理。而传统的 TMD 治疗通过减少 TMJ 负荷可使咀嚼功能得到改善。

---

6. 肿瘤　肿瘤是新的或异常组织的生长形成导致良性或恶性病变的过程。肿瘤引起 TMD 症状的报道非常罕见[1, 35]。

7. 滑膜软骨瘤病　滑膜软骨瘤病是一种罕见的疾病，从 TMJ 滑膜组织上遗留下来的软骨可能有蒂或在关节滑液中形成游离体。它可能不会引起任何体征或症状，但可引起同侧后牙开𬌗、张口受限、疼痛和（或）肿胀。目前治疗的选择是通过开放式 TMJ 手术去除这些游离体[1, 36]。

（四）骨折

TMJ 骨折可能先在常规全景 X 线片上发现，而不是为了排除 TMD。患者可能没有任何与骨折相关的体征或症状，也可能没有意识到骨折。髁突颈部的骨折是最常见的，髁突甚至可能脱出关节窝。大多数髁突骨折患者仅采用保守治疗效果良好，但双侧髁突骨折和髁突脱位会出现咬合改变[37]。

（五）先天性 / 发育性疾病

1. 发育不全　发育不全是指髁突不发育、关节窝和关节结节发育不完全。它最常见的是髁突先天性发育不全，如发生在单侧 TMJ，可导致面部不对称，并可能导致错𬌗畸形[1]。

2. 发育不良　发育不良是指下颌或颅骨发育不足，通常继发于青春期的颌骨创伤，可能导致

---

*. 相关资料获取见文前补充说明。

下颌的不对称生长（图 5-1）[1, 38]。

3. 增生　增生是指下颌或颅骨的过度生长发育。它可以发生在单侧或双侧，通常发生在青春期，导致面部不对称、下颌偏斜和错𬌗畸形[1, 39]。

二、咀嚼肌疾病

咀嚼肌痛是 TMD 患者寻求治疗的最常见原因，肌痛也是 TMD 患者最常见的诊断。出现肌肉疼痛或使患者更容易出现肌肉疼痛的机制有很多，例如，肌肉过度使用、肌肉缺血、交感神经和条件反射以及心理状态[1, 40]。肌肉疼痛的机制不是本书的中心问题，所以为了使读者阅读方便，作者假设大多数肌肉疼痛是由于肌肉过度使用和许多其他潜在的因素所致。

（一）局限于口面部的肌痛

1. 肌痛　当患者因下颌运动、行使功能或副功能运动时肌肉疼痛加重，可以诊断为肌痛，并可通过触诊疼痛的肌肉来证实。肌痛有 3 种亚型，即局限性肌痛、放射性肌筋膜痛和牵涉性肌筋膜痛。

(1) 局限性肌痛：符合肌痛诊断标准，并且疼痛和触诊压痛局限于受累肌肉的小区域时，可诊断为局限性肌痛。

(2) 放射性肌筋膜痛：放射性肌筋膜痛是指该病变符合肌痛的标准，触压可使疼痛扩散到受累肌肉的其他部位。

(3) 牵涉性肌筋膜痛：牵涉性肌筋膜痛是指该病变符合肌痛的标准，触压可以导致受累肌肉以外的其他区域的牵涉疼痛，例如，牙齿、耳、眼睛等部位。

肌痛是 TMD 患者最常见的肌肉疾病。鉴别局限性肌痛和放射性肌筋膜痛并不重要，但当患者的疼痛是由于来自肌肉的牵涉痛时，应诊断为牵涉性肌筋膜痛。因此，在本书中，作者通常将肌痛诊断为肌痛或牵涉性肌筋膜痛。

2. 肌腱炎　当患者的疼痛是因下颌在行使功能运动或副功能运动而加重并通过触诊到疼痛的肌腱而证实时，可诊断为肌腱炎。对于大多数咀嚼肌来说，几乎不可能判定是否触摸到了肌肉或肌腱，颞肌肌腱是咀嚼肌中唯一可通过口腔内触诊与其他咀嚼肌肌腱相区别。见表 3-2 和图 3-25。

3. 肌炎　当受累肌肉符合肌痛的标准并具有感染［如水肿、发红和（或）温度升高］或有炎症的临床特征时，可诊断为肌炎。病史通常表明，症状的出现与肌肉感染或外伤直接相关，也可由自身免疫性疾病缓慢进展所致。

如果肌炎的病因是感染，那么治疗必须包括感染的鉴别和治疗，可用抗生素治疗。如果肌炎的病因是创伤，则应使用非甾体抗炎药（nonsteroidal antiinflammatory drug，NSAID）治疗肌炎，并限制咀嚼肌的活动（例如，进软食，避免有害的口腔行为），并在创伤发生的最初 48h 内

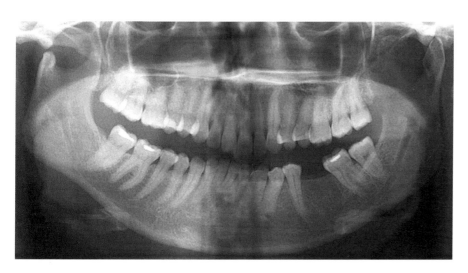

◀ 图 5-1　全景 X 线片显示右侧颞下颌关节发育不良
对比左右颞下颌关节的图像，可以发现右侧髁突和关节结节较小

对受伤区域施以敷冰。

4. 肌痉挛 当受累的肌肉符合肌痛标准，肌肉运动范围受限，且发作时疼痛和肌肉运动受限同时发生则可诊断为肌痉挛。如小腿肌肉（腓肠肌内侧和外侧和比目鱼肌）发生痉挛使患者在半夜因疼痛而惊醒，在这种情况下，小腿肌肉处于疼痛性的持续收缩中，当试图向上或向下移动脚部（收缩或延长小腿肌肉）会使肌肉疼痛加剧。

任何咀嚼肌都可能发生痉挛，但当发生在翼外肌的下头时，医生没意识到而患者能感受到。类似小腿肌肉痉挛，翼外肌下头持续收缩的疼痛处于中等程度时，当患者试图滑动髁突向前或下颌向后移动使牙齿咬合到最大牙尖交错位时，会使疼痛加剧。

患者通常会描述如果同侧的后牙咬在一起会加剧疼痛（此时牙齿通常分开 1 毫米到几毫米）、能接触到的第一个牙是对侧区域的尖牙（如果患者牙齿排列整齐）。此时由于患者髁突向前滑动困难，通常表现为明显的张口受限。患者疼痛即刻发作和拉伸翼外肌可减轻疼痛的临床表现有助于确诊肌痉挛，而不是像其他用同侧后牙开𬌗来做出诊断。具体诊断和治疗方法见"第 9 章　翼外肌痉挛"。

技巧

翼外肌痉挛

这种疾病患者同侧后牙咬合会产生剧烈的疼痛，并且伴有张口受限。它可通过即刻发作的疼痛以及拉伸翼状肌可减轻疼痛的特点有助于确诊。

痉挛可能发生在任何肌肉，翼外肌和翼内肌痉挛是作者能回忆起的可处理的肌痉挛之一。翼内肌痉挛通常发生在多次行下牙槽神经阻滞麻醉注射几天后，患者因发生局部翼内肌疼痛导致张口受限（通常称为"牙关紧闭"）而再次找牙科医生就诊[41]。诊断和治疗翼内肌痉挛详见第 8 章的"翼内肌疼痛"部分。

（二）挛缩

挛缩是一种无痛性疾病，由于肌腱、韧带和（或）肌肉纤维的纤维化使肌肉不能完全拉伸。通常是由于放射治疗、创伤或感染所致。当这种情况累及闭口肌（如咬肌）时，患者表现为渐进性的张口受限，如强迫拉伸肌肉超过其极限会引起疼痛。

恢复闭口肌运动的最有效的保守方法是使用 Dynasplint Trismus 系统（www.dynasplint.com）。该系统已被证明对头颈癌和中风患者因放射治疗后导致张口受限的患者有效[42]。在临床上，作者观察到有患者使用压舌板用力拉伸挛缩肌肉超过其极限来试图恢复其张口度，但效果仍然有限，如图 8-2 所示。

（三）肥大

肥大是指一个或多个咀嚼肌的增大。通常是由于长期过度使用或保持肌肉紧张所致。这是一种无痛性疾病，常见于男性患者，可发现长期严重的口腔副功能行为而造成牙齿严重磨损。

（四）肿瘤

肿瘤是新的和异常组织的形成和生长过程，包括恶性或良性肿瘤。由肿瘤引起的 TMD 症状的报道非常罕见。

（五）运动疾病

这一分类列出了 2 种引起面部、唇、舌和（或）下颌的肌肉不自主收缩的疾病。这些疾病的处理超出了这本书的范围，这类疾病通常由神经专科医师处理。

1. 口面部运动障碍 口面部运动障碍是指面部、唇、舌和（或）下颌的不自主运动。当口腔或面部受到刺激时，这些收缩运动可能会暂时减少或停止。此类疾病在老年人中更为常见，他们因脑损伤、精神障碍或有神经系统障碍正在服用神经精神类药物[1]。

2. 口下颌肌张力障碍 口下颌肌张力障碍是指面部、唇、舌和（或）下颌肌肉的不自主持续收缩，通常在睡眠时消失。这种持续的收缩通常会导致相应肌肉产生疼痛。这种疾病通常由神经系统紊乱、脑损伤或药物治疗引起[1]。

（六）全身性 / 中枢性疾病引起的咀嚼肌疼痛

纤维肌痛　纤维肌痛是一种广泛的肌肉疼痛疾病，可导致 TMD 患者产生肌痛，患有该疾病的患者对 TMD 的治疗没有效果。在"第 1 章　患者面谈"中讨论了这种疾病，在本书第 20 章的"病例 10"介绍了这种疾病的病例。风湿病学家通常在处理纤维肌痛方面有专长。

三、头痛

与 TMD 有关的头痛

由 TMD 引起的头痛是一种位于颞肌区的头痛，并与患者 TMD 疼痛的时间有关。疼痛可随着口腔功能活动或副功能活动而加重，临床可通过触诊颞肌或使其运动而触发[43]。

四、颞下颌关节相关结构

冠突增生

冠突增生是指下颌冠突增大到一定程度而导致患者张口受限。冠突随着髁突的移动向前移动，如果因某些原因（如创伤）导致了冠突的增大，那么在张口时，可能已经没有足够的空间让冠突避免撞击位于其前方的颧骨颧弓。患有该疾病的患者可能有渐进性张口度减小的病史，临床表现为张口受限，影像学表现为增长的冠突在最大张口时仍位于颧骨后部[1, 44, 45]。

参考文献

[1] American Academy of Orofacial Pain (2018). Diagnosis and management of TMDs. In: *Orofacial Pain: Guidelines for Assessment, Diagnosis and Management* (ed. R. de Leeuw and G.D. Klasser), 154–170. Chicago, IL: Quintessence.

[2] Schiffman, E., Ohrbach, R., Truelove, E. et al. (2014). Diagnostic criteria for temporomandibular disorders (DC/TMD) for clinical and research applications: Recommendations of the International RDC/TMD Consortium Network and Orofacial Pain Special Interest Group. *J. Orofac. Pain Headache* 28 (1): 6–27.

[3] Peck, C.C., Goulet, J.P., Lobbezoo, F. et al. (2014). Expanding the taxonomy of the diagnostic criteria for temporomandibular disorders. *J. Oral Rehabil.* 41 (1): 2–23.

[4] Naeije, M., Te Veldhuis, A.H., Te Veldhuis, E.C. et al. (2013). Disc displacement within the human temporomandibular joint: a systematic review of a "noisy annoyance". *J. Oral Rehabil.* 40 (2): 139–158.

[5] Dym, H. and Israel, H. (2012). Diagnosis and treatment of temporomandibular disorders. *Dent. Clin. N. Am.* 56 (1): 149–161.

[6] Nitzan, D.W. (2010). Roisentul A. TMJ osteoarthritis. In: *Current Concepts on Temporomandibular Disorders* (ed. D. Manfredini), 111–134. Chicago, IL: Quintessence.

[7] Manfredini, D. (2010). Fundamentals of TMD management. In: *Current Concepts on Temporomandibular Disorders* (ed. D. Manfredini), 305–317. Chicago, IL: Quintessence.

[8] Asakawa-Tanne, Y., Su, S., Kunimatsu, R. et al. (2015). Effects of enzymatic degradation after loading in temporomandibular joint. *J. Dent. Res.* 94 (2): 337–343.

[9] Ernberg, M. (2017). The role of molecular pain biomarkers in temporomandibular joint internal derangement. *J. Oral Rehabil.* 44 (6): 481–491.

[10] Demir, C.Y., Kocak, O.F., Bozan, N. et al. (2018). Is there a role for oxidative stress in temporomandibular joint disorders? *J. Oral Maxillofac. Surg.* 76 (3): 515–520.

[11] Stegenga, B. (2010). Nomenclature and classification of temporomandibular joint disorders. *J. Oral Rehabil.* 37 (10): 760–765.

[12] Demling, A., Fauska, K., Ismail, F., and Stiesch, M. (2009). A comparison of change in condylar position in asymptomatic volunteers utilizing a stabilization and a pivot appliance. *Cranio* 27 (1): 54–61.

[13] Kurita, H., Uehara, S., Sakai, H. et al. (2005). Radiographic follow-up of diseased temporomandibular joints. *Oral Surg. Oral Med. Oral Pathol. Oral Radiol. Endod.* 100 (4): 427–432.

[14] Manfredini, D., Arveda, N., Guarda- Nardini, L. et al. (2012). Distribution of diagnoses in a population of patients with temporomandibular disorders. *Oral Surg. Oral Med. Oral Pathol. Oral Radiol.* 114 (5): e35–e41.

[15] Manfredini, D., Guarda-Nardini, L., Winocur, E. et al. (2011). Research diagnostic criteria for temporomandibular disorders: a systematic review of axis I epidemiologic findings. *Oral Surg. Oral Med. Oral Pathol. Oral Radiol. Endod.* 112 (4): 453–462.

[16] Stegenga, B. (2001). Osteoarthritis of the temporomandibular joint organ and its relationship to disc displacement. *J. Orofac. Pain* 15 (3): 193–205.

[17] Okochi, K., Ida, M., Honda, E. et al. (2008). MRI and clinical findings of posterior disk displacement in the temporomandibular joint. *Oral Surg. Oral Med. Oral Pathol. Oral Radiol. Endod.* 105 (5): 644–648.

[18] Hasegawa, T., Shibuya, Y., Minamikawa, T., and Komori, T. (2014). Two cases of posterior open bite caused by the thickness of retrodiscal tissue in the temporomandibular joint. *Int. J. Oral Maxillofac. Surg.* 43 (9): 1104–1107.

[19] Okeson, J.P. (2013). *Management of Temporomandibular Disorders and Occlusion*, 150, 244–245, 300–303, 362–366, 388, 7e, 136. St Louis: CV Mosby.

[20] Kalaykova, S., Lobbezoo, F., and Naeije, M. (2010). Two-year natural course of anterior disc displacement with reduction. *J. Orofac. Pain* 24 (4): 373–378.

[21] Schiffman, E.L., Ahmad, M., Hollender, L. et al. (2017). Longitudinal stability of common TMJ structural disorders. *J. Dent. Res.* 96 (3): 270–276.

[22] Rinchuse, D.J. and Kandasamy, S. (2010). Orthodontics and TMD management. In: *Current Concepts on Temporomandibular Disorders* (ed. D. Manfredini), 429–445. Chicago, IL: Quintessence.

[23] Ribeiro-Rotta, R.F., Marques, K.D., Pacheco, M.J., and Leles, C.R. (2011). Do computed tomography and magnetic resonance imaging add to temporomandibular joint disorder treatment? A systematic review of diagnostic efficacy. *J. Oral Rehabil.* 38 (2): 120–135.

[24] Greene, C.S. and Laskin, D.M. (1988). Long-term status of TMJ clicking in patients with myofascial pain and dysfunction. *J. Am. Dent. Assoc.* 117 (5): 461–465.

[25] Sale, H., Bryndahl, F., and Isberg, A. (2013). Temporomandibular joints in asymptomatic and symptomatic nonpatient volunteers: a prospective 15-year follow-up clinical and MR imaging study. *Radiology* 267 (1): 183–194.

[26] Cooper, B.C. and Kleinberg, I. (2008). Establishment of a temporomandibular physiological state with neuromuscular orthosis treatment affects reduction of TMD symptoms in 313 patients. *Cranio* 26 (2): 104–117.

[27] Kalaykova, S.I., Lobbezoo, F., and Naeije, M. (2011). Risk factors for anterior disc displacement with reduction and intermittent locking in adolescents. *J. Orofac. Pain* 25 (2): 153–160.

[28] Elgazzar, R.F., Abdelhady, A.I., Saad, K.A. et al. (2010). Treatment modalities of TMJ ankylosis: experience in Delta Nile, Egypt. *Int. J. Oral Maxillofac. Surg.* 39 (4): 333–342.

[29] Zhi, K., Ren, W., Zhou, H. et al. (2009). Management of temporomandibular joint ankylosis 11 years' clinical experience. *Oral Surg. Oral Med. Oral Pathol. Oral Radiol. Endod.* 108 (5): 687–692.

[30] Guarda-Nardini, L., Cocilovo, F., Olivo, M. et al. (2014). A conservative surgical approach to temporomandibular joint ankylosis. *J. Craniofac. Surg.* 25 (3): 988–990.

[31] Okeson, J.P. and de Leeuw, R. (2011). Differential diagnosis of temporomandibular disorders and other orofacial pain disorders. *Dent. Clin. N. Am.* 55 (1): 105–120.

[32] Yoda, T., Imai, H., Shinjyo, T. et al. (2002). Effect of arthrocentesis on TMJ disturbance of mouth closure with loud clicking: a preliminary study. *Cranio* 20 (1): 18–22.

[33] Sansare, K., Raghav, M., Mallya, S.M., and Karjodkar, F. (2015). Management-related outcomes and radiographic findings of idiopathic condylar resorption: a systematic review. *Int. J. Oral Maxillofac. Surg.* 44 (2): 209–216.

[34] Mitsimponas, K., Mehmet, S., Kennedy, R., and Shakib, K. (2018). Idiopathic condylar resorption. *Br. J. Oral Maxillofac. Surg.* 56 (4): 249–255.

[35] Poveda-Roda, R., Bagan, J.V., Sanchis, J.M., and Margaix, M. (2013). Pseudotumors and tumors of the temporomandibular joint. A review. *Med. Oral Patol. Oral Circ. Bucal* 18 (3): e392–e402.

[36] Guarda-Nardini, L., Piccotti, F., Ferronato, G., and Manfredini, D. (2010). Synovial chondromatosis of the temporomandibular joint: a case description with systematic literature review. *Int. J. Oral Maxillofac. Surg.* 39 (8): 745–755.

[37] Ellis, E. 3rd. (2009). Method to determine when open treatment of condylar process fractures is not necessary. *J. Oral Maxillofac. Surg.* 67 (8): 1685–1690.

[38] Nakano, M., Fujita, T., Ohtani, J. et al. (2009). Effects of mandibular advancement on growth after condylectomy. *J. Dent. Res.* 88 (3): 261–265.

[39] Mehrotra, D., Dhasmana, S., Kamboj, M., and Gambhir, G. (2011). Condylar hyperplasia and facial asymmetry: report of five cases. *J. Maxillofac. Oral Surg.* 10 (1): 50–56.

[40] Suzuki, S., Castrillon, E.E., Arima, T. et al. (2016). Blood oxygenation of masseter muscle during sustained elevated muscle activity in healthy participants. *J. Oral Rehabil.* 43 (12): 900–910.

[41] Wright, E.F. (2011). Medial pterygoid trismus (myospasm) following inferior alveolar nerve block: case report and literature review. *Gen. Dent.* 59 (1): 64–67.

[42] Shulman, D.H., Shipman, B., and Willis, F.B. (2008). Treating trismus with dynamic splinting: a cohort, case series. *Adv. Ther.* 25 (1): 9–16.

[43] Conti, P.C., Costa, Y.M., Gonçalves, D.A., and Svensson, P. (2016). Headaches and myofascial temporomandibular disorders: overlapping entities, separate managements? *J. Oral Rehabil.* 43 (9): 702–715.

[44] Bayar, G.R., Akcam, T., Gulses, A. et al. (2012). An excessive coronoid hyperplasia with suspected traumatic etiology resulting in mandibular hypomobility. *Cranio* 30 (2): 144–149.

[45] Utsman, R.A., Klasser, G.D., and Padilla, M. (2013). Coronoid hyperplasia in a pediatric patient: case report and review of the literature. *J. Calif. Dent. Assoc.* 41 (10): 766–770.

第6章 病 因
Contributing Factors

常见问题和解答

问：吸烟会导致 TMD 吗？如果是这样，作者是否应该鼓励 TMD 患者戒烟？

答：研究表明，吸烟者的 TMD 症状比不吸烟者更加严重[1-3]。作者推测，吸烟可能通过频繁口腔活动以及降低了机体的自我修复能力从而导致 TMD 症状发生。作者努力为患者提供最低成本(时间、金钱和精力)的治疗，使他们能够获得令人满意的症状缓解。作者相信所有吸烟者都明白吸烟有害健康的道理，但由于缺乏戒烟的愿望或毅力，通常需要付出巨大努力才能戒烟。因此作者通过实施难度更小的其他疗法通常可以使患者获得满意的症状缓解。

TMD 病因是指直接或间接导致 TMD 症状发生的因素，结果表现为肌肉和 TMJ 疼痛。它们可以分为易感因素、始动因素和持续因素[4-6]。其中，易感因素是指使个体更易患 TMD 或更具 TMD 风险的因素，例如，咬指甲、磨牙和咬硬物等不良口腔习惯。TMD 易感人群多指那些可能由于轻微的咬合改变而患 TMD 的个体，如窝沟封闭术后。

重点

易感因素

是指使个体更易患 TMD 或更具 TMD 风险的因素，例如，咬指甲、磨牙和咬硬物等不良口腔习惯。TMD 易感人群多指那些可能由于轻微的咬合改变而患 TMD 的个体，例如，窝沟封闭术后。

始动因素是指导致 TMD 症状发生的事件，如下颌外伤或戴牙冠。一项研究中有 230 名连续的 TMD 患者被问及他们认为引发 TMD 症状原因，结果发现大多数（61%）患者没有将其症状的出现与任何特定事件联系起来，仅有 7% 患者认为与牙科治疗（正畸和其他牙科操作）有关（表 6-1）。

一些有牙科治疗史而患上 TMD 的患者可能接受过一般患者不会出现任何问题的牙科治疗方法，但前者可能更容易患上 TMD[7]。由于会有较多患者将 TMD 症状与牙科治疗联系在一起，如定期牙科检查，因此牙科医生在进行牙科治疗前应仔细询问其 TMD 症状，并进行 TMD 的临床检查。如第 3 章的"触诊"部分所述（表 3-1 和表 3-2），TMD 临床检查可以通过测量患者的张口度以及触诊颞肌、咬肌、TMJ 和翼外肌区域的疼痛来完成。目前已有经过验证并具有高灵敏度和特异性的 TMD 筛查问卷，评分为阳性者就需要临床医生对其进行更深入的 TMD 评估[8]。

表 6-1 与颞下颌关节紊乱病患者发病相关的事件（*n*=230）

61%	无原因
17%	应激或应激情境
4%	正畸治疗
4%	外伤
3%	其他牙科操作
3%	机动车事故
7%	其他事件

快速会诊

患者的不同反应

一些有牙科治疗史而患上 TMD 的患者可能接受过一般患者不会出现任何问题的牙科治疗方法，但前者可能更容易患上 TMD。

持续因素是指直接或间接加重咀嚼系统功能障碍并影响 TMD 症状缓解的因素。尝试鉴别这些因素并确定其对患者症状的影响很重要，例如持续因素与日间非功能性牙齿接触时的频率、持续时间和强度有关。有趣的是，一项研究报道 TMD 患者非功能性牙齿接触的频率几乎是健康对照组的 4 倍（图 1-5）[9]，因此早期建议患者首先改变最容易实行且对其症状影响最大的因素。

重点

持续因素

持续因素是指直接或间接加重咀嚼系统功能障碍并影响 TMD 症状缓解的因素。要尝试改变那些最容易实行并且对患者症状影响最大的持续因素。

这与作者在牙科领域的所做的其他工作类似。如牙周病的常见病因是牙结石和口腔卫生不良，如果在牙周病从轻度进展为中度的期间就充分控制这些病因，机体组织通常会自行修复愈合，牙周组织病变就会得到有效控制。

日常症状变化通常会提示这些持续因素何时发生。例如，如果患者醒来时 TMD 症状迅速消失，则表明其主要的持续因素是在睡眠期间产生的，医生建议其首先考虑改变的因素是睡眠姿势（如果患者趴着睡觉）和睡眠口腔副功能行为。

快速会诊

观察日常症状变化

日常症状变化通常会提示这些持续因素何时发生。

相反，如果患者在日间没有症状而晚上出现症状，这表明其主要的持续因素是在日间发生，并且处于患者的意识控制之下。这通常是由于过度的肌肉活动，表现为咀嚼肌持续过度的肌张力和（或）过多的副功能行为[10-12]。

在初步评估时，患者很少意识到过度的肌张力或肌肉日间副功能以及这些活动的频率。例如，一些患者表示他们在日间会注意到将牙齿轻轻地闭合在一起的现象，但没有意识到他们在忙碌、沮丧或专注于其他活动（例如，使用电脑或驾驶汽车）时会将牙齿紧咬在一起[13, 14]。

临床上，TMD 病因的一些后遗效应似乎会延续到一天的其他时间段[12, 15]。此外，日常压力和焦虑可能会导致睡眠中的副功能活动；见图 1-3 和图 1-4。

一些患者醒来时出现 TMD 症状并伴随一整天，这种症状模式表明患者有日间和睡眠的持续病因。他们日常症状的严重程度可说明，无论是日间或是睡眠时的病因都更加突出，都需要加以解决。TMD 病因多种多样，每个患者都有其独特性。为了便于理解各种病因的广泛性和连续性，可以从生物、行为、情绪、认知、社会和环境等因素的角度来考虑[16]。

快速会诊

观察治疗对日常模式的影响

临床上，TMD 病因的一些后遗效应似乎会延续到一天的其他时间段。

生物因素是指在机械或生物方面导致 TMD 发生的因素，包括颈部疼痛、不良姿势、错𬌗畸形、失眠和全身系统性疾病（如纤维肌痛或类风湿关节炎）[5, 13]。行为因素通常是指患者经常进行的、对 TMD 产生不良影响的口腔活动，例如，长时间过度张口（咀嚼肌张力过大）、磨牙、咬指甲、咬唇、趴着睡觉或用肩头支架着电话[17]。这些生物和行为因素通常会直接影响 TMD 症状，而情绪、认知和社会因素往往又会间接传递其影响[18]。

情绪因素是指长期的负面情绪，如抑郁、忧虑、焦虑、恐惧和愤怒[19、20]。认知因素是指有害的思维过程或低认知能力，例如，消极的自我陈述或较差的推理能力，使患者难以按照自我疗法或遵从其他指导进行治疗。社会因素与他人的互动有关，这可能会导致患者的 TMD 症状或对治疗产生不良反应，例如，共事困难、缺乏社会支持或再度获益[16, 18]。

环境因素指可能存在对 TMD 的直接影响（如食品添加剂直接导致的偏头痛）或间接影响（如季节性情感障碍导致抑郁继而产生 TMD 症状）。这些因素通常很难识别，因此在 TMD 患者中很少被探讨[16]。

一般来说，TMD 治疗并非直接通过生理或生物化学手段改变 TMD 的症状（如肌痛），而是针对性地改变其病因，随着病因的持续因素强度和频率的降低，机体会自愈。这类似患有轻度广泛性牙周病的患者，医生不会通过手术干预改变这种状况，但会尝试确定导致该疾病发展的因素，例如没有正确刷牙或使用牙线、吸烟或营养不良等，一旦确定了这些病因，医生将教育并激励患者做出足够的行为改变，使机体能够逆转疾病趋势，并持续追踪病情以确保患者做出足够的行为改变来治疗疾病。

除了教育和激励患者改变导致 TMD 的不良行为习惯外，辨别 TMD 的病因是治疗 TMD 患者最具挑战性的工作之一。以日常症状模式为指导开始，当很难确定患者日间状态下的病因时，一种很有帮助的方法是让患者每小时记录一次疼痛和生活中发生的其他事件，这通常有助于患者识别与疼痛相关的不利事件。随后，患者需要确定当时正在发生的持续不利因素，例如，磨牙和长时间过度张口（保持咀嚼肌张力）。最后，患者需要自行控制这些不良行为习惯，以便咀嚼系统能够自愈恢复，此过程中患者通常需要受过放松和（或）控制习惯专业培训人员的指导帮助[21]。

例如，一名同时患有中重度髋关节疼痛的 TMD 患者正在接受疾病是良性还是恶性的评估，通过日记，患者发现她的髋部疼痛和 TMD 症状之间存在直接联系，经过辨别，患者发现当她的髋部疼痛加剧时，她会使咀嚼肌变紧以应对疼痛并开始担心她的髋部疾病。之后她选择用髋部疼痛作为提示，有意识地提醒自己保持下颌肌肉放松，通过该疗法及其他保守疗法，她的 TMD 疼痛得到了满意缓解。

一位 64 岁的女性，最近每周有几天出现日间的 TMD 症状，她发现日记很有帮助。在最初的面诊中，当被医生问及生活中是否有新增的压力、烦恼、挫折或担忧等不良因素时，她说自己有着舒适美好的生活，她不工作，所有的孩子都已成年离开家了，她与丈夫的关系很好并不存在 TMD 的相关病因。使用日记记录病情后，她发现自己的 TMD 疼痛与想到她 90 岁的父亲有关：她父亲独自生活（离她家大约 1 小时的车程），已开始变得健忘，1 周前曾发生离开家几小时，炉子上还烧着火的危险情景。她还偶尔接到兄弟姐妹的电话，提醒她是离父亲住得最近的女儿所以要承担起看护父亲的责任，如果父亲出了问题，她将受到大家的指责。据她描述，当开始担心她的父亲时，她往往会出现咀嚼肌变紧，表现出明显的 TMD 症状。她的心理医生教她应对技巧和方法，除了指导她控制咀嚼肌变紧行为外，还教她如何更好地与兄弟姐妹沟通相处。采用这种针对病因的保守的治疗后，她的 TMD 症状在几周后便消失了。

参考文献

[1] Miettinen, O., Anttonen, V., Patinen, P. et al. (2017). Prevalence of temporomandibular disorder symptoms and their association with alcohol and smoking habits. *J. Oral Facial Pain Headache* 31 (31): 30–36.

[2] de Leeuw, R., Eisenlohr-Moul, T., and Bertrand, P. (2013). The association of smoking status with sleep disturbance, psychological functioning, and pain severity in patients with temporomandibular disorders. *J. Orofac. Pain* 27 (1): 32–41.

[3] Custodio, L., Carlson, C.R., Upton, B. et al. (2015). The impact of cigarette smoking on sleep quality of patients with masticatory myofascial pain. *J. Oral Facial Pain Headache* 29 (1): 15–23.

[4] American Academy of Orofacial Pain (2018). Diagnosis and management of TMDs. In: *Orofacial Pain: Guidelines for Assessment, Diagnosis and Management*, 6e (ed. R. de Leeuw and G.D. Klasser), 148. Chicago, IL: Quintessence Publishing Co.

[5] Fernandes, G., van Selms, M.K., Gonçalves, D.A. et al. (2015). Factors associated with temporomandibular disorders pain in adolescents. *J. Oral Rehabil.* 42 (2): 113–119.

[6] Fricton, J. (2007). Myogenous temporomandibular disorders: diagnostic and management considerations. *Dent. Clin. N. Am.* 51 (1): 61–83.

[7] Le Bell, Y., Jämsä, T., Korri, S. et al. (2002). Effect of artificial occlusal interferences depends on previous experience of temporomandibular disorders. *Acta Odontol. Scand.* 60 (4): 219–222.

[8] Gonzalez, Y.M., Schiffman, E., Gordon, S.M. et al. (2011). Development of a brief and effective temporomandibular disorder pain screening questionnaire: reliability and validity. *J. Am. Dent. Assoc.* 142 (10): 1183–1191.

[9] Chen, C.Y., Palla, S., Erni, S. et al. (2007). Nonfunctional tooth contact in healthy controls and patients with myogenous facial pain. *J. Orofac. Pain* 21 (3): 185–193.

[10] Glaros, A.G. (2008). Temporomandibular disorders and facial pain: a psychophysiological perspective. *Appl. Psychophysiol. Biofeedback* 33 (3): 161–171.

[11] Winocur, E. and Lobbezoo, F. (2010). Management of bruxism. In: *Current Concepts on Temporomandibular Disorders* (ed. D. Manfredini), 447–458. Chicago, IL: Quintessence.

[12] Reissmann, D.R., John, M.T., Aigner, A. et al. (2017). Interaction between awake and sleep bruxism is associated with increased presence of painful temporomandibular disorder. *J. Oral Facial Pain Headache* 31 (4): 299–305.

[13] Bragatto, M.M., Bevilaqua-Grossi, D., Regalo, S.C. et al. (2016). Associations among temporomandibular disorders, chronic neck pain and neck pain disability in computer office workers: a pilot study. *J. Oral Rehabil.* 43 (5): 321–332.

[14] Kaplan, S.E. and Ohrbach, R. (2016). Self-report of waking-state oral parafunctional behaviors in the natural environment. *J. Oral Facial Pain Headache* 30 (2): 107–119.

[15] Manfredini, D., Fabbri, A., Peretta, R. et al. (2011). Influence of psychological symptoms on home-recorded sleep-time masticatory muscle activity in healthy subjects. *J. Oral Rehabil.* 38 (12): 902–911.

[16] Fricton, J.R. and Chung, S.C. (1988). Contributing factors: a key to chronic pain. In: *TMJ and Craniofacial Pain: Diagnosis and Management* (ed. J.R. Fricton, R.J. Kroening and K.M. Hathaway), 27–37. St Louis: Ishiyaku EuroAmerica.

[17] Mejersjö, C., Ovesson, D., and Mossberg, B. (2016). Oral parafunctions, piercing and signs and symptoms of temporomandibular disorders in high school students. *Acta Odontol. Scand.* 74 (4): 279–284.

[18] Velly, A.M. and Fricton, J. (2011). The impact of comorbid conditions on treatment of temporomandibular disorders. *J. Am. Dent. Assoc.* 142 (2): 170–172.

[19] Kothari, S.F., Baad-Hansen, L., and Svensson, P. (2017). Psychosocial profiles of temporomandibular disorder pain patients: proposal of a new approach to present complex data. *J. Oral Facial Pain Headache* 31 (3): 199–209.

[20] Sessle, B.J. (2017). Relevance of psychosocial factors in oral and facial pain and headache. *J. Oral Facial Pain Headache* 31 (3): 197.

[21] Fricton, J. (2016). Myofascial pain: mechanisms to management. *Oral Maxillofac. Surg. Clin. North Am.* 28 (3): 289–311.

第二篇　常见急性颞下颌关节紊乱病及处理

Common Acute TMD Conditions and Therapies

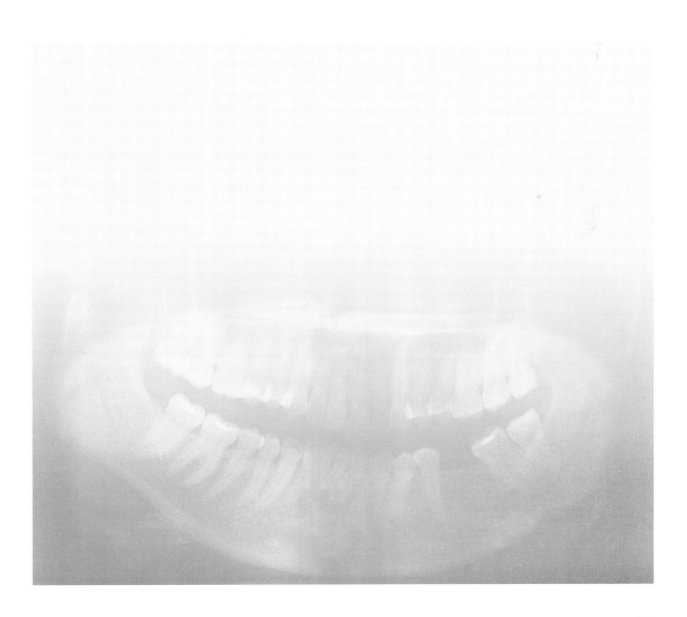

大多数新的颞下颌关节紊乱病（TMD）患者报告有慢性而非急性的 TMD 症状；他们已经历了几个月的疼痛，疼痛强度通常随时间而波动。当考虑为有慢性症状的患者使用药物时，通常认为这些药物会长期使用。因此，临床一般不使用肌松药，主要根据需要使用三环类抗抑郁药、非甾体抗炎药以及局部用药。

一般认为，对于患有慢性 TMD 症状的患者来说，最好的治疗方法是控制他们的功能失调行为，以及其他持续的因素，例如，不能很好地应对生活压力、焦虑和抑郁。临床经验证明，有慢性症状且服用肌松药的患者倾向于依赖这些药物来缓解疼痛，而不是积极改变其他影响因素。

急性 TMD 症状可能是最近出现的症状或慢性疾病的急性发作。对于这些患者，作者更倾向于短期使用肌松药和（或）抗炎药。一些偶尔（每 1～2 年）出现与暂时性压力事件相关的轻微 TMD 症状的患者更倾向于只使用 TMD 自我疗法和药物治疗。建议对这些病例进行随访，以确保症状得到充分缓解，患者不需要额外的治疗。

重点
急性 TMD 症状可能是最近出现的症状或慢性疾病的急性发作。

第 7 章　继发于创伤的颞下颌关节紊乱病
TMD Secondary to Trauma

常见问题和解答

问：如果一名因创伤而发展为 TMD 的患者得到了读者最初推荐的治疗，复诊要求更强效的药物治疗，读者会怎么做？

答：如果患者在接受了最初推荐的治疗后再次要求服用更强效的药物，则可能涉及其他一些病理情况，例如，不全牙折导致的牙痛。

TMD 可由咀嚼系统的创伤引起，其强度或持续时间超过该系统的适应能力。它可以以三种形式发生：①直接创伤（大的创伤），例如，对颌骨的打击；②间接创伤（对颌骨的非直接冲击），例如，颈椎过度屈伸损伤（鞭式损伤）同时发生；③微小创伤，例如，副功能行为[1]。

> **快速会诊**
>
> 咀嚼系统的创伤有三种形式：①直接创伤（大的创伤）；②间接创伤（对颌骨的非直接冲击）；③微小创伤。

直接和间接创伤具有明确的事件，患者通常描述为 TMD 症状的始发原因。微小创伤通常反映无意识行为，微小创伤的存在使直接或间接创伤导致的 TMD 症状更难解决。本章重点介绍直接和间接创伤，并使用术语"创伤"来涵盖这两种形式。

> **快速会诊**
>
> **关于创伤**
>
> 本章重点介绍直接和间接创伤，并使用术语"创伤"来涵盖这两种形式。

创伤可导致肌肉疼痛、TMJ 疼痛和囊内病变。它可以拉长参与 TMJ 平稳运动的韧带，导致或诱发个体出现关节盘移位、半脱位或脱位。它会在光滑的髁突、关节窝或关节盘表面造成不规则形态，从而在 TMJ 运动中造成不顺滑或卡住。此外，创伤可导致 TMJ 内出血（关节积血），导致粘连形成[2]。

> **重点**
>
> 创伤可导致肌肉疼痛、TMJ 疼痛和关节痛，以及囊内病变。

如果儿童或青少年的 TMJ 受到损伤，这可能会导致髁突的生长改变，并导致下颌不对称，例如，TMJ 发育不良（图 5-1）[3]。"患者初始问卷调查"询问患者何时受到创伤以及是否有颈部扭伤或头颈部创伤。这些情况将提示患者是否有继发于创伤的急性 TMD 症状。这些患者可能有肌肉疼痛、TMJ 疼痛、其他疼痛、新出现的 TMJ 杂音和（或）TMJ 运动障碍。这些症状可能在创伤发生后数周至数月内才会出现[4-6]。

> **快速会诊**
>
> **观察创伤病史**
>
> "患者初始问卷调查"回答将提示患者是否有继发于创伤的急性 TMD 症状。

许多因素可能导致或促成这些病症，当创伤是最初的促成因素或很大程度上加重了慢性症状时，需要考虑这些病因。更常见的可能性包括骨折、继发于牙齿创伤的牙源性疼痛、颈椎病，以及与创伤、包括治疗以及创伤治疗相关的心理社会问题。文献报道了许多与创伤有关的其他不太常见的疾病。如果患者有体征和（或）症状，表明患者患有超出医生能力范围的疾病，医生应将患者推荐给在这方面具有更多知识专业人员。

即使患者只有急性创伤，也应按照"第 3 章临床检查"中的建议进行 TMD 检查。颈部疼痛在继发于机动车事故中受到创伤的 TMD 患者中更为普遍 [7, 8]。建议拍摄全景 X 线片筛查，以排除骨折引起的疼痛。如果患者在创伤后没有进行适当的骨折评估，并且医生怀疑患者可能有全景 X 线片无法显示的骨折，则应进行相应的影像学检查。

快速会诊

评估有机动车事故病史的患者

在继发于机动车事故创伤的 TMD 患者中，颈部疼痛的可能性更大。

技巧

创伤的成因

当创伤是慢性症状的初始因素或很大程度上加重了症状，建议进行全景 X 线检查，以排除导致或加剧患者疼痛的骨折。

这些患者中抑郁、愤怒和敌意更为常见 [8]。有时，患者会愤怒地抱怨自己处境的不公，尽管其他人可能会否认这些感受，但内心有想法。一些医生常规地将所有遭受严重创伤的 TMD 患者转诊给心理医生，以评估这些持续影响因素。

快速会诊

观察心理社会因素

抑郁、愤怒和敌意在 TMD 症状由创伤引发的患者中显然更为常见。

严重创伤可能会导致患者出现神经心理和认知功能障碍，包括记忆力和注意力障碍，并导致应急的精神疲劳、虚弱、睡眠障碍、焦虑等 [7-11]。有这种障碍的患者应该由受过这方面培训的医务人员从多学科角度进行评估和治疗 [5]。结合这些治疗，传统的 TMD 疗法可以用于咀嚼系统。

创伤的严重程度和患者的 TMD 持续因素是 TMD 症状迅速缓解的主要决定因素。患者需要的治疗可能从没有治疗或最小治疗到非常广泛的多学科治疗；即使进行了大量的治疗，一些创伤导致的 TMD 患者也没有改善 [5, 6, 11, 12]。

重点

创伤的严重程度和患者的 TMD 的持续因素是 TMD 症状迅速缓解的主要决定因素。

对其中许多患者的初始治疗可能包括讨论 TMD 自我管理指导，以及开具肌松药、抗炎药和（或）镇痛药。"TMD 自我疗法"* 建议患者通过进软食、消除有害的口腔行为等方式限制咀嚼系统的使用。建议使用冷热疗法，但医生希望口头修改这些医嘱，在受伤后的前 48h 在受伤部位使用冷敷，然后根据需要热敷。

技巧

确定初始治疗

许多患者的初始治疗可能包括 TMD 自我管理指导和开具肌松药、抗炎药和（或）镇痛药。

作为一般药物指南，作者倾向于为不同强度持续疼痛的患者开具以下处方。这将随患者疼痛强度模式的波动、患者的触诊压痛、病史以及这些因素造成的情绪影响而有所不同。如果患者疼痛程度较低（3/10 或以下），倾向于给患者开 800mg 布洛芬，每天 3 次。如果疼痛更明显，主要是肌肉引起的，倾向于开具 2～5mg 地西泮，每

---

*. 相关资料获取见文前补充说明。

次 1～2 片，睡前服用。如果患者有明显的日间肌肉疼痛，将考虑患者在上午和下午各服用半片；必须注意潜在的不良反应和后果。如果疼痛超过 3/10，并且是 TMJ 来源的疼痛，考虑开具 500mg 萘普生，一日两次，如果疼痛在 6～7/10 以上，主要是 TMJ 病变，考虑在第 17 章的"抗炎药"部分所讨论的甲泼尼龙 – 萘普生（Dedrol Dosepak - naproxen）方案。在健康成年人中，抗炎药和肌松药可以一起服用；如果需要额外的镇痛效果，可以增加对乙酰氨基酚。在提供这种治疗后，如果患者再次要求更强效的药物治疗，则可能涉及其他一些病变，例如，不全牙折导致的牙痛。根据患者的病史和医生的经验，医生可以选择提供额外的临时 TMD 治疗（例如，临时软性咬合板）或开始长期治疗（例如，取模做丙烯酸咬合板）。比较研究显示，创伤后的 TMD 患者对颞下颌关节疾病治疗的反应是否与非创伤引起的 TMD 患者不同，差异很大 [7, 13, 14]。

参考文献

[1] American Academy of Orofacial Pain, de Leeuw, R., and Klasser, G.D. (eds.) (2018). *Orofacial Pain: Guidelines for Assessment, Diagnosis and Management*, 6e, 147–149. Chicago, IL: Quintessence.

[2] Dwivedi, A.N., Tripathi, R., Gupta, P.K. et al. (2012). Magnetic resonance imaging evaluation of temporomandibular joint and associated soft tissue changes following acute condylar injury. *J. Oral Maxillofac. Surg.* 70 (12): 2829–2834.

[3] Nakano, M., Fujita, T., Ohtani, J. et al. (2009). Effects of mandibular advancement on growth after condylectomy. *J. Dent. Res.* 88 (3): 261–265.

[4] Sale, H., Bryndahl, F., and Isberg, A. (2014). A 15-year follow-up of temporomandibular joint symptoms and magnetic resonance imaging findings in whiplash patients: a prospective, controlled study. *Oral Surg. Oral Med. Oral Pathol. Oral Radiol.* 117 (4): 522–532.

[5] Landzberg, G., El-Rabbany, M., Klasser, G.D., and Epstein, J.B. (2017). Temporomandibular disorders and whiplash injury: a narrative review. *Oral Surg. Oral Med. Oral Pathol. Oral Radiol.* 124 (2): e37–e46.

[6] Epstein, J.B. and Klasser, G.D. (2011 Jan). Whiplash-associated disorders and temporomandibular symptoms following motor-vehicle collisions. *Quintessence Int.* 42 (1): e1–e14.

[7] Grushka, M., Ching, V.W., Epstein, J.B., and Gorsky, M. (2007). Radiographic and clinical features of temporomandibular dysfunction in patients following indirect trauma: a retrospective study. *Oral Surg. Oral Med. Oral Pathol. Oral Radiol. Endod.* 104 (6): 772–780.

[8] Goldberg, M.B. (1999). Posttraumatic temporomandibular disorders. *J. Orofac. Pain* 13 (4): 291–294.

[9] Krogstad, B.S., Jokstad, A., Dahl, B.L., and Soboleva, U. (1998). Somatic complaints, psychologic distress, and treatment outcome in two groups of TMD patients, one previously subjected to whiplash injury. *J. Orofac. Pain* 12 (2): 136–144.

[10] Grossi, M., Goldberg, M.B., Locker, D., and Tenenbaum, H.C. (2001). Reduced neuropsychologic measures as predictors of treatment outcome in patients with temporomandibular disorders. *J. Orofac. Pain* 15 (4): 329–339.

[11] Carroll, L.J., Ferrari, R., and Cassidy, J.D. (2007). Reduced or painful jaw movement after collision-related injuries: A populationbased study. *J. Am. Dent. Assoc.* 138 (1): 86–93.

[12] Haggman-Henrikson, B., Rezvani, M., and List, T. (2014). Prevalence of whiplash trauma in TMD patients: a systematic review. *J. Oral Rehabil.* 41 (1): 59–68.

[13] De Boever, J.A. and Keersmaekers, K. (1996). Trauma in patients with temporomandibular disorders: frequency and treatment outcome. *J. Oral Rehabil.* 23 (2): 91–96.

[14] Steed, P.A. and Wexler, G.B. (2001). Temporomandibular disorders: traumatic etiology vs. nontraumatic etiology – a clinical and methodological inquiry into symptomatology and treatment outcomes. *Cranio* 19 (3): 188–194.

第8章　继发于牙科治疗的颞下颌关节紊乱病

TMD Secondary to Dental Treatment

常见问题和解答

问：如果患者在牙科手术后出现 TMD，牙科治疗是导致症状的原因吗？

答：牙科手术后出现 TMD 的潜在原因有很多（表 8-2）。患者有发展为 TMD 的倾向可能对牙科治疗后发展为 TMD 起主要作用，而牙科医生对下颌施加过度和（或）长时间的力可能是牙科治疗后患者发展为 TMD 的另一个主要原因。

问：如果一名患有翼内肌痉挛的患者到作者的诊室复诊，并给予推荐的治疗方法，该疾病需要多长时间才能得到缓解？

答：根据其严重程度和患者的依从性，这种疾病通常在 5～10 天内消失，但也可能需要数周时间。

问：对有明显 TMD 症状的患者吸入氧化亚氮 - 氧气有帮助吗？

答：其中一位作者观察到，吸入氧化亚氮 - 氧气有助于防止 TMD 症状因牙科治疗而加重。

当按连 230 名 TMD 患者被问及他们认为 TMD 症状的原因时，大多数（61%）患者没有将其症状的出现与任何特定事件联系起来，而 4% 的患者将其与正畸治疗相关联，3% 的患者将其与其他牙科手术相关联（表 6-1）。

快速会诊

观察 TMD 症状的发作。

大多数 TMD 患者不会将症状的出现与任何特定事件联系起来。

许多人在身体的各个部位都有轻微的偶发性疼痛，这些疼痛不会引起其他问题，因此经常被忽视。当这种轻微的疾病发作时，他们经常试图回忆那段时间发生的事情导致了发作。

TMD 患者也可能出现这种情况。由于 TMD 的发生往往没有已知的原因，如果这些人只是碰巧做过牙科治疗，他们可能会认为牙科治疗是他们症状的原因。

对于许多 TMD 患者来说，他们的疼痛似乎发展缓慢，并以波动模式加重，直到他们希望缓解的严重程度。对另外一些人而言，TMD 症状可能会随着时间的推移而波动，但永远不会发展到需要治疗的程度。任何个体因牙科治疗发展为 TMD 的倾向可能因低水平或亚临床症状的程度而不同。

重点

任何个体因牙科治疗发展为 TMD 的倾向可能因低水平或亚临床症状的程度而不同。

牙科医生也可以为正在进展中的 TMD 患者提供适当的牙科治疗，因为症状非常轻微，患者甚至可能不知道自己正处于 TMD 的进展期。由于有引起患者 TMD 的倾向，牙科治疗可能会导致该患者在牙科治疗中出现 TMD[1]。相反，牙科医生有可能对下颌施加过大和（或）过长的力，使不易患 TMD 的患者患上这种疾病。一项动物研究的发现提供了证据，研究表明接近最大的下颌大张口可导致三叉神经神经元的激活和长期致敏，从而导致咬肌刺激引起的伤害性行为（一种通常与 TMD 相关的生理反应）。因此，这项研究可能提供了一个合理的解释，为什么一些患者在常规牙科手术后会出现 TMD，这些常规牙科手术需要长

时间张口[2]。

可以理解的是，牙科医生最好在进行牙科治疗之前，例如在定期牙科检查期间，询问 TMD 症状并进行初步的 TMD 临床筛查[3]。TMD 临床筛查可以通过测量患者的张口度、确定 TMJ 弹响的存在或病史、检查颞肌和咬肌前部、TMJ 和翼外肌区域的压痛来进行（表 8-1）。

快速会诊

保护自己

建议牙科医生在牙科治疗前询问 TMD 症状，测量患者的张口度，检查颞肌和咬肌前部、TMJ 和翼外肌区域的压痛。

牙科治疗的许多因素可能引发 TMD 症状或激惹慢性 TMD（表 8-2）。例如，在下牙槽神经阻滞注射过程中穿刺翼内肌可能会发生痉挛，拔除感染的牙齿可能会发生肌炎，由于近期进行了不恰当咬合的修复，可能会出现全身肌肉和（或）TMJ 疼痛。

如果患者在牙科治疗后返回医生办公室并主诉 TMD 疼痛，疼痛也可能是术后牙齿（或其他牙齿结构）疼痛牵涉咀嚼肌和（或）TMJ。牙科医生

经常观察到的一个例子是下颌第三磨牙引起骨髓炎的患者，TMJ 和（或）耳痛是常见的主诉。咀嚼肌或 TMJ 的牵涉痛可来自任何牙齿或引起术后牙疼的深部结构[4]。

确定治疗后的牙齿是否导致 TMD 症状的快速检测方法是用口镜柄对牙齿进行叩诊[5]。如果牙齿不痛，则可能不是 TMD 症状的原因；如果牙齿疼痛，建议遵循第 3 章"牙源性颞下颌关节紊乱病疼痛"中概述的方案。

考虑患者可能在睡眠期间佩戴有咬合板，现在治疗后的牙齿上的解剖结构已经改变，患者的牙齿不能适应咬合板，因此咬合板可能导致患者的 TMD 加重或患者可能已经停止佩戴咬合板。如果治疗后的牙齿与咬合板不合适，则咬合板可能会加重患者的症状。另一个考虑因素是，患者甚至没有考虑到的一个重要的心理社会因素（例如，与同伴同住，开始上大学）是在牙科治疗期间发生的。

本章的下一节提供了一些建议，可用于防止先前存在的 TMD 症状加重，或用于患者因在牙科治疗期间同时发生的心理社会因素而出现的肌肉和（或）TMJ 疼痛。接下来的两部分将讨论可能

表 8-1　牙科颞下颌关节紊乱病患者临床触诊筛查	
颞肌前份	双侧触诊，大约眼角后 3.8cm，颧弓上方 1.3cm（图 3-7）。如果在 <1kg 压力时出现肌肉疼痛，则该肌肉被归为压痛阳性；如果在这个力下不出现疼痛，则该肌肉被归类为压痛阴性
TMJ	需要双侧触诊颞下颌关节（TMJ）的两个区域（图 3-8），可能某一区域压痛其他区域没有压痛。一个常见的错误是没有让患者充分张口以充分触诊 TMJ ①嘱患者张口约 20mm，用手触诊髁突的外侧极，用力达 0.5kg。②在耳屏正前方触诊，以环绕髁突的方法触诊，逐渐加大力量达到 1kg，如果任何位置在小于这个压力时出现疼痛，则 TMJ 被归类为压痛阳性，如果双侧均未出现疼痛，则 TMJ 被归类为压痛阴性
咬肌	双侧触诊咬肌中央区域（图 3-9）。如果不确定肌肉的范围，请患者紧咬牙，可以很容易地感觉到肌肉的范围。如果肌肉在压力达 1kg 之前出现疼痛，则该肌肉被归类为疼痛阳性；如果在这个力下无疼痛，肌肉被归类为压痛阴性
翼外肌	用小指沿上颌牙槽嵴外侧滑动至上颌前庭的最后方（上牙槽后神经阻滞点）。向上、向后和向内侧按压进行触诊（图 3-22）。如果观察到压痛，通过施加更大的持续压力可能会产生牵涉痛 或 沿上颌牙槽嵴外侧至牙槽骨最后部分滑动口镜（镜子部分朝向内侧）。调整手柄角度，使其与上殆面成 45°，沿着柄的方向按压触诊，施加更大持续的压力可引起牵涉痛（图 3-23）。如果该部位在压力达 0.5kg 之前就已经出现疼痛，则该肌肉被归类为压痛阳性，如果在这个力下无疼痛，被归类为压痛阴性

表 8-2 牙科治疗后出现 TMD 症状的原因

- 患者可能有发展为 TMD 的倾向，无法忍受牙科治疗
- 患者可能因治疗过的牙齿而感到疼痛
- 患者可能因治疗感染的牙齿而患肌炎
- 患者可能因下牙槽神经阻滞注射而出现翼内肌痉挛
- 患者可能因不协调的咬合而产生肌肉、TMJ 疼痛和（或）牙痛
- 患者可能因过度和（或）长时间下颌拉伸而出现肌肉和（或）TMJ 疼痛
- 被治疗牙齿的结构改变可能使患者的稳定矫治器无法完全就位，因此矫治器咬合不充分，或患者停止佩戴矫治器
- 患者可能因心理社会因素而出现肌肉和（或）TMJ 疼痛，碰巧发生在牙科治疗前后
- 以上因素的任意组合

TMD. 颞下颌关节紊乱病；TMJ. 颞下颌关节

发生在翼内肌的疼痛，以及可能导致患者在牙科治疗后无法咬合到最大牙尖交错位的疾病。最后两部分讨论了因不合适的修复体而导致的 TMD 症状，以及阻塞性睡眠呼吸暂停（obstructive sleep apnea, OSA）矫治器继发的 TMD 症状和治疗建议。

一、防止牙科治疗加重颞下颌关节紊乱病症状

除了施加在下颌上的力以外，长时间或大张口可能会加重咀嚼肌和 TMJ 负担[6]。一些患者表示，他们只有在严重的事件（如牙科治疗）后才出现 TMD 症状，而一些尚未完全消除 TMD 症状的患者则表示，他们在牙科治疗中出现症状发作。很多方法可用于减少患者在牙科治疗中可能出现的病情加重。

在患者症状轻微时预约。如果患者每天都有症状，请预约症状最轻的那一天。如果患者能够预测未来的压力或放松的时间，这些时间通常会影响 TMD 症状，因此可以在症状最轻微时安排预约。一些患者更喜欢短时间的预约周期，而另一些患者可能更喜欢长时间的预约周期，这样可以减少术后不适的发生次数。如果要在一次预约中

进行多个治疗，请先进行难度较大的治疗。因为患者在就诊的早期有更大的耐受力。

技巧

安排预约
为患者在症状最轻时安排预约就诊。

有些患者抱怨在牙科手术期间，咀嚼肌和 TMJ 变得酸痛或僵硬，并希望有间歇时间放松关节，活动下颌。医生可能希望告知患者，可以进行拉伸和按摩休息，并通过一种沟通方式，以便患者在需要休息时告知医生。

有些患者发现，使用咬合垫时他们的 TMD 不适感有所减轻，而其他患者则认为使用咬合垫会加重他们的症状。如果使用咬合垫，医生应放置咬合垫使患者的张口不超过大多数预期操作所需的距离。医生可以定期要求患者张口更大一些，并根据患者的要求，定期将其取出进行放松和按摩休息。

放置咬合垫后，应告知患者咬合垫的宽度与医生需要他或她张口的宽度相同（此时），患者应将牙齿轻轻放在咬合垫上（而不是咬住），并且患者在需要休息时应进行告知。咬合垫可以被称为牙枕，患者被要求将相对应的牙齿轻轻地放在牙枕上。之前发现使用咬合垫会加重症状的患者可能希望用这些建议再次尝试[7]。

对于所有患者，注意不要过度牵拉咀嚼系统。每当对下颌施加力时，应使用非操作手相对施加平衡力，以支撑下颌。一些患者更易患上 TMD，大多数患者可以忍受的力可能会使这些患者出现 TMD 症状。必须调整所有新的修复体的咬合，使其与牙列的其余部分协调一致，否则患者可能会出现 TMD 症状。

技巧

允许患者在休息期间进行伸展和按摩
在休息期间，患者应按摩疼痛或僵硬的肌肉。

有一种患者可以佩戴的外部下颌支撑装置，可以舒适地支撑下颌，防止过度拉伸。建议进行长时间的牙科手术，以及对患者下颌施加较大力的牙科手术（例如拔牙）时使用这一装置。已经证明，在牙科手术后，使用该设备的 TMD 患者的下颌疼痛和疲劳明显减少，使用该设备的 TMD 患者获得的牙科服务比对照受试者多 10%~20%[7, 8]。读者可以通过以下网址获得更多信息：https://restfuljaw.com。

一些患者可能希望术前用药，另一些患者更喜欢术后用药，一些患者可能需要两者兼而有之。许多因牙科手术而出现轻度至中度 TMD 疼痛的患者，服用 800mg 布洛芬（每天 3 次）可获得充分缓解。根据其症状的严重程度，他们可能希望在手术前 1 天或 2 天开始，并在手术后根据需要服用。如果布洛芬不能提供足够的缓解，作者倾向于在预约前 1 天或 2 天开始给患有 TMJ 疼痛的患者开具 500mg 萘普生，每次 1 片，每天 2 次的处方。如果疼痛主要来自肌肉，作者倾向于开具 2~5mg 的地西泮，并要求患者在预约前一天晚上和预约前 1 小时服用 1 片；必须向患者交代嗜睡的可能性及其后果。

吸入氧化亚氮 - 氧气对预防因牙科治疗而加重 TMD 也非常有益。本书一位作者曾经有一名患者，在 10 次治疗中有 7 次出现双侧下颌、耳前和太阳穴疼痛。在他的整个牙科治疗过程中，都会吸入氧化亚氮 - 氧气，这有助于在手术过程中保持咀嚼肌放松，患者 TMD 症状没有明显加重。

担心症状加重可能会导致 TMD 患者不愿意寻求常规牙科治疗和进行常规口腔卫生[9]。对他们的疾病表示同情的同时，鼓励他们获得常规牙科治疗和进行常规口腔卫生通常对这些患者非常有益。

一些 TMD 患者在制作长期咬合板之前需要进行修复治疗。这种情况可以通过以下一种或多种方法进行处理，医生可以从中选择，如表 3-3 所示。

1. 修复牙列上需要最少治疗的牙齿，为该牙列制作一个咬合板，并在放置相对的修复体时调整咬合板的咬合面。

2. 提供临时咬合板（如软咬合板），在放置相对的修复体时调整咬合板的咬合面，为修复的牙列制作最终咬合板，并在放置相对的修复体时调整咬合板的咬合面。

3. 对患者的 TMD 症状进行药物治疗，直到提供临时或永久的稳定咬合板（例如加巴喷丁 100mg，2~3 片睡前服用；环苯扎林 5mg，1~2 片睡前服用；诺曲林 10mg，1~5 片睡前 0~3 小时服用，或阿米替林 10mg，1~5 片，睡前 1~6 小时服用）。

一项研究发现，患者从 200~300mg 加巴喷丁和稳定咬合板中获得相同的 TMD 症状缓解（图 17-1），另一项研究发现，患者从 10mg 阿米替林和稳定咬合板中获得相同的 TMD 症状缓解（图 17-2）[10, 11]。

二、翼内肌疼痛

牙科治疗后的翼内肌疼痛最常见的是翼内肌痉挛[12]，这可能是由于下牙槽神经阻滞注射期间麻醉针穿刺翼内肌造成的创伤和（或）麻醉剂的有害成分[13-15]引起的。痉挛可能涉及整个肌肉，或仅限于肌肉的创伤部分[16]。治疗这种疾病的大多数患者之前接受过多次下牙槽神经阻滞注射，但有些患者只接受过一次注射。

患有这种疾病的患者通常在下牙槽神经阻滞注射后一两天回到医生的诊室。患者主诉翼内肌区明显疼痛，张口受限（牙关紧闭）。咀嚼肌和 TMJ 的触诊通常显示无压痛或轻微压痛，直到触诊到翼内肌。患者的张口受限往往使其难以触诊翼内肌，但一旦触诊，患者的眼睛通常会"发亮"，毫无疑问，这是疼痛的根源。

医生可以通过使患者被动张口来确认翼内肌是张口受限的来源。这可以通过将示指放在下颌切牙边缘上，将拇指放在上颌切牙边缘上，并以剪刀式移动手指将上下牙齿分开来实现（图 1-2）。

患者通常会在受限部位感到紧绷或疼痛。然后，患者可以指向该部位，医生可以触诊该部位，以确认在该部位触诊可能会重现之前感觉到的不适。

医生可能希望从本书提供的"TMD 自我疗法"* 开始，为许多可能受到解决这种疾病困扰的作者提供了良好的初始教育。

肌肉拉伸运动是治疗痉挛最有效的方法[17]。拉伸应缓慢、柔和，并达到张口受限范围。施加的力和保持的时间应由患者的耐受性决定，同时确保肌肉疼痛不会加重。建议拉伸肌肉（达到最大耐受），并用示指和中指保持 30～60 秒，每天 10 次或更多次，如图 8-1 所示。

如果患者先对肌肉进行热敷，则拉伸更有益；作者建议患者在每次拉伸前使用加热垫 10min。解剖学上，表面热似乎对翼内肌没有益处，因为翼内肌相当深，并被下颌升支阻挡，但临床经验已经证实，患有这种疾病的患者通常报告表面热是有益的。

可以提供镇痛药（例如 800mg 布洛芬，每天 3 次），使患者能够更好地忍受疾病的不适，并可以给患者提供更舒适的肌肉拉伸。肌松药已被证明对肌肉痉挛有益[18]，因此，当这种疾病更严重时，作者通常会开具 2～5mg 地西泮，1～2 片睡前服用。如果疼痛严重且患者可以保证不会滥用，作者可以增加剂量，让患者在早上和下午服用半片，如果不会引起困倦；作者提醒患者注意可能出现嗜睡。

技巧

为翼内肌痉挛患者开药

对于翼内肌痉挛的患者，作者通常开具 800mg 布洛芬，每天 3 次，以及 2～5mg 地西泮，1～2 片睡前服用。

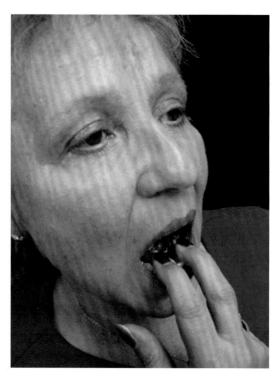

▲ 图 8-1　推荐用于咀嚼肌痉挛、挛缩或颞下颌关节盘移位伴张口受限患者的拉伸运动

建议进行此项运动，而不是本书提供的"闭口肌伸展运动"，因为这种运动需要更有力的拉伸，这可能会导致二腹肌疼痛

根据药物的强度和患者的依从性，这种疾病通常会在 5～10 天内消失，但也可能需要数周时间。如果这些最初的治疗不能解决痉挛，可考虑将患者转入治疗咀嚼肌的经验丰富的物理治疗师。如果痉挛持续复发，则应实施传统的 TMD 治疗（如咬合板治疗或鉴别和改变影响因素）。

有一次，一名患者在张口受限的情况下只有很小的改善，要求她实施更积极的拉伸运动。这需要她使用木制压舌板更积极地拉伸翼内肌（达到耐受极限），每天 10 次或更多次，并保持拉伸 1 分钟。她在上颌切牙和下颌切牙之间插入尽可能多的木制压舌板，并用橡皮筋将它们固定在一起。接下来，她在远端插入一个额外的压舌板，并在其他压舌板之间缓慢滑动，为她的翼内肌提供额外的拉伸，如图 8-2 所示。她继续插入压舌板直到不能忍受，最终恢复了正常的张口度。类似地，可以将压舌板放在手指套或手套的手指内，将其

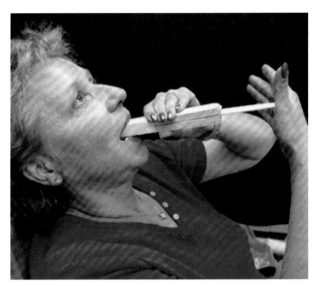

▲ 图 8-2 强力拉伸，可用于翼内肌痉挛、挛缩或纤维性强直

固定在一起。第 20 章的"病例 8"介绍了一例翼内肌痉挛患者。

临床上，翼内肌炎的表现与痉挛相似。肌炎可能是由于肌肉的细菌感染引起的，这可能是由牙齿脓肿或拔除感染的牙齿引起的[19]。如果患者为拔除感染的牙齿进行了下牙槽神经注射，并再次抱怨翼内肌疼痛严重且张口受限，医生可能必须尝试区分患者是翼内肌痉挛或肌炎。如果患者出现发热或淋巴结肿大，这表明感染需要使用抗生素治疗。

快速会诊

观察翼内肌炎

临床上，翼内肌痉挛与翼内肌肌炎症状相似。

TMD 患者及其症状的随访非常重要。一位口腔外科医生曾经转诊一位拔牙后出现 TMD 症状（一侧面部疼痛和触诊压痛）的患者。根据患者面谈和临床检查，患者的症状被诊断为 TMD。两三周后，她回来主诉呼吸道受阻。患者立即被转诊给口腔外科医生，并进行了 CBCT 检查，确认症状是由间隙感染引起的。当她的感染得到治疗，她的 TMD 症状就消失了。

三、不能达到最大牙尖交错位

有时在牙科治疗结束时，一些患者难以将牙齿咬合到最大牙尖交错位。这可能是一个暂时或长期的问题，并可能使医生几乎不可能准确地调整新的修复体的咬合。

长时间大张口会使敏感的翼外肌下头疲劳，并使易感的 TMJ 发炎。如果患者易患上述任何一种疾病，易感结构可能是患者无法达到最大牙尖交错位的根源[19-22]。触诊 TMJ 和翼外肌（表 8-1）应使医生能够确定来源；这个问题可能是单侧的，也可能是双侧的。"TMJ 盘 – 髁突复合体紊乱"图 * 的左上部分有助于医生向患者解释病因和症状。

技巧

给患者解释病因和症状

"TMJ 盘 – 髁突复合体紊乱"图 * 的左上部分可以帮助医生向患者解释原因和症状。

翼外肌如果有疼痛，可能会变得敏感（肯定会加剧先前存在的肌痛），无法拉伸到正常的长度。因此，翼外肌将髁突保持在略微滑动的位置，咬合接触通常首先是前牙接触。在这种情况下，TMJ 对触诊不敏感，医生可以拉伸翼外肌，使患者接近最大牙尖交错位。翼外肌的拉伸在"第 9 章 翼外肌痉挛"中进行了演示。如果在进行拉伸时 TMJ 出现疼痛，可能会出现一些 TMJ 疼痛，持续拉伸到这个长度可能会加剧关节疼痛。

技巧

拉伸翼外肌

如果只是翼外肌有疼痛，拉伸它们通常能让患者接近最大牙尖交错位。

如果只有 TMJ 触诊时的压痛，诊断为 TMJ 疼痛，抗炎药应该有助于解决这个问题；参见第 17

---

*. 相关资料获取见文前补充说明。

章中的"抗炎药"。如果翼外肌区和 TMJ 对触诊都敏感，那么这两个问题可能都存在。如果 TMJ 比翼外肌区更疼痛，那么翼外肌可能会因为向前牵拉髁突以保护发炎的 TMJ（保护性肌肉夹板）而疼痛，一旦疼痛得到治疗，保护性肌肉夹板通常会消失。

技巧

减轻 TMJ 疼痛

如果只有 TMJ 触诊时的压痛，抗炎药应该有助于解决这个问题。

报告该问题的患者通常在每次接受牙科治疗时都会出现，他们可能会受益于"防止牙科治疗加重 TMD 症状"中适当的建议或见表 8-3。一些患者可能会报告他们在其他时间也有 TMD 症状，这些症状严重到足以让他们寻求 TMD 治疗。

表 8-3 预防牙科治疗加重颞下颌关节紊乱病

- 在患者症状轻微时预约，例如，根据患者每天的疼痛变化，当患者预期他或她的生活中压力会减轻时
- 当患者在开始感觉下颌僵硬时，要求拉伸和按摩休息
- 要求患者轻轻按压其咬肌和颞肌，当这些肌肉开始感到疲劳或酸痛时，其按压力度大于产生疼痛所需的程度
- 如果患者认为这有益，则使用咬合板
  - 告诉患者不是咬住它，只是把牙齿放在上面
- 用另一只手平衡施加在下颌上的所有力
- 根据患者的意愿，术前和（或）术后使用药物
  - 大多数患者认为 800mg 布洛芬，每天 3 次已足够
    ➤ 在预约前 1 天或前 2 天开始可能是有益的
  - 如果布洛芬效果不好，疼痛主要来自颞下颌关节，建议患者服用 500mg 萘普生，从预约前 1 天或前 2 天开始，服用 1 片，每天 2 次
  - 如果布洛芬效果不好，疼痛主要来自肌肉，则开具一种肌松药（例如，2～5mg 地西泮，预约前 1 小时服用）
    ➤ 预约前一天晚上开始可能有益
- 在牙科预约期间使用氧化亚氮 - 氧气吸入
  - 这应有助于保持咀嚼肌放松，牙科治疗期间和之后使用氧化亚氮，有助于减少颞下颌关节紊乱病症状

作为一般的术前用药指南，作者倾向于给患有 TMJ 疼痛的患者开具一种抗炎药（例如 500mg 萘普生）和那些患有肌肉疲劳（可能加剧先前存在的肌痛）的患者开具一种肌松药（例如 2～5mg 地西泮）。剂量随症状的严重程度而变化；也就是说，如果症状轻微，请患者在预约前一小时服用药物，但如果症状严重，请患者在预约前一天晚上、预约前 1 小时以及就诊后的适当时间（视需要）开始服药。如果患者在日间服用肌松药，必须告知患者潜在的不良反应和后果。

快速会诊

开具抗炎药和肌松药处方

作者倾向于给患有 TMJ 疼痛的患者开具抗炎药（例如 500mg 萘普生）和肌肉疲劳患者开具肌松药（例如 2～5mg 地西泮）。

如果患者要求通过药物治疗牙科治疗后的不适，医生可能希望患者在术后几天内服药。在健康成年人中，抗炎药和肌松药可以一起服用；如果需要，可以添加对乙酰氨基酚。

不能接近最大牙尖交错位并不完全与牙科治疗有关，但对某些人来说可能是一个长期波动性问题，其来源是 TMJ 和（或）翼外肌。事实上，一些牙科医生自述他们自己在提供某些困难的牙科手术后，在压力事件后，或在压力过大的一天后，都会遇到这种问题。

快速会诊

观察长期无法咬合到最大牙尖交错位

牙科治疗并不是唯一的原因，可能对一些人来说，这是一个长期反复出现的问题，来源可能是 TMJ 和（或）翼外肌。

翼外肌过度拉伸并且仍处于疲劳状态可能会发生痉挛[19]。痉挛可独立于牙科治疗而发生，并可能导致患者长期无法接近最大牙尖交错位。第 9

章"翼外肌痉挛"讨论了该病的诊断和治疗。

一些患者在牙科手术后立刻可以进入最大牙尖交错位，但在数小时到数天后会出现不能接近最大牙尖交错位的情况。一名患者被转诊给某作者时伴有这种症状模式，同时有翼外肌区持续的剧烈疼痛和压痛。医生在不知情的情况下，在患有不可逆转牙髓炎的上颌前磨牙上放置了一个大的修复体。患者的前磨牙疼痛程度较轻，沿着前磨牙的韧带注射可暂时缓解翼外肌疼痛。据报道，牙髓的深度疼痛输入引发了翼外肌痉挛[19]。一旦医生在前磨牙上进行了牙髓治疗，持续的疼痛和无法接近最大牙尖交错位的症状就消失了。

四、咬合干扰并发症

许多研究表明，使用与其他牙不协调的咬合修复可能会导致患者出现 TMD 症状[23-26]。这些症状可能发展相对较快，发生在修复体的同侧和（或）对侧，包括咀嚼肌疼痛、TMJ 疼痛和（或）新的 TMJ 杂音。这种不和谐的咬合可能像窝沟封闭剂一样引发关节问题

快速会诊

进行咬合不协调的修复

修复体与其他牙的咬合不协调可能导致 TMD 症状，一般发展相对较快，可以发生在同侧和（或）对侧，还可以伴发咀嚼肌疼痛、TMJ 疼痛和（或）新的 TMJ 杂音。

当患者返回医生诊室，并抱怨是由于最近放置了一个不协调的咬合修复体而导致的 TMD 症状时，临床经验表明，应该调整修复体，直到患者感觉舒服为止[27]。干扰可能位于最大牙尖交错位或任何其他位置。

如果主诉是后牙，首先检查新修复体上的最大牙尖交错位接触是否存在高点。一旦观察到最大牙尖交错位触点均匀分布在牙列上，然后检查

牙齿是否在运动中存在殆干扰。建议通过以下方式用红色薄膜标记牙齿的其他接触点：将患者的下颌摆正进入正中关系，并要求患者用力，使其牙齿滑入最大牙尖交错位，帮助患者恢复正中关系，并要求患者在该牙齿上进行对侧咬合，让患者咬下（最大牙尖交错位）并左右摩擦，最后让患者向前滑动下颌。接下来，使用薄的黑色咬合纸，让患者用力叩击最大牙尖交错位。临床经验表明，高度抛光的牙冠反映出红色的口腔黏膜，因此很难观察到牙冠上的红色标记，因此在这种情况下可能需要不同的颜色。其中一位作者发现，咬合指示蜡是识别咬合干扰的一种极好的辅助工具，它消除了抛光牙冠的反射问题。

无论红色标记位于何处，尽量调磨修复体，使患者感到舒适。有时，修复体会按照要求进行调整，但患者表示仍然感觉不舒服。临床上已经观察到，在患者感觉舒适之前，可能需要以同样的方式调整牙齿的非重建部分。据推测，这可能是因为这些牙齿对叩诊变得敏感，之前的非理想的接触可能不再被认为是舒适的。

临床上也有人观察到，患者可能认为新修复体存在不良的咬合，然而实际并没有。在相邻牙齿上发现偏移接触，移除后，症状消失。据推测，这可能是因为新的修复体有一种不良咬合，这对患者来说是自然的。这种接触去除后，另外的咬合使得患者感觉不舒服了。

前牙也可能需要在正中和侧方移动时进行调整。观察新修复体是否比其他前牙咬合更紧，并进行调整，使患者感到舒适。如果调整可能会损害患者的美学，那么医生可能需要讨论对颌牙齿进行轻微调整的可能性。

一旦患者感到牙齿舒适，TMD 症状通常会迅速缓解。新出现的干扰与 TMD 症状的发展之间没有直接关系。在研究中，一些患者在放置干扰后没有出现 TMD 症状，而对照组中的一些患者（他们在不知不觉中只模拟了干扰的放置）出现了 TMD 症状，少数患者在干扰消除后需要长达六周

的时间才能获得症状的消除 [28, 29]。

快速会诊

调整不和谐的修复体

一旦患者感到牙齿舒适，TMD 症状通常会迅速缓解。

对照组中出现 TMD 症状的患者，和花了很长时间症状才能缓解的 TMD 患者，有很高的 TMD 的易感性。一旦牙齿咬合感觉舒适，患者的 TMD 症状无法缓解的可能性很低，但也有可能无法缓解。

如果患者对调整的咬合反应不好，并且排除了牙齿疼痛的可能，那么他或她的咀嚼系统可能在牙科手术过程中被激怒了（例如，由于长时间张口）。此类患者的初始治疗可能包括讨论 TMD 自我管理说明，以及开具肌松药和（或）抗炎药。如果需要药物治疗，作为一般指南，作者倾向于给有 TMJ 关节痛的患者开具抗炎药（例如 500mg 萘普生，每天 1 片）和肌肉疼痛的患者开具肌松药（例如 2～5mg 地西泮，每天 1～2 片睡前服）。应遵循患者的情况，以确保症状得到缓解，如果症状没有得到缓解，则应采用传统的 TMD 疗法。

快速会诊

症状不能缓解

如果患者对调整的咬合反应不好，并且排除了牙齿引起的牵涉痛，那么他或她的咀嚼系统可能在牙科手术过程中被激惹了（例如，由于长时间张口）。

五、阻塞性睡眠呼吸暂停矫治器

OSA 矫治器已被证明可以帮助患者控制打鼾和 OSA。这些矫治器在睡眠时将下颌保持在前移（最大前伸距离的 50%～75%）的位置，然而，一些 OSA 患者因佩戴该矫治器而发展为 TMD。这些 TMD 症状通常在佩戴该矫治器后立即出现，但往往会在接下来的一年内消失（图 8-3）[30, 31]。

已有 TMD 体征和症状的患者通常不会有体征和症状的显著恶化。因此，有 TMD 症状和体征的 OSA 患者可以使用 OSA 矫治器。

重点

相对较少的 OSA 患者会因为佩戴 OSA 矫治器引起 TMD，但是这些矫治器可以提供给已经有 TMD 症状和体征的患者使用。

在制作 OSA 矫治器之前，建议医生询问 TMD 症状，并通过测量患者的张口度、确定 TMJ 杂音的存在或病史，以及检查颞肌前部和咬肌、TMJ 和翼外肌的压痛情况，进行 TMD 临床筛查评估（表 8-1）。此外，还建议向所有需要使用 OSA 矫治器的患者发出警示，除了 TMD 症状和 TMJ 杂音外，佩戴 OSA 矫治器可能会导致咬合变化，如果出现这种情况，TMD 症状可能会恶化 [32, 33]。

随着时间的推移，一些佩戴 OSA 矫治器的患者会出现后牙开𬌗 [31, 34]，一项研究报道其在 4 个月、7 个月和 14 个月时的发生率分别为 5.8%、9.4% 和 17.9%（图 8-4）[31]。通常情况下，患者通过佩戴咬合板获得症状的改善，因此他们不介意后牙开𬌗导致咀嚼效率的降低。

已经研究了几种训练，可以减少佩戴 OSA 矫治器的患者出现 TMD 症状或开𬌗的倾向 [35, 36]。

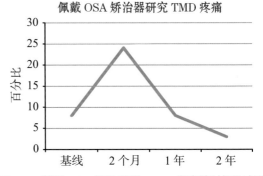

▲ 图 8-3　戴用 OSA 矫治器后 TMD 疼痛随时间的变化 [30]

OSA. 阻塞性睡眠呼吸暂停；TMD. 颞下颌关节紊乱病

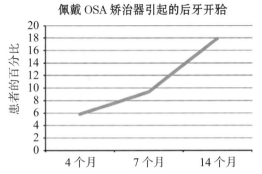

▲ 图 8-4 戴用 OSA 矫治器后后牙开𬌗患者的百分比 [30]

OSA. 阻塞性睡眠呼吸暂停

作者更喜欢的方法是指导患者在醒来时，在上下颌中切牙之间放置并固定一块塑料（30mm×10mm×3mm）。接下来，患者尽可能向前和向后滑动下颌 5 秒，然后将下颌放在放松位置，用力咬合塑料 10 秒。患者重复这一系列动作 3 分钟[35]。获得这种塑料的一个简单方法是取一张运动护齿材料，用剪刀剪下一块大约 30mm×10mm 的塑料。

另一种方法是使用由热塑性材料获得上颌和下颌牙齿压痕的咬合板。该材料允许医生在患者开始佩戴 OSA 矫治器之前记录咬合情况。醒来后，取下 OSA 矫治器，进行一些肌肉拉伸，将该咬合板放入口中，患者咬合，稍稍重咬。这会鼓励肌肉放松，让牙齿恢复到咬合板原始咬痕。

由于 OSA 矫治器往往会加重咀嚼肌骨骼系统负担，可以想象，额外的 TMD 治疗可能会使佩戴这些咬合板而出现症状的缓解[37]。据推测，TMD 疗法对日间的疼痛更有益（例如在睡前进行放松运动），对这些患者将有更大的益处[38]。"第四篇 多学科治疗方法"讨论了其他 TMD 疗法。

对于不能从这些技术中获得满意改善的患者，他们的 TMD 症状可能受益于稳定咬合板（标准平面咬合板）。建议患者根据自己的判断，交替使用 OSA 矫治器和稳定咬合板，以平衡佩戴两者与 TMD、打鼾或 OSA 症状之间的关系。

参考文献

[1] Bucci, M.B. (2010). Ethical and legal considerations. In: *Current Concepts on Temporomandibular Disorders* (ed. D. Manfredini), 469–482. Chicago, IL: Quintessence.

[2] Hawkins, J.L. and Durham, P.L. (2016). Prolonged jaw opening promotes nociception and enhanced cytokine expression. *J. Oral Facial Pain Headache* 30 (1): 34–41.

[3] Schiffman, E., Ohrbach, R., Truelove, E. et al. (2014). Diagnostic Criteria for Temporomandibular Disorders (DC/TMD) for clinical and research applications: Recommendations of the International RDC/TMD Consortium Network and Orofacial Pain Special Interest Group. *J. Oral Facial Pain Headache* 28 (1): 6–27.

[4] Hashemipour, M.A. and Borna, R. (2014). Incidence and characteristics of acute referred orofacial pain caused by a posterior single tooth pulpitis in an Iranian population. *Pain Pract.* 14 (2): 151–157.

[5] Fricton, J.R. (2011). Ask the experts: ensuring accurate diagnosis of orofacial pain disorders. *Pain Manage.* 1 (2): 115–121.

[6] Ohrbach, R., Fillingim, R.B., Mulkey, F. et al. (2011). Clinical findings and pain symptoms as potential risk factors for chronic TMD: descriptive data and empirically identified domains from the OPPERA case-control study. *J. Pain* 12 (11 suppl): T27–T45.

[7] Fernandes, P., Velly, A.M., and Anderson, G.C. (2013). A randomized controlled clinical trial evaluating the effectiveness of an external mandibular support device during dental care for patients with temporomandibular disorders. *Gen. Dent.* 61 (6): 26–31.

[8] Hobson, K.A., Huang, G.J., and Covell, D.A. Jr. (2008). Patterns of dental care utilization among patients with temporomandibular disorders. *J. Orofac. Pain* 22 (2): 108–114.

[9] Humphrey, S.P., Lindroth, J.E., and Carlson, C.R. (2002). Routine dental care in patients with temporomandibular disorders. *J. Orofac. Pain* 16

(2): 129–134.

[10] Madani, A.S., Abdollahian, E., Khiavi, H.A. et al. (2013). The efficacy of gabapentin versus stabilization splint in management of sleep bruxism. *J. Prosthodont.* 22 (2): 126–131.

[11] Fricton, J., Look, J.O., Wright, E. et al. (2010). Systematic review and metaanalysis of randomized controlled trials evaluating intraoral orthopedic appliances for temporomandibular disorders. *J. Orofac. Pain* 24 (3): 237–254.

[12] Wright, E.F. (2011). Medial pterygoid trismus (myospasm) following inferior alveolar nerve block: case report and literature review. *Gen. Dent.* 59 (1): 64–67.

[13] Madan, G.A., Madan, S.G., and Madan, A.D. (2002). Failure of inferior alveolar nerve block: exploring the alternatives. *J. Am. Dent. Assoc.* 133 (7): 843–846.

[14] Zink, W. and Graf, B.M. (2004). Local anesthetic myotoxicity. *Reg. Anesth. Pain Med.* 29 (4): 333–340.

[15] de la Cal, C., Trinks, G.G., Corti, S., and Sanchez, G.A. (2017). Differential effect of articaine on sarcoendoplasmic reticulum calcium adenosine triphosphatase of medial pterygoid muscle. *J. Oral Facial Pain Headache* 31 (4): e21–e28.

[16] Mense, S., Simons, D.G., and Russell, I.J. (2001). *Muscle Pain: Understanding its Nature, Diagnosis, and Treatment*, 120, 122, 117. Philadelphia: Lippincott Williams & Wilkins.

[17] von Piekartz, H.J.M. (2007). *Craniofacial Pain: Neuromusculoskeletal Assessment, Treatment and Management*, 249. New York: Elsevier.

[18] The United Kingdom Tizanidine Trial Group (1994). A double-blind, placebocontrolled trial of tizanidine in the treatment of spasticity caused by multiple sclerosis. *Neurology* 44 (11 Suppl 9): S70–S78.

[19] Okeson, J.P. (2013). *Management of Temporomandibular Disorders*

and Occlusion, 7e, 136. St Louis, MO: CV Mosby 198, 235, 296.

[20] Dupont, J.S. (2006). Acute malocclusion. *Gen. Dent.* 54 (2): 102–104.

[21] Menchel, H.F. (2014). Acute posttraumatic jaw pain. *J. Am. Dent. Assoc.* 145 (6): 578–579.

[22] Brustowicz, K.A. and Padwa, B.L. (2013). Malocclusion in children caused by temporomandibular joint effusion. *Int. J. Oral Maxillofac. Surg.* 42 (8): 1034–1036.

[23] Benoliel, R., Svensson, P., Heir, G.M. et al. (2011). Persistent orofacial muscle pain. *Oral Dis.* 17 (Suppl 1): 23–41.

[24] Yashiro, K., Fukuda, T., and Takada, K. (2010). Masticatory jaw movement optimization after introduction of occlusal interference. *J. Oral Rehabil.* 37 (3): 163–170.

[25] Li, J., Jiang, T., Feng, H. et al. (2008). The electromyographic activity of masseter and anterior temporalis during orofacial symptoms induced by experimental occlusal highspot. *J. Oral Rehabil.* 35 (2): 79–87.

[26] Gerasimidou, O., Watson, T., and Millar, B. (2016). Effect of placing intentionally high restorations: randomized clinical trial. *J. Dent.* 45: 26–31.

[27] Dumont, T.D. (2011). Comorbid conditions and temporomandibular disorder. *J. Am. Dent. Assoc.* 142 (8): 897–898.

[28] Randow, K., Carlsson, K., Edlund, J., and Oberg, T. (1976). The effect of an occlusal interference on the masticatory system: an experimental investigation. *Odontol. Revy* 27(4): 245–256.

[29] Magnusson, T. and Enbom, L. (1984). Signs and symptoms of mandibular dysfunction after introduction of experimental balancing-side interferences. *Acta Odontol. Scand.* 42: 129–135.

[30] Doff, M.H., Veldhuis, S.K., Hoekema, A. et al. (2012). Long-term oral appliance therapy in obstructive sleep apnea syndrome: a controlled study on temporomandibular side effects. *Clin. Oral Investig.* 16 (3): 689–697.

[31] Perez, C.V., de Leeuw, R., Okeson, J.P. et al. (2013). The incidence and prevalence of temporomandibular disorders and posterior open bite in patients receiving mandibular advancement device therapy for obstructive sleep apnea. *Sleep Breath.* 17 (1): 323–332.

[32] Sanders, A.E., Essick, G.K., Fillingim, R. et al. (2013). Sleep apnea symptoms and risk of temporomandibular disorder: OPPERA cohort. *J. Dent. Res.* 92 (7 Suppl): 70S–77S.

[33] Fransson, A.M., Kowalczyk, A., and Isacsson, G. (2017). A prospective 10-year follow-up dental cast study of patients with obstructive sleep apnoea/snoring who use a mandibular protruding device. *Eur. J. Orthod.* 39 (5): 502–508.

[34] Doff, M.H., Finnema, K.J., Hoekema, A. et al. (2013). Long-term oral appliance therapy in obstructive sleep apnea syndrome: a controlled study on dental side effects. *Clin. Oral Investig.* 17 (2): 475–482.

[35] Ueda, H., Almeida, F.R., Chen, H., and Lowe, A.A. (2009). Effect of 2 jaw exercises on occlusal function in patients with obstructive sleep apnea during oral appliance therapy: a randomized controlled trial. *Am. J. Orthod. Dentofacial Orthop.* 135 (4): 430.e1–430.e7.

[36] Cunali, P.A., Almeida, F.R., Santos, C.D. et al. (2011). Mandibular exercises improve mandibular advancement device therapy for obstructive sleep apnea. *Sleep Breath.* 15 (4): 717–727.

[37] Sheats, R.D., Schell, T.G., Blanton, A.O. et al. (2017). Management of side effects of oral appliance therapy for sleep-disordered breathing. *J. Dent. Sleep Med.* 4 (4): 111–125.

[38] Lavigne, G.J., Goulet, J.-P., Zuconni, M. et al. (1999). Sleep disorders and the dental patient: an overview. *Oral Surg. Oral Med. Oral Pathol. Oral Radiol. Endod.* 88: 257–272.

第9章 翼外肌痉挛
Lateral Pterygoid Spasm

根据本书一位作者观察，在其收到的转诊患者中，这是急症 TMD 中最常见的类型。患者和他们的医生经常会感到困惑，因为它几乎是在瞬间出现，患者不能再将牙齿咬合到最大牙尖交错位状态，也不能再张开。患者也有持续疼痛和翼外肌触诊压痛。第 20 章的"病例 17"介绍了一例患者的情况。

快速会诊

急诊 TMD 患者的观察
翼外肌痉挛是本书的一位作者收到的转诊 TMD 患者中最常见的疾病。

翼外肌痉挛的观察
翼外肌痉挛瞬间出现，患者不能咬合到最大牙尖交错位，不能大张口，持续疼痛，翼外肌触痛。

肌肉痉挛的原因是肌肉发生不自主的收缩[1]。这种疾病可以使许多人在睡眠中惊醒，并且伴有小腿肌肉［腓肠肌（内侧和外侧）以及比目鱼肌］疼痛抽筋。

当翼外肌痉挛时，它处于部分收缩状态，并将髁突保持在部分滑动的位置。这通常足够向前，以至于牙齿不再咬合到最大牙尖交错位[2, 3]。此外，由于关节结节斜面的作用，随着髁突的滑动，同侧后牙之间形成了一个间隙（图 9-1）。

小腿痉挛时，患者可能夜间惊醒，上下移动足部时有困难且疼痛加剧。与之类似，翼外肌痉挛患者在尝试向前移动髁突或重新移动下颌以使牙齿咬合到最大牙尖交错位时，有困难且疼痛加剧。患者通常抱怨无法将同侧后牙咬在一起，因为这样

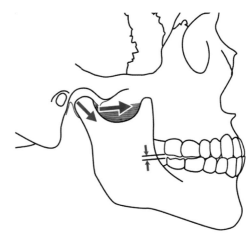

▲ 图 9–1 翼外肌痉挛常会引起同侧后牙开𬌗

做会产生剧烈疼痛，第一次接触牙齿的区域往往是在对侧尖牙的区域（如果患者的牙齿排列正常）。由于髁突移动受限，患者通常有明显的张口受限。

痉挛的严重程度可能会有所不同，因此这些症状的程度会因患者而异；例如，症状轻微的患者只有在接近牙尖交错位时才会抱怨疼痛。"TMJ 盘 – 髁突复合体紊乱"图 * 的总图（左上角）可以用来直观地向患者解释翼外肌痉挛症状。

技巧

解释翼外肌痉挛
"TMJ 盘 – 髁突复合体紊乱"图 * 中的概述图（左上角）可以用来直观地向患者解释翼外肌痉挛症状。

到目前为止，导致髁突只能部分滑动的最常见原因是翼外肌痉挛、TMJ 疼痛或这些疾病的组

---
*. 相关资料获取见文前补充说明。

合[2-4]。当 TMJ 的关节盘后组织发炎时，它可以机械地将髁突向前滑动，或者翼外肌可以处于保护性肌肉夹板状态[5]，在这种状态下，患者下意识地将髁突向前移，以避免压迫发炎的关节盘后组织。当 TMJ 疼痛是患者无法实现牙尖紧咬的唯一原因时，翼外肌是健康的，患者不会像翼外肌痉挛那样出现明显的张口受限。

获得患者病史以后，除了触诊翼外肌以外，还应进行第 3 章（表 3-1）中的"推荐的初次触诊"。这为医生提供了翼外肌痉挛与 TMJ 疼痛进行鉴别的参考方法。

医生可能希望使用垫片来确认哪些牙齿咬合。这是通过在每个上颌牙齿的咬合面放置垫片来实现的，要求患者咬住垫片，并尝试用相对的牙齿固定垫片（图 3-27）。然后记录哪些上颌牙能够咬住垫片。

翼外肌痉挛的主要治疗方法是拉伸翼外肌下头，如图 9-2 所示。这一拉伸是为了更好地接近翼外肌痉挛和 TMJ 疼痛的受累组织，以及提供有效治疗的可能性。要拉伸翼外肌下头，将拇指放在同侧最后面的牙齿上，并将手指绕在下颌上。一个人可能更喜欢使用惯用手或非惯用手。一些医生喜欢在拇指上放置纱布，以防止按压牙尖造成不适。

用拇指向下推，向上拉下颌。旋转下颌，下降髁突，并为髁突的活动提供更多空间。在下降髁突的同时，缓慢向后推动下颌，使其达到约 1.8kg

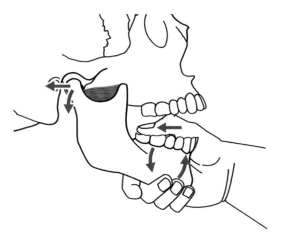

▲ 图 9-2　拉伸翼外肌

的力，并保持约 30 秒。释放力量，但保持手在下颌上的位置。大约 5 秒后，重复翼外肌 30 秒的拉伸。进行其中 6 次拉伸，放开手，让患者轻轻咬合。

如果翼外肌痉挛是患者症状的主要原因，则患者通常认为牙齿咬得更好，疼痛有所减轻。这表明，如果患者整天都在做这种拉伸运动，可能仅仅通过翼外肌拉伸就能缓解这种疾病。

如果 TMJ 疼痛是患者症状的主要原因，当进行拉伸时，患者通常会认为这会加剧疼痛，因此，翼外肌仅拉伸到可耐受的程度，然后要求患者轻轻咬合。如果有任何改善，这将提示翼外肌痉挛。根据这项测试的结果，可以推测每一种疾病类型的进展情况。

> **技巧**
>
> **鉴别翼外肌痉挛和 TMJ 关节痛**
> 根据患者拉伸翼外肌反映出的症状，诊断翼外肌痉挛、TMJ 关节痛或两者的组合。

医生应注意，其他的少见疾病（如肿瘤或 TMJ 中的其他病变）也可能会出现类似症状[6-9]，这超出本书的讨论范围。一位作者观察到一名有外耳道感染的患者，感染导致类似的无法接近最大牙尖交错位。患者清楚地知道耳部是疼痛的来源，并认识到无法接近最大牙尖交错位；此外，张口没有受到限制。如果患者对初始治疗没有足够的反应或有其他原因的原因，医生可以考虑用普通的 X 线片（例如经颅 X 线片）或全景 X 线片来获取 TMJ 的筛查图像。

建议以分级的方式进行翼外肌痉挛的治疗，并观察初始治疗是否能充分解决问题。最初，向患者提供"TMD 自我疗法"*，以及拉伸翼外肌的训练方案。如果肌肉疼痛严重需要药物治疗，患者通常会受益于镇痛药（例如 800mg 布洛芬，每天 3 次）和肌松药（例如 2～5mg 地西泮，1～2 片睡前服用）。

---

*. 相关资料获取见文前补充说明。

患者应逐渐主动拉伸翼外肌，直至达到耐受力，并要确保该治疗不会加重翼外肌和 TMJ 症状。建议患者每天进行 6 次拉伸，每次拉伸 30 秒，中间休息 5 秒。

如果患者不能以这种方式进行拉伸，或者不愿意将手指放在口中，则建议使用另一种方法，即患者使用木制压舌板分开牙齿，并帮助重新复位下颌。患者通过在上颌切牙和下颌切牙之间放置一个压舌板，压舌板的口外端向下倾斜与垂直方向成约 45°，来进行此练习。患者沿着压舌板缓慢地移动下颌，然后放松下颌，将下颌向上倾斜[10]，并按照之前的建议保持向后的位置。

在后续的随访中，大多数翼外肌痉挛患者报告说，执行"TMD 自我疗法"讲义建议和练习已解决或控制了他们的症状，他们不想升级治疗。如果这些初始治疗不能解决痉挛或痉挛再次复发，则应实施传统 TMD 治疗（如咬合板治疗、确定和改变影响因素），这些治疗已证明是有效的。

快速会诊

减轻翼外肌痉挛症状

大多数翼外肌痉挛患者报告说，拉伸训练已经解决或控制了他们的症状，他们不想升级治疗。

快速会诊

提供分级的方法治疗

建议以分级的方法进行翼外肌痉挛的治疗，并观察初始治疗以确定其是否能充分解决问题。

如果诊断包括 TMJ 关节痛，通常建议患者服用抗炎药。如果与翼外肌痉挛相比只有轻微的 TMJ 疼痛，考虑开具 500mg 萘普生（每天 2 次）；如果主要诊断为 TMJ 疼痛，近期发作或慢性疾病的急性加重，以及疼痛为轻度至中度，应考虑实施"TMD 自我疗法"讲义和 500mg 萘普生（每天 2 次）处方。如果疼痛是 6/10 或以上，除了"TMD 自我疗法"*之外，考虑开具在第 17 章的"抗炎药"部分讨论的甲泼尼龙 – 萘普生方案。应跟踪这些患者，以确保症状得到缓解；否则，应该进行传统的 TMD 治疗，这些治疗有助于解决 TMJ 疼痛。

由于无法接近最大牙尖交错位是暂时性的情况，所以医生不要在这个暂时的位置调整咬合是至关重要的。同样重要的是要认识到，TMD 拉伸练习（闭口肌伸展运动 *）通常用于闭口肌，并且会加剧翼外肌的疼痛。

参考文献

[1] American Academy of Orofacial Pain, de Leeuw, R., and Klasser, G.D. (eds.) (2018). *Orofacial Pain: Guidelines for Assessment, Diagnosis and Management*, 6e. Chicago, IL: Quintessence.

[2] Fricton, J. (2007). Myogenous temporomandibular disorders: diagnostic and management considerations. *Dent. Clin. N. Am.* 51 (1): 61–83.

[3] Dupont, J.S. (2006). Acute malocclusion. *Gen. Dent.* 54 (2): 102–104.

[4] Menchel, H.F. (2014). Acute posttraumatic jaw pain. *J. Am. Dent. Assoc.* 145 (6): 578–579.

[5] Okeson, J.P. (2013). *Management of Temporomandibular Disorders and Occlusion*, 7e. St. Louis, MO: CV Mosby.

[6] Kademani, D. and Bevin, C. (2008). A mass in the temporomandibular joint. *J. Am. Dent. Assoc.* 139 (3): 301–303.

[7] Xiang, S., Rebellato, J., Inwards, C.Y., and Keller, E.E. (2005). Malocclusion associated with osteocartilaginous loose bodies of the temporomandibular joint. *J. Am. Dent. Assoc.* 136 (4): 484–489.

[8] Oh, K.Y., Yoon, H.J., Lee, J.I. et al. (2016). Chondrosarcoma of the temporomandibular joint: a case report and review of the literature. *Cranio* 34 (4): 270–278.

[9] Gebre-Medhin, M., Haghanegi, M., Robért, L. et al. (2016). Dose-volume analysis of radiation-induced trismus in head and neck cancer patients. *Acta Oncol.* 55 (11): 1313–1317.

[10] Gray, R.J. and Davies, S.J. (1997). Emergency treatment of acute temporomandibular disorders: part 1. *Dent. Update* 24 (4): 170–173.

---

*. 相关资料获取见文前补充说明。

第 10 章　间歇性和持续性颞下颌关节不可复性盘移位伴张口受限

Intermittent and Continuous Forms of TMJ Disc Displacement Without Reduction with Limited Opening

常见问题和解答

问：如果患者存在 TMJ 盘移位，但没有复位且张口受限，医生是否应该尝试"解锁"TMJ？

答：伴有张口受限的不可复性关节盘移位患者，时间越长，牙科医生解锁 TMJ 的可能性就越小。治疗没有明确的时间限制，但成功率会随着病情持续超过 1 周而迅速下降。

TMJ 不可复性盘移位患者一般突然发生张口受限，且张口度明显小于 40mm；最初的张口度通常为 20～30mm。患者通常意识到，导致关节出现弹响的结构现在阻碍了他们大张口。患者通常可以回忆起张口受限发生的确切时间和事件。当患者试图最大限度地张开时，他们的下颌通常会向同侧偏斜。当患者尝试侧向和前伸运动时，他们向同侧的运动是相当正常的，而向对侧的运动和前伸运动受到限制。由于不能再大张口，因此这些弹响不再存在[1]。这些体征和症状已被证明是鉴别这种疾病的可靠临床指标[2,3]。

临床上，已经观察到一些患者不能或不愿意在最大张口或预期的不受限运动时，表现出下颌偏斜。这可能是由于对侧关节疼痛或 TMJ 疼痛的保护。

快速会诊

观察 TMJ 不可复性盘移位伴张口受限

这种疾病的患者与翼外肌痉挛的患者有一些相似之处；也就是说，两种患者都有张口受限，他们的对侧和前伸运动通常受到限制。

与翼外肌痉挛的鉴别

TMJ 不可复性盘移位伴张口受限的患者与翼外肌痉挛的患者存在许多差异，最主要的一点是前者通常可以在无疼痛的情况下将牙齿咬合至最大牙尖交错位。

快速会诊

询问患者症状

患者通常意识到，他们无法再张口超过之前常出现弹响时的大小，最初的受限制的张口度为 20～30mm。

许多患者最初出现间歇性症状，可能持续数秒到数天，他们被诊断为可复性关节盘移位伴绞锁。这些患者报告说，张口受限突然发生，并且同样突然恢复正常。一些患者表示，他们会进行特定的操作（例如，从一侧到另一侧移动下颌），以帮助解除绞锁，从而恢复正常的最大张口。

这种疾病可能会发展为持续性的形式，在这种情况下，绞锁不能打开，这些患者被诊断为不可复性关节盘移位伴张口受限（闭口绞锁）随着时间的推移，大多数人能够恢复正常的张口度（40mm 或更大），并被诊断为不可复性关节盘移位不伴张口受限[4,5]。

这种疾病在"TMJ 盘 – 髁突复合体紊乱"图 * 的右下部分中得到了证实。当患者张口，髁突试图进行滑动时，髁突被关节盘的后带阻挡，不能滑动。当患者反复遇到这种限制或试图打开时，关节盘后组织被强行拉伸，将炎症和疼痛介质释放到滑液中（图 10-1），从而导致（或加重）TMJ 疼痛。

这种疾病的患者与翼外肌痉挛的患者有一些相似之处；也就是说，两者的张口都受限，他们的对侧和前伸运动通常受到限制。幸运的是，有许多不同使得医生能够在临床上区分这些诊断；例如，TMJ 不可复性盘移位伴张口受限的患者通常可以在不疼痛的情况下将其牙齿咬合到最大牙尖交错位。

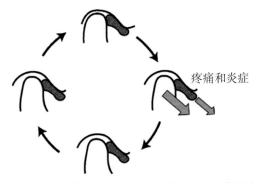

疼痛和炎症

▲ 图 10-1　髁突被卡在关节盘的后带之后，当患者试图移动髁突（张大口）时，关节盘被向前推，盘后组织受力或受牵拉，引起炎症因子或疼痛介质释放放入滑液，引起患者疼痛，增加患者颞下颌关节的触痛（颞下颌关节痛）

一些患有这种疾病的患者还抱怨二腹肌前腹和（或）后腹疼痛，这是一种下颌张口肌肉，不能提供反复的有力收缩。这些肌肉通常会因患者反复张口，移动关节盘，试图释放或拉伸下颌受到刺激。这些肌肉有时也会像 TMJ 一样疼痛。

直接创伤偶尔会导致 TMJ 不可复性盘移位伴张口受限[1]。如果患者认为突发的张口受限是由外部创伤引起的，那么肌肉损伤、TMJ 疼痛和骨折也应被视为受限的可能原因。在这种情况下，应拍摄全景 X 线片以排除骨折。

这种疾病的发生最常见的是通过不良习惯加重 TMJ 的负荷。据推测，这种进展是由于副功能行为导致髁突向关节盘后组织加压，髁突在关节窝相对于后带向上移动，从而导致关节盘后组织变薄[6-8]。

向患者解释这种疾病的一种简单方式是使用"TMJ 盘 – 髁突复合体紊乱"图 *。首先，让患者根据图进行定向，并在左下角的图中解释可复性关节盘移位的机制（绝大多数患者在发病前都有这种情况）。解释髁突反复挤压关节盘后组织（通过副功能行为、吃硬食物等），从而使组织变薄，因此髁突现在位于关节窝的更高位置。为了使髁突复位到关节盘，它现在必须进一步下降，以移动到后带下方。在不可复性盘移位很难做到，对患者而言，髁突不能移动到后带下方。如右下角的图所示，后带阻止了髁突向前滑动。

通常认为，TMJ 不可复性盘移位伴张口受限的患者，TMJ 是疼痛的来源，TMJ 通常是触诊最敏感的结构。咀嚼肌通常会因 TMJ 疼痛而收紧（保护性肌肉夹板），因此咀嚼肌也经常疼痛，但不像 TMJ 那么易感。如果对张口受限的来源有疑问，可以使患者大张口以加重症状（如第 3 章的"其他评估"部分所述），并通过触诊再现疼痛来确认该位置。

---

*. 相关资料获取见文前补充说明。

根据治疗计划，作者告知患者，肌肉（闭口肌：咬肌、颞肌和翼内肌）的张力持续将髁突维持在关节窝中较高的位置，促进该疾病的发展。还可以告知患者，这些肌肉中的张力继续挤压关节盘后组织，加重 TMJ 负荷。这种紧张通常与压力、副功能行为或饮食有关。

一、间歇性紊乱

一些患者抱怨这种疾病只是间歇性发生（可能持续几秒钟到几天），在口腔检查时并不存在。建议对前面讨论的力学问题进行回顾，并询问引发关节紊乱或使紊乱持续的事件。

根据对未经治疗的患有该疾病的受试者进行的研究，大多数间歇性紊乱患者（TMJ 可复性盘移位伴绞锁）的 TMJ 会发展为张口受限的持续性疾病（不可复性关节盘移位伴张口受限），然后重新打开（不可复性关节盘移位不伴张口受限）。在研究中，经过这些阶段的受试者都没有出现明显的症状或需要治疗，这表明在普通人群中，个体很少出现持续性的典型症状[9]。只有小部分人在恢复张口度方面存在问题，但他们是与医生讨论这一问题的人，这让医生错误地感觉到，经历这些阶段个体的症状普遍存在。

尽管如此，如果患者告知他们的医生患有这种间歇性紊乱，应建议他们接受保守治疗，以阻止其进展和（或）尽量减少与进展相关的症状。患者通常报告称，间歇性绞锁加重与日间副功能行为、睡眠副功能行为或进食有关，这些活动使髁突对关节盘后组织的负荷明显加重[7]。

如果患者由于间歇性紊乱而醒来，睡眠副功能行为可能是主要原因，建议医生：①回顾"TMD 自我疗法"*，特别强调睡眠姿势；②为患者提供睡眠时佩戴的稳定咬合板，该咬合板已被证明可以减少 TMJ 的负荷[10-13]。如果这些疗法不能充分解决该疾病，其他传统的 TMD 疗法应该对该疾病有

*. 相关资料获取见文前补充说明。

作用（见第 19 章的"综合保守疗法"部分）。

如果间歇性障碍发生在日间，主要原因可能是日间的肌肉紧张和（或）副功能行为。除了 TMD 自我疗法指导，建议患者意识到日间的肌肉张力和副功能行为，并学会控制它们（这些副功能行为的控制在第 14 章的"日间行为控制"部分讨论）。如果这不能充分解决该紊乱，应考虑请心理学家帮助患者控制日间的副功能行为（如第 16 章的"日间行为控制"部分所述）。如果患者需要额外的帮助，建议通过为患者制造一个在睡眠期间佩戴的咬合板来升级治疗，以减少任何睡眠副功能行为可能对该紊乱的影响。在患者学会控制日间的肌肉张力和副功能行为之前，在日间也可以佩戴咬合板，尤其是在患者与之前或开始出现疾病有关的情况下（饮食除外）。如果这些方法不能充分解决这种疾病，其他传统的 TMD 治疗方法应该会使这种疾病受益（见 19 章"综合保守治疗"）。

对于间歇性绞锁患者，可以讨论三种可能有利于"解锁"TMJ 的技术，如表 10-1 所示。大约一半的患者可以通过将手指放在 TMJ 前约 10mm 处，向内侧和稍微向后按压，并将下颌左右移动来"解锁"TMJ。据推测，这种压力倾向于推动髁突和关节窝之间的组织，有助于放松髁突，使其更容易在关节盘后带下滑动。

表 10-1　解除不可复性关节盘移位伴张口受限的技术

- 将示指放在卡住的颞下颌关节（TMJ）前约 10mm 处，向内和向后按压的同时将下颌左右移动。大约 50% 的患者是能够以这种方式解除 TMJ 绞锁。如果这不起作用，请使用第二种方法
- 放松并按摩颞肌和咬肌。当这些肌肉放松时，将下颌左右移动。如果运动几分钟后，TMJ 绞锁还没有解除，请继续使用第三种方法，但可能会引起一些不适
- 将下颌尽可能远地移到 TMJ 未卡住的一侧，然后尽可能大地张口。这会尝试强行解除 TMJ 绞锁，可能会造成一些不适

技巧

解除可复性关节盘移位伴间歇性绞锁

对于间歇性关节绞锁患者可以和患者讨论三种有助于解除关节绞锁的技巧，如表 10-1 所示。

第二个步骤是让患者有意识地放松和按摩颞肌和咬肌。当这些肌肉放松时，要求患者将下颌左右移动。据推测，当间歇性紊乱发生时，闭口肌群通常会绷紧，将髁突维持在关节窝的更高位置。当这些肌肉放松时，髁突会解锁，当患者将下颌移到对侧时，髁突可以更容易地滑动到关节盘后带下方。

第三种方法是将下颌尽量滑动到对侧，然后最大限度地张开[1, 14]。试图强行将髁突复位到关节盘上，在用力时经常会引起不适。

建议患者首先尝试在 TMJ 前按压，因为这是一种快速的非侵害性动作。如果这不能解锁 TMJ，那么试着放松和按摩颞肌和咬肌，同时将下颌左右移动。建议将第三种手法作为最后手段，因为当髁突突然复位后，通常会引起不适。

如果这种紊乱发生在椅边，读者的诊室还可以使用另一种技巧。这需要在口腔中最后一颗牙齿之间放置棉卷，并要求患者轻轻地将其咬合。接下来，医生将惯用手的手掌放在下颌下方，另一只手的手掌放在患者的头顶上。逐步在下颌上施加相对强大的向上力，持续 5 分钟。通过使用棉纱卷作为支点，髁突会稍微解锁，当患者将下颌移动到对侧时，髁突可以更容易地滑动到关节盘后带下方[8]。

建议间歇性绞锁患者采用保守治疗，试图缓解间歇性绞锁和 TMD 疼痛。否则，该疾病可能会从间歇性发展为持续性，TMD 疼痛的严重程度似乎是预测哪些患者会受到影响的因素之一[15]。第 20 章的"病例 13"介绍了一例 TMJ 可复性盘移位伴间歇性绞锁的患者。

二、持续性紊乱

在治疗持续性紊乱（TMJ 不可复性盘移位伴张口受限）患者时，医生报道，对于被绞锁不到 1 周的患者，操作解锁 TMJ 通常是成功的，随着疾病持续 1 周以上，成功率会而迅速下降[1]。虽然没有明确的时间限制，但之后不应再尝试此程序，这取决于医生和患者的综合考量。

一种方法是首先让患者尝试自我解锁。要求患者有意识地放松和按摩闭口肌肉，然后尽可能将下颌移到对侧并最大限度地张开，尝试解锁 TMJ。如果不成功，医生可以通过将拇指放在同侧最后面的牙齿上，将手指包裹在下颌上，然后向下按压后牙，向上抬下颌颏部（图 10-2）。这个动作类似从汽水瓶上取下瓶盖。有些医生喜欢在拇指上放置纱布，以防止按压牙尖带来不适。在减轻 TMJ 压力约 30 秒后，保持力量，并让患者重复之前的动作数次[7]。如果不成功，在继续减压 TMJ 的同时，医生可以尝试向前和向内移动髁突（关节盘通常的位置），以解锁 TMJ（图 10-3）。

医生可以很容易地判断解锁程序是否在临床上成功，因为患者立即恢复了正常的张口度，尽管 MRI 的结果通常显示没有完全复位[16]。

如果这些操作不成功，并且患者和医生希望继续尝试解锁 TMJ，则可以在操作的同时使用许多附加程序。减少患者的疼痛（减少患者的抵抗）和（或）放松患者（减少闭口肌的张力）。这些程序包括氧化亚氮 – 氧气吸入、翼外肌麻醉药注射、翼外肌和咬肌麻醉药注射、TMJ 麻醉药注射，以及口服抗炎药和（或）肌松药处方[17-19]。一旦这些药物生效，医生可以尝试通过前面描述的相同操作解锁 TMJ。

如果医生成功解锁 TMJ，患者通常需要佩戴临时下颌前导咬合板，将髁突保持在复位的位置（图 10-4）。否则髁突易于再次绞锁。制作临时下

颌前导咬合板有利于解决这个问题。一种快速、简单的方法是使用冠桥取模的印模材料[20]。要求患者将前牙切端对切端咬合，这提供了一个稳定的可重复位置，通常髁突在关节盘下方复位。将材料搓成 10～12cm 长的粗绳状，要求患者张口，沿着牙齿的咬合 – 切缘放置材料，并要求患者靠近之前的牙齿端对端位置，但停止咬合，使上颌和下颌前牙之间保留约 1mm 的材料。调整咬合板，使其对下颌牙齿具有固位力，对上颌牙齿只有 1～2mm 深的压痕（图 10-5 和图 10-6）。

建议患者每天 24 小时佩戴该临时下颌前导咬合板，包括在进食时（这些患者通常会进食流食）。

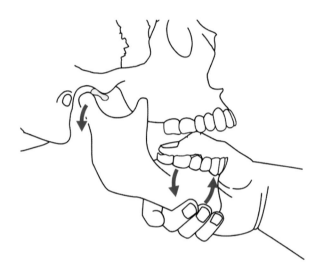

▲ 图 10-2　手法牵拉开颞下颌关节

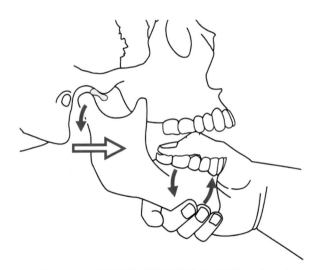

▲ 图 10-3　手法牵拉开颞下颌关节的同时向前、向内移动髁突

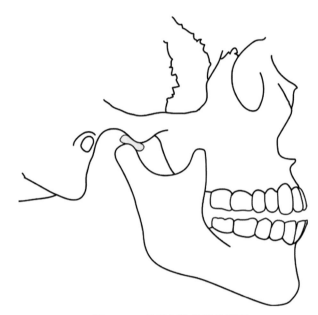

▲ 图 10-4　位于复位位置的髁突

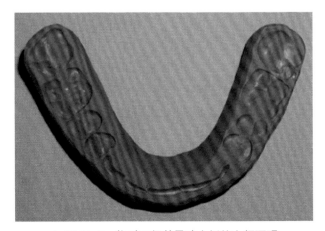

▲ 图 10-5　临时下颌前导咬合板的上颌面观

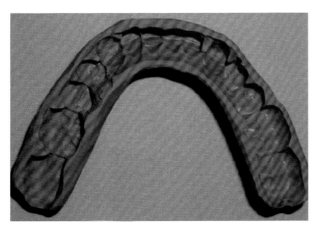

▲ 图 10-6 临时下颌前导咬合板的下颌面观

根据与该疾病相关的疼痛严重程度，医生可能希望开具一种抗炎药和（或）肌松药（将在后面和"第 17 章 药物治疗"中讨论）。

技巧

制作临时下颌前导咬合板
一种快速简单制作临时下颌前导咬合板的方法是使用冠桥取模的印模材料。

这些患者的长期管理计划通常包括在睡眠期间佩戴稳定咬合板（标准平面咬合板）。由于制作需要时间，如果患者还没有，医生希望在患者能够忍受的情况下尽快制作一个。

在过渡到只是夜间佩戴前，患者应在开始的 2～4 天内 24h 佩戴临时下颌前导咬合板。连续佩戴的天数因患者重新绞锁 TMJ 的倾向而不同。同样，随着时间的推移，患者会过渡到佩戴稳定咬合板，这是由 TMJ 重新绞锁的倾向所决定的。第 20 章的"病例 14"介绍了一例 TMJ 可复性盘移位伴张口受限患者的解锁过程。

临床上，很多患者没有成功解锁 TMJ。即使 TMJ 无法解锁，或者医生在尝试这些操作或在 TMJ 解锁后患者感到不舒服，绝大多数患者在 TMD 保守治疗中表现良好[21, 22]。事实上，许多患者在不接受治疗的情况下有所改善[4, 5, 9, 23]；症状往往会在几周或几个月内消失[24]。

快速会诊

解锁 TMJ
临床上很多 TMJ 绞锁的患者并不能成功地解除绞锁。

重点

即使患者的 TMJ 绞锁没有解除，大多数患者在保守的 TMD 治疗中表现良好。

一项研究跟踪了那些选择不接受这种疾病治疗的患者（他们的症状往往较轻），发现在 6 个月、12 个月和 18 个月时，症状得到缓解的患者分别约占 1/3、1/2 和 2/3[23]。研究人员发现，年轻人患者不经治疗症状更容易消失[25, 26]。

据推测，人们之所以能在这种疾病中自行缓解，是因为他们经常无意中对关节盘后组织施加拉伸力。每当患者张口时，髁突就会向前推动关节盘（图 10-1）。当患者说话、大笑、把食物放进嘴里等时，这可能会无意中发生。以这种方式反复撞击或推动关节盘通常会随着时间的推移充分拉伸关节盘后组织。随着关节盘后组织被拉伸，关节盘向前移动，最终关节盘被推出髁突的滑动路径，恢复正常张口。随着这种进展的发生，关节盘后组织受到负荷和拉伸，释放到滑液中的炎症和疼痛介质的数量也相应减少，从而使 TMJ 的关节痛得到相应的改善。如果关节盘后组织的微小损伤（来自副功能行为、肌肉张力等）足够小，TMJ 疼痛可能完全消失。

重点

患有这种疾病的患者每次张口达到受限的程度时，髁突会推关节盘向前。这种反复的撞击或挤压关节盘常常能够充分地牵拉并减小关节盘后组织的负荷。

尽管许多人可以在不接受或很少接受治疗的

情况下治愈这种疾病，但也有一些人疼痛难忍，需要进行干预。保守治疗主要是为了减轻 TMJ 疼痛和 TMJ 负荷。这改善了滑液环境，促进了关节盘后组织更快速的适应性改建[27]。此外，患者通常受益于大张口（达到患者耐受力）的运动，将关节盘推出髁突的滑动路径[1, 28, 29]。

目前没有足够的研究来支持特定的保守治疗方案，保守治疗的成功率因患者而异[21, 30-32]。大多数患者都能通过保守的 TMD 治疗得到获得成功，但有些患者症状无法令人满意地改善，需要提高治疗程度[21, 31, 33]。

作者最初提供的保守治疗的数量随着疼痛的强度、疾病出现的时间以及张口受限是否得到改善而变化。建议向所有这些患者提供前面讨论的解释和"TMD 自我疗法"*，强调观察和控制任何日间行为的重要性。

快速会诊

提供保守治疗

作者最初提供的保守治疗的数量随着疼痛的强度、疾病出现的时间以及张口受限是否得到改善而变化。

作者的大多数患者都会接受拉伸训练，除非 TMJ 疼痛非常严重，以至于认为此时进行拉伸训练会非常痛苦，或者患者已经迅速恢复了大部分张口，并且认为该训练是不必要的。运动往往会加重 TMJ 症状，但大多数患者都会服用抗炎药，因此他们通常可以耐受拉伸运动。指导患者进行如图 8-1 所示的运动，保持拉伸 30～60 秒，一天中进行大约 6 次。患者需要平衡力量的大小、拉伸的持续时间以及一天中拉伸的次数，因此训练产生的 TMJ 疼痛是可以忍受的[1, 28]。如果可能的话，要求患者在运动前用加热垫热敷 TMJ，并在运动后持续几分钟[34]。

作为一般药物指南，作者倾向于为持续疼痛的患者开具以下处方。这将因患者的疼痛波动和强度模式、TMJ 触痛、情绪影响而有所不同。如果患者的 TMJ 疼痛水平较低（3/10 或以下），作者倾向于开具 500mg 的萘普生，每天 2 次。如果 TMJ 疼痛在 3/10 以上，作者考虑在第 17 章的"抗炎药"部分讨论的盐酸甲泼尼龙 - 萘普生方案。如果睡眠副功能行为导致 TMJ 疼痛（患者因 TMJ 疼痛而惊醒），作者也倾向于开具 2～5mg 地西泮，1～2 片，以减少睡眠副功能行为，直到可以使用咬合板治疗。

如果有肌肉疼痛，作者倾向于开具 2～5mg 地西泮，1～2 片睡前服用。如果患者有显著的肌肉疼痛引起大量的日间疼痛，考虑让患者在上午和下午也服用 1/2 片；必须注意潜在的不良反应和后果。作者建议患者服用 2～5mg 地西泮、1～2 片睡前服用和（或）非甾体抗炎药，只要它们看起来是有益的。这是唯一的一种使用地西泮超过 2～3 周的 TMD。

作者发现，将这些患者转诊给熟悉这些疾病的物理治疗师也很有帮助。理疗师通常每周观察患者 2～3 次，为患者热敷，活动髁突，监测病情的进展，鼓励患者拉伸关节盘后组织，控制日间的肌肉收紧行为，为患者答疑，并告知患者何时减少拉伸并最终停止拉伸。

患病的时间越长，保守治疗有效的可能性就越小[26, 30]。因此，在最初的检查中，如果患有这种疾病超过 2 个月，尤其是如果患者张口受限没有改善，作者倾向将稳定咬合板作为初始治疗的一部分。除这些其他疗法外，稳定咬合板通常为这些患者提供更大的益处[21, 30-32]。

如果患者无法大张口，无法制取下颌印模，医生有几种选择：①仅取上颌印模，制作不需要下颌石膏的咬合板，例如软咬合板；或者②去除托盘舌缘的一部分后，取下颌印模。如果这导致印模不足，首选下颌咬合板，则制作一个临时下颌咬合板（如软咬合板），如果需要，在张口充分改善后更换。

在治疗过程中，密切监测张口度和疼痛程度，

---

*. 相关资料获取见文前补充说明。

以确保患者对初始治疗反应良好。如果患者在接下来的 1～2 周内治疗效果不佳，并且没有使用稳定咬合板，则通过添加咬合板升级治疗。

在治疗期间，患者报告其 TMJ 已解锁的情况并不少见。这种情况与医生进行患者解锁 TMJ 时不同，因为在这种情况下，TMJ 不会立即重新锁绞因此不需要下颌前伸咬合板。尽管 TMJ 解锁，但重要的是患者必须继续治疗并尽可能使症状消失，因为疼痛和（或）间歇性绞锁患者有更大的复发可能性 [9, 15]。

如果患者没有从保守治疗中得到改善，或者对进展缓慢感到不满意，医生可能希望将治疗升级为侵入性治疗 [35, 36]。研究表明，保守治疗、关节灌洗术和关节内镜手术对这种疾病的改善程度相似 [21, 32, 37]。通过关节灌洗术或关节内镜手术将疼痛和炎症介质从 TMJ 排出，可以使患者快速拉伸关节盘后组织。如果持续的影响因素（如副功能行为）从未得到充分控制，TMD 疼痛可能会在手术后复发，需要解决影响因素 [21, 38]

快速会诊

升级为侵入性手术

如果患者没有好转，或对缓慢进展而感到沮丧，医生可能希望将治疗升级为侵入性治疗程序。

此外，当保守治疗明显无效时，应该及时采用新的治疗手段；患病的时间越长，从关节灌洗术中获益的可能性就越小，需要关节内镜手术或更具侵入性的手术的可能性就越大 [39, 40]。TMJ 注射麻醉药、类固醇和（或）透明质酸钠［尚未获得美国食品药品管理局（FDA）批准用于 TMJ］是被推荐的，也是治疗这种疾病的合理方案 [41-44]

如果选择手术治疗作为治疗方案，那么在手术干预后，往往需要解决致病因素（例如副功能行为）。如果不能令人满意地缓解，TMD 症状很可能会再次出现 [21]。

第 20 章的"病例 15"介绍了一例采用保守疗法治疗可复性关节盘移位伴张口受限的患者。文献中提出了这种疾病的另一种假说，即 TMJ 负荷导致滑液流出，使关节盘以类似吸盘的方式吸附在关节结节上。理论上认为，前移位是由于髁突移位时关节盘附着在关节结节上，而当髁突复位时，关节盘仍保持向前固定。保守治疗可以减少 TMJ 的负荷，使"健康"的滑液得以重建，从而促进粘连关节盘的释放。压力注射和关节灌洗有助于治疗这种疾病，如果保守治疗不成功，建议使用这种方法 [35, 45]。随着对这种病变了解的增多，它可能被认为是一种独立的 TMD。

医生必须认识到，患者无法张口也可能是由于 TMJ 内的肿瘤生长所致。TMJ 肿瘤很少导致 TMD [46, 47]，但医生可能希望在初始评估期间，或在初始治疗没有改善患者病情的情况下，获得筛查 X 线片，如经颅或全景 X 线片。

参考文献

[1] Okeson, J.P. (2013). *Management of Temporomandibular Disorders and Occlusion*, 7e. CV Mosby: St Louis, MO.

[2] Manfredini, D. and Guarda-Nardini, L. (2008). Agreement between research diagnostic criteria for temporomandibular disorders and magnetic resonance diagnoses of temporomandibular disc displacement in a patient population. *Int. J. Oral Maxillofac. Surg.* 37 (7): 612–616.

[3] Simmons, H.C. (2015). The unlocking window. *Cranio* 33 (3): 167–168.

[4] Yura, S. (2012). Natural course of acute closed lock of the temporomandibular joint. *Br. J. Oral Surg.* 50 (7): 646–649.

[5] Naeije, M., Te Veldhuis, A.H., Te Veldhuis, E.C. et al. (2013). Disc displacement within the human temporomandibular joint: a systematic review of a 'noisy annoyance'. *J. Oral Rehabil.* 40 (2): 139–158.

[6] Kalaykova, S., Lobbezoo, F., and Naeije, M. (2011). Effect of chewing upon disc reduction in the temporomandibular joint. *J. Orofac. Pain* 25 (1): 49–55.

[7] Kalaykova, S.I., Lobbezoo, F., and Naeije, M. (2011). Risk factors for anterior disc displacement with reduction and intermittent locking in adolescents. *J. Orofac. Pain* 25 (2): 153–160.

[8] Desmons, S., Luere, P.-A., Graux, F. et al. (2009). Clinical showcase – emergency management of restricted jaw opening. *J. Can. Dent. Assoc.* 74 (2): 155–159.

[9] Kalaykova, S., Lobbezoo, F., and Naeije, M. (2010). Two-year natural course of anterior disc displacement with reduction. *J. Orofac. Pain* 24 (4): 373–378.

[10] Fricton, J., Look, J.O., Wright, E. et al. (2010). Systematic review and metaanalysis of randomized controlled trials evaluating intraoral orthopedic appliances for temporomandibular disorders. *J. Orofac. Pain* 24 (3): 237–254.

[11] Zonnenberg, A.J. and Mulder, J. (2014). The efficacy of a specific stabilization splint. *Cranio* 32 (1): 68–74.

[12] Klasser, G.D., Greene, C.S., and Lavigne, G.J. (2010). Oral appliances and the management of sleep bruxism in adults: a century of clinical applications and search for mechanisms. *Int. J. Prosthodont.* 23 (5): 453–462.

[13] Nitzan, D.W. and Roisentul, A. (2010). TMJ osteoarthritis. In: *Current Concepts on Temporomandibular Disorders* (ed. D. Manfredini), 111–134. Chicago, IL: Quintessence.

[14] Yamaguchi, T., Komatsu, K., Okada, K., and Matsuki, T. (2006). The advantageous direction of jaw movement for releasing TMJ intermittent lock. *Cranio* 24 (3): 171–178.

[15] Lundh, H., Westesson, P.-L., and Kopp, S. (1987). A three-year follow-up of patients with reciprocal temporomandibular joint clicking. *Oral Surg. Oral Med. Oral Pathol.* 63 (5): 530–533.

[16] Segami, N., Murakami, K., and Iizuka, T. (1990). Arthrographic evaluation of disk position following mandibular manipulation technique for internal derangement with closed lock of the temporomandibular joint. *J. Craniomandib. Disord.* 4 (2): 99–108.

[17] Mongini, F., Ibertis, F., and Manfredi, A. (1996). Long-term results in patients with disc displacement without reduction treated conservatively. *Cranio* 14 (4): 301–305.

[18] Helkimo, M. and Hugoson, A. (1988). Nitrous oxide–oxygen sedation in the diagnosis and treatment of temporomandibular joint locking: a clinical and methodological study. *Cranio* 6 (2): 148–155.

[19] Mongini, F. (1995). A modified extraoral technique of mandibular manipulation in disk displacement without reduction. *Cranio* 13 (1): 22–25.

[20] Hicks, N.A. (1989). An efficient method for constructing a soft interocclusal splint. *J. Prosthet. Dent.* 61 (1): 48–50.

[21] Schiffman, E.L., Look, J.O., Hodges, J.S. et al. (2007). Randomized effectiveness study of four therapeutic strategies for TMJ closed lock. *J. Dent. Res.* 86 (1): 58–63.

[22] Manfredini, D. (2014). No significant differences between conservative interventions and surgical interventions for TMJ disc displacement without reduction. *Evid. Based Dent.* 15 (3): 90–91.

[23] Sato, S., Kawamura, H., Nagasaka, H., and Motegi, K. (1997). The natural course of anterior disc displacement without reduction in temporomandibular joint: follow-up at 6, 12, and 18 months. *J. Oral Maxillofac. Surg.* 55: 234–238.

[24] Isberg, A., Stenstrom, B., and Isacsson, G. (1991). Frequency of bilateral temporomandibular joint disc displacement in patients with unilateral symptoms: a 5-year follow-up of the asymptomatic joint – a clinical and arthrotomographic study. *Dentomaxillofac. Radiol.* 20 (2): 73–76.

[25] Sato, S., Goto, S., Kawamura, H., and Motegi, K. (1997). The natural course of nonreducing disc displacement of the TMJ: relationship of clinical findings at initial visit to outcome after 12 months without treatment. *J. Orofac. Pain* 11 (4): 315–320.

[26] Yoshida, H., Kashiwagi, K., Sakata, T. et al. (2013). Prognostic factor of mandibular condylar movement exercise for patients with internal derangement of the temporomandibular joint on initial presentation: preliminary report. *J. Craniomaxillofac. Surg.* 41 (5): 356–358.

[27] Stegenga, B. and de Bont, L.G.M. (2006). TMJ growth, adaptive modeling and remodeling, and compensatory mechanisms. In: *Temporomandibular Disorders: An Evidenced-Based Approach to Diagnosis and Treatment* (ed. D.M. Laskin, C.S. Greene and W.L. Hylander), 53–67. Hanover Park, IL: Quintessence.

[28] Haketa, T., Kino, K., Sugisaki, M. et al. (2010). Randomized clinical trial of treatment for TMJ disc displacement. *J. Dent. Res.* 89 (11): 1259–1263.

[29] Yoshida, H., Sakata, T., Hayashi, T. et al. (2011). Evaluation of mandibular condylar movement exercise for patients with internal derangement of the temporomandibular joint on initial presentation. *Br. J. Oral Maxillofac. Surg.* 49 (4): 310–313.

[30] Stiesch-Scholz, M., Fink, M., Tschernitschek, H., and Rossbach, A. (2002). Medical and physical therapy of temporomandibular joint disk displacement without reduction. *Cranio* 20 (2): 85–90.

[31] Schiffman, E.L., Velly, A.M., Look, J.O. et al. (2014). Effects of four treatment strategies for temporomandibular joint closed lock. *Int. J. Oral Maxillofac. Surg.* 43 (2): 217–226.

[32] Al-Baghdadi, M., Durham, J., Araujo- Soares, V. et al. (2014). TMJ disc displacement without reduction management: a systematic review. *J. Dent. Res.* 93 (7 suppl): 37S–51S.

[33] Tatli, U., Benlidayi, M.E., Ekren, O., and Salimov, F. (2017). Comparison of the effectiveness of three different treatment methods for temporomandibular joint disc displacement without reduction. *Int. J. Oral Maxillofac. Surg.* 46 (5): 603–609.

[34] Lentell, G., Hetherington, T., Eagan, J., and Morgan, M. (1992). The use of thermal agents to influence the effectiveness of a low-load prolong stretch. *J. Orthop. Sports Phys. Ther.* 16 (5): 200–207.

[35] Reston, J.T. and Turkelson, C.M. (2003). Meta-analysis of surgical treatments for temporomandibular articular disorders. *J. Oral Maxillofac. Surg.* 61 (1): 3–10.

[36] González-García, R. (2015). The current role and the future of minimally invasive temporomandibular joint surgery. *Oral Maxillofac. Surg. Clin. North Am.* 27 (1): 69–84.

[37] Murakami, K., Hosaka, H., Moriya, Y. et al. (1995). Short-term treatment outcome study for the management of temporomandibular joint closed lock: a comparison of arthrocentesis to nonsurgical therapy and arthroscopic lysis and lavage. *Oral Surg. Oral Med. Oral Pathol. Oral Radiol. Endod.* 80 (3): 253–257.

[38] Dimitroulis, G. (2002). A review of 56 cases of chronic closed lock treated with temporomandibular joint arthroscopy. *J. Oral Maxillofac. Surg.* 60 (5): 519–524.

[39] Machoň, V., Sedý, J., Klíma, K. et al. (2012). Arthroscopic lysis and lavage in patients with temporomandibular anterior disc displacement without reduction. *Int. J. Oral Maxillofac. Surg.* 41 (1): 109–113.

[40] Sakamoto, I., Yoda, T., Tsukahara, H. et al. (2000). Comparison of the effectiveness of arthrocentesis in acute and chronic closed lock: analysis of clinical and arthroscopic findings. *Cranio* 18 (4): 264–271.

[41] Samiee, A., Sabzerou, D., Edalatpajouh, F. et al. (2011). Temporomandibular joint injection with corticosteroid and local anesthetic for limited mouth opening. *J. Oral Sci.* 53 (3): 321–325.

[42] Yeung, R.W., Chow, R.L., Samman, N., and Chiu, K. (2006). Short-term therapeutic outcome of intra-articular high molecular weight hyaluronic acid injection for nonreducing disc displacement of the temporomandibular joint. *Oral Surg. Oral Med. Oral Pathol. Oral Radiol. Endod.* 102 (4): 453–461.

[43] Emshoff, R. (2005). Clinical factors affecting the outcome of arthrocentesis and hydraulic distension of the temporomandibular joint. *Oral Surg. Oral Med. Oral Pathol. Oral Radiol. Endod.* 100 (4): 409–414.

[44] Clark, G. (2015). Evidence-based pharmacologic approaches for chronic orofacial pain. *J. Calif. Dent. Assoc.* 43 (11): 643–654.

[45] Nitzan, D.W. (2003). "Friction and adhesive forces" – possible underlying causes for temporomandibular joint internal derangement. *Cells Tissues Organs* 174 (1–2): 6–16.

[46] American Academy of Orofacial Pain, de Leeuw, R., and Klasser, G.D. (eds.) (2018). *Orofacial Pain: Guidelines for Assessment, Diagnosis and Management*, 6e, 144. Chicago, IL: Quintessence.

[47] Guarda-Nardini, L., Stellini, E., Di Fiore, A., and Manfredini, D. (2017). A rare case of misdiagnosed silent lung cancer with solitary metastasis to the temporomandibular joint condyle. *J. Oral Facial Pain Headache* 31 (2): 180–185.

第 11 章　颞下颌关节半脱位和脱位
TMJ Subluxation and Luxation

TMJ 半脱位的诊断是，患者主诉从最大张口位短暂无法闭口，必须施行特定的动作才能闭口。髁突以这种方式被锁住时，患者通常能够自行复位[1, 2]。

TMJ 脱位（也被称为张口绞锁或脱臼）是指患者无法从最大张口处闭口，需要医生将髁突复位回关节窝。TMJ 脱位占人体关节脱位的 3%，有时脱位会频繁发生[1]。

这些疾病是由于髁突卡在关节结节前面[3]。阻碍可能来自关节结节，阻碍关节盘 – 髁突复合体后移，或关节盘阻碍髁突后移，或两者的组合[4]。

快速会诊

TMJ 半脱位与脱位的区别

当患者能够自己复位即诊断为 TMJ 半脱位，当患者需要其他人使髁突从最大张口位复位即诊断为 TMJ 脱位。

这些疾病非常容易诊断。患者讲述了在最大张口附近突然被卡住或锁定的病史（例如打哈欠、牙科手术或大叫）。如果持续时间超过了瞬间，闭口肌肉会变得疼痛，容易发生痉挛，并且随着时间的推移，髁突越来越难以复位[5, 6]。当无法自行复位时，患者往往会感到痛苦，因为当他们试图闭口，疼痛会增加[2, 7]。

如果患者无法自行缓解这种疾病，那么髁突复位越早，医生就越容易将髁突推回关节窝[5, 6]。如果脱位是最近才发生的，那么通过按摩可能很容易复位。在脱位 1 个月或更长时间的患者中，通过手法复位的成功率较低，大多数普通牙科医

生会将患者转诊给口腔外科医生进行更高级的治疗[2, 6]。

快速会诊

观察手法复位的难易

如果患者出现脱位，越早按摩髁突，越容易将髁突复位回关节窝。

在试图复位髁突之前，向患者解释颞肌和咬肌是如何收缩的，以及如何复位关节结节前方的髁突。当髁突被向下推到结节处时，他或她需要放松这些肌肉。当患者放松闭口肌肉时，将纱布双侧置于下颌磨牙上方，拇指置于纱布上方，并将手指缠绕在下颌上。要求患者大张口，这在生理上会导致闭口肌肉放松。当他或她试图张口更大时，双侧向下按压磨牙，向上抬起下颌颏部，然后慢慢向后移动下颌[7-9]。

如果不成功，一些医生建议让助手用 2 个棉签触摸患者的软腭，激活呕吐反射，同时医生重新尝试操作下颌[7-9]。呕吐反射应该更有力地刺激张口肌肉，使闭口的肌肉在生理上更加放松。

如果这不能复位髁突，药物可以促使操作成功。这些药物用于尝试放松患者（减少闭口肌肉的张力）和（或）减轻疼痛（减少患者的抵抗）。可能包括氧化亚氮 – 氧气吸入、TMJ 麻醉药注射、静脉镇静或全身麻醉[2, 5, 7, 10]。

大多数普通牙科医生都会通过吸入氧化亚氮来提高治疗效果。如果他们仍然无法将髁突压低进入关节窝，他们会将患者转诊给口腔外科医生[5, 6]。

髁突成功复位后，患者希望避免再次发生这种情况。在这种情况下，建议以逐步升级的方式提供预防性治疗。首先，让患者了解机械问题；解释一下，如果患者学会了控制过度张口，问题就不会发生。"TMJ 盘 – 髁突复合体紊乱"图 * 的左上图可能有助于向患者直观地解释 TMJ 半脱位和脱位。告诫患者在打哈欠、大喊大叫或进行牙科手术等最大张口活动时要非常小心。

一些人发现限制张口可以令人满意地预防这种疾病，而另一些人很难记住要限制张口，因此想要升级治疗。推荐的另一种治疗方法是在睡眠时佩戴稳定咬合板，临床经验表明，咬合板通常会降低这种疾病的频率和强度[11-13]。这可能是由于咬合板能够减少 TMJ 的负荷，从而提高 TMJ 润滑剂（透明质酸钠）的质量[12, 14, 15]。其他人则认为这种疾病主要是由肌肉因素引起的，咬合板通过改善肌肉因素来降低疾病的频率和（或）强度[13]。

> **快速会诊**
>
> **减少半脱位或脱位发生频率和发病强度**
> 在睡眠期间佩戴稳定咬合板通常会减少半脱位和脱位的发生频率和发病强度。

如果咬合板不能令人满意地减少复发，建议讨论其他三种选择，让患者决定，如下所示。

1. 如果患者需要帮助，记得限制张口，建议将患者转诊给正畸医生，让其在磨牙上安装纽扣。在按钮周围放置塑料钓鱼线或橡皮筋，因此当患者试图大张口时，会提醒患者限制张口。需要佩戴 2 个月[8, 16]。

2. 如果患者在疾病发生时自我复位有困难，建议对患者进行如何减轻髁突压力和复位髁突的教育[8]。一种技术涉及使用 12cm^3（或类似注射器）的单针头弯曲针头注射器，从注射器筒体上切下弯曲针头，并将注射器筒体放置在咬合平面上，尽可能靠后。患者坐在桌子旁，手放在颏部，集中精力放松闭口肌，并允许头部的重量施加对颏部向上的力。注射器筒将充当一个支点，这将充分分散髁突的压力，这样患者就可以重新拉伸下颌，并将髁突退回关节窝（图 11-1）。这对单侧或双侧脱位都有效。

3. 如果关节紊乱很严重，建议将患者转诊给口腔外科医生，制订该疾病的手术方案[9, 10, 17-19]。

> **技巧**
>
> **TMJ 脱位的自我复位**
> 有时教育患者如何牵拉髁突并复位髁突可以取得积极的效果（图 11-1）[20]。

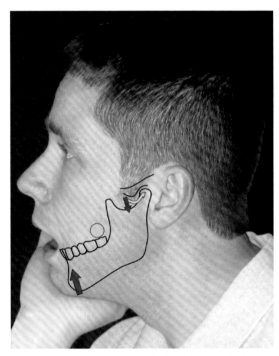

▲ 图 11-1　患者解除颞下颌关节脱位的方法是将手放在颏部，集中精力放松闭口肌，并允许头部的重量施加对颏部向上的力。分散髁突的压力，然后轻轻向后推下颌。将单管注射器筒置于患者可耐受的咬合平面上方，作为支点，使向上的力分散髁突的压力

---

*. 相关资料获取见文前补充说明。

参考文献

[1] Shorey, C.W. and Campbell, J.H. (2000). Dislocation of the temporomandibular joint. *Oral Surg. Oral Med. Oral Pathol. Oral Radiol. Endod.* 89 (6): 662–668.

[2] Caminiti, M.F. and Weinberg, S. (1998). Chronic mandibular dislocation: the role of non-surgical and surgical treatment. *J. Can. Dent. Assoc.* 64 (7): 484–491.

[3] American Academy of Orofacial Pain, de Leeuw, R., and Klasser, G.D. (eds.) (2018). *Orofacial Pain: Guidelines for Assessment, Diagnosis and Management*, 6e, 159–160. Chicago, IL: Quintessence.

[4] Yoda, T., Imai, H., Shinjyo, T. et al. (2002). Effect of arthrocentesis on TMJ disturbance of mouth closure with loud clicking: a preliminary study. *Cranio* 20 (1): 18–22.

[5] Nusrath, M.A., Adams, J.R., Farr, D.R., and Bryant, D.G. (2008). TMJ dislocation. *Br. Dent. J.* 204 (4): 170–171.

[6] Huang, I.Y., Chen, C.M., Kao, Y.H. et al. (2011). Management of long-standing mandibular dislocation. *Int. J. Oral Maxillofac. Surg.* 40 (8): 810–814.

[7] Pertes, R.A. and Gross, S.G. (1995). Disorders of the temporomandibular joint. In: *Clinical Management of Temporomandibular Disorders and Orofacial Pain* (ed. R.A. Pertes and S.G. Gross), 80–81. Chicago, IL: Quintessence.

[8] Okeson, J.P. (2013). *Management of Temporomandibular Disorders and Occlusion*, 7e, 332–336. St Louis, MO: CV Mosby.

[9] Liddell, A. and Perez, D.E. (2015). Temporomandibular joint dislocation. *Oral Maxillofac. Surg. Clin. North Am.* 27 (1): 125–136.

[10] Laskin, D.M. (2006). Indications and limitations of TMJ surgery. In: *Temporomandibular Disorders: An Evidenced-Based Approach to Diagnosis and Treatment* (ed. D.M. Laskin, C.S. Greene and W.L. Hylander), 413–419. Hanover Park, IL: Quintessence.

[11] de Felicio, C.M., Freitas, R.L., and Bataglion, C. (2007). The effects of orofacial myofunctional therapy combined with an occlusal splint on signs and symptoms in a man with TMD-hypermobility: case study. *Int. J. Orofacial Myology* 33: 21–29.

[12] Nitzan, D.W. (2002). Temporomandibular joint "open lock" versus condylar dislocation: signs and symptoms, imaging, treatment, and pathogenesis. *J. Oral Maxillofac. Surg.* 60 (5): 506–511.

[13] Martins, W.D., Ribas Mde, O., Bisinelli, J. et al. (2014). Recurrent dislocation of the temporomandibular joint: a literature review and two case reports treated with eminectomy. *Cranio* 32 (2): 110–117.

[14] Imirzalioğlu, P., Uçkan,, S., Güler, N. et al. (2009). Synovial apoptosis in temporomandibular joint disc displacement without reduction. *Oral Surg. Oral Med. Oral Pathol. Oral Radiol. Endod.* 108 (5): 693–698.

[15] Nitzan, D.W. and Roisentul, A. (2010). TMJ osteoarthritis. In: *Current Concepts on Temporomandibular Disorders* (ed. D. Manfredini), 111–134. Chicago, IL: Quintessence.

[16] Sato, K., Umeno, H., and Nakashima, T. (2009). Conservative treatment for recurrent dislocation of temporomandibular joint. *J. Laryngol. Otol.* 123 (Suppl 31): 72–74.

[17] Undt, G. (2011). Temporomandibular joint eminectomy for recurrent dislocation. *Atlas Oral Maxillofac. Surg. Clin. North Am.* 19 (2): 189–206.

[18] Bayoumi, A.M., Al-Sebaei, M.O., Mohamed, K.M. et al. (2014). Arthrocentesis followed by intra-articular autologous blood injection for the treatment of recurrent temporomandibular joint dislocation. *Int. J. Oral Maxillofac. Surg.* 43 (10): 1224–1228.

[19] Coser, R., da Silveira, H., Medeiros, P., and Ritto, F.G. (2015). Autologous blood injection for the treatment of recurrent mandibular dislocation. *Int. J. Oral Maxillofac. Surg.* 44 (8): 1034–1037.

[20] Terai, H., Kasuya, S., Nakagawa, Y., and Ueno, T. (2014). The use of only one hand for the reduction of a temporomandibular joint dislocation: a technique suitable for self-reduction. *Int. J. Oral Maxillofac. Surg.* 43 (5): 663–664.

第三篇　咬合板治疗
Occlusal Appliance Therapy

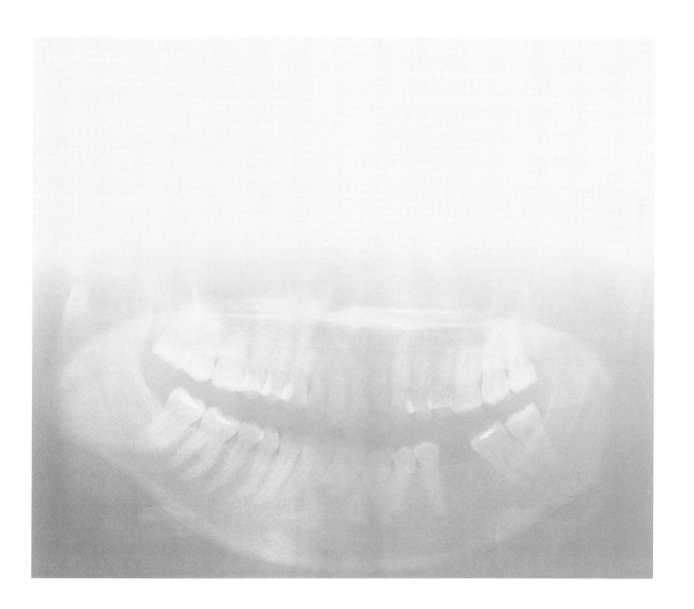

100 多年来，咬合板一直用于改善颞下颌关节紊乱病（TMD）的症状[1]。它们通常用于缓解咀嚼肌疼痛、颞下颌关节（TMJ）疼痛、TMJ 骨关节炎、关节杂音、下颌运动受限以及治疗关节半脱位和脱位[2-5]。许多研究证实了稳定咬合板（传统平面咬合板）的有效性[6]。

重点

一般来说，咬合板用于缓解咀嚼肌疼痛、TMJ 疼痛、TMJ 骨关节炎、关节杂音、下颌运动受限以及治疗关节半脱位和脱位。

使用咬合板是牙科医生用于治疗 TMD 最常用的治疗方法[2]。一些牙科医生仅局限于通过使用咬合板来治疗 TMD，很可能是因为他们没有学习过何时或如何进行其他治疗方法。对于部分严重的关节疼痛患者，咬合板本身只能提供适度的改善，不能达到令人满意的治疗效果，对有些人来说可能没有任何改善[4, 7]。咬合板是 TMD 的保守疗法之一。TMD 的保守疗法适应证在第 19 章的"综合保守治疗"部分进行了详细讨论。

快速会诊

TMD 保守治疗

咬合板治疗是众多 TMD 保守疗法中的一种。

重点

单纯的咬合板治疗并不能为所有 TMD 患者提供令人满意的症状缓解，部分患者可能无任何缓解。

只有患者佩戴咬合板期间才能达到效果，当患者停止佩戴时就会消失[8-10]。这并不意味着所有患者今后都需要一直佩戴，因为疾病的诱发因素（如压力）可能已经减轻，并且可能已经进行了其他治疗（比如放松），从而不再需要这些咬合板。这类似踝关节扭伤痊愈后不再需要拐杖一样。

咬合板伴随着下颌运动和咬合可对患者造成不可逆的变化，这个现象通常仅在每天佩戴咬合板超过 12h 的患者中出现，特别是咬合板仅覆盖牙列的一部分时[11]。不能充分保持咬合板卫生或口腔卫生的患者可能会出现龋齿、牙龈炎和口腔异味等症状[4, 12]。

医生有能力提供大量不同设计的咬合板。因此，当人们开始研究咬合板时，这一课题显得非常热门。基本上，咬合板只能被设计的几种形式是①允许下颌从最大牙尖交错位自由滑动（例如，稳定咬合板）或将下颌髁突保持在预定的位置（例如，下颌前导咬合板）；②患者戴咬合板咬合在最大牙尖交错位时髁突的位置；③咬合板的物理性能方面，是否覆盖了牙列中的所有牙齿、覆盖了上颌牙或下颌牙，以及它的加工材料类型、厚度和其固定形式。

治疗 TMD 患者最常用的两种咬合板是稳定咬合板和下颌前导咬合板。稳定咬合板具有与对颌牙列咬合的平面，这提供了一个拾学上稳定的咬合环境（这是它们被称为稳定咬合板的原因），通常设计为组牙功能拾或尖牙引导方案。该咬合板可使患者从最大的牙尖交错位自由移动，最常用于严重睡眠副功能行为导致牙齿磨耗或 TMD 症状的患者。

下颌前导咬合板主要用于可复性关节盘移位的患者。咬合板将下颌保持在前伸位，即髁突复位至正常的关节盘－髁突关系位置上。这一方式暂时消除关节盘－髁突机械干扰，并且任何作用于髁突的力都是通过关节盘的中间带传递的，而非关节盘后组织。

咬合板具有临床疗效的原因尚不完全清楚。本篇通过回顾有关咬合板的文献和临床观察，更好地了解这些咬合板，以便医生可以更有效地使用它们治疗不同类型的 TMD 患者。

有双酚 A。

快速会诊

对咬合板疗效机制的理解

咬合板具有临床疗效的原因尚不完全清楚。

为了帮助读者的牙科助手更好地确定谁将受益于咬合板的治疗，本书推荐了"给牙科助手的转诊标准"*。

在过去的十年里，人们越来越关注各种设备材料是否含有双酚基丙烷 A（BPA，以下简称双酚 A）。简称据报道称双酚 A 与心脏病、冠状动脉疾病、肥胖、糖尿病、免疫系统紊乱和生殖障碍等疾病有关 [13, 14]。双酚 A 存在于一些塑料中，已经被欧盟、美国和加拿大禁止在婴儿奶瓶中使用。

牙科医生可能会遇到患者担心即将使用的咬合板是否含有双酚 A。谨慎的做法是，事先要求技工室询问他们的经销商所提供的咬合板是否含

重点

要求你的技工室询问他们的经销商所提供的咬合板是否含有双酚 A。

由于种植义齿周围没有牙周膜韧带形成，因此当患者用力紧咬咬合板时，牙冠不能垂直移动；当患者摘戴咬合板时，牙冠不能侧向移动 [15, 16]。为了确保患者在进行这些活动时种植体不会过度负荷，需告知技工室哪些牙齿是种植义齿，以便他们对咬合板进行适当的调改。技工室技师应在种植义齿周围预留一个小空间，并且尽量不依赖种植义齿获得咬合板的固位力。对颌牙有种植义齿时调整咬合板的建议将在第 12 章的"咬合板的调整"部分和第 13 章的"设计和调整"部分讨论。

参考文献

[1] Goodwillie, D.H. (1881). Arthritis of the temporomaxillary articulation. *Arch. Med.* 5: 259–263.

[2] Velly, A.M., Schiffman, E.L., Rindal, D.B. et al. (2013). The feasibility of a clinical trial of pain related to temporomandibular muscle and joint disorders: the results of a survey from the Collaboration on Networked Dental and Oral Research dental practice-based research networks. *J. Am. Dent. Assoc.* 144 (1): e1–e10.

[3] de Souza, R.F., Lovato da Silva, C.H., Nasser, M. et al. (2012 Apr 18). Interventions for the management of temporomandibular joint osteoarthritis. *Cochrane Database Syst. Rev.* (4): CD007261. https://doi.org/10.1002/ 14651858.CD007261.pub2.

[4] Fricton, J., Look, J.O., Wright, E. et al. (2010). Systematic review and meta-analysis of randomized controlled trials evaluating intraoral orthopedic appliances for temporomandibular disorders. *J. Orofac. Pain* 24 (3): 237–254.

[5] Greene, C.S. and Menchel, H.F. (2018). The use of oral appliances in the management of temporomandibular disorders. *Oral Maxillofac. Surg. Clin. North Am.* 30 (3): 265–277.

[6] Kuzmanovic Pficer, J., Dodic, S., Lazic, V. et al. (2017). Occlusal stabilization splint for patients with temporomandibular disorders: meta-analysis of short and long term effects. *PLoS One* 12 (2): e0171296.

[7] Behr, M., Stebner, K., Kolbeck, C. et al. (2007). Outcomes of temporomandibular joint disorder therapy: observations over 13 years. *Acta Odontol. Scand.* 65 (5): 249–253.

[8] Klasser, G.D., Greene, C.S., and Lavigne, G.J. (2010). Oral appliances and the management of sleep bruxism in adults: a century of clinical applications and search for mechanisms. *Int. J. Prosthodont.* 23 (5): 453–462.

[9] Franco, L., Rompre, P.H., de Grandmont, P. et al. (2011). A mandibular advancement appliance reduces pain and rhythmic masticatory muscle activity in patients with morning headache. *J. Orofac. Pain* 25 (3): 240–249.

[10] Matsumoto, H., Tsukiyama, Y., Kuwatsuru, R., and Koyano, K. (2015). The effect of intermittent use of occlusal splint devices on sleep bruxism: a 4-week observation with a portable electromyographic recording device. *J. Oral Rehabil.* 42 (4): 251–258.

[11] Clark, G.T. and Minakuchi, H. (2006). Oral appliances. In: *Temporomandibular Disorders: An Evidenced-Based Approach to Diagnosis and Treatment* (ed. D.M. Laskin, C.S. Greene and W.L. Hylander), 377–390. Hanover Park, IL: Quintessence.

[12] American Academy of Orofacial Pain (2018). *Orofacial Pain: Guidelines for Assessment, Diagnosis and Management*, 6e (ed. R. de Leeuw and G.D. Klasser), 181–182. Chicago, IL: Quintessence.

[13] Gruninger, S.E., Tiba, A., and Koziol, N. (2013). Update: bisphenol A in dental materials. *ADA Prof. Prod. Rev.* 8 (1): 2–5.

[14] Rochester, J.R. (2013). Bisphenol A and human health: a review of the literature. *Reprod. Toxicol.* 42: 132–155.

[15] Koyano, K. and Esaki, D. (2015). Occlusion on oral implants: current clinical guidelines. *J. Oral Rehabil.* 42 (2): 153–161.

[16] Chrcanovic, B.R., Albrektsson, T., and Wennerberg, A. (2014). Reasons for failures of oral implants. *J. Oral Rehabil.* 41 (6): 443–476.

*. 相关资料获取见文前补充说明。

第 12 章 稳定咬合板
Stabilization Appliance

常见问题和解答

问：作者对新的咬合板材料有什么看法？有没有哪一种是更好的？

答：用这些新材料制作的咬合板可以弥补可能因丙烯酸类咬合板微小错误导致的不稳定或对牙齿造成过大压力，因此内表面很少需要调整。它们通常比传统的丙烯酸类咬合板柔软，但仍然能为大多数患者提供足够的耐磨性，作者把这类材料称为中等硬度材料，因为它们的硬度介于传统的硬材料和软材料之间。在用一种中等硬度材料制作的咬合板中，作者更倾向于使用 Impak 制作的咬合板，如本章中"硬、中等或软的材料"和"咬合板示例"所讨论。

问：作者对 NTI（伤害性三叉神经抑制 – 张力抑制系统）咬合板的应用有什么看法？

答：总的来说，传统的稳定咬合板可以更好地改善 TMD 的症状，并且不会导致 NTI 相关的大的咬合改变[1, 2]，因此，作者不推荐或不为患者提供 NTI。本章将在"全部或部分牙列覆盖"中具体论述 NTI。

问：患者使用防磨牙丙烯酸类咬合板治疗牙齿磨损，如果患者继续磨牙是否会导致对颌牙磨损？

答：丙烯酸类咬合板比牙釉质硬度低，所以当他（她）磨牙时，磨损的是丙烯酸类咬合板而不是牙齿[3, 4]。这类似丙烯酸类义齿与天然牙齿的对抗，即先磨损的是丙烯酸类义齿而非天然牙。

问：作者是否建议医生使用正中关系（centric relation，CR）记录咬合并在 CR 位时调整咬合板？

答：在 CR 位中获得咬合记录并调整咬合板，为医生提供了一个重复制性更高的上下颌关系，更容易调整制作良好的咬合板，并为患者提供了可以维持稳定咬合空间的咬合板。可惜很多 TMD 患者对髁突位于 CR 位不能耐受，或不能使肌肉充分放松以达到 CR 位。

问：作者曾经为患者提供不覆盖整个牙列的咬合板吗？

答：作者很少提供不覆盖牙列内所有牙齿的咬合板，因为覆盖全牙列的咬合板可以减少患者使用过程中牙齿移动的概率。

问：是上颌咬合板还是下颌咬合板更有效？

答：上颌和下颌咬合板都可以制作并可提供良好的关节颌骨关系，而且它们似乎有相同的疗效[1, 5]。

问：作者对运动护牙托的咬合关系进行调改吗？

答：作者会对运动护牙托的咬合进行调整，使患者戴起来更舒适，不太容易引起咬合变化，也不太容易导致患者出现 TMD 症状。

稳定咬合板可以提供稳定的咬合空间，在此状态下，下颌可以从最大的牙尖交错位自由滑动。很多医生使用稳定咬合板用于非 TMD 治疗的目的。当作者确定患者的睡眠副功能行为会导致牙齿磨损、牙齿疼痛、牙齿移动、反复出现的牙折和牙周病时，提倡使用稳定咬合板。此外，这些咬合板可以用于预防口腔副功能行为对修复体（如贴面）和种植义齿的伤害，以及在牙科治疗前改变本体感受，观察患者对抬高垂直咬合高度的耐受性[1, 4, 6]。

通常 TMD 患者描述睡眠使用稳定咬合板后醒
来时症状有所减轻[1, 5]。戴咬合板后，睡眠时肌肉
活动通常会随着咬合板的磨损而减少，但口腔副
功能行为（如磨牙或紧咬牙）并不会停止[4, 7]。一
项研究发现，即使患者佩戴咬合板睡眠时肌肉活
动增加，但其 TMD 症状也有所减轻[7]。

为什么稳定咬合板能使许多 TMD 患者受益的
机制尚不清楚，但已经提出了几个假说。稳定咬
合板似乎可同时适用于不止一个人，且对每个人
的影响也各不相同。

主流观点认为，稳定咬合板可以通过形成一
个较好的关节髁骨位置关系代偿患者的咬合不协
调[3, 4, 8]。临床上作者经常观察到，初诊患者佩戴
未经调改的稳定咬合板来复诊时，不仅 TMD 症状
得到了改善，咬合板的咬合面明显变得更好。

第二种观点认为，佩戴该咬合板会使患者不
断地适应口腔和副功能行为，从而使他们能够适
应或改变这些习惯。一些研究为患者提供与对颌
牙列无咬合接触的传统树脂咬合板，发现这些咬
合板改善了 TMD 症状[9]。作者推测，症状的改善
主要是由于患者佩戴非接触性的咬合板后其认知
行为发生了改变[4]。为此，研究人员为 2 例日间有

TMD 症状的患者提供了非咬合接触的上颌咬合板，
2 名患者均描述症状减轻。其中一例患者描述，每
次她开始紧咬牙时，这个咬合板就会移动，这让
她意识到自己的不良行为因而有意识停止紧咬牙。
另一个例患者自诉，这个咬合板让她非常清楚自
己的口腔行为，由此她注意并减少了日间异常口
腔行为。因此，如果患者日间佩戴咬合板，作者
会鼓励患者将它作为一个提醒用途，帮助减少日
间口腔异常行为。

使用稳定咬合板时观察到的 TMD 症状改善
的第三个观点与咬合板增加磨耗的垂直距离有关。
据推测，患者垂直距离的增加对 TMJ 和咀嚼肌都
有好处[10]。非咬合接触的上颌咬合板也被证明可
以增加息止殆间隙[11, 12]。

第四种假说是，可以通过设计稳定咬合板来
降低不同口腔活动对 TMJ 的负荷[13, 14]。施加于
TMJ 负荷的降低可以减轻因副功能行为而导致持
续加重的 TMD，从而促进 TMJ 的修复[1, 15, 16]。类
似的情形也体现在下颌前导咬合板可以改变 TMJ
的位置，从而使 TMJ 负荷得以转换，例如，加载
在 TMJ 上的负荷从发生炎症的部位转换到非炎症
的部位。

一、颌位及咬合记录

正中关系（centric relation，CR）是下颌肌
骨骼最稳定的位置。正中关系位时，髁突位于关
节盘中间带最前上的位置（关节盘最薄的无血管
部分），并对应关节结节的后斜面。理论上，通过
CR 适当调整的咬合板将是最有效的[8, 17]。

CR 位是一个完全可重复的位置。如果咬合记
录是通过 CR 位制作的，那么口腔内佩戴咬合板
的咬合将与在殆架上形成的咬合非常相似。因此，

通过 CR 位获得咬合记录和调整咬合板可以最大限度地减轻临床医生的工作量。

如果做了咬合记录并制作咬合板调整下颌到 CR 位前方的位置，则患者不能使下颌从该位置后退。当患者仰卧位并且咀嚼肌放松时，髁突会从前伸位向后退。当髁突后退时，髁突沿着关节结节向上滑动，导致下颌咬合平面的后部向上移动，此时当患者咬在咬合板上时，只有最后的一颗牙或后牙咬在咬合板上，如图 12-1 和图 12-2 所示。后牙上的任何单点接触都被认为是咬合干扰，因此，在后退接触位上制作和调整的咬合板可能对患者来说咬合关系是不稳定的。

遗憾的是，许多 TMD 患者不能耐受髁突位于 CR 位，或不能充分的放松肌肉从而使 CR 位难以获得 [17]。因此，当非 TMD 患者需要制作稳定咬合

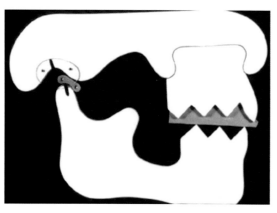

▲ 图 12-1　稳定咬合板的咬合示意模型，咬合关系随着下颌位于正中关系（CR）位的前方而调整

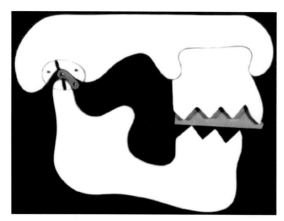

▲ 图 12-2　下颌后退时图 12-1 中稳定咬合板的咬合示意模型，注意只有最后面的牙与咬合板有接触

板时，建议他们的咬合记录和调整可以使用 CR 位。

许多患有 TMJ 关节痛的 TMD 患者发现，当他们的髁突位于 CR 时疼痛加剧 [17, 18]。如果医生调整咬合板使最大牙尖交错位与在 CR 位中的髁突位置相一致时，可以预期，每当这些患者在最大牙尖交错位咬紧咬合板时，髁突就会处在 CR 位中，这将使这种疼痛再现并加重他们的 TMD 症状。

一些患者有 TMJ 弹响（咔嗒声、摩擦音或捻发音），这是由于 TMJ 内部的机械力学干扰而导致。这种干扰可能是由关节盘、关节盘后组织或髁突顶部和（或）关节结节的不规则形态引起的。在第 3 章中讨论过。如果髁突固定在 CR 位中，TMJ 的力学干扰往往会变得更加明显，可能会导致易感个体发生可复性关节盘移位伴绞锁，或不可复性关节盘移位伴张口受限（闭口绞锁）[19]。

本文作者之一进行早期的 TMD 训练中，一名患者描述她的右侧 TMJ 大约每月被卡住一次，并伴张口受限（可复性关节盘移位伴绞锁），未发现关节痛。作者进行双侧下颌手法复位，使她的髁突位于 CR 位中。当髁突位于 CR 时，右侧 TMJ 出现绞锁。当天晚些时候她打电话给作者，告之她的 TMJ 终于可以张开了。

根据临床经验和对 TMJ 生物力学的理解，作者建议 CR 位仅用于没有关节痛、杂音或关节绞锁史的 TMD 患者。如果在尝试将髁突置于 CR 位时患者有任何不适，建议不要使用 CR 位 [17, 19]。因此，作者绝大多数的 TMD 患者都没有使用 CR 位进行咬合记录或调整咬合板。

> **技巧**
>
> **CR 位的应用**
> 作者建议 CR 位仅用于没有关节痛、杂音或关节绞锁史的 TMD 患者。

与使用 CR 位比较，建议采用髁突不受限制的位置，即接近 CR 位但不侵犯有炎症的关节盘后组织，也不固定髁突。因此，若将患者的咬合板调

整至这一位置，并在最大牙尖交错位时咬紧咬合板，那么髁突不会对任何 TMJ 结构造成强行的压迫或负荷。作者把这种不受约束的髁突位置称为髁突中性位置。

为了获得髁突的中性位置，调整牙椅的靠背使其与地板水平面夹角为 10°，要求患者尽量将头部向后倾斜，将舌顶于上腭部并尽量向后滑动。将一手指轻放于患者颏部下方，要求患者重复进行无咬合接触的开闭口运动（图 12-3）。在几次运动后，患者的下颌形成一致的下颌运动轨迹。

每种推荐的体位都有助于下颌的后移，并防止一些患者倾向于无意识地前伸下颌。通过这一体位，读者可以通过很容易观察到下颌的后退。保持正常坐姿，轻轻地咬合牙齿，观察自己初次的牙齿接触。接着，尽量使头部向后倾斜，然后再次轻轻地咬合牙齿，观察初次的牙齿接触，此时大多数人可以意识到下颌的后退。继续把头向后仰，把舌顶于上腭并尽量向后滑动，再次轻轻地咬合牙齿，观察初次的牙齿接触，大多数人注意到下颌的进一步后退。

将手指放在患者颏部下方有助于稳定下颌，使其更容易形成一致性的下颌运动轨迹。基于以上建议，作者将大多数 TMD 患者在此中性位置进行咬合记录并调整咬合板。它的可重复性不如 CR

位，但随着咬合板的调整，大多数患者建立了稳定的接触位。

进行咬合记录前，首先调整患者体位，向患者描述操作流程，并通过引导下颌使髁突至 CR 或中性位置。与患者讨论计划进行的咬合记录程序，要告知患者，医生将把软化的蜡片放入口内，按照前面操作流程所描述引导下颌的方法嘱患者慢慢咬蜡片。

在咬合记录中，首选粉色基板蜡（商品名：红蜡片）。蜡片可通过火焰烤软或浸入温水中使其软化。将蜡片对齐折成四叠，用剪刀或海藻酸盐刮刀将它切成梯形（图 12-4）。蜡片应该足够软化，从而使患者咬合时不会产生任何阻力。

如果医生希望在咬合记录时蜡能暂时粘在上颌牙齿上，可以先用纱布擦干牙齿。移动下颌引导髁突至预定位置，嘱患者张口至 10mm，对齐修整好的基板蜡放入患者口中并要求缓慢咬住蜡片。当咬合压痕足以提供一个稳定的𬌗架安装的要求时让患者立即停止咬合（图 12-5），避免咬合使蜡片穿孔。

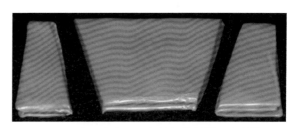

▲ 图 12-4　用于咬合记录的粉色基板蜡：加热软化后折成四叠，用剪刀或海藻酸盐刮刀切成梯形

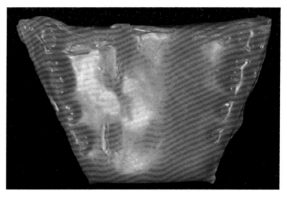

▲ 图 12-5　记录咬合的蜡片

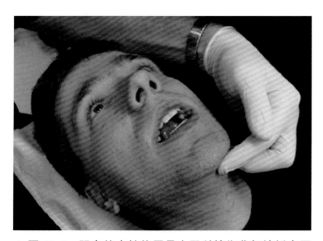

▲ 图 12-3　髁突的中性位置是由牙科椅靠背与地板水平面成约 10° 获得。要求患者尽量将其头部后仰，将舌部顶于上腭部并尽量向后滑动；将一手指轻顶在患者颏部下方，并让患者重复进行开闭口运动

取出蜡片时防止其变形。如果在将蜡片放入口腔前，牙齿是干燥的，那么蜡片在取下时容易变形。有轻微变形的蜡片可以加热后在石膏模型上平整。检查以确保蜡片没有穿孔，蜡片穿孔表明上下颌牙接触，并且下颌很可能沿着这种接触发生移动。如果出现蜡穿孔，则需重新进行咬合记录。

面弓不适用于咬合记录，因为：①咬合记录的厚度大致等同于咬合板厚度；②丙烯酸类材料相比于与贵金属或陶瓷类材料很容易调整，且价格较低；③许多TMD患者有耳前区触痛，多半患者会感觉戴面弓很痛苦。

如果需要制作咬合板，作者会请技工室技工调整𬌗架的旋钮，以便在石膏模型安装后，使相对的后牙之间保持在2.5～3mm距离。

一些患者需要大范围的修复治疗，需要通过CR位恢复咬合。偶尔这些患者中有一例患有TMD，修复医生不能使用其CR位。例如，患者TMJ关节痛到无法忍受CR位时髁突所受的压力，作者建议先为患者佩戴依据其髁突中性位置调改而成的稳定咬合板，使其调整至中性位置。本书中推荐的治疗方法有助于缓解TMD症状，在患者耐受范围内缓慢调整咬合板，以便在CR位中得到调整。

随访患者，确保他（或她）每次复诊检查时在稳定咬合板上的咬合接触是一致的，并且没有出现其他症状。开始CR位所需的牙科治疗前，建议患者在这一状态下保持3～6个月。有些患者的咬合可能无法稳定，其上下颌关系可能需要通过修复治疗进行调整[20]。

一些医生和销售商主张使用通过肌监控仪即"神经肌肉测定"获得下颌位置。这种方法获得的上下颌关系与传统的稳定咬合板获得的位置关系相比没有明显优势[3, 21]。

一项对牙科技工室技师的非正式调查显示，大多数牙科医生在要求制作稳定咬合板时并未给技师提供患者的咬合记录。在这种情况下，技工室技师通常在最大牙尖交错位安装石膏模型，在𬌗架上打开垂直距离。与使用上述提到的任何一种颌位关系相比，这样制作出来的咬合板一般需要更多时间来调改。此外，如果咬合平面不平，医生为患者调整从最大牙尖交错位后退下颌的咬合时，为获得最后方的接触可能导致咬合板的穿孔。

如果读者使用上述推荐的咬合记录方式，但是还是一直达不到下颌最终位置咬合的咬合板，那么技工室的技师可能使用最大牙尖交错位制作咬合板，而非读者做的咬合记录。

再一个提醒是，如果读者不擅长进行咬合记录，可以只把石膏模型送到技工室，不提供咬合记录。技工室技师将在最大牙尖交错位上𬌗架，并且打开垂直距离。这样制作的稳定咬合板尚可接受[22]。

如果患者在将要设计佩戴咬合板的牙列内有种植义齿，医生应告知技工室的技师，并请他（她）为此牙冠提供缓冲。这样，当患者用力紧咬咬合板及压迫天然牙齿牙周韧带时，可防止种植体的牙冠受力过大。

二、咬合板的物理性能

在设计稳定咬合板时，医生可以在许多物理替代方案中进行选择。这部分内容应该帮助医生更好地理解他们的选择，并决定他们对于不同的患者和情况更倾向于选择咬合板的哪些物理性能。

（一）全部或部分牙列覆盖

覆盖全牙列的咬合板（覆盖全牙列牙齿）降低了患者佩戴时牙齿移动的可能性。因此，除了极少数情况外，建议使用覆盖全牙列的咬合板。

覆盖部分牙列的咬合板可能导致其被覆盖的牙齿压低和（或）未覆盖的牙齿伸长。有的患者只在睡觉时佩戴不覆盖第二和第三磨牙的咬合板，10年后观察发现，这些未被覆盖的磨牙伸长，而且是唯一有咬合的牙齿[23]。

一般来说，为患者提供部分覆盖的咬合板的医生会指导患者仅在睡眠时佩戴。尽管给予如此指导，由于咬合板往往能改善 TMD 症状，因此一些患者可能会选择全天 24h 佩戴，以获得更好的症状缓解。患者佩戴部分覆盖的咬合板的次数越多，未覆盖的牙齿伸长和被覆盖的牙齿压低的风险就越大。

仅覆盖后牙的下颌咬合板可以制作得相当美观，对语言发音干扰最小。一些患者每天 24h 佩戴部分覆盖的咬合板后出现了咬合改变：佩戴咬合板时前牙接触，摘掉咬合板后，后牙开𬌗，开𬌗距离为咬合板厚度[8, 24]。有些医生要求患者日间佩戴部分覆盖的咬合板，在睡眠期间佩戴全覆盖的咬合板。

同样，有病例报道显示，一位患者戴用了未覆盖其萌出的第三磨牙的咬合板，每天 24h 佩戴 5 周后，他的牙齿出现了开𬌗。如果不戴这个咬合板，只有第三磨牙有咬合接触[25]。

使用部分覆盖的咬合板时，医生不仅需要考虑到牙齿移动问题，而且效果也可能不如全覆盖的咬合板有效[26, 27]。一项研究为患者提供仅有下颌前牙有咬合的上颌咬合板[22-27]（图 12-6），对佩戴后少许缓解或没有缓解的患者，将他们的咬合板改为全覆盖的咬合板，有 66% 的患者描述他们的 TMD 症状在使用全覆盖的咬合板后得到了很大或完全的改善[27]。

已经证明这种部分覆盖的咬合板会挤压 TMJ

内部结构[28]。对任何部分覆盖的咬合板，若只有前牙接触在咬合板上都是一个问题[29]。

市场上有几种预成部分覆盖的咬合板，它们可能会引起类似的牙齿移动，并且不如全覆盖的咬合板有效。NTI（图 12-7）是一种预成的部分覆盖咬合板，其效果不如全覆盖的咬合板，并会引起咬合改变，增加 TMJ 负荷，并且由于体积较小，以至于有报道称有人在睡觉时佩戴出现了误吸[1, 2, 19, 30]。

部分牙列覆盖稳定咬合板确实可以使医生避开口腔的特定区域。例如，患者为了行下颌磨牙直立固定桥修复过程中可能出现 TMD 症状。如果需要咬合板，该患者可以在睡眠期间暂时佩戴部分牙列覆盖咬合板，该咬合板仅与下颌前牙咬合（图 12-6）。由于上述原因，除极少数情况外，一般不建议使用预成的部分牙列覆盖咬合板。

（二）上颌或下颌咬合板

上颌和下颌咬合板都可以有近乎完美的咬合关系，它们似乎具有相当明显的疗效[8]。每一种都有其独特的优点，因此，根据患者的牙齿状况和佩戴计划，其选择也会有所不同。

通常下颌咬合板造成的语言干扰较少，在说话时也不太明显[8, 17]。对于准备在日间状态下佩戴咬合板的患者，最好是设计下颌咬合板[8, 17]。如果想通过下颌咬合板使患者的后牙咬合分开，上颌前牙必须沿着一个斜面向前引导。这个引导斜面通常延伸到下颌前牙的前方（图 12-8），也可以防

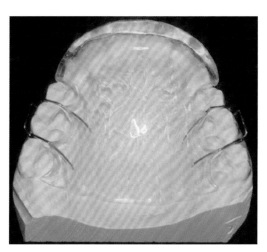

▲ 图 12-6　**一个部分覆盖的咬合板**
该咬合板仅与下颌前牙咬合接触，在患者继续佩戴该咬合板时，医生可进行正畸移动或修复下颌牙齿

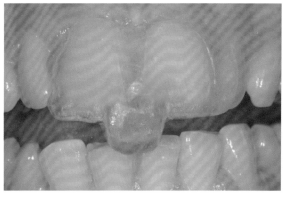

▲ 图 12-7　**NTI 咬合板覆盖上颌左右中切牙和左上颌侧切牙的近中部分，与下颌左右中切牙咬合接触**

止上颌前牙过度伸长。如果患者覆盖过大，这个斜面的长度通常不能太长[10]，并且上颌前牙通常是通过与下唇接触而保持在上方，而不是与下颌牙接触[17]。因此，如果患者的上颌前牙过度前突，一般不需要引导斜面，但在随访时需观察上颌前牙是否伸长。

上颌咬合板为上颌前牙提供稳定性。上颌前牙患有牙周病的患者易发生前牙倾斜移位[31]。因此，如果患者的上颌前牙区牙周及牙槽骨支持不足，建议使用上颌咬合板来防止这种前牙移位。

如果患者有用力前伸的习惯（主要表现为严重的前牙磨损），下颌咬合板的前导斜面向上颌前牙传递比平常更多的侧向力。如果患者有严重的前牙磨损（图 12-9），由于担心过度的超功能负荷可能同样会导致前牙的前突，即使患者有正常的牙槽骨，也建议制作上颌咬合板，以免造成上颌前牙前突[31]。

如果患者有缺失牙，咬合板可以在缺牙区形成桥梁为对颌牙提供咬合接触。该咬合板也可用于向后牙缺失区提供延伸（图 12-10）。最好是为牙列设计出能提供更大咬合稳定性的咬合板，这通常指的是缺牙较多的牙列（图 12-11 和图 12-12）。咬合板也可以设计在全口义齿或局部义齿上。

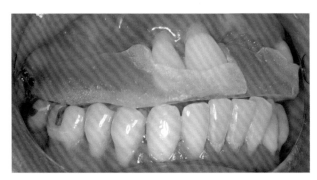

▲ 图 12-10　一种向后牙缺失区延伸的咬合板，使患者能够在这个区域获得咬合接触
咬合板颜色较浅的部分是由于它被重衬起来

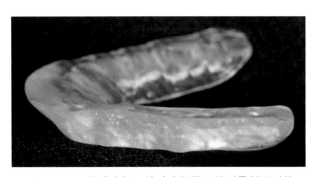

▲ 图 12-8　下颌咬合板，该咬合板展示的引导斜面延伸至前牙的前方，与上颌前牙接触时能够立即使后牙咬合分开
注意前导的角度仅比咬合板的咬合平面倾斜 5° 左右

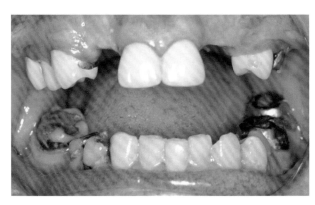

▲ 图 12-11　由于该患者缺牙，使用上颌咬合板而不是下颌咬合板以提供更大的咬合稳定性

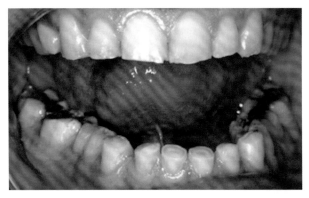

▲ 图 12-9　患者牙齿严重磨损，建议使用上颌咬合板

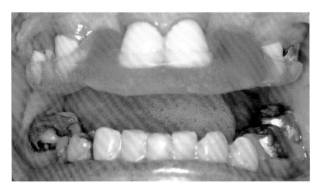

▲ 图 12-12　为图 12-11 所示患者制作的上颌咬合板

因此，如果患者上颌前牙区骨支持不足或有严重的牙齿磨损，推荐制作上颌稳定咬合板。如果这些都不适用，建议医生观察是否有缺牙，在能取得更好咬合稳定性的牙列上制作咬合板。如果医生准备让在患者日间佩戴咬合板，患者可能更倾向于使用下颌咬合板。若通过上颌咬合板可以获得更好的咬合稳定性，但医生准备让患者日间时佩戴，建议医生可以尝试在对达到咬合稳定性与提高美学和语言交流方面进行衡量后，再决定设计何种类型的咬合板。也可以选择设计方案为让患者在睡眠时佩戴上颌咬合板，在日间时佩戴下颌咬合板[8]。

一些患者可能倾向于选择上颌或下颌咬合板的其中之一。如果不会造成任何伤害，医生尽量尊重患者的意愿。如果设计在另一个牙列的效果更好，请与患者沟通讨论其原因。作者的经验是，患者一般都会同意按医生的推荐做。表 12-1 对这些建议进行概述。

（三）硬的、中等的或软的材料

多年来，用于制造稳定咬合板的材料只有两大类：硬质丙烯酸类材料和软质热塑性材料（制作运动护牙托的一种材料）。一项对当年牙科技工室技师的非正式调查显示，大多数牙科医生的稳定咬合板都是用硬质丙烯酸类材料制作。

在过去 50 年中，很多其他产品也被技工室技师应用于稳定咬合板的制作中。大多数新材料在硬质丙烯酸类材料和软质热塑性材料之间的选择都具有一定灵活性，作者称之为中等硬度材料。

最近一项对技工室技师的非正式调查显示，大约 90% 的牙科医生要求使用中等硬度材料制作稳定咬合板。

> **重点**
>
> 大约 90% 的牙科医生要求使用中等硬度材料制作稳定咬合板。

尽管制作稳定咬合板材料的选择有很多，但很少有对照研究或纵向研究评估其耐磨性和抗折性，以及保持其性能的能力（例如，防止破裂或变色的能力）。图 12-13 提供了对几种硬质材料和中等硬度材料进行比较的研究结果，这是已知仅有的对耐磨性进行的研究。通过有限的信息，以下是作者可以提供的对于稳定咬合板制作所需材料的最佳见解。

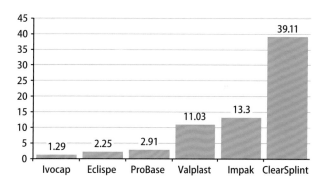

▲ 图 12-13　咬合板材料的相对磨损

Ivocap、Eclipse 和 ProBase（一种标准的丙烯酸类树脂）是硬材料，而 Valplast、Impak 和 ClearSplint 是中等硬度材料。有关材料的更多细节，请参阅文献[32]

表 12-1　制作上颌或下颌稳定咬合板的建议	
建　议	确定原则
仅适合设计上颌咬合板	• 若上颌前牙容易前突，例如，患者上颌前牙区的骨支持不足，或因严重的前牙磨损而表现出前突的力量较大
患者倾向于下颌咬合板	• 若患者为日间佩戴咬合板
设计上颌或下颌咬合板	• 选择可以提供更大咬合稳定性的牙列，这通常指的是缺牙较多的牙列 • 如果不是禁忌，要尊重患者的意愿

稍后对几项比较硬质丙烯酸类和软质热压膜类咬合板的研究进行讨论。研究结果表明，对于 TMD 症状的改善方面，设计良好的硬质和软质稳定咬合板之间并没有显著差异。

临床经验表明，经过良好的设计，硬质、中等硬度材料或软质材料制作的稳定咬合板在 TMD 症状改善方面没有显著差异。如果回顾稳定咬合板都能使许多 TMD 患者的症状得以改善的（在本章开头讨论），读者会发现最有可能的原因是不同材料的唯一区别是它是否改变了咬合板对于提供理想咬合的能力。

> **快速会诊**
>
> **不同的咬合板材料**
>
> 咬合板材料对咬合板疗效的唯一影响可能是为其提供理想咬合的能力。

由硬的或中等硬度材料制成的咬合板能提供准确的咬合印迹，使医生可以获得非常准确的咬合板设计；可以在特殊区域用附加材料制作，从而，这些区域（如缺牙区、反𬌗区和其他差异较大的区域）可以与对颌牙接触；并且可以与自凝的丙烯酸树脂黏结，使医生能够修补缺失的接触点，增加固位（通过咬合板的内面重衬），以及修补折裂的咬合板。

关于患者的过敏反应，作者致电给本章所提到商品名的材料厂商，所有的报告都说他们的产品中没有乳胶。如果患者对甲基丙烯酸甲酯过敏，最佳选择是使用乙烯基类产品制作的咬合板（稍后描述），其中不含甲基丙烯酸甲酯或甲基丙烯酸乙酯。如果过敏患者需要硬质咬合板，最好的选用 Ivocap 材料制作。大多数对甲基丙烯酸甲酯的过敏来源于游离单体，而这种材料密度很大，基本上没有游离单体。

多年来，硬质材料一直是主要的咬合板材料，并有充分的科学证据支持其功效。除了在患者的石膏模型上使用硬质热压膜片作为基底，并在口腔内添加自凝的丙烯酸树脂制作外，还有许多方式用于制作咬合板[8]。

最近上市的一种硬质咬合板材料是 Ivocap 材料（由 Ivociar 制造）。这些稳定咬合板是通过在整个加工过程中以 $5.6kg/cm^2$ 持续注入材料来制作的，为咬合板提供绝对小的孔隙率，可能是目前可用的强度最大和最耐用的塑料咬合板。在测试样品中，它也是最耐磨损的（图 12-13）[32]。技工室技术人员需要在硬石膏模型上以最小的收缩设计制作这些咬合板，否则这些咬合板对患者来说会非常紧，并且需要大量内部调磨。

本书一位作者的某个患者几乎每周都在不同的位置将稳定咬合板折断。为她制作一个稍厚的 Ivocap 稳定咬合板可解决折断问题。作者不经常使用 Ivocap 稳定咬合板，但对于咬合板持续折断或很快出现磨损的患者来说，则似乎值得考虑使用。同时对这类患者，另一个可以考虑的方案是设计一种不同于硬质丙烯酸类咬合板的软质热压成型的稳定咬合板，具体在"咬合板示例"中讨论。

另一种最近上市的硬质咬合板是轻型聚合材料 Eclipse。该材料在包装袋密封保存，并且每个包装内材料的量足够制作一个稳定咬合板。将其在石膏模型上塑形（对颌牙也同时被安放到合适位置）后，置于光固化灯下将石膏模型上的材料进行光固化。它是继 Ivocap 之后，在测试样品中最耐磨损的（图 12-13）[32]。

Interra 是一种类似 Eclipse 的材料，同样也经光固化处理，由相同的制造商提供，并在类似的包装袋中保存。Interra 的设计是为了让牙科医生在诊室内约一个小时的时间内完成咬合板的制作。该材料通过患者牙列进行大小塑形，经口腔内部分光固化后再放入光固化炉内实现其最终固化[33]。

中等硬度材料稳定咬合板与硬质材料咬合板相比，有以下优点：①它们对支撑的牙齿更舒适；②较软的材料可以弥补对可能导致丙烯酸咬合板晃动或对牙齿造成压力的微小误差，因此很少需要调整咬合板的内表面；③材料的柔韧性有助于分散紧咬牙的咬合力。一项对患者的非正式调查发现，大多数患者喜欢相对较软咬合板，而不是硬质材料的咬合板[34]。

除了双层压膜类材料（本节稍后讨论），还有制作咬合板的中等硬度材料的两种基本类型：乙烯基类和混合类材料。用这两种材料制成的咬合板在室温下相对坚固，而混合材料受热后变得非常软。有许多变量决定了混合材料在室温下的硬度和在何种温度下变软。

当对中等硬度材料制成的咬合板进行调𬌗时，应小心避免使咬合板变形，否则可能需要花费较长时间才能将咬合板复位。患者进行咬合板清洁时也需要同样小心操作。

乙烯基类材料制成的咬合板不能与自凝丙烯酸类材料进行黏合，所以牙科医生无法用自凝丙烯酸类材料为这些咬合板重衬或修补。建议患者在不使用时将其浸泡在水中以防变干。乙烯基类材料咬合板中不含甲基丙烯酸甲酯或甲基丙烯酸乙酯，所以建议对这两类物质过敏的患者可以使用这些咬合板。常见的乙烯基类咬合板商品名称是 Valplast 和 Flexite。

用混合材料制成的咬合板可以与自凝丙烯酸类材料结合，所以牙科医生可以用自凝丙烯酸类材料为这些咬合板重衬和修补。Astron 和 Impak 材料是美国牙科技工室中最常用的两种混合材料。

用 Astron 材料制作的咬合板需要制作蜡型，在亲水胶体中浸泡后冷固化。Astron 咬合板常用的商品名是 ClearSplint 和 Ultraflex。用 Impak 材料制作的咬合板经过制作蜡型、浸泡，操作类似义齿加工，这似乎提供了比 Astron 更致密的咬合板，因此这些咬合板可能具有更强耐磨性和抗断裂性。制作 Astron 咬合板操作更繁琐，所以技工室收费通常更高。

粉末与液体的比例会极大地改变咬合板的硬度、温度相关的可塑性和耐磨性能。其中一位作者所在牙学院的技工室发现，牙科医生更倾向使用粉液比为 4∶1 的热加工处理（在研究中使用如图 12-13 所示）。这使得咬合板在加热时变软，并且可塑性强，从而可以在石膏模型和牙齿表面之间的微小差异处塑形。当冷却至口腔温度时，咬合板可以保持新的形状并具有类似丙烯酸类咬合板的硬度。

由于丙烯酸类材料比 Impak 耐磨性更强（图 12-13），并且丙烯酸类材料可以与 Impak 发生黏合，大多数技工室对有严重睡眠副功能行为的患者制作的咬合板，会将丙烯酸类材料粘接在 Impak 咬合板的咬合面上。此咬合板将在本章"咬合板示例"一节中深入讨论。Impak 咬合板的常见商品名是 Remedeze 和 Bruxeze 咬合板。

技工室也可自己给各种中等硬度材料咬合板命名，但如果读者用上述名称描述咬合板材料，读者应该能够确定各种当地命名咬合板的类型和特征。

作者认为双层热压材料是一种中等硬度咬合板材料。这类咬合板具有软质的内衬表面和硬质热压外表面（在本章的应用示例中讨论）。一旦材料在石膏模型上热压成型，技工室技师或牙科医生在其外表面添加自凝丙烯酸树脂作为咬合板的咬合部分。

自凝丙烯酸树脂可以与咬合板的硬质热压外表面粘接，但不能与软质内表面粘接。因此，临床上作者发现如果双层热压咬合板断裂，最好的方法是直接更换，而非试图通过粘接断面来修复。根据临床经验，1.8mm 厚的材料对于这些咬合板来说太脆弱，因此作者使用 2.5mm 或更厚的材料。为了容纳软质层，这些咬合板的制作需要比其他硬质或中等硬度咬合板厚约 1mm。

临床上发现，双层热压成型咬合板的唯一缺点是，随着时间的推移，内表面更容易变色，大约 3 年之后，许多医生和患者都希望更换该咬合板。

> **重点**
>
> 由于以上所讨论的优缺点，作者要求绝大多数稳定咬合板都是用 Impak 材料制造，有时作者要求丙烯树脂对咬合板大部分殆面进行覆盖。

软咬合板即软质材料稳定咬合板通常由软的热压薄片在石膏模型上制作。因为作者不清楚有何种临床可行的方法为咬合板添加材料，所以建议使用 3.8mm 厚的材料。这种材料和 4.0mm 厚的材料是市场上可选的最大厚度，更厚的材料为完善患者的咬合提供了最大的机会。这些咬合板设计起来既快又容易，使得牙科医生在诊室完成咬合板制作变得相对简单。

多年来，评估软质稳定咬合板治疗 TMD 疗效的多种研究结果是相互矛盾的。由于材料是有弹性的，一些研究人员并没有调整或充分调整这些咬合板，如果给 TMD 患者提供使用调整不充分的硬质咬合板，结果发现许多患者的症状会加重[35, 36]。

最近的研究发现，TMD 患者在使用软质和硬质稳定咬合板后，症状改善程度相当[37, 38]。不同的结果似乎是由于软质稳定咬合板已被充分调改。它们必须经过谨慎调改就如同医生调改硬质咬合板一样[5]。

一些医生发现患者软咬合板佩戴不良，并推测这可能引发或加重口腔副功能[39]。在临床上，已观察到患者佩戴软咬合板效果不佳的原因是未进行充分良好的咬合调改。佩戴未经调整的软咬合板时患者通常只有 1～2 颗对颌牙有咬合，于是想紧咬该软咬合板以产生更多的咬合接触。相反，如果患者佩戴调整良好的软咬合板，有较平衡一致的后牙接触，当咬合到软咬合板时有稳定咬合，他们则不会再紧咬软咬合板。

在一项评估咬合改变发生速度的研究中，研究人员通过让患者佩戴未经调整的软咬合板来诱发这些改变[40]，发现软咬合板可能引起咬合改变。相反，在另一项研究中，为了确定佩戴调整过的软咬合板是否会出现这种情况，研究人员使用垫片来监测佩戴后患者的咬合情况，并发现这样并不会引起咬合改变[41]。

如果医生给患者佩戴未经调整的咬合板，预计其症状反应将与 Nevarro 和其同事的研究结果相似[36]。在使用未经调改的软咬合板后，他们发现有 TMD 症状改善、无变化和加重的患者分别为 1 人、2 人和 6 人。在对软咬合板不进行常规调改的医生临床工作中也已经观察到患者类似的反应。

有两项研究对戴用软咬合板的 TMD 患者进行 12 个月的随访，结果发现：患者的 TMD 症状均有明显改善[38, 42]。其中一项报道了软咬合板的耐用性且能充分缓解患者的副功能行为，使用 12 个月结束时，39% 的软咬合板变色[42]。

文献似乎有一个共识，即如果儿童在乳牙或混合牙列期需要使用稳定咬合板，那么软咬合板是首选[1, 3, 43, 44]。

软咬合板可以通过上牙列或下牙列制作。如果用于运功护牙托，应该通过上颌牙列制作咬合板。此外，还建议调整咬合以使得它在口腔内佩戴更舒适，不太可能引起咬合变化，也不太容易导致患者出现 TMD 症状[45, 46]。

由于软咬合板易于制作，价格便宜，并且可以在初次预约时佩戴，医生更倾向于在以下情形时使用：①在紧急情况下。例如，患者处于急性疼痛（特别是当某些人在一段时间内无法使用丙烯酸树脂时）或者患者所依赖的咬合板无法修复时；②当软咬合板作为评估稳定咬合板是否有效的预测方式时。医生可能不确定患者是否患有 TMD，或者咬合板治疗是否能改善患者的主诉（如耳鸣或头痛）。使用软咬合板获得症状减轻的患者，通常也可以使用丙烯酸类咬合板来获得 TMD 症状的改善[47]。③当临床医生想选容易调节的临时咬合板时。例如，患有翼外肌痉挛的患者，医生知道使用临时咬合板随着肌肉症状的改善，患者会有明显的咬合变化，而在这个过渡期间，软咬合板会很容易调整，而丙烯酸类咬合板可能需要重衬。④当医生希望通过稳定咬合板给乳牙期或替牙期儿童佩戴时[3]。⑤当患者经济状况较差时。

相反，在以下情况，建议不要使用软咬合板：①当患者有明显咬合干扰，而软咬合板厚度不够不足以调整咬合干扰时；②当患者有缺牙，而软质热塑型咬合板无法为对颌牙提供咬合接触时；③当患者因睡眠副功能行为出现中度或重度牙齿磨耗时。软咬合板磨损速度比硬质丙烯酸树脂快，因此副功能行为过于严重的患者可能会在较短的时间内将其磨坏。

有时，软咬合板可以用于对颌牙列以缓冲硬质咬合板或中等硬度材料咬合板。这通常是在以下情况使用：①患者有严重的副功能行为导致对颌牙齿迅速将咬合板磨损；②咬合板不能充分缓解TMD 症状。一项研究发现，在给这些 TMD 患者提供硬质咬合板和对颌牙的软咬合板后，患者的TMD 症状显著减少，63% 认为症状得到很好改善，12% 认为有所改善[48]。这将在本章后面的"咬合板示例"中进一步讨论。

（四）厚或薄的材料

肌肉收缩是由肌动蛋白和肌球蛋白相互滑动实现的，其效率与肌动蛋白和肌球蛋白重叠程度有关，重叠程度随肌肉长度变化而变化[49, 50]。最佳的生理肌肉长度推测是在肌肉有最小的表面肌电（electromyelographic，EMG）活动的位置。咬肌和颞肌产生最小表面 EMG 活动的垂直张口度因人而异，但范围在 4.5～18mm[51, 52]。

有假设认为，如果将稳定咬合板制作在肌肉表面肌电活动最小的垂直张口位，效果会更好。为了验证这一假设，TMD 患者被随机分为 3 组，一组佩戴垂直距离 1mm 的稳定咬合板，第二组佩戴厚度为可产生最小表面 EMG 活动时张口度为一半的稳定咬合板（平均为 4.4mm），即达到最小的咬肌表面 EMG 活动，第三组佩戴产生最小表面 EMG 活动时张口度较大的稳定咬合板（平均为 8.2mm）。结果第三组的 TMD 症状缓解最快，第二组症状缓解时间稍长，第一组症状缓解时间最长。这一研究发现表明较厚的咬合板（至最小EMG 活动）可更快地缓解 TMD 症状。第二项研究支持以上结论，其对比了在睡眠时佩戴不同厚度咬合板对肌电活动的变化，发现只有佩戴厚的咬合板（与无咬合、薄咬合板和中等厚度咬合板相比）的受试者睡眠肌电活动显著降低[54]。

一位作者观察到，许多牙科医生认为咬合板的厚度不能大于患者的息止殆间隙。他们担心，如果咬合板的厚度超过 2mm 或 3mm，患者可能会无法控制地咬在咬合板上，从而加重 TMD 的症状。患者一开始也不喜欢更厚的咬合板，通常更喜欢使用更薄的咬合板，特别是如果之前他们使用的是更薄的咬合板时。

不提倡为患者设计 8mm 厚的稳定咬合板，因为较薄的稳定咬合板似乎也相当有效，而且患者接受度较高。对于牙科医生而言，重要的是要认识到稳定咬合板的厚度可以设计超过 2mm 或3mm，并且不会造成有害后果。因此，双层热压成型咬合板所需的额外厚度应该不是问题。若医生的技工室不小心制作了一个比要求略厚的咬合板，也应该不是大问题。

一般建议咬合板的厚度制作在 1～4mm[8]。正如在本章的"下颌位置和咬合记录"中提到的，当需要一个硬质或中等硬度材料稳定咬合板时，安装好石膏模型后，技工室技师可以调整殆架的旋钮，使最后的对颌后牙接触为 2.5～3mm。按照这个厚度制作稳定咬合板，不仅可防止咬合板穿孔，同时也有足够的磨耗厚度，甚至可能治疗也更有效。

（五）咬合板或卡环固位

咬合板的固位一部分是通过咬合板导板部分实现，另一部分则弯曲进入倒凹区形成卡抱作用。这些倒凹区通常位于后牙的颊侧外展隙内，进入倒凹的部分可以是咬合板本身或其上的附加卡环。

咬合板应具有与可摘局部义齿相似的固位度。固位不应该太紧，否则患者在取戴过程中可能会弄断指甲，但也不应该太松，防止患者用舌头就很容易使咬合板脱落。

在临床上，已经观察到一些患者佩戴固位不良的咬合板会加重他们的 TMD 症状。据推测，症状加重可能是由于患者需将对颌牙咬在咬合板上以固定它不产生松动，或由于不自觉地去咬松动的咬合板。也有人观察到，那些佩戴固位不良的咬合板的患者在睡觉时会不自觉地把咬合板取掉了。

技巧

评估咬合板的固位

当咬合板在患者口腔内佩戴舒适后需检查它的固位情况，咬合板应具有与可摘局部义齿相似的固位度。

如果咬合板没有足够的固位力，对于卡环固位的咬合板需要向倒凹区调整卡环。对于没有卡环固位的咬合板而内表面能与自凝或光固化丙烯酸树脂粘接的咬合板，则需要重衬内表面。按照本章"咬合板内面重衬"所描述的方式调改内面通常可以获得理想的固位。

有很多原因导致咬合板太稳固。一个新的咬合板若固位力太强，最常见的原因是它的就位道太紧，从而导致过多的摩擦固位。咬合板首先需要调磨就位道使之戴用舒适（这是本章"咬合板内面调整"中描述的技术），然后再重新评估固位力。

一般来说，咬合板过于贴合和固位力过大是由于咬合板进入后牙颊沟倒凹区过多所导致。在这种情况下，如果是卡环固位则需要调整卡环以减少固位力。如果是咬合板的内部倒凹位置提供固位，那么这些位置应该通过低速磨头轻微调磨。调磨时，作者建议医生尽量少调而不是多调，少

量多次，直到达到合适固位。

作者的个人偏好是对咬合板内面倒凹区进行材料重衬，而不是调整咬合板上的附加卡环。

（六）总结咬合板的物理性能

作者很少推荐除了可以覆盖牙列内所有牙齿的全覆盖稳定咬合板外的其他咬合板。在决定推荐上颌还是下颌咬合板时，作者首先需考虑上颌前牙前突的程度。如果上颌前牙区牙槽骨支持不良或牙齿严重磨耗，考虑到上颌前牙前突的可能性，因而仅推荐使用覆盖上颌牙列的咬合板。如果作者计划让患者在日间（通常是几个月）暂时佩戴咬合板作为临时辅助治疗，直到患者能自觉控制日间副功能行为，且上颌前牙唇倾的可能性低，作者通常推荐使用下颌的咬合板。

接下来需考虑咬合板设计在哪个牙列可以提供最大的咬合稳定性。通常将咬合板安放在有更多缺失牙齿的牙列上可以提供最大的咬合稳定性。许多 TMD 患者口腔内所有牙齿（除了第三磨牙）尚存，上颌前牙区有良好的骨支持，牙齿只有轻微的磨耗，而且只会在睡觉时佩戴该咬合板，作者不推荐选择上颌或下颌咬合板。作者通过介绍每种咬合板的优缺点后，患者可能会有自己的倾向，特别是如果他们以前有戴过咬合板的经历。同时用过两种咬合板的患者中，除下颌咬合板可以减少引起呕吐反射外，作者没有发现患者明显倾向于其中哪种咬合板。这些建议的摘要见表 12-1。

下一步需要考虑应用硬质、中等硬度还是软的材料制作咬合板。如果患者有持续使硬质或中等硬度材料咬合板断裂或很快将其磨损的病史，作者推荐使用 Ivocap 材料制作的咬合板。如果患者从未使用咬合板且有严重的牙齿磨耗，作者也推荐使用 Ivocap 材料制作的咬合板。

对于绝大多数患者，作者推荐使用 Impak 材料制作的咬合板（类似 Remedeze 咬合板）。如果患者有中度至严重的牙齿磨耗，作者要求咬合板

的大部分殆面覆盖丙烯酸树脂（类似 Bruxeze 咬合板），从而防止患者因严重的口腔副功能行为而使咬合板磨损。

如果患者说他（或她）对甲基丙烯酸甲酯或甲基丙烯酸乙酯过敏，作者建议使用乙烯基类材料制作的咬合板，常见的商品名是 Valplast 和 Flexite 咬合板。

如果患者是处于乳牙或替牙列期儿童，作者试图通过本书中推荐的建议进行非咬合板治疗，从而获得症状的充分缓解。如果必须选择咬合板，作者只使用软咬合板。在必要时也为成年患者制作软咬合板，比如作为一种急诊使用的咬合板，预测使用的咬合板，或作为临时咬合板，或患者经济能力较差但仍需要咬合板治疗时。

如果要求技工室制作一个硬质或中等硬度材料的稳定咬合板，作者要求技工室技师调整殆架，以便在石膏模型安装后最后的对颌后牙接触距离为 3mm。作者还要求技工室制作该咬合板时可通过后牙的颊侧外展隙倒凹获得固位。

三、咬合板的调整

稳定性的调整是获得好的咬合板的最关键步骤，其咬合接触和佩戴舒适至关重要 [5, 55]。经常会听到新就诊患者说，他们之前收到的咬合板因固位太紧导致疼痛，所以停止了佩戴。获得一个调整良好的咬合板对于临床医生是一个挑战，完成一个由丙烯酸树脂制作的咬合板大约需要 45 分钟。

重点

稳定性调整是获得好的咬合板的最关键步骤。

在完成咬合板调整后，患者戴上咬合板，要问患者后牙咬合接触是否尽可能均匀，并确定患者是否佩戴舒适。有时可能会有小问题困扰患者（例如，舌侧凸面有粗糙点、侧方移动不适、体积过大异物感强、佩戴恶心等）。任何可能导致患者不能坚持佩戴咬合板或者咬玩咬合板的行为都可能加重 TMD 症状。

患者有时报告他们在睡眠期间无意识地取下了咬合板。根据作者的临床经验，在这种情况下，咬合板可能会在患者睡眠时以某种方式干扰了患者，一旦这个问题得到发现并纠正，他们通常不再会取下咬合板。作者发现以下四种方法可以纠正这一问题：①加固松动的咬合板；②调整过紧的咬合板；③调磨咬合板的咬合面；或④减小体积过大的咬合板。

（一）咬合板内面调磨

技工室送来的大多数内表面为硬质材料的咬合板都会比较紧，需要进行内面调磨。本节主要适用于设计为硬质内表面的咬合板，因为临床经验表明，使用中等或软质内表面的咬合板很少需要内面调磨。

在尝试将咬合板戴入患者口内前，要确保咬合板看起来是合适，并确定在佩戴之前是否需要调磨。例如，体积是否过大，或者是否有可能划伤患者的锐尖。此外，要确保咬合板不过度延伸而超出远中最后牙，除非这种延伸是为了获得更多的对颌牙接触。

咬合板初试就位时，不要使用较大的力量。如果戴入咬合板时用力过大，摘除可能很困难。在这些情况下，可将口镜手柄的顶端置于咬合板凸起的边缘上，尝试加力使咬合板松动。

技巧

咬合板就位

咬合板初试就位时，不要使用较大的力量，否则会导致摘除困难。

如果适当加力后，咬合板还是无法就位，询问患者哪个位置感觉比较紧。一般来说，前牙区就位受限是由于咬合板在唇侧延伸过度导致。技工室技师制作硬质内表面咬合板的要求是：咬合板延伸至前牙切缘以下 1～1.5mm（实验室稳定咬

合板制作指南＊）。当咬合板在前牙区太紧并且唇侧延伸超过标准时，通常最有效的做法是先将唇侧延伸缩短至要求长度。

如果咬合板太紧，无法戴入，而唇侧的延伸长度正常，临床经验表明，标记内面接触过紧的最佳方法是使用 Accufilm 咬合纸（Parkell，Farmingdale，NY）。在咬合板和牙齿之间接触过紧区域放置一块 Accufilm 咬合纸（黑色最适合标记咬合板），连同咬合板一起戴紧后取下查看存在的接触高点（图 12-14）。

咬合板的固位主要由进入颊侧外展隙的部分产生，所以，首先尝试调磨非固位区。除了调磨咬合纸显示的阻力区域外，通常还存在材料的邻间隙处翅状飞边限制了咬合板就位。这些翅状飞边是由牙𬌗面楔状隙或切牙外展隙处形成的（图 12-15）。

这个过程可能需要反复标记和调磨。透过透明咬合板，医生可以看到咬合板是否就位良好，当咬合板与切缘或牙尖之间没有可见的空隙时，则咬合板就位良好。

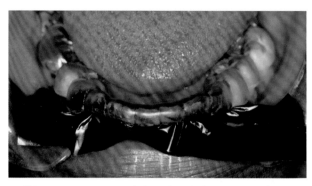

▲ 图 12-14　Accufilm 咬合纸的黑色部分显示出咬合板上内面的接触高点

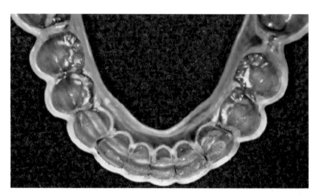

▲ 图 12-15　黑色 Accufilm 咬合纸显示咬合板内面的阻力点
注意唇舌面形成的翅状飞边材料填入牙𬌗面和牙切缘的外展隙，这些也会阻碍咬合板就位

技巧

标记内面接触过紧

标记咬合板内面可在咬合板和牙齿之间接触过紧区域放置一块 Accufilm 咬合纸（黑色最适合标记咬合板），连同咬合板一起戴紧后取下查看存在的接触高点。

当调磨内面 Accufilm 咬合纸标记点时，最好在开始时保守少量调磨，确认位置后加大调磨。经 5～10 次调磨后，如果咬合板还是没有就位，则从其颊面和舌面去除 0.25mm 左右，确保咬合板不会非常紧，并将其内面重衬。这通常比持续不断调磨能更快地获得就位良好的咬合板。

另一个常见的问题是，当使咬合板完全就位

时出现摇晃。在这种情况下，来回摇动咬合板以确定高点的位置。在咬合板和高点区域之间放置 Accufilm 咬合纸，并在高点上加压，以确定标记点调磨高点去除多余的材料。如果多次去除高点后都无法完全就位，可以磨除咬合板内面并进行重衬。为此，从所有表面（包括𬌗面和切缘）去除约 0.25mm 的丙烯酸树脂。

技巧

保守调磨或加大调磨

当调磨内面 Accufilm 咬合纸标记点时，最好在开始时保守少量调磨，确认位置后加大调磨。

调整好咬合板的内面使其完全就位后，询问患者在完全戴好时是否感觉太紧。如果太紧，用 Accufilm 咬合纸检查并相应地调整非固位面。

＊. 相关资料获取见文前补充说明。

临床上，已知前牙不能像后牙一样承受大的压力。如果患者不确定压力是否过大，向患者解释咬合板就像穿新鞋一样：您会注意到压力会一直在，但随着时间的推移（几分钟至几小时），如果它太紧，压力感就会加重。如果患者仍然不确定，建议调整另一个咬合板，以给患者更多时间来确定是否太紧。

Accufilm 能很好地标记牙齿与咬合板紧密接触的咬合板内面，但它不能标记软咬合板的内面或对软组织挤压。对于软咬合板内面，需根据患者的描述进行调整。对于软组织产生的不适，如果需要可使用压力指示贴或喷雾。

当咬合板调磨合适就位后，需检查它的固位情况。该咬合板应具有与可摘局部义齿相似的固位度。固位力不应该太大，避免患者在摘下时遇到不必要的困难，同时要有足够固位力，不能太松以防止患者用舌头很容易将咬合板移动取下。一个咬合板固位力过大通常是由于进入后部倒凹区太深，因而倒凹深度应该减少。

如果咬合板没有足够固位力，并且内面可以与自凝或光固化树脂粘接，那么重衬内面。对于加卡环固位的咬合板，需要在倒凹区调整卡环。

（二）咬合板内面重衬

咬合板内面可通过自凝或光固化树脂进行重衬。如果只对咬合板进行部分重衬，从而在未添加重衬材料的地方产生空隙，通常不能完全就位（图 12-16）。因此，整个内面需要重衬以避免内部产生裂隙或连接点。

技巧

重衬咬合板内面

重衬咬合板内面时，要重衬整个内面以避免产生内部裂隙或连接点。

在进行内面重衬之前，去除咬合板内面上所有咬合纸印迹。否则，未清理干净的黑色迹记会埋在透明重衬材料下，在视觉上会给患者带来困

扰。操作前建议向患者描述并示范对下颌进行重衬的操作步骤，这样他们就不会在重衬操作过程中受到惊吓而干扰进程。

通过自凝树脂重衬咬合板，首先用单体润湿咬合板内面（使咬合板表面变黏），然后去除多余单体。在纸杯中倒大约一勺粉末，加入单体液体，直到润湿所有粉末颗粒后再多加一点，并用木制压舌板混合均匀。在混合丙烯酸树脂的同时，让患者用漱口水漱口，以帮助润滑牙齿表面并使味蕾脱敏。

用压舌板将树脂放入咬合板中，确保所有内面覆盖约有 1mm 厚的丙烯酸树脂，并用戴手套的手将多余的材料去除掉（图 12-17）。将咬合板放入患者口中，将下颌调整到合适位置，嘱患者将咬合板咬住并挤压到位。要求患者在正确的下颌

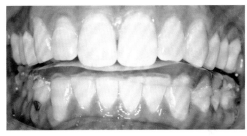

▲ 图 12-16　咬合板缺乏后部包裹，因此在其后部区域的内部部分添加丙烯酸

将咬合板放置在口腔内，并要求患者挤压咬合板以使其进一步就位。注意前牙与咬合板之间的间隙，这是由咬合板不完全就位造成的

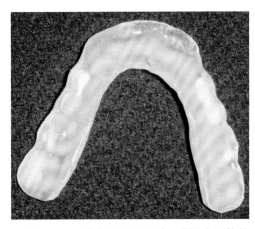

▲ 图 12-17　咬合板内面重衬：将混合后软的丙烯酸树脂加到咬合板内面

位置用力，这将使咬合板上的咬合非常准确。

嘱患者保持咬合姿势 1～1.5 分钟，期间可使用牙周探针去除多余的丙烯酸树脂。如果颊侧边缘线未进入倒凹区，颊侧边缘可能需要延伸进入倒凹区，因此这些区域的多余树脂不应该被去除。一些医生会等到树脂橡胶期摘下咬合板，并用剪刀修剪多余材料。

在将咬合板放入口内 1.5 分钟后，将咬合板从牙齿上取下（不是从口内拿出来），然后重新戴上。每隔 30 秒重复直到丙烯酸树脂最终定型（图 12-18）。据观察，如果在丙烯酸树脂的最终变硬之前停止以上操作，其定型收缩通常会导致咬合板戴入过紧。

每隔 30 秒重复戴入和取下咬合板似乎能适当地压缩倒凹区域的丙烯酸树脂，这样它们就不会太深地嵌入倒凹区。似乎有一个关键的时间段（3～4 分钟的过程），在这段时间内，突然需要通过更大的力才能使咬合板脱位。如果不遵循这一方法，那么咬合板就有可能无法从口内取下，然后就必须用机械方法切割后分段取出。

操作后期，患者通常要用漱口水漱口。除非颊侧边缘需要加长，否则将重衬材料剪回原颊侧边缘线上（图 12-19）。如果需要加长颊侧边缘，修整使边缘光滑，留下大约 2mm 的材料进入倒凹区。重新评估咬合板固位情况，并做出必要的调磨。

光固化丙烯酸树脂可以用类似的方式重衬咬合板内面。当将光固化丙烯酸树脂加到咬合板内面并戴于口内时，嘱患者将咬合板挤压咬合到用来调整咬合板的下颌位置。可以用牙周探针去除多余丙烯酸树脂材料。

咬合板就位后，使用光固化灯在口腔内进行部分丙烯酸树脂的固化（少于 1 分钟）。取下咬合板，修整多余材料，再戴上咬合板，用光固化灯继续进行部分树脂固化[56]。重复多次取戴咬合板以及分部固化后效果最佳。

有时，患者需要对咬合板覆盖的牙齿进行修

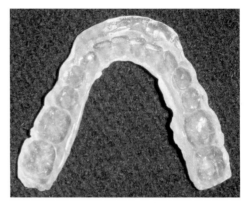

▲ 图 12-18　咬合板内面重衬：丙烯酸树脂变硬后，从口内摘除咬合板

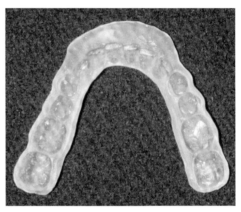

▲ 图 12-19　咬合板内面重衬：去除多余丙烯酸树脂材料并且使边缘光滑

复治疗。当充填物充填或安放牙冠后，新的修复体轮廓不同，通常导致咬合板无法完全就位。临床经验表明，如果患者进行的是小到中度的牙齿修复，通常咬合板内部的调整就足以使其适合新的牙齿修复体，而且咬合板和牙齿会保持充分接触，这样牙齿才不会发生移位。

如果小到中度的牙齿修复后咬合板不能完全就位，通过 Accufilm 咬合纸在咬合板内面和修复体之间标记接触高点。去除咬合板上有新接触高点的印迹，宁可选择多调磨一点多余树脂。一般来说，经过几次调磨后，咬合板可以像之前一样就位良好。

如果患者戴入了牙冠或多个修复体，可能更有效的方法是磨除修复体对应的内面树脂并重衬咬合板。做法是：在修复体可能接触的各处内面上去除 0.25~0.5mm 的树脂量，戴入咬合板，如果新的修复体对咬合板造成压力或阻力，则调磨去除直到咬合板可以顺利就位。Accufilm 咬合纸可以用来发现压力点或阻力点。

为单个牙齿进行咬合板重衬有多种方法，这是部分咬合板重衬的少数情况的一种。重要的是，当进行重衬时，添加的树脂不会阻挡咬合板完全就位。如果出现这种情况，咬合板内面和邻近牙齿之间会有一个间隙，并且咬合板的咬合平面会发生改变。为了避免这种情况发生，在咬合板上打一小孔，并混合丙烯酸树脂，使其比之前重衬时描述所要求的稍微湿润一些。

（三）咬合板外面调磨

如果咬合板刺激产生咽反射，要减小咬合板的内面。减小的程度要在咬合板变薄容易折断和舒适之间取得平衡，它必须舒适到患者可以接受的程度，否则患者不会戴它。临床经验表明，下颌咬合板引起咽反射较少，另一些患者戴上颌稳定咬合板的咽反射较少。

作者观察咬合板舌侧任何部分都可以引起患者的咽反射。除非患者明确指出减小某些部位，否则作者建议先将舌后缘减薄至 0.5~1mm。如果不满意，可根据需要缩短舌侧缘。一般很少需要缩短至牙颈部边缘以外。如有必要，可将舌侧大部分去掉仅盖过舌尖 1mm，前牙舌侧边缘磨短至牙颈部边缘。

当咬合板佩戴合适且固位良好后，再调磨咬合。如果患者准备在对颌牙佩戴保持器或局部义齿，同时需要据此进行咬合板相应调整，从而确保咬合板不会紧咬在对颌保持器或局部义齿上。

> **技巧**
>
> **调磨咬合板的咬合**
> 当咬合板佩戴合适且固位良好后再调磨其咬合。

咬合板的咬合面应平整，以便前牙能从正中

颌位沿咬合板前伸滑动时立即获得后牙分离[10]。如果咬合面有尖窝点隙，当下颌开始快速滑动时，牙尖可能会撞到尖窝的边缘从而干扰咬合运动。因此，技工室技师不要制作出尖窝点隙的咬合，如果有，应在调磨咬合面时将其磨除。

在每次调磨时指导患者自己戴入和摘下咬合板，这确保了患者可以自己佩戴咬合板，并且确认咬合板没有过紧的固位，同时可以让医生自由做其他准备工作（例如，当患者躺在牙椅上时拿咬合纸镊子）。如果在佩戴过程中在颊部卡住，临床医生很难意识到并继续尝试咬合板的戴入。

用咬合纸镊子夹住两片 Accufilm 咬合纸在咬合板上标记对颌牙齿接触，用黑色标记正中接触。持镊子在口中保持一个轻微的角度，这样患者可以同时标记中切牙至第三磨牙区（图 12-20）。作者观察到，如果咬合纸在前牙区（图 12-21），患者倾向于为了这些标记而前伸下颌，从而获得不

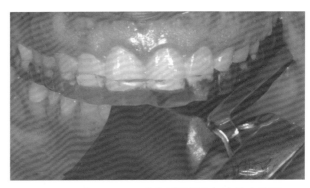

▲ 图 12-20 将 Accufilm 咬合纸用镊子摆在这个位置，可以标记出中切牙到第三磨牙的接触点

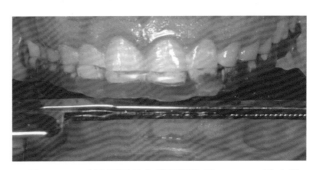

▲ 图 12-21 建议不要只在前牙区使用 Accufilm 咬合纸，因为患者在此情况下容易前伸下颌

正确的正中咬合印迹。

当下颌处于所需位置（中性位置或 CR 位，在本章"颌位和咬合记录"中所讨论），并放置 Accufilm 咬合纸后，嘱患者轻咬咬合板。当患者这样做时，确保不会偏离其正常闭合牙列。一些患者会将下颌移到放咬合纸的一侧，如果出现这种情况，要求患者"在正中关系位直上直下张闭口"。如果患者不能停止移动下颌，可同时在咬合板两侧放置 Accufilm 咬合纸，通常可以消除这个问题。同样重要的是，当咬合板被标记时，患者的头不要向一侧倾斜，这会导致下颌向一侧移动，标记位置也将出错。

重要的是，要知道只有支持尖提供与对颌牙咬合接触。因此，上颌咬合板与下颌颊尖咬合接触，而下颌咬合板与上颌舌尖咬合接触。非支持尖不会接触咬合板，除非牙齿旋转到支持尖不能与咬合板稳定咬合，在这种情况下，可以尝试用非支持尖与咬合板咬合接触。

为了加大咬合板的调磨效率，用丙烯酸树脂专用磨头平的一面而不是其尖端来调磨咬合板的正中咬合接触点（图 12-22 和图 12-23）。这有助

于提供一个平坦的咬合面，并减少后部侧方干扰的可能性。

当医生反复标记和调磨咬合板时，患者应该逐渐从后牙相对咬合形成均匀的正中咬合接触点。每颗后牙与咬合板至少有一个接触点进行均匀咬合，除非该牙齿错位，例如不在牙列咬合面上，或与对颌牙列无咬合。与后牙中央接触点相比，前牙接触点应该很浅或没有。尖牙的标记可能与前牙或后牙的标记相一致。

咬合板应该能使患者很容易进行侧方运动。因此，调整咬合板使后牙干扰降至最低 [17, 57]。为了提高效率，在调整前牙区正中咬合接触点时，还可以调整前导斜度，使其与咬合板平面倾斜角度为 5°（图 12-8）。

技巧
咬合接触的牙尖 只有支持尖与咬合板产生中间接触点。因此，上颌咬合板与下颌颊尖咬合接触，而下颌咬合板与上颌舌尖咬合接触。

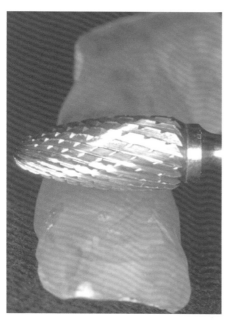

▲ 图 12-22　用树脂专用磨头平的一面调磨咬合板，可以减少后部侧方干扰的可能性，从而提高临床医生进行调磨的速度

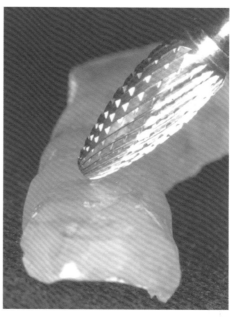

▲ 图 12-23　用树脂专用磨头尖端来调磨咬合板，则更容易形成可能干扰侧方运动的区域，这些需要在后期磨除

当调整咬合板时，定期观察每个牙尖与咬合板的咬合距离。如果大多数牙尖的咬合距离较大，为获得所需咬合，可将整个咬合面重衬可能比调磨树脂更快更有效。如果除了一两个牙尖外，所有的牙尖都均匀地与咬合板接触，而且这些牙尖离咬合板有 0.5mm 或更多的距离，那么将树脂加在咬合板的那部分可能更有效。有时，牙尖会在咬合板咬合面的颊侧或舌侧，那么需要延长咬合面。在咬合板的外表面添加丙烯酸树脂将在下一节"咬合板外面重衬"中讲述。

每次调磨需要去除的树脂量因降低咬合接触所需的量不同而改变。这将依据正中咬合接触点的数量以及其他牙尖与咬合板的距离的改变等而有所不同。如果咬合板上只有一个或两个接触点，而其他牙尖离咬合板较远，则调磨量可加大至磨掉印迹区几倍的树脂量，这样可以让其他的牙尖更快地接触咬合板。当大部分牙尖出现咬合印迹，并且其他牙尖也快出现时，磨掉每个标记后，仅在较深的印迹上多调磨一点。当所有牙尖都出现印迹且医生尝试构建统一的正中咬合接触时，应该将较深印迹区少磨 50% 左右。掌握了这些经验就可以自然而然地进行不同程度的调磨。

偶尔，患者的一侧牙齿的咬合力较弱，要持续地轻叩这一侧。由于临床医生试图构建的是左右强度相似的均匀咬合，通常会不经意地调整咬合板，使咬合较弱的一侧比另外一侧咬合力更强。因此，当正中咬合的调磨快完成时，时不时嘱患者在口内不放咬合纸时咬在咬合板上，并感受哪侧先触碰或受力更大。调磨咬合板，使患者感到左右两侧受力均匀，咬合板的每侧都有与对侧的强度相同的咬合印迹。

有时，即使临床医生使用前面描述的下颌定位技术，患者也不能每次都咬在咬合板的相同位置。在这种情况下，将咬合板调磨到所能达到的程度，然后让患者佩戴咬合板，当患者复诊时，通常可以获得可重复的正中咬合点。

当获得所需的正中咬合接触后（图 12-24），

开始进行侧方运动的调磨。首先观察下颌侧方运动时的后牙分开的距离。这可以为前导降低的量和方向做个大体预判断。

如前所述，将两片红色 Accufilm 咬合纸放入患者口中，并要求患者前后左右磨牙，在左右两侧牙列都进行。然后将黑色 Accufilm 咬合纸放入患者口中，让患者轻叩咬合板，重新标记正中咬合的接触点。这样咬合板上就获得了侧方运动的红色印迹和正中咬合的黑色印迹。

调磨咬合板后部使其没有红色咬合点，调磨咬合板前部，使最近的后牙分离与咬合板距离仅 0.5～1mm，如图 12-50 至图 12-52 所示[5, 57]。其中一名作者倾向于让尽可能多的前牙有前牙引导功能（图 12-25）。有些医生倾向于只由尖牙提供前伸引导功能，这样也可以[8]。

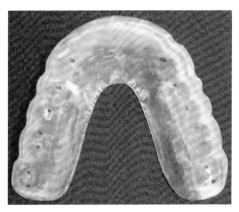

▲ 图 12-24　咬合板上 Accufilm 咬合纸标记的正中咬合印迹

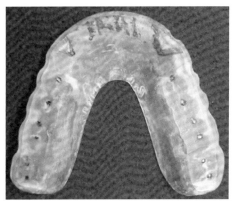

▲ 图 12-25　咬合板上红色 Accufilm 咬合纸印迹标记侧方咬合接触，黑色印迹标记正中咬合接触

由于种植义齿没有牙周韧带，因此当患者用力咬牙时，种植牙不会受压移动缓冲，要确保患者佩戴咬合板咬牙或者磨牙时避免种植牙冠受力过大。当患者以最大咬合力咬合在咬合板上时，标记正中咬合接触点，这将最大限度地对咬合板对颌牙加压，而不是对种植义齿加压。种植义齿往往标记的咬合点更深[58]，调磨咬合板，使咬在咬合板上时种植体支持的冠刚好无咬合接触。尽管没咬合接触，也不必担心这些牙冠会伸长。

观察种植义齿在侧方运动时如何与咬合板接触，然后进行调磨，使种植义齿在侧方运动时与咬合板保持安全距离。请记住，咬合板随时间推移会磨损，这可能会导致在这些运动过程中再次接触种植体支持牙冠。根据患者的意愿确定咬合板在种植义齿上的咬合是否需要进一步缓冲。对咬合板覆盖种植体支持的义齿牙冠的建议将在第三篇进行讨论。

如果患者是日间佩戴咬合板，在倾斜的牙椅上调磨咬合板后，需调整牙椅至坐位，嘱患者双脚接触地面保持端坐位，然后在这个位置调磨咬合板，因为它模拟了患者正常的直立端坐姿势，在这个位置调磨咬合板通常只需要一些额外的调磨。

技巧

调磨日间佩戴的咬合板

如果患者是日间佩戴咬合板，在倾斜的牙椅上调磨咬合板后，需调整牙椅至坐位，嘱患者双脚接触地面保持端坐位，然后在此位置为患者调磨咬合板。

临床经验表明，咬合板的咬合应当调磨以达到最大的咬合效果[55]。使用调磨不良咬合板的患者，在进行现有咬合板的调磨改善后，有时症状得到明显改善。

有时咬合板在调磨过程中出现穿孔，通常位于咬合板的对颌牙尖位置，因此穿孔几乎不会影响其支撑对颌牙咬合接触的能力，也不会对其功效产生不利影响。如果是医生导致咬合板穿孔，作者要让患者看到穿孔位置，否则他们可能会认为咬合板已损坏。当作者解释清楚穿孔不是问题，且咬合板需要整体加厚才能修补穿孔时，很少有患者要求加厚咬合板来修补穿孔。

当咬合板的咬合调磨好，并且标记显示出需要支撑的对颌牙的咬合面后，就可以进行咬合板侧面的成型。临床上，大多数患者前牙引导只需要 7mm，所以可以将不需要的前导斜面部分磨除。大多数临床患者更希望有咬合面线角呈圆弧形的咬合板，这样他们就有一个类似所覆盖的牙齿一样的咬合龈的曲度。在某些情况下，咬合接触区可能靠近咬合板的线角，所以这部分咬合板只可能有最小的外形。

技巧

观察穿孔点

咬合板穿孔点通常位于咬合板的对颌牙尖位置，因此穿孔几乎不会影响其支撑对颌牙咬合接触的能力，也不会对其功效产生不利影响。

使咬合板边缘和覆盖在牙齿部分变薄至大约 1mm 厚度。如果只在睡觉时佩戴咬合板，更倾向于选择厚的咬合板，从而减少折断风险。咬合板外表面需要圆滑且有一个相对光滑的表面，否则，患者往往会关注这些不协调的地方，反而可能会加重 TMD 症状。

如果在日间佩戴咬合板，患者一般更想选舌面尽可能薄的下颌咬合板。下颌咬合板的整个舌面厚度不超过 1mm，并将边缘设计在舌静止位以下，这样患者在说话时避免舌头不断地与边缘摩擦。如果患者有下颌隆突，需修整舌侧边缘使其在下颌隆突上方。

日间佩戴上颌稳定咬合板的患者一般更倾向于舌侧边缘较短，且厚度不超过 1mm。对于大多数患者，为获得后牙即刻分离，前牙引导通常需要延伸至上颌前牙的舌侧面。因此，患者通常希望去除牙龈相对的这部分斜坡，这样就可以最大限度地缩小咬合板的体积。

咬合板外部调磨完成后，要求患者自己摘戴，以确定后部咬合是否均匀并确保咬合板舒适，再检查是否需要做其他改进。有时，一个小问题可能会困扰患者（例如，舌侧凸面粗糙、侧方移动不适、体积过大佩戴恶心）并导致患者关注这些困扰点，这些都可能加重 TMD 症状。

临床经验表明，没有必要为患者提供高度抛光的咬合板。用砂石磨头抛光咬合板及咬合面边缘。没有必要在对颌牙印迹部分进行抛光，以免破坏已经调磨好的咬合接触。

（四）咬合板外面重衬

在咬合板的外表面添加透明丙烯酸树脂的原因有许多，通常是医生在戴入咬合板时进行。例如，在调整咬合板时，医生可能会观察到，除了一两个牙尖外，所有的牙尖都均匀地咬合在咬合板上，而无标记的牙尖与咬合板距离 0.5mm 甚至更多。在这种情况下，通常将树脂加到咬合板的非标记部分更有效，而不是调磨咬合板，直到所有牙尖均匀咬合。

第二种情况是咬合板佩戴后，医生发现对颌牙列与设计的咬合板不匹配。这种差异可能是由于错误的咬合记录，技工室技师问题，或关节中性位置发生了改变。医生更倾向于在整个咬合面上增添树脂，因为如果咬合板不够厚的话，可能不足以适应较大的咬合差异和必要的调磨。在此情况下，通常标记并多次适量调磨咬合板，以尽量减少需要添加到其表面的树脂。

快速会诊

避免咬合记录错误
为了避免咬合记录错误，要确保患者的头部最大限度地向后旋转，舌头顶在上腭顶部并尽可能向后，然后蜡片要保持非常柔软。

一些临床医生常规将树脂添加到咬合板的整个咬合面。使用 2mm 硬质热塑成型片在患者的石膏模型上热压成型，然后制作成咬合板，这是最常见的做法。咬合接触点是通过向咬合板的咬合面添加丙烯酸树脂而获得[8]。本章"硬质热成型稳定咬合板"中进行了举例。

对于严重夜磨牙的患者，整个咬合面也可能需要重衬。该咬合板可能会磨薄，患者可能会周期性复诊，需将丙烯酸树脂再加到整个咬合板的咬合面。

这两种情况下的重衬技术是相似的，可以使用自凝材料或光固化材料。为了简化，作者对自凝材料重衬技术进行介绍，但这一技术也可以适用于光固化材料。

首先去除表面将被新树脂覆盖的所有印迹，用单体涂布浸湿该区域并去除多余单体。对于 1 个或 2 个牙尖（图 12-26），可能只需要一滴单体。在纸杯中倒入估计需要的丙烯酸树脂粉末，仅加入足够的单体液体以润湿所有粉末颗粒，并用木制搅拌棒充分搅拌混合。

如果只添加丙烯酸树脂，使 1 个或 2 个牙尖与咬合板贴合，需要将一层直径约 5mm 高 3mm 的树脂放在所需位置（图 12-27）。事先还可以用铅笔在咬合板颊侧部分做记号，以画定要添加树脂的位置。等到丙烯酸树脂凝固至面团期稠度后，再将咬合板放入患者口内。有时，在等待期间树脂可能会塌落或流下来，需要进行重塑。一旦咬合板放入患者口内，手法将下颌推至原来所用位

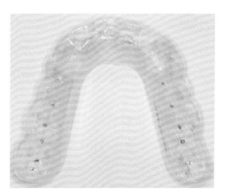

▲ 图 12-26　在咬合板上增加从右侧第一双尖牙消失的单个接触点

置以对咬合板进行调整，嘱患者闭口咬住咬合板（与轻咬 Accufilm 类似）。有些患者可能不能完全咬上而导致添加的树脂材料过厚。

从患者口中取下咬合板，放入热水中使树脂凝固更快。一些患者喜欢这时用漱口水湿润口腔。树脂硬化之后（图 12-28），用铅笔标出咬合印迹深度，使用树脂磨头的平坦部分将多余树脂磨除。树脂磨除后，铅笔标记应变浅 50%，将新添加树脂上的 Accufilm 印迹应该与咬合板上的其他咬合印迹大小、力量相近（图 12-29）。咬合板更大区域的重衬也可以使用相同的方法（图 12-30）。

如果要在咬合板整个咬合面添加树脂，先使用单体润湿咬合表面，使用压舌板添加树脂，用戴手套的手指塑形。同时，等树脂初凝至陶泥状（面团期），再将咬合板放入患者口中，通常树脂可能会流到咬合板的内面，故放咬合板时的咬合面要朝向地面，并根据需要及时对树脂塑形。咬合板放入患者的口中时，树脂面团期易于塑形，此时手法将下颌推至对咬合板进行调整的位置，嘱患者缓慢闭口咬合在软的树脂上，看树脂是否需要调整位置，如果需要，让患者再张开口，将还是软的树脂调整到合适位置后，再次手法将下颌复位，让患者缓慢闭口咬合在软的树脂上直到达到需要的垂直距离并保持。

待树脂变硬从口中取出咬合板，放入热水中加速固化过程，或者放入热压成型固化炉中可减少添加的树脂产生气泡。这时，很多患者都会使用漱口水漱口。树脂硬化后（图 12-31），用铅笔标出咬合印迹深度（图 12-32），使用树脂磨头的平坦部分调磨树脂，将所有凹痕磨除，铅笔标记变浅。咬合板外表面的调磨按前述方法即可（图 12-33 至图 12-35）。

在咬合板咬合面添加树脂时，有时会沿着咬合板边缘产生小的凹陷。将这些部位通过单体润湿后填入调拌的树脂，用手指直接塑形可以很容易得以解决。再在表面添加少量单体，用手指再次塑形即可获得光滑的表面。

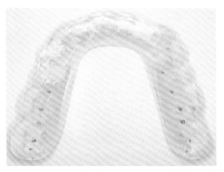

▲ 图 12-27　在咬合板上添加单个牙尖接触：使用面团期稠度的丙烯酸树脂

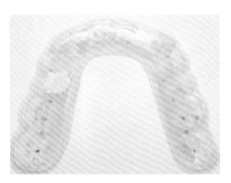

▲ 图 12-28　在咬合板上添加单个牙尖接触：树脂硬化后从患者口中取出

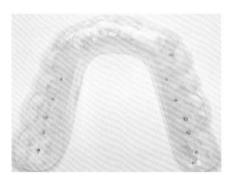

▲ 图 12-29　在咬合板上添加单个牙尖接触：新增加的咬合接触点

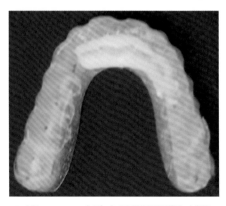

▲ 图 12-30　在咬合板前牙段添加树脂：树脂硬化后从患者口中取出

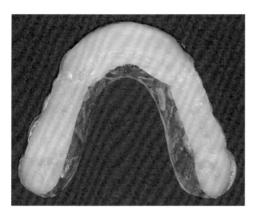

▲ 图 12-31　在整个咬合板咬合面添加树脂：树脂初凝至面团期

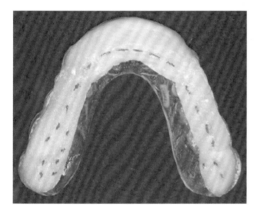

▲ 图 12-32　在整个咬合板咬合面添加树脂：用铅笔标记出牙尖印迹深度

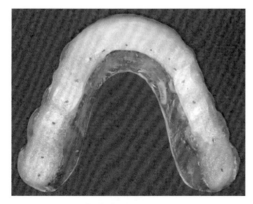

▲ 图 12-33　在整个咬合板咬合面添加树脂：使用 Accufilm 标记调磨后的正中咬合接触点

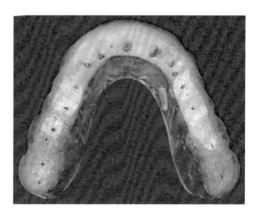

▲ 图 12-34　在整个咬合板咬合面添加树脂：调磨后，红色 Accufilm 印迹为侧方运动接触点，黑色 Accufilm 印迹为正中咬合接触点

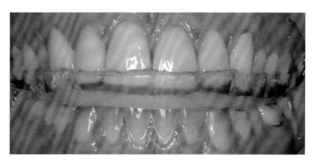

▲ 图 12-35　在整个咬合板咬合面添加树脂：在口内对咬合板重衬

（五）咬合板的修补

使用丙烯酸树脂或合成中等硬度材料（例如，Impak）的咬合板折裂后可以在口内直接修补或拿到技工室修补。如果咬合板无缺损，断裂段可以手动对接上，就以这种状态拿到技工室去修补即可。如果咬合板有缺损，医生希望技工室修补，需要将咬合板戴入患者口内取模，之后将咬合板放在印模中用超硬石膏灌模。如果对颌牙与缺损部分有咬合接触，可能需要技师调整对颌牙与添加部分的咬合。这时需要医生先取戴入咬合板后与对颌牙的咬合记录，戴入咬合板取模，同时将对颌牙也取模，将咬合板在模型上就位后使用咬合记录上𬮿架。

作者倾向于直接在患者口内修补损坏的咬合板，因为这样一般较快而且患者不会存在咬合板戴用的空档期。作者的经验是，丙烯酸树脂咬合板不需要将以前折断的部位重新掰开，但使用 2mm 厚的热塑型材料的咬合板则需要将以前折断的部位重新掰开进行修补，因此，作者一般不去修补使用双侧热塑型材料制作的咬合板。

快速会诊

修补损坏的咬合板
作者倾向于直接在患者口内修补损坏的咬合板，因为这样一般较快而且患者不会存在咬合板戴用的空档期。

有时，患者的咬合板出现特别细小的折裂缝隙并沿咬合面延伸。这种情况一般认为这些裂隙是因咬合板厚度不足无法承受患者较重的咬合力所致。因此，建议修补折裂的同时，将咬合面加厚。可以用透明流动的丙烯酸树脂封闭细小裂隙，这需要将断端打开为树脂提供空间，可以使用树脂磨头（330 号磨头）将折裂线打开。如果折裂区厚度足够，可在磨出的沟槽边缘备出一个短斜面，然后按前述方法对整个咬合面进行重衬（外部重衬），在该区域添加 1～2mm 厚的丙烯酸树脂。这在封闭折裂线的同时增厚了咬合板的咬合面。

常见的咬合板折裂形式是咬合板从前牙区断成两截。这种情况下，增加折裂处的断面部分的磨除量，在折裂线的内部边缘磨出斜面，使两断端间形成 1mm 的间隙（图 12-36）。

边缘斜面备好后，将两段咬合板在牙齿上确保完全就位，会在断端斜面间形成间隙容纳丙烯酸树脂。从口内取下咬合板，使用单体将断端斜面润湿。向纸杯内倒入所需量的牙托粉，并仅加入所需量的单体将所有粉末润湿，使用木制压舌板调拌混匀。两段断端斜面部分分别添加丙烯酸

树脂，将咬合板两段戴在牙齿上，轻压软的丙烯酸树脂使两部分结合上。如果需要，戴手套后将树脂添加在这部分使其稍微增厚（图 12-37），让患者咬合在咬合板上确保完全就位。

树脂经常会发生流动或被压入邻面倒凹。因此，需要将咬合板不时地从牙上取下，否则进入倒凹的树脂会发生凝固而导致咬合板无法取下。如放入口内 2～3 分钟后，将咬合板从牙上取下（不从口内取出）再戴回。每 30 秒重复一次这个步骤直至树脂最终凝固，然后从口内取出咬合板，修整添加的树脂至想要的形状，然后抛光咬合板（图 12-38）。

有时，患者的咬合板会部分缺损。修补时将咬合板完全戴入口内就位，将断端的外缘形成斜面以增加横截面的厚度。使用单体润湿断端斜面，同样在纸杯内混合树脂，并且将咬合板戴入患者口内（不加树脂）。当树脂失去光泽面团期时，戴上手套，用手指在咬合板缺损处添加树脂，然后让患者咬在上面。检查确保添加的树脂足够厚，

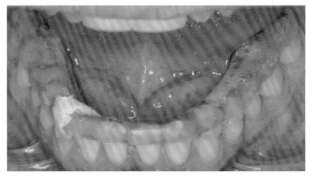

▲ 图 12-37　口内直接进行咬合板修补：添加的树脂在口内固化

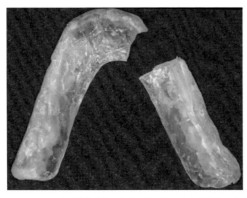

▲ 图 12-36　口内直接进行咬合板修补：折裂边缘形成斜面

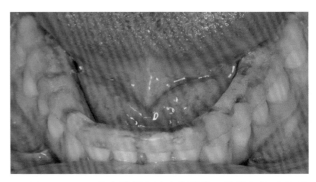

▲ 图 12-38　口内直接进行咬合板修补：修补好的咬合板

对颌牙的支持尖能咬在上面。

将树脂添加到咬合板上 2~3 分钟后，小心将咬合板取下，以免添加的树脂进入牙齿的倒凹凝固后导致咬合板难以取下。每 30 秒重复一次这个步骤直至树脂最终凝固。然后从口内取出咬合板，修整添加的树脂直到想要的形状。如果缺损的部分与对颌牙有咬合接触，用铅笔标记出牙尖深度，使用树脂磨头的平坦部分将多余树脂磨除，使铅笔标记变浅一半，再用通常的方法调磨咬合板的咬合。

如果找不到咬合板折裂的原因，可能因为咬合板的咬合面太薄无法抵抗患者强大的咬合力，则咬合板咬合面可能也需要加厚，在修补咬合板缺损部分的同时可以将整个咬合面增厚。

如果咬合板既有缺损同时也发生了折裂，修复可分为两步进行，先修补折裂，再修补缺损区。如果需要多步进行，损坏到某种程度无法修复时需重新制作新的咬合板。

> **快速会诊**
>
> **观察损坏的咬合板**
>
> 如果找不到咬合板折裂的原因，可能因为咬合板的咬合面太薄无法抵抗患者强大的咬合力，咬合板咬合面可能也需要加厚，在修补咬合板缺损部分的同时可以将整个咬合面增厚。

四、咬合板举例

以下例子可以帮助读者更好地应用之前讨论稳定咬合板的一些原理。之所以选这些咬合板，是因为它们代表了各种不同的程序，而不是推荐任何特定咬合板或者技术。这些程序可以在制作各种咬合板中灵活组合应用。

前三个例子是硬质树脂咬合板，接下来的两个是中等硬度材料咬合板，最后一个示例是软合板。本书"实验室稳定咬合板制作指南"* 为技师提供制作指导。

（一）压模成型的丙烯酸树脂下颌稳定咬合板

制作丙烯酸树脂咬合板可以使用多种方法，咬合面的磨耗速度根据选用的树脂材料和制作方法而不同。使用同样的树脂材料，丙烯酸树脂压模成型的咬合板较冷成型的更耐磨[59]。

丙烯酸树脂压模成型的咬合板一般在技工室制作，费用一般更高。这种咬合板，医生需要制取上下颌牙列印模和所需的咬合记录。使用咬合记录将模型上𬌗架（图 12-39），在牙列上将制作的咬合板所需区域填倒凹（"实验室稳定咬合板制作指南"*）。作者一般会让技师将牙上深的窝沟和后牙除了颊侧外展隙外的所有倒凹填上（图 12-40）。这样只保留了后牙颊侧的倒凹，使得咬合板部分能够卡抱在这些倒凹区，从而这些位置获得固位。

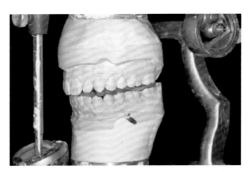

▲ 图 12-39　压模成型的下颌丙烯酸树脂稳定咬合板：模型上𬌗架

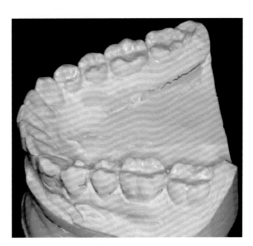

▲ 图 12-40　压模成型的下颌丙烯酸树脂稳定咬合板：在下颌模型上填倒凹

---

*. 相关资料获取见文前补充说明。

对殆架上的填过倒凹的模型和对颌模型进行新的咬合记录。翻制填过倒凹的模型，使用新的咬合记录上殆架（图 12-41）。在翻制的模型上形成咬合板蜡型，将蜡型与模型一起放入型盒（图 12-42 和图 12-43）。在图 12-42 中，注意咬合板前导斜面从下颌前牙往前延伸，使咬合板可以实现后牙的即刻殆分离。在图 12-43 中，注意咬合板前导斜面比后牙殆平面仅倾斜约 5°。这个浅的前导斜度将使患者侧方运动中遇到的阻力降到最低[17, 57]。

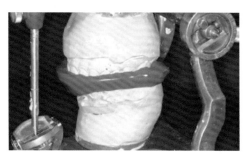

▲ 图 12-41 压模成型的下颌丙烯酸树脂稳定咬合板：使用新的咬合记录将填过倒凹后重新翻制的模型上殆架

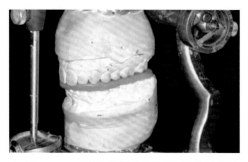

▲ 图 12-42 压模成型的下颌丙烯酸树脂稳定咬合板：咬合板蜡型

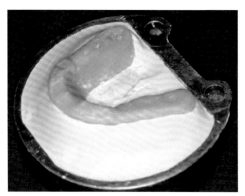

▲ 图 12-43 压模成型的下颌丙烯酸树脂稳定咬合板：咬合板蜡型与模型装盒

咬合板成型后，从模型盒中取出。最原始的工作模型重新上殆架，将咬合板在该模型上就位。标记咬合记录并进行调磨，最后将咬合板抛光（图 12-44 至图 12-46）。在图 12-45 和图 12-46 中，注意整个咬合板唇舌侧以及前牙树脂的舌侧厚度约 1mm。

将咬合板戴入患者口内。如果正常力量下咬合板无法完全就位或产生压力引起不适，调整其内面，按照本章"咬合板内面调整"所描述的方法进行处理。

一旦咬合板戴入合适，按照本章"咬合板外面调整"所描述的方法进行外面调磨。重复标记和调磨，直到每个后牙在正中咬合时与咬合板至少有一个接触点。与后牙咬合印迹相比，前牙咬合印迹要调磨到轻接触或无接触。注意图 12-47，尖牙的印迹要与前牙或后牙相协调。

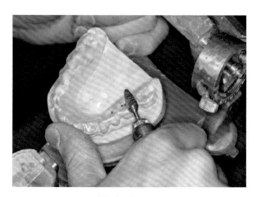

▲ 图 12-44 压模成型的下颌丙烯酸树脂稳定咬合板：在殆架上调磨咬合

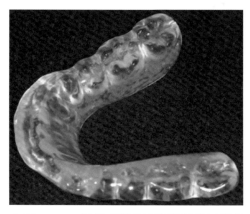

▲ 图 12-45 压模成型的下颌丙烯酸树脂稳定咬合板：完成的咬合板

正中咬合接触调磨好后，开始调磨侧方咬合。调磨咬合板的后牙部分，直至没有侧方咬合标记。调整前导斜面，当患者进行前伸运动时，后牙与咬合板分离仅 0.5～1mm，前导斜面的力量尽可能被平均地分布到所有前牙上，如图 12-48 所示。

（二）丙烯酸树脂上颌稳定咬合板

上颌咬合板的制作方法与下颌咬合板几乎一样，但有两点显著不同：①咬合板上的侧方运动轨迹方向相反，因此前导斜面会向前牙舌侧倾斜；

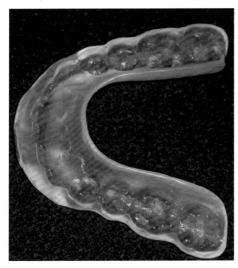

▲ 图 12-46 压模成型的下颌丙烯酸树脂稳定咬合板：注意颊、舌侧边缘区以及前牙舌侧的树脂厚度

②提供下颌咬合板后牙正中咬合接触的对颌支撑牙尖为上颌后牙的舌尖，而对于上颌咬合板则为下颌后牙的颊尖。

丙烯酸树脂上颌稳定咬合板的制作，首先取上下颌牙齿印膜，取咬合记录。技工室制作好以后，试着使用正常大小力量将咬合板戴入。

咬合板完全就位，摘戴舒适后，按本章"咬合板外面调磨"所描述的方法调磨外面。尖牙的印迹要与前牙或后牙相协调（图 12-24）。

正中咬合接触调磨好后，开始调磨侧方咬合。调磨咬合板的后牙部分，直至没有侧方运动咬合标记。调整前导斜面，当患者进行前伸运动时，后牙与咬合板分离仅 0.5～1mm，前导斜面的力量尽可能被平均地分配到所有前牙上（图 12-49 至图 12-52）。

（三）硬质热成型稳定咬合板

硬质热成型稳定咬合板可以做成各种厚度。那些厚度≤1mm 的材料可以沿着牙齿的表面凸度移行，经常被用作漂白托盘、制作临时冠的托盘等。

厚度为 2mm 和 2.5mm 的材料一般被用来制作咬合板[8]。1mm 厚的材料对于长期戴用的咬合板来说太脆弱，3mm 厚的材料制作的咬合板体积太大。

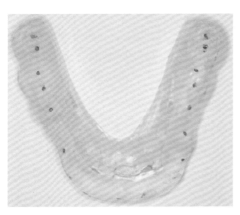

▲ 图 12-47 压模成型的下颌丙烯酸树脂稳定咬合板：调磨后 Accufilm 标记的正中接触印迹，在一侧的第二磨牙上印迹较重，但在调磨侧方咬合的时候会相应较轻

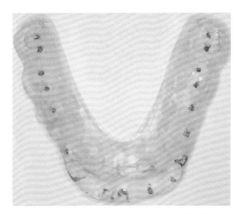

▲ 图 12-48 压模成型的下颌丙烯酸树脂稳定咬合板：调磨后红色 Accufilm 印迹显示的侧方运动接触；黑色 Accufilm 印迹显示的正中运动接触

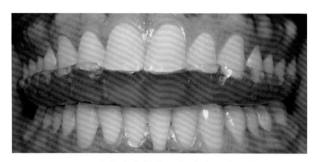

▲ 图 12-49　患者在中性位置与咬合板咬合接触情况

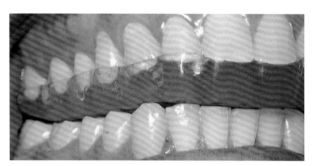

▲ 图 12-50　患者在右侧方运动时与咬合板咬合接触情况：后牙实现最小殆分离

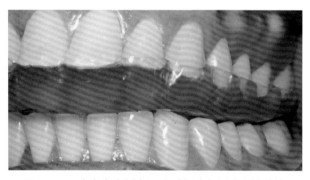

▲ 图 12-51　患者在左侧方运动时与咬合板咬合接触情况：后牙实现最小殆分离

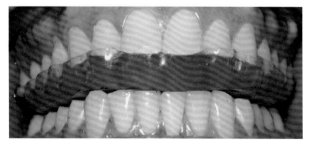

▲ 图 12-52　患者在前伸运动时与咬合板咬合接触情况：后牙实现最小殆分离

对于日间戴用咬合板的患者，作者一般使用 2mm 厚的硬质热成型材料为患者制作咬合板，非常美观并且对发音影响最小。患者可以使用这种咬合板几周到几个月的时间，帮助提醒患者改掉日间的不良习惯[43, 60]。一般认为，戴用这种咬合板使患者学会了改变自己的不良口腔习惯，而不是借此改善 TMD 的症状。临床上观察到，一部分最初日间戴用这种咬合板的患者，不能有持续的动力来戒掉他们日间的不良口腔习惯，在进食前，他们总是会将咬合板摘下。

> **快速会诊**
>
> **制作日间戴用的咬合板**
> 对于日间戴用咬合板的患者，作者一般选用 2mm 厚的硬质热塑性材料为患者制作咬合板，非常美观，且对发音影响最小。
>
> **日间戴用咬合板**
> 日间戴用这种咬合板，患者可能学会了改变自己的不良口腔习惯，而不是借此改善 TMD 的症状。临床上观察到，一部分最初日间戴用 2mm 厚的硬质热成型材料咬合板的患者，不能有持续的动力来戒掉他们日间的不良口腔习惯。

因此，虽然作者不常用这种咬合板，但在以下两种情况下使用较多：①已经克服日间不良口腔习惯的患者，日间仍有明显 TMD 疼痛佩戴咬合板可以缓解，但认为咬合板不美观或者影响发音［这类患者一般要求在夜间佩戴现在的咬合板，日间佩戴这种新的咬合板（进食时从来不戴）］；②有间歇性日间 TMD 疼痛的患者，不愿意采用传统的方法镇痛，并且希望通过一种美观的咬合板来治疗间歇性日间发作的 TMD 疼痛。

既然这种咬合板的目的是可以解决传统咬合板的美观和影响发音的问题，作者可以制作没有上前牙前导斜面的下颌咬合板。仅需要制取下颌牙齿的印膜，告知技工室制作 2mm 厚的透明硬质热成型稳定咬合板（"实验室稳定咬合板制作指南"*）。

咬合板制作好后（图 12-53），戴入患者口内。如果正常力量下咬合板不能完全戴入或者压力产生不舒适感，咬合板组织内面需要调磨，详见本章"咬合板内面调磨"所讲的方法进行处理。调磨到舒适位置并且达到令人满意的固位力大小。

这种热塑型材料在制作咬合板之前是 2mm 厚，但是加热后在模型上覆盖被拉伸厚度可至 1mm。临床经验显示，想要取得理想的上颌牙接触，1mm 厚的厚度往往不够，调磨时常常出现咬合面穿孔。因此，咬合板摘戴合适后，还需要常规添加透明丙烯酸树脂来获得从上颌第一前磨牙舌尖至大部分后牙的咬合接触形式。

制作时经常使用油脂铅笔，画出前牙区需要添加树脂的范围。使用单体润湿咬合板上需要添加树脂的区域。在纸杯中倒入大约一茶匙量的牙托粉，加入需要的单体润湿所有粉末，使用一根木质压舌板调拌混匀。将调好的树脂加到咬合板所需位置，添加量比实际所需量稍多一点。等树脂初凝至面团期，将咬合板戴入患者口内。有时，在等待期间树脂可能会塌陷或流动，为确保树脂不会流到咬合板内面，通常将咬合板添加树脂的一面朝向地面拿着，并且在等待期间通常对树脂进行一到两次的塑形。

当树脂初凝至面团期（图 12-54），将咬合板放入患者口内，用手法调整下颌到拟对咬合板进行调整的位置，让患者缓慢闭口咬在软的树脂上。当患者开始咬到树脂上时，观察是否需要重新调整位置，如果需要，将树脂调整到合适位置。再次手法将下颌调整到合适的位置，让患者缓慢咬在软的树脂上，一旦牙齿与硬质树脂部分有接触后停止咬合。如果患者刚开始咬合接触深，下颌会偏移，咬合印迹则不是在想要的位置了。

取下咬合板，放入热水中加速固化进程，或

者放入热加压成型固化炉中，可以减少添加树脂气泡的产生。这时，患者可能要求用漱口水漱口。当树脂变硬固化后，用铅笔标记咬合印迹深度位置（图 12-55），使用树脂磨头平坦的部分调磨树脂，直到将大部分铅笔印迹磨除。重复使用黑色 Accufilm 咬合纸标记正中咬合接触，调磨咬合板，保证每颗后牙至少有一个正中咬合接触，且这些印迹尽可能深度一致，并且患者咬合时感觉两侧

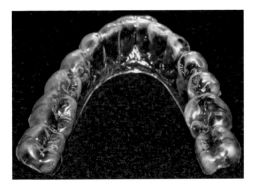

▲ 图 12-53 硬质热成型稳定咬合板：2mm 厚

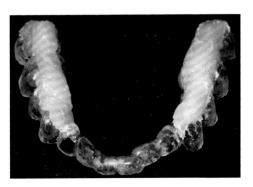

▲ 图 12-54 硬质热成型稳定咬合板：添加在咬合板表面上的面团期丙烯酸树脂

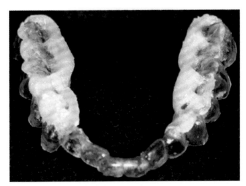

▲ 图 12-55 硬质热成型稳定咬合板：树脂凝固硬化，用铅笔标记牙尖深度

*. 相关资料获取见文前补充说明。

后牙平稳接触（图 12-56）。

调磨咬合板，使患者能够很轻易地向侧方位置滑动，离开咬合板 0.5～1mm 即可实现后牙的𬌗分离。一般多用上颌尖牙引导后牙的𬌗分离，但一般尖牙与咬合板不接触，从而限制了尖牙引导后牙𬌗分离。因此，上颌第一磨牙的舌尖可以用来引导后牙𬌗分离，直至尖牙和咬合板产生接触后引导后牙𬌗分离。

调磨咬合板的后牙接触部分，直到无红色侧方运动接触印迹，上颌第一前磨牙的舌尖和尖牙除外（图 12-56）。

因患者要在日间佩戴这种咬合板，按传统方法调磨后，在患者坐立位再进行微调。将牙椅调成坐立位，让患者脚放在牙椅一侧地板上端坐直立。按照相同的标准再次调磨咬合板。

当咬合调磨好后，要确保增加树脂部分光滑、流畅。有时，添加的树脂会形成一些小孔或小凹。将这些部位使用单体润湿后，按同样的方法调拌树脂填入。直接用戴着手套的手指塑形很容易解决。在表面稍多添加一点单体，再用戴着手套的手指再次塑形即可获得光滑的表面。

调好以后，让患者自己戴上咬合板。告知患者稍后进行咬合板抛光，只是确保后牙在咬合时尽可能均匀与咬合板平稳接触，以及从患者的角度来讲还有没有要调整改善的地方。当患者满意，对添加树脂部分进行抛光，并询问患者是否还有不光滑的地方。

只有当患者需要日间戴、对美观要求高，并且要求对发音影响最小时作者才使用这种咬合板（图 12-57）。需要注意的是，这种咬合板前牙没有支持，如果患者全天佩戴的话上颌前牙可能会伸长。但也不是经常出现的问题，因为很多患者前牙覆盖较大，下颌前牙与之很少有咬合接触，下唇对这些上前牙有一定的支持作用[17]。为了防止上前牙伸长，如果患者需要夜间佩戴咬合板，则推荐使用能够对其前牙有支撑的咬合板，即制作前导斜面。

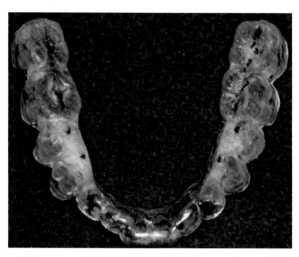

▲ 图 12-56 硬质热成型稳定咬合板：调磨后，黑色 **Accufilm** 咬合纸印迹显示正中咬合接触，红色 **Accufilm** 咬合纸印迹显示侧方咬合接触

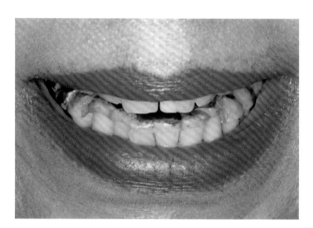

▲ 图 12-57 硬质热成型稳定咬合板：日间佩戴，美观，对发音影响最小

（四）Impak 稳定咬合板

这是作者经常使用的咬合板。Impak 是一种合成的中等硬度的材料，加热后有很好的流动性，等冷却至患者口腔温度后变硬。

制作咬合板的口腔技工室发现，牙科医生更喜欢粉液比为 4∶1 的热成型咬合板。这种咬合板的材料被加热后流动性很好，当冷却到口腔温度后又能保持新形成的形状，可以补偿模型与实际牙齿的微小误差，并且与丙烯酸树脂咬合板硬度相似。

这种咬合板大部分使用 Impak 材料制作（与 Remedeze 咬合板相当）。但如果患者存在中重度的牙齿磨损，作者一般会在这种咬合板的咬合面上添加丙烯酸树脂，防止患者严重口腔副功能对咬合板的磨损（与 Bruxeze 咬合板相当）。

将这种咬合板放在 71℃的水浴中加热或放在咖啡机放出的热水中 1 分钟，材料流动性就变得非常好，可以补偿模型和牙面之间任何微小的误差。作者将加热的咬合板在患者牙齿上就位，不断地从牙上取下再就位（注意不从口内取出）。

将上下颌模型和咬合记录送到技工室即可。邻间倒凹中的材料在加热、试戴、冷却过程中会被挤出，作者一般会在开始时，使用较多材料进入这些倒凹区，使固位力稍大一些（图 12-58）。如果在加热、试戴、冷却后固位力仍较大，作者一般会将边缘磨短。

如果整个咬合板都是使用 Impak 材料制作的，在加热 / 试戴阶段，手法将下颌调整到想要的位置，让患者稍紧一点咬在材料上，这会使形成的咬合面与对颌牙有更好的接触。

如前所述调磨其他咬合板一样，使用树脂磨头进行调磨。在调磨这些咬合板的咬合时，要小心不能使之变形，否则可能会费些时间将其恢复到正确的形状。

同硬质稳定咬合板相比，Impak 稳定咬合板有如下的优点。

1. 经过加热、试戴和冷却的过程，咬合板可以补偿模型的微小误差，固位力对患者来说较为理想。

2. 可与自凝树脂结合，可以让医生或技师重衬咬合面或进行修复。

3. 如果咬合板所覆盖的患牙有修复体，这种材料加热后良好的流动性可以让医生对咬合板进行改形以适应新的修复体。

（五）双层热塑型稳定咬合板

这种材料是片状的，将软的热塑型材料加热后做成片状，然后形成硬的片状材料。将材料加热后，可在患者模型上加压成型，软的那一层材料紧贴于牙面，硬的那一层材料形成咬合板的外表面。这使咬合板兼有软、硬咬合板大部分的优势，即软质材料直接接触牙齿令人舒适，并且可以补偿微小误差，因此内面一般不需要调磨。软质材料有助于分散咬合力，而表面的硬质材料可以与自凝树脂结合，使其具有丙烯酸树脂咬合板的特性，并且咬合面的标记和调磨与丙烯酸树脂咬合板的精度一致。

制作这种咬合板时，一般需要技师在咬合板的咬合面添加自凝树脂。因此，需要将患者的上下颌模型和咬合记录送到技工室。

技师将模型上𬌗架，将双层热塑型材料在模型上成型，去除多余材料，再将模型上架。这时，让技师调整𬌗架的固位螺丝，使对颌后牙与咬合板分离 1mm。这将保证至少还有 1mm 添加丙烯酸树脂的空间，这对于咬合板的口内调磨是合适的。

技师将双层压膜咬合板的咬合面磨粗糙，使用单体润湿，添加自凝树脂，并且调磨树脂的咬合面（图 12-59 至图 12-61），添加的树脂形成与传统丙烯酸树脂的咬合面一样。

让技师将咬合板唇颊侧的边缘延伸至龈缘。

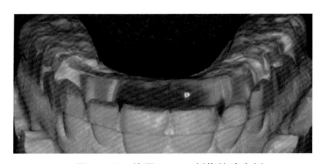

▲ 图 12-58　使用 Impak 制作的咬合板

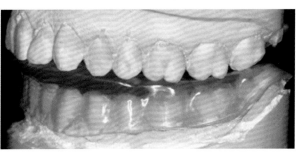

▲ 图 12-59　双层热塑型稳定咬合板：在𬌗架上制作和调磨

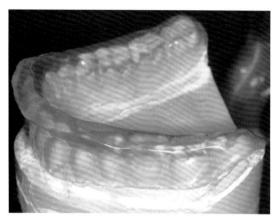

▲ 图 12-60　双层热塑型稳定咬合板：形成的咬合面

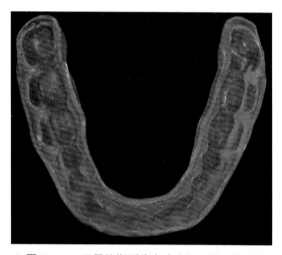

▲ 图 12-61　双层热塑型稳定咬合板：咬合板内面，注意颊舌侧边缘的厚度，以及舌侧至前牙的丙烯酸树脂的厚度

唇侧边缘的延伸情况根据前牙的角度不同而不同，根据需要可以降低。如果咬合板比较难以戴入或前牙区固位力太大，作者一般通过降低唇侧边缘来调整，但是唇侧边缘至前牙切缘的材料至少留有 1～1.5mm 的厚度（丙烯酸树脂咬合板唇侧延伸推荐的厚度）。

与弹性咬合板类似，这种咬合板的内面不可重衬。使用树脂磨头或者 8 号圆磨头调磨内面，如果不能完全舒适地就位，则需要重新制作。

外面的重衬和调磨与丙烯酸树脂咬合板一样。因为内面软质材料层占据了一定的咬合空间，与同样的丙烯酸树脂咬合板相比，这种咬合板的垂直距离会稍微增大。

这种咬合板的缺点是软的内面层有渗透性，大约 3 年就随着使用时间发生变色，由于颜色和气味不好，大多数患者可能要更换。

（六）软质热成型稳定咬合板

软质热成型稳定咬合板可以做成各种厚度，一般用来制作运动护牙托[61]。与硬质热成型材料类似，一旦加热并在患者模型上延展开后，厚度大约会降到原来厚度的一半。

3.8mm 和 4mm 厚的材料是可以购买到的最大厚度的材料，做成咬合板后咬合面的厚度大约是 2mm。这种有限的厚度有时会有问题，如果患者咬合紊乱很严重，这样的厚度不足以实现所有想要的咬合接触。因此，这种材料常规用来制作软质热成型稳定咬合板，即便最终边缘体积会比作者所需要的厚度大。

临床医生只需要制取咬合板一侧牙列牙齿的印膜，让技工室制作一副透明软质热成型稳定咬合板即可，详见"实验室稳定咬合板制作指南"*。这种咬合板的内面一般不需要调磨，但如果不能完全就位，或者产生压力引起不适，找到就位干扰点或让患者指出压力区（Accufilm 咬合纸在这种咬合板上不显示印迹）。用树脂磨头或 8 号圆磨头调磨组织面，如果仍然不能舒适地完全就位，则需重新制作。

当咬合板完全舒适就位后，检查其固位力，这与材料进入倒凹区的深度不同而异。也会根据材料加热的温度以及在模型上成型所用力量的大小而变化。如果咬合板固位力太大，使用树脂磨头或 8 号圆磨头调磨固位力较大区域进入倒凹区的材料。如果因为材料进入倒凹区不足而导致固位力不足，则需重新制作咬合板。正压机（10 个大气压）较真空机（1 个大气压）制作的咬合板的固位力要大很多[46] 这需要与技工室进行沟通来确定使用何种成型技术。

---

*. 相关资料获取见文前补充说明。

咬合板的咬合面可以快速调改使之最大限度度接近最终咬合面。为了不使患者中断该过程，并且能配合做各个方向的下颌运动，首先提前告知患者操作步骤，演示手法将下颌调整复位，然后让患者练习侧方运动。

将咬合板放在石膏模型上，用酒精喷灯将咬合板上所有对颌牙可能将要接触的区域加热。将喷灯火焰从一侧向另一侧重复喷扫，以使咬合板均匀受热。临床经验显示，当感觉咬合板有点发黏时，开始准备将其放入患者口内。

咬合板在牙齿上就位后，手法将下颌调整至咬合板拟定的位置，让患者缓慢咬合至变软咬合板上。当最后一颗与咬合板接触的牙齿刚开始轻轻接触或即将接触时，嘱患者停止咬合，这样达到咬合板的最大厚度。然后，让患者下颌做先前练习的各个方向的侧方运动。

任何对颌牙非支持牙尖在软咬合板上产生的凹痕需要磨除，磨除的深度至凹痕的最低点的稍下方，这样该凹痕被完全去除。同时，对颌牙支持牙尖在软咬合板上产生的凹痕也需磨改，但磨改的深度至黑色墨水标记刚好不显即可。

前牙的印迹引导后牙的𬌗分离。这些印迹是要保留的，但如果有材料挤在前牙周围，则需将其去除，修整这个区域的外形，以便实现平滑的前伸运动。修整咬合面形成平坦的表面，修整咬合面边缘，可平滑运动到正中咬合。

每一颗后牙至少形成一个支持尖接触。如果初试没有实现支持尖接触或所有牙都有印迹接触，所有上述步骤需要重做。

最终调磨，用树脂磨头调整咬合板上的咬合纸印迹，因为 Accufilm 咬合纸无法在这种软咬合板上进行标记。这种咬合纸印迹并非像在丙烯酸树脂咬合板上看到的典型点状接触印迹，而是片状印迹（图 12-62）。

临床经验表明即使是咬合纸印迹看起来是均匀的，患者有时仍会觉察到有对颌牙并未平稳地咬在咬合板上。如果患者发现有较重的咬合接触

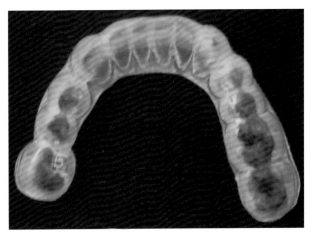

▲ 图 12-62　软质热成型稳定咬合板，调磨后正中咬合接触印迹

点，应根据患者的意见对咬合板做进一步调整，直到患者感觉平稳接触。

下一步是调整前牙引导的侧方运动中后牙的𬌗分离。使用咬合纸标记侧方运动印迹，调整后牙区新的印迹。

咬合板可能被三氯甲烷/氯仿或三氟溴氯乙烷/氟烷（一般吸入性麻醉药，三氯乙烷的替代物[62]）抛光。快速抛光的话，将咬合板放在模型上，使用蘸湿氯仿或氟烷的纱布在粗糙表面用力擦拭即可。用水将残留的抛光剂冲掉，让患者将咬合板戴入，询问患者是否还有需要改善的地方。

软质热成型稳定咬合板可以戴在上颌牙列，也可以戴在下颌牙列。因为边缘体积较大，一般在下颌制作这种咬合板。运动护牙托应该放在上颌。运动护牙托的咬合作者一般都会进行调整，这会使患者戴起来更舒适，不会引起咬合改变，不会引起患者 TMD 症状的进展[45]。

软质热成型稳定咬合板是给处于乳牙期或者混合牙列期时儿童患者唯一的一种咬合板。一般认为，这种软咬合板不会显著影响牙列的发育，不需要像其他咬合板一样为了适应小的牙齿移动而进行多次调磨[1, 43, 44]。

有时，需要在硬质树脂咬合板或中等硬度材料咬合板的对颌制作软质热成型稳定咬合板（图 12-63）。一般在以下情形使用：①患者有严重

口腔副功能行为导致对颌牙对咬合板造成快速磨损；②咬合板并未对患者的 TMD 症状充分改善。有研究发现，让这些患者在硬质咬合板的对颌戴用软质热成型咬合板，患者的 TMD 症状显著减少，63% 的患者 TMD 症状改善，12% 的患者在一定程度上缓解[48]。

戴在硬质树脂咬合板或中等硬度材料咬合板对颌的软质热成型咬合板调整起来较为容易。让患者戴入硬质树脂咬合板或中等硬度材料咬合板，使用酒精喷灯从一侧向另一侧重复喷扫加热软咬合板的咬合面。然后将其在患者牙齿上就位，让患者咬合在软咬合板上，同时让患者下颌向各个方向进行侧方运动。当软咬合板冷却之后，使用咬合纸印迹（图 12-64），用树脂磨头调磨接触较重的区域，磨除侧方运动中凸出的所有软质材料，最后用氯仿抛光。

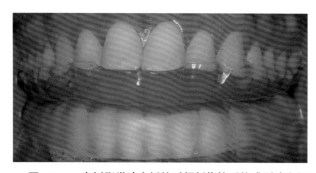

▲ 图 12-63 在树脂类咬合板的对颌制作软质热成型咬合板

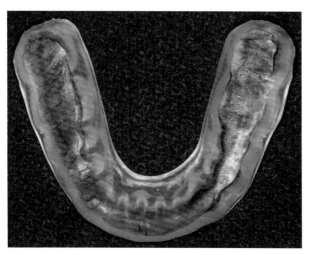

▲ 图 12-64 戴在硬质树脂咬合板对颌的软质热成型咬合板，调磨后的咬合纸印迹

经常见到一些想要缓解 TMD 症状的患者可以直接买到非处方 / 成品咬合板或运动护牙托。可以直接买到的成品咬合板有很多种，有些可以通过加热成型进行定制，有些只是戴入口内供牙齿休息。

戴用这些咬合板的患者会表现出各种症状。一般认为，不良反应与以下情形有关：①错误的髁突位置一直影响了对颌牙的不良咬合接触；②咬合接触在咬合板上的尖窝凹痕限制下颌自由运动；③咬合板固位力不足，需要患者通过持续咬牙使其稳定。

不推荐患者长期使用成品咬合板，因为不覆盖所有牙或不能使所有牙平衡稳定接触的话，可能会引起咬合改变[23, 63]。

五、咬合板应用的管理

临床医生在制作咬合板时所使用的方法是有较大差异的。一些医生在给预约患者戴咬合板时就把咬合充分调磨好。有时，较长时间的复诊周期会使患者 TMD 症状加重，以致最终将咬合调磨好之前一些患者就想中止治疗了。

一些临床医生会缩短复诊周期，在咬合板戴入时将其调至基牙舒适状态，调磨咬合至每侧有一至两个接触点。在以后的复诊中，再将咬合进一步调磨，最终到达前述的调磨效果。

咬合板戴入时对其充分调磨，可使患者在最初即可获得最大治疗效果，但过长的操作过程会引起一些短暂性 TMD 症状加重。逐步调磨的方案在咬合板戴入后一般不会引起患者 TMD 症状的加重，但也有一些患者戴用了未经充分调磨的咬合板后引起 TMD 症状的加重。咬合接触不平衡可能会导致牙齿的移动，反而会延误医生通过咬合板获得稳定的咬合，导致患者需要花更长的时间来获得咬合板最大的治疗效果。

当患者戴用咬合板，推荐给他们一份"咬合板治疗指南"*并仔细阅读。指南告知患者戴用咬合板经常遇到的问题、日常治疗、需要进一步调

---

*. 相关资料获取见文前补充说明。

磨的原因，以及如果出现不适，应暂停戴用，尽快复诊解决问题。

咬合板可能藏匿微生物，所以如果患者需要进行念珠菌感染治疗或医生怀疑真菌在咬合板下生长，需要对咬合板进行处理。可以将咬合板在 1% 的次氯酸钠溶液中浸泡 10 分钟除菌[64]。患者也可以将咬合板浸泡在用一杯水（8 盎司液体）稀释的 2 茶匙次氯酸钠中浸泡 30 分钟以抑制真菌的代谢活性[65]。一些医生要求患者每周都这样做来防止真菌感染，有可能会对中等硬度材料和软质材料咬合板造成一定的损害。

推荐的咬合板佩戴模式根据正在治疗中症状的不同而异。因 TMD 症状导致患者连续几小时不能入睡或日间几乎没有任何症状的患者，只要求在夜间佩戴咬合板。

> **重点**
>
> 因 TMD 症状导致患者连续几小时不能入睡或日间几乎没有任何症状的患者，只要求在夜间佩戴。

如果想要使用咬合板减少明显的日间症状，作者一般会让患者日间佩戴咬合板。这样可以：①作为提醒帮助患者注意并改掉自己日间的不良口腔习惯（图 14-7）[43, 60]；②将稳定咬合环境的影响最大化[4]。医生指导患者在日间临时佩戴咬合板，进食时取下。夜间佩戴咬合板往往可以提供更长久的益处，使日间症状减轻[66]。因此，作者一般先让患者暂时全天 24 小时佩戴，过几周到数月，慢慢减少佩戴时间至主要只在夜间佩戴。

> **重点**
>
> 如果想通过咬合板使日间的症状明显减轻，需嘱患者暂时一天 24 小时佩戴咬合板（进食除外），几个月后，减少佩戴时间至主要在夜间佩戴。

偶尔，有患者一天 24 小时佩戴咬合板（包括进食时），牙齿没有机会咬在最大牙尖交错位，一段时间后可能咬不到最大牙尖交错位了[67]。这种情况可能需要通过正畸外科手术让患者重新咬合到最大牙尖交错位。患者不能在进食时佩戴咬合板的主要原因是：进食时患者通常将牙齿咬在最大牙尖交错位。让患者一天 24 小时佩戴咬合板仅仅很短的时间（几个月），在这期间要密切观察，确保患者的牙齿不会丧失咬合至最大牙尖交错位的能力。

一些患者发现他们的 TMD 症状和口腔副功能常与某些活动有关，例如开车、使用电脑等。如果是患者原因，需嘱患者在从事这些活动时戴用咬合板，并要夜间佩戴咬合板。在日间佩戴的初期，患者会发现在这些活动中佩戴咬合板的获益和代价（例如，发音困难和影响美观）。通过这个过程，患者将决定日间佩戴咬合板的频次，同时提供保守治疗方法。如果需要，那么患者可以暂停日间戴用咬合板，只在夜间佩戴。

一般情况下，在患者使用新的咬合板时，咀嚼肌得到放松，TMJ 关节痛会减轻。咀嚼系统中这些变化往往会改变牙齿在咬合板上的咬合。有观察研究显示这些变化会与患者的症状、咬合板的调改次数和咬合稳定性成比例[68]。无论刚开始时将咬合板调整得多好，因上述适应性改变，患者均需要回来复诊对咬合的适应性改变做进一步调整，以确保咬合板未产生新的问题，确保咬合板使患者受益。如果需要，可以推荐患者进行其他的 TMD 治疗[3]。

戴用咬合板至复诊的间隔时间，可以根据患者 TMD 症状的严重程度和咬合板能够调整的程度而不同。如果患者症状严重，不能对咬合板进行充分的调改，可以约患者 1 周内复诊。如果患者症状轻微，对咬合板进行了充分调改，一般会约患者 3～4 周后复诊。

当患者来复诊时，询问患者佩戴期间有何问题。有时，患者会说自己在睡眠时会不自觉地将咬合板摘下。患者在夜间潜意识中将咬合板摘掉，一般是因为咬合板以某种方式加重了患者症状。主要有四种原因：①太松；②太紧；③与对颌牙咬合接触不当；④体积太大。一旦找到原因，针对原因进行相应的调改，患者就不会再摘掉咬合板了，问题也随即消失。

一般情况下，患者主诉日间 TMD 症状显著缓解，日间缓解的程度根据患者日间戴用咬合板的频次、不良口腔习惯戒掉的情况而不同。如果咬合板还需要小的调磨，需要对咬合进一步完善，但患者往往感觉不到变化，或者感觉不到症状的进一步改善。

即使有明确指征显示患者戴用稳定咬合板后可以显著改善或不能改善 TMD 症状，佩戴效果可能因患者个体差异而不尽相同。幸运的是，按前述方法调磨咬合板后，症状未改善的患者比例是很小的。

所有戴用咬合板的患者，在评估后都要给他们一份 "TMD 自我疗法" *。在本书结尾部分最后提到 "一些患者接受 TMD 治疗后，并未发现有任何改善（10%～20% 的患者戴用咬合板后症状没有改善）"。所以，临床医生提前告知患者这种情况。但如果患者症状真的未改善，医生和患者都会失望。

通常，作者的牙科治疗是成功的，但从医学上讲，临床医生经常会遇到一部分患者不能从中受益。TMD 治疗的成功类似慢性疼痛的治疗过程。严格按照 "第 19 章　综合多学科疗法" 中所推荐的什么时候使用稳定咬合板，会使佩戴稳定咬合板后症状未得到改善的患者数量减少到最少。

如果患者戴用经完善调整的咬合板几周后并未获得预期的缓解，需考虑重新对患者进行评估，确定主诉是否由于非 TMD 因素所致，以及在初诊评估时，非 TMD 促发因素（如颈部疼痛、纤维

*. 相关资料获取见文前补充说明。

肌痛症、睡眠呼吸暂停综合征等）是否被漏掉[3]。如果未拍全景 X 线片，医生需要考虑进行影像学检查。

未经治疗的睡眠呼吸暂停患者，可能与重度夜间口腔副功能所致 TMD 的患者因类似的症状而在夜间醒来，比如，颞肌和（或）咀嚼肌持续疼痛 0.5～1 小时[69, 70]。在最初的患者评估问卷中，睡眠呼吸暂停导致疼痛的患者通常说自己在夜间睡不好，通过深入询问病史，患者会说在整个日间昏昏欲睡，他们自己或同床家属会反映患者经常在夜间憋醒。这些患者需要通过睡眠监测评估是否患有睡眠呼吸暂停。如果需要可请患者的内科医生进行这方面的评估。

> **快速会诊**
>
> **TMD 症状缓解失败**
>
> 如果患者戴用经完善调整的咬合板几周后并未获得预期的缓解，考虑重新对患者进行评估，确定主诉是否由于非 TMD 状况因素所致，以及在最初评估时，非 TMD 促发因素（如颈部疼痛、纤维肌痛症、睡眠呼吸暂停综合征等）是否被漏掉。如果未拍全景 X 线片，医生需要考虑进行影像学检查。

如果患者戴用咬合板后未取得满意的症状缓解，医生可能需要尝试不同的下颌位置，看是否会使咬合板更有效。最可能使患者获益的其他位置是患者咀嚼系统感到最放松和最舒适的位置。

让患者将下颌缓慢向前滑动，看是否有一个令咀嚼系统感到放松舒适的位置。如果患者能找到这个位置，医生会发现咬合板在该位置更有效。

患者将下颌伸至前方更舒适的位置时，髁突位置也随之改变。如果患者有可复性关节盘移位，髁突滑动时关节内出现弹响，这提示髁突移至关节盘的中间带之前（称可复性）。为了临床确诊关节盘 - 髁突改变是可复性的，让患者从这个前伸

舒适位置开始闭口，如果关节盘 – 髁突复位，患者典型的 TMJ 弹响将不再出现。"TMJ 盘 – 髁突复合体紊乱"图 * 的最左下图可以直观地帮助读者认识该现象。一旦髁突复位了，患者在该位置张闭口就不会出现关节弹响了。与作者期待相反的是，这项临床检查结果没有得到 MRI 的证实[71, 72]。

如果患者为可复性关节盘移位，临床检查提示，在该新位置关节盘 – 髁突复位，新制作的咬合板将处于靠前的位置。推荐医生按照"第 13 章下颌前导咬合板"的方法制作新的咬合板。也可以通过在原来的稳定咬合板基础上添加丙烯酸树脂调改成下颌前导咬合板。

如果新的舒适的位置位于原来位置前方仅 1mm 或 2mm，并且患者可以反复可重复地咬到这个位置，医生希望患者继续戴用稳定咬合板，在新的位置上调整形成正中接触。如果患者不能重复地咬在这个新的位置，需要医生在咬合板上添加丙烯酸树脂使其形成新的咬合印迹以帮助患者通过咬合板将下颌保持在该舒适的位置。

可以在咬合板的咬合面添加自凝树脂形成咬合印迹（图 12-65）。按照本章"咬合板外面重衬"方法进行，让患者咬在已确定好的舒适位置。按照第 13 章介绍的方法修整咬合板。佩戴时间、注意事项和复诊时间按照下颌前导咬合板的要求进行。

如果患者找不到一个下颌舒适的位置，但又符合佩戴下颌前导咬合板的标准，则要考虑给患者戴用下颌前导咬合板。按照第 13 章介绍的方法进行，推荐在戴下颌前导咬合板之前先戴用稳定咬合板，因为稳定咬合板对大多数个体有效，而其他几种咬合板的并发症风险要高很多。但也有一些戴用稳定咬合板症状没有缓解的患者，戴用其他几种咬合板后效果会非常明显[4, 55, 73]。

另一种潜在治疗方法，可以考虑在硬质树脂或中等硬度材料咬合板的对颌制作软咬合板

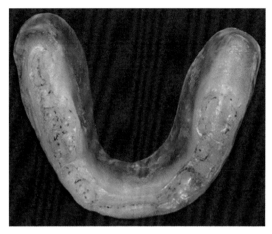

▲ 图 12-65　咬合板上的咬合印迹，调磨咬合接触后的 Accufilm 印迹

（图 12-63）。有研究发现，给戴用硬质稳定咬合板无效的患者在其对𬌗戴用软咬合板后，TMD 症状显著减少，63% 的患者 TMD 症状改善，12% 的患者在一定程度上缓解[48]。针对发生在日间 TMD 症状的其他非咬合板治疗方法，详见第 19 章的"综合保守治疗"部分。戴用稳定咬合板的患者，需要对他们进行几个月的随访，观察每次复诊咬合改变的量以及患者对这些改变的敏感程度。通过这些观察，医生才能决定下次复诊的合适时间。最终患者通常会一年复诊一次。

通过使用第 19 章的"综合保守治疗"部分对 TMD 患者进行保守治疗，作者尽可能让患者得到满意的症状缓解，这样就只需要在夜间佩戴咬合板。大多数患者持续多年夜间戴用咬合板。有时，患者可能会忘记夜间戴用，这提示应该做一下检查看咬合板是否还有必要使用。

TMD 往往是一个周期性疾病，经常与患者生活中所发生的一些事件相关，患者戴用咬合板的频次也与很多可能的情形有关。如果患者不常戴用咬合板，牙齿有可能发生移位，并且久而久之，可能出现咬合板难以佩戴和佩戴疼痛的情况。

经常遇到患者复诊说自己不再需要咬合板就自行停止戴用了。一两年后，他们生活中发生了一些变化，他们可能需要重新佩戴咬合板。因此，患者需达到必须替换且不再需要佩戴咬合板的程

---

*. 相关资料获取见文前补充说明。

度，才是停止使用的合适时机。

咬合板疗法应该被认为是多种 TMD 保守疗法中的一种。与其他保守疗法联合使用，往往可以提高患者 TMD 症状缓解的效果。当咬合板用于治疗 TMD 时，不应该被当作一种永久咬合重建的先决条件[3]。

参考文献

[1] Klasser, G.D., Greene, C.S., and Lavigne, G.J. (2010). Oral appliances and the management of sleep bruxism in adults: a century of clinical applications and search for mechanisms. *Int. J. Prosthodont.* 23 (5): 453–462.

[2] Magnusson, T., Adiels, A.M., Nilsson, H.L., and Helkimo, M. (2004). Treatment effect on signs and symptoms of temporomandibular disorders–comparison between stabilization splint and a new type of splint (NTI). A pilot study. *Swed. Dent. J.* 28 (1): 11–20.

[3] American Academy of Orofacial Pain, de Leeuw, R., and Klasser, G.D. (eds.) (2018). *Orofacial Pain: Guidelines for Assessment, Diagnosis and Management*, 6e, 171–172, 181–185. Chicago, IL: Quintessence.

[4] Clark, G.T. and Minakuchi, H. (2006). Oral appliances. In: *Temporomandibular Disorders: An Evidenced-Based Approach to Diagnosis and Treatment* (ed. D.M. Laskin, C.S. Greene and W.L. Hylander), 377–390. Hanover Park, IL: Quintessence.

[5] Fricton, J., Look, J.O., Wright, E. et al. (2010). Systematic review and metaanalysis of randomized controlled trials evaluating intraoral orthopedic appliances for temporomandibular disorders. *J. Orofac. Pain* 24 (3): 237–254.

[6] Zhou, Y., Gao, J., Luo, L., and Wang, Y. (2016). Does bruxism contribute to dental implant failure? A systematic review and meta-analysis. *Clin. Implant. Dent. Relat. Res.* 18 (2): 410–420.

[7] Clark, G.T., Beemsterboer, P.L., Solberg, W.K., and Rugh, J.D. (1979). Nocturnal electromyographic evaluation of myofascial dysfunction in patients undergoing occlusal splint therapy. *J. Am. Dent. Assoc.* 99 (4): 607–611.

[8] Okeson, J.P. (2013). *Management of Temporomandibular Disorders and Occlusion*, 7e, vol. 76, 375–396. St. Louis, MO: CV Mosby.

[9] Macedo, C.R., Silva, A.B., Machado, M.A. et al. (2007 Oct 17). Occlusal splints for treating sleep bruxism (tooth grinding). *Cochrane Database Syst. Rev.* (4): CD005514. https://doi. org/10.1002/14651858.CD005514.pub2.

[10] Messing, S.G. (1991). Splint therapy. In: *Temporomandibular Disorders: Diagnosis and Treatment* (ed. A.S. Kaplan and L.A. Assael), 395–454. Philadelphia: WB Saunders.

[11] Young, P.A. (1966). A cephalometric study of the effect of acrylic test palatal piece thickness on the physiologic rest position. *J. Philipp. Dent. Assoc.* 19 (1): 5–15.

[12] Barbezat, C., Srinivasan, M., Schimmel, M. et al. (2012). Impact of lingual plates on the interocclusal free way space: a pilot study. *J. Oral Rehabil.* 39 (10): 761–766.

[13] Casares, G., Thomas, A., Carmona, J. et al. (2014). Influence of oral stabilization appliances in intra-articular pressure of the temporomandibular joint. *Cranio* 32 (3): 219–223.

[14] Yount, K.A. (2012). Appliance design and application. *Gen. Dent.* 60 (6): e359–e377.

[15] Nitzan, D.W. and Roisentul, A. (2010). TMJ osteoarthritis. In: *Current Concepts on Temporomandibular Disorders* (ed. D. Manfredini), 111–134. Chicago, IL: Quintessence.

[16] Ok, S.M., Lee, J., Kim, Y.I. et al. (2014). Anterior condylar remodeling observed in stabilization splint therapy for temporomandibular joint osteoarthritis. *Oral Surg. Oral Med. Oral Pathol. Oral Radiol.* 118 (3): 363–370.

[17] Dawson, P.E. (2007). *Functional Occlusion: From TMJ to Smile Design*, 86–89, 136, 379–392. St Louis, MO: CV Mosby.

[18] De Boever, J.A. and De Laat, A. (2010). Prosthetic rehabilitation in TMD patients. In: *Current Concepts on Temporomandibular Disorders* (ed. D. Manfredini), 417–428. Chicago, IL: Quintessence.

[19] Racich, M.J. (2006). A case for full-coverage hard acrylic non-sleep-apnea dental orthotics. *J. Can. Dent. Assoc.* 72 (3): 239–241.

[20] Hilsen, K.L. (ed.) (1995). Temporomandibular disorder prosthodontics: treatment and management goals. Report of the Committee on Temporomandibular Disorders of The American College of Prosthodontics. *J. Prosthodont.* 4 (1): 58–64.

[21] Carlson, N., Moline, D., Huber, L., and Jacobson, J. (1993). Comparison of muscle activity between conventional and neuromuscular splints. *J. Prosthet. Dent.* 70 (1): 39–43.

[22] Hamata, M.M., Zuim, P.R., and Garcia, A.R. (2009). Comparative evaluation of the efficacy of occlusal splints fabricated in centric relation or maximum intercuspation in temporomandibular disorders patients. *J. Appl. Oral Sci.* 17 (1): 32–38.

[23] Chate, R.A. and Falconer, D.T. (2011). Dental appliances with inadequate occlusal coverage: a case report. *Br. Dent. J.* 210 (3): 109–110.

[24] Widmalm, S.E. (1999). Use and abuse of bite splints. *Compendium* 20 (3): 249–259.

[25] Douglass, J.B. and Smith, P.J. (1992). Loss of control of the vertical dimension of occlusion during interocclusal acrylic resin splint therapy: a clinical report. *J. Prosthet. Dent.* 67 (1): 1–4.

[26] Dahlström, L., Haraldson, T., and Janson, S.T. (1985). Comparative electromyographic study of bite plates and stabilization splints. *Scand. J. Dent. Res.* 93 (3): 262–268.

[27] Greene, C.S. and Laskin, D.M. (1972). Splint therapy for the myofascial pain-dysfunction (MPD) syndrome: a comparative analysis. *J. Am. Dent. Assoc.* 84 (3): 624–628.

[28] Ito, T., Gibbs, C.H., Marguelles-Bonnet, R. et al. (1986). Loadinon the temporomandibular joints with five occlusal conditions. *J. Prosthet. Dent.* 56 (4): 478–484.

[29] Linsen, S.S., Stark, H., and Matthias, A. (2012). Changes in condylar position using different types of splints with and without a chinstrap: a case-control study. *Cranio* 30 (1): 25–31.

[30] Greenstein, G., Cavallaro, J., Scharf, D., and Tarnow, D. (2008). Differential diagnosis and management of flared maxillary anterior teeth. *J. Am. Dent. Assoc.* 139 (6): 715–723.

[31] List, T. and Axelsson, S. (2010). Management of TMD: evidence from systematic reviews and meta-analyses. *J. Oral Rehabil.* 37 (6): 430–451.

[32] Issar-Grill, N., Roberts, H.W., Wright, E. et al. (2013). Volumetric wear of various orthotic appliance materials. *Cranio* 31 (4): 270–275.

[33] iNTERRA™ Inoffice Nightguard (2018). iNterra 5min. https://www.youtube.com/ watch?v=jE3l8ZcAXl0 (accessed 13 December 2018).

[34] Craig, R.G. and Godwin, W.C. (2002). Properties of athletic mouth protectors and materials. *J. Oral Rehabil.* 29 (2): 146–150.

[35] Okeson, J.P. (1987). The effects of hard and soft occlusal splints on nocturnal bruxism. *J. Am. Dent. Assoc.* 114 (6): 788–791.

[36] Nevarro, E., Barghi, N., and Rey, R. (1985). Clinical evaluation of maxillary hard and resilient occlusal splints [abstrac1246]. *J. Dent. Res.* 64 (Special Issue): 313.

[37] Pettengill, C.A., Growney, M.R. Jr., Schoff, R., and Kenworthy, C.R. (1998). A pilot study comparing the efficacy of hard and soft stabilizing appliances in treating patients with temporomandibular disorders. *J. Prosthet. Dent.* 79 (2): 165–168.

[38] Truelove, E., Huggins, K.H., Mancl, L., and Dworkin, S.F. (2006). The efficacy of traditional, low-cost and nonsplint therapies for temporomandibular disorder: a randomized controlled trial. *J. Am. Dent. Assoc.* 137 (8): 1099–1107.

[39] Ramfjord, S. and Ash, M.A. (1983). *Occlusion*, 3e, 362–365. Philadelphia: WB Saunders.

[40] Singh, B.P. and Berry, D.C. (1985). Occlusal changes following use of soft occlusal splints. *J. Prosthet. Dent.* 54 (5): 711–715.

[41] Wright, E., Anderson, G., and Schulte, J. (1995). A randomized clinical trial of intraoral soft splints and palliative treatment for masticatory muscle pain. *J. Orofac. Pain* 9 (2): 116–130.

[42] Nilsson, H., Vallon, D., and Ekberg, E.C. (2011). Long-term efficacy of resilient appliance therapy in TMD pain patients: a randomised, controlled trial. *J. Oral Rehabil.* 38 (10): 713–721.

[43] Winocur, E. and Lobbezoo, F. (2010). Management of bruxism. In: *Current Concepts on Temporomandibular Disorders* (ed. D. Manfredini), 447–458. Chicago, IL: Quintessence.

[44] Scrivani, S.J., Khawaja, S.N., and Bavia, P.F. (2018). Nonsurgical management of pediatric temporomandibular joint dysfunction. *Oral Maxillofac. Surg. Clin. North Am.* 30 (1): 35–45.

[45] Padilla, R. (2011). Create a custom mouthguard. *Dent. Prod. Rep.* 45 (5): 98–99.

[46] ADA Council on Access, Prevention and Interprofessional Relations; and ADA Council on Scientific Affairs (2006). Using mouthguards to reduce the incidence and severity of sports-related oral injuries. *J. Am. Dent. Assoc.* 137 (12): 1712–1720.

[47] Harkins, S., Marteney, J.L., Cueva, O., and Cueva, L. (1988). Application of soft occlusal splints in patients suffering from clicking temporomandibular joints. *Cranio* 6 (1): 71–76.

[48] Lindfors, E., Nilsson, H., Helkimo, M., and Magnusson, T. (2008). Treatment of temporomandibular disorders with a combination of hard acrylic stabilisation appliance and a soft appliance in the opposing jaw. A retro- and prospective study. *Swed. Dent. J.* 32 (1): 9–16.

[49] Boero, R.P. (1989). The physiology of splint therapy: a literature review. *Angle Orthod.* 59 (3): 165–180.

[50] Mense, S., Simons, D.G., and Russell, I.J. (2001). *Muscle Pain: Understanding Its Nature, Diagnosis, and Treatment*, 21–23. Philadelphia: Lippincott Williams & Wilkins.

[51] Manns, A., Miralles, R., and Guerrero, F. (1981). Changes in electrical activity of the postural muscles of the mandible upon varying the vertical dimension. *J. Prosthet. Dent.* 45 (4): 438–445.

[52] Rugh, J.D. and Drago, C.J. (1981). Vertical dimension: a study of clinical rest position and jaw muscle activity. *J. Prosthet. Dent.* 45 (6): 670–675.

[53] Manns, A., Miralles, R., Santander, H., and Valdivia, J. (1983). Influence of the vertical dimension in the treatment of myofascial pain-dysfunction syndrome. *J. Prosthet. Dent.* 50 (5): 700–709.

[54] Hasegawa, K., Okamoto, M., Nishigawa, G. et al. (2007). The design of non-occlusal intraoral appliances on hard palate and their effect on masseter muscle activity during sleep. *Cranio* 25 (1): 8–15.

[55] Fricton, J. (2006). Current evidence providing clarity in management of temporomandibular disorders: summary of a systematic review of randomized clinical trials for intra-oral appliances and occlusal therapies. *J. Evid. Based Dent. Pract.* 6 (1): 48–52.

[56] Dos Santos, J. Jr. and Gurklis, M. (1995). Chairside fabrication of occlusal biteplane splints using visible light cured material. *Cranio* 13 (2): 131–136.

[57] Sugimoto, K., Yoshimi, H., Sasaguri, K., and Sato, S. (2011). Occlusion factors influencing the magnitude of sleep bruxism activity. *Cranio* 29 (2): 127–137.

[58] Kasai, K., Takayama, Y., and Yokoyama, A. (2012). Distribution of occlusal forces during occlusal adjustment of dental implant prostheses: a nonlinear finite element analysis considering the capacity for displacement of opposing teeth and implants. *Int. J. Oral Maxillofac. Implants* 27 (2): 329–335.

[59] Casey, J., Dunn, W.J., and Wright, E. (2003). In vitro wear of various orthotic device materials. *J. Prosthet. Dent.* 90 (5): 498–502.

[60] Glaros, A.G., Kim-Weroha, N., Lausten, L., and Franklin, K.L. (2007). Comparison of habit reversal and a behaviorally-modified dental treatment for temporomandibular disorders: a pilot investigation. *Appl. Psychophysiol. Biofeedback* 32 (3–4): 149–154.

[61] Wright, E.F. (1999). Using soft splints in your dental office. *Gen. Dent.* 47 (5): 506–512.

[62] Wilcox, L.R. (1995). Endodontic retreatment with halothane versus chloroform solvent. *J. Endod.* 21 (6): 305–307.

[63] Wassell, R.W., Verhees, L., Lawrence, K. et al. (2014). Over-the-counter (OTC) bruxism splints available on the Internet. *Br. Dent. J.* 216 (11): E24.

[64] da Silva, F.C., Kimpara, E.T., Mancini, M.N. et al. (2008). Effectiveness of six different disinfectants on removing five microbial species and effects on the topographic characteristics of acrylic resin. *J. Prosthodont.* 17 (8): 627–633.

[65] Dahlan, A.A., Ramage, G., Haveman, C. et al. (2002). Clorox, Peridex and 3 commercial denture cleaners as disinfecting agents: in vitro comparison. *J. Dent. Res.* 81 (Spec Iss A): A-445. Abstract #3625.

[66] Lavigne, G.J., Kato, T., Kolta, A., and Sessle, B.J. (2003). Neurobiological mechanisms involved in sleep bruxism. *Crit. Rev. Oral Biol. Med.* 14 (1): 30–46.

[67] Magdaleno, F. and Ginestal, E. (2010). Side effects of stabilization occlusal splints: a report of three cases and literature review. *Cranio* 28 (2): 128–135.

[68] Suvinen, T. and Reade, P. (1989). Prognostic features of value in the management of temporomandibular joint pain-dysfunction syndrome by occlusal splint therapy. *J. Prosthet. Dent.* 61 (3): 355–361.

[69] Merrill, R.L. (2010 Mar). Orofacial pain and sleep. *Sleep Med. Clin.* 5 (1): 131–144.

[70] Lavigne, G. and Palla, S. (2010). Transient morning headache: recognizing the role of sleep bruxism and sleep-disordered breathing. *J. Am. Dent. Assoc.* 141 (3): 297–299.

[71] Kurita, H., Kurashina, K., Ohtsuka, A., and Kotani, A. (1998). Change of position of the temporomandibular joint disk with insertion of a disk-repositioning appliance. *Oral Surg. Oral Med. Oral Pathol. Oral Radiol. Endod.* 85 (2): 142–145.

[72] Kirk, W.S. Jr. (1991). Magnetic resonance imaging and tomographic evaluation of occlusal appliance treatment for advanced internal derangement of the temporomandibular joint. *J. Oral Maxillofac. Surg.* 49 (1): 9–12.

[73] Behr, M., Stebner, K., Kolbeck, C. et al. (2007). Outcomes of temporomandibular joint disorder therapy: observations over 13 years. *Acta Odontol. Scand.* 65 (5): 249–253.

第 13 章　下颌前导咬合板
Anterior Positioning Appliance

常见问题和解答

问：为什么在临床上消除 TMJ 弹响提示髁突位于关节盘的中间带？

答："TMJ 盘 - 髁突复合体紊乱"图 * 的左下图可以帮助患者直观理解，一旦髁突回到关节盘的中间带，患者就可以在此位置正常开闭口，而不会产生当髁突在关节盘后带下方移动时通常发出咔嗒声或砰的声音。

这种咬合板一般传统地用于治疗可复性关节盘移位的患者，能暂时维持下颌处于前伸位置，使髁突重新定位在关节盘中间带的位置（图 13-1）[1, 2]。下颌前导咬合板减轻 TMD，似乎有两个主要机制：①消除了髁突在关节盘后带下方移动产生的关节盘 - 髁突机械干扰；②它将髁突负荷从盘后组织转移到中间带[3]。

重点

下颌前导咬合板传统地用于治疗可复性关节盘移位的患者，能暂时维持下颌处于前伸位置，使髁突复位到关节盘中间带的下方（图 13-1）。

当患者佩戴咬合板时，髁突维持在相对正常的位置，导致患者张口或前伸下颌时，就不会发出咔嗒声或砰的声音。如果造成关节弹响的机械干扰刺激了 TMJ，并且患者具有持续刺激这种干扰的口腔副功能，那么佩戴这种咬合板会将随之而来的刺激降到最低。

---

*. 相关资料获取见文前补充说明。

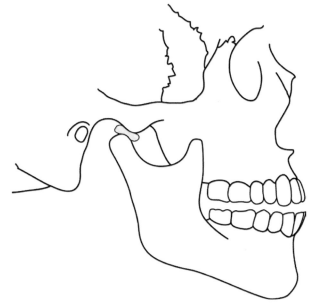

▲ 图 13-1　髁突在复位的位置

如果患者佩戴咬合板时发生紧咬牙，紧咬牙的力量将通过髁突传递到关节盘中间带而不是盘后组织。直观地说，这有利于关节盘后组织疼痛的患者[4, 5]。

关节盘后组织可以通过一种稳定咬合板的应力保护。如果稳定咬合板时通过使用中性位置调整的（详见第 12 章的"颌位及咬合记录"部分），髁突则不会靠紧关节盘。所以，当患者佩戴这种稳定咬合板紧咬在最大牙尖交错位时，传递到关节盘的负荷或 TMJ 内产生的压力最小[3, 6]。以这种方式，稳定咬合板也能减轻发炎的盘后组织的负担。

下颌前导咬合板已被证明可以减轻患者的 TMJ 疼痛、肌肉疼痛和 TMJ 弹响。同样，稳定咬合板也能改善大多数患者的 TMD 症状，即便他们

的疼痛与关节盘 – 髁突机械干扰或在弹响发生时张口的间歇性关节绞锁有关[7-9]。

重点

下颌前导咬合板已被证明可以减轻患者的 TMJ 疼痛、肌肉疼痛和 TMJ 弹响。同样，稳定咬合板也能改善大多数患者的 TMD 症状，即便他们的疼痛与关节盘 – 髁突机械干扰或在弹响发生时张口的间歇性关节绞锁有关。

有人认为，下颌前导咬合板可能比稳定咬合板更有效地减轻某些 TMD 症状[10]。由于稳定咬合板的良好的治疗效果以及佩戴下颌前导咬合板可能引起的负面效果[1, 11, 12]，建议医生首选稳定咬合板和其他保守的 TMD 疗法。只有在这些方法不奏效时，才考虑使用下颌前导咬合板。

将下颌长期保持在想要的前伸位时，可能偶尔会加重患者 TMD 症状。临床上已经观察到，如果发现下颌位置加重了患者 TMD 症状，患者通常认为是咬合板加重了这种症状。

直观地说，只有符合以下所有标准的患者，使用下颌前导咬合板比稳定咬合板获得额外改善的可能性更高。

1. 患者的 TMJ 机械干扰与疼痛有关。

2. TMJ 弹响可通过将下颌置于推荐的前伸位时消除。

3. 咀嚼系统在下颌推荐的前伸位时，感觉更放松或更舒适。

这种暂时改变关节的原理，使其在更舒适的位置起作用，同样可以用于治疗身体其他骨骼肌肉紊乱性疾病[13]。

一、颌位及咬合记录

对这种咬合板来说，下颌应使髁突降低到关节盘下方的位置，佩戴后髁突顶端位于关节盘中间带的位置，咀嚼系统会感觉更放松或更舒

适。下颌不能定位得过于靠前，因为通常下颌位置越靠前，患者的咀嚼系统感觉越紧张。理想的下颌位置和颌位在牙椅背最大直立位向后调整 10°～20° 时被确定和记录。

如果患者有正常的上下颌关系，建议先评估上下前牙切缘对切缘接触的颌位是否可行。让患者在这个颌位上多次开闭口，并且观察是否消除了弹响。

如果弹响消失，临床上建议在这个位置上再定位髁突，使其移动到关节盘的中间带的下方位置（图 13-1）。"TMJ 盘 – 髁突复合体紊乱"图 * 的最左下方图可以帮助读者直观理解，一旦髁突位置移动到关节盘的中间带的下方，患者就可以在此位置开闭口，而不会产生关节弹响。医生应该将以下内容牢记于心，临床上确定的下颌的位置不能精确保证髁突的顶端正好位于关节盘中间带的位置，但是这通常是传统使用的技术，并为这种咬合板提供临床上可以接受的结果[14-16]。

如果这一位置不能消除弹响，让患者进一步前伸下颌，并重新检查该位置是否消除了 TMJ 弹响。一旦弹响消失，则询问患者相比正常的下颌姿势这是否是一个更舒适的位置。

如果选择的下颌位置消除了弹响，但是患者在此位置感觉不适，可以让患者轻微后退下颌，此时依然没有弹响，但患者感觉舒适。通过试验能找到消除关节弹响或摩擦音，且咀嚼系统感觉更放松或舒适的下颌位置。如果确定了一个这样的下颌位置，这是进行咬合记录所推荐的位置。如果无法确定符合这些标准的颌位，那么对于该患者，下颌前导咬合板很可能没有稳定咬合板有效。

如果在前牙切缘对切缘的位置能满足下颌前导咬合板的标准，那么这是一个很好的位置，因为在这一位置上，医生可以看到下颌是否能返回到相同的位置，并且为患者提供了稳定的位置。

---

*. 相关资料获取见文前补充说明。

如果确定的颌位与前牙切缘对切缘的位置不同，患者通常可以在关节内感觉到想要的机械性关节盘 – 髁突相对关系，并且可以很轻松地保持或回到这个位置。医生也可能会要求患者在这个位置上多次开闭口，这样患者在进行咬合记录时就不难找到这一位置了。

如果当材料变硬时，患者有稳定的咬合位置来咬合，咬合记录可以通过让患者咬入软蜡或通过在牙齿之间注射粭间记录材料来进行。如果咬合记录是在咬牙的情况下完成的，则请实验室技师将粭架的垂直距离打开约 1mm。

二、设计和调整

与稳定咬合板相似，下颌前导咬合板应该覆盖牙列上所有牙齿，舒适地安放在它们上面，并且与对颌牙接触，且外表面应光滑（图 13-2）。

上颌的下颌前导咬合板在下颌前牙接触点后方立即形成一个斜面（图 13-3）。睡眠期间，患者会放松肌肉和下颌，下颌往往会向后退。当下颌后退时，这一斜面可以顶住下颌，有助于维持所需的关节盘 – 髁突关系，并且在患者试图咬合时将下颌向前引导至期望的位置。下颌咬合板也可以采用类似的斜面构造，但患者在日间倾向于佩戴下颌咬合板，而下颌咬合板往往不那么有效。

下颌前导咬合板可以通过任何硬质或中等硬度材料制作，其内部的调整按照稳定咬合板部分描述的进行。外部调整通过镊子夹持 2 张黑色 Accufilm 咬合纸标记对颌牙接触点来进行。按照稳定咬合板部分所描述的用镊子进行放置，使其在口内以微小的角度放置，这样患者可以同时标记第三磨牙和中切牙（图 12-20）。

一些医生把这种咬合板的后牙粭面制作成与对颌牙相对应的牙尖凹痕[17]，然而其他医生推荐制作表面平坦的后牙粭面[11]。两种方法都可以接受，但是作者倾向于平坦的后牙粭面，因为这样更容易且更快地调整咬合板的咬合。

反复的标记和调整咬合板，逐渐使对颌后牙

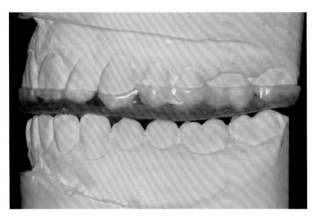

▲ 图 13-2　上颌的下颌前导咬合板与对颌牙接触

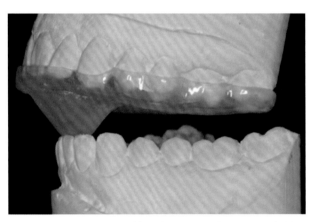

▲ 图 13-3　上颌的下颌前导咬合板有一个斜面，这个斜面防止患者下颌后移到咬合板后面，并且在患者试图咬合时将下颌向前引导至期望的位置

有均匀接触。与稳定咬合板相似，最起码每颗后牙至少有一个接触点，并且与后牙的接触相比，前牙接触应该较轻或者无牙尖凹痕。临床经验表明，应充分调整咬合板的咬合以达到最好的效果。

> **快速会诊**
>
> **调整咬合板**
> 临床经验表明，应充分调整咬合板的咬合以达到最好的效果。

一旦获得所需的正中接触，调整突出的引导斜面。斜面应足够长，让下前牙不至于退到它后面。如果患者睡觉时下前牙能退到斜面后面，可能会在这个未调整的位置上咬紧，并加重症状。因此，要将下颌重新定位到中性位置来确定患者后退下颌的距离。如果斜面太短，可以加入自凝固化的透明丙烯酸树脂来延长。如果斜面比所需的长，则要去掉多余部分（图13-3）。

当患者从中性位置滑入想要的前伸位置时，用镊子夹两张黑色Accufilm咬合纸在斜面上标记对颌前牙的接触点。反复标记和调整斜面，使患者的尖牙到尖牙在斜面上做出平稳的滑动标记。

由于种植义齿牙冠没有牙周韧带，当患者紧咬牙时，它们受压后没有可让性。当患者紧咬咬合板或推挤突出的引导斜面时，需要确保这些牙冠不会超负荷。当患者最大限度地让牙齿咬在咬合板上时，标记正中接触点。这将最大限度地让牙齿咬在咬合板上，而不是咬在种植体牙冠上；因为种植义齿会使咬合板上的标记更重[18]。

调整咬合板，使咬合的种植义齿牙冠稍微没有咬合。尽管没有咬合，但几乎不必担心这些牙冠会受到挤压。

观察是否有任何种植义齿牙冠接触到了突出的引导斜面，并调整咬合板，使牙冠在这些运动中与咬合板保持安全距离。根据患者的意愿确定种植体牙冠上的咬合是否需要额外的减轻。在第三篇引言部分讨论了关于种植体牙冠覆盖的咬合板。

与稳定咬合板相似，光滑的咬合板能使患者感到舒适。

三、咬合板治疗

最初，下颌前导咬合板用于24h将下颌维持在前文中描述的前伸位（包括进食）。随着时间的推移，由于翼外肌的挛缩，髁突后软组织的增生，髁突的重建和（或）牙槽骨改建，患者通常不能将下颌后退至最大牙尖交错位[11, 12, 19]。

一段时间后，这些患者接受正畸和（或）修复重建后，最大牙尖交错位就与现在这个新的下颌位置一致了。这些病例的研究者发现，尽管提供了广泛的治疗，患者也不能保持这种期望的关节盘-髁突关系[20, 21]。

作者读过的最全面的研究是观察了12位患者治疗后的变化，他们首先佩戴了下颌前导咬合板，然后通过正畸治疗在预定的前伸位建立了稳定的咬合。对照患者的头颅侧位片重叠情况，研究者发现随着时间的推移，所有的患者均出现咬合和TMJ的改变，包括下颌向后移动，上颌磨牙压低，覆𬌗覆盖也相应增加[22]。

因此，建议患者只在睡觉的时候佩戴下颌前导咬合板，并在日间使用正常的颌位[12]。通过这种方式，患者可以维持正常的最大牙尖交错位咬合，并通过夜间佩戴咬合板来使TMD症状缓解[11, 21, 23]。一位作者指出，夜间佩戴下颌前导咬合板似乎与24小时都佩戴对TMD症状的改善程度差不多[24]。

> **重点**
>
> 建议患者只在睡觉的时候佩戴下颌前导咬合板，并在日间使用正常的颌位。

当患者在晚上第一次佩戴下颌前导咬合板时，他们通常会反馈说，早上他们摘下咬合板后，需要1小时的时间才能让他们的牙齿咬合到最大牙尖交错位。在接下来的1个月里，这个时间通常会逐渐缩短。一小部分的患者将会发现能够咬合到最大牙尖交错位的时间逐渐延长。

睡眠呼吸暂停矫治器同样在晚上使髁突保持前移，一些患者在取出矫治器后同样难以咬合到最大牙尖交错位[25]。随着时间的推移，一些佩戴睡眠呼吸暂停矫治器的患者无法咬合到最大牙尖交错位，导致后牙开𬌗。一项研究表明，在佩戴这种矫治器4、7和14个月后，出现这种情况的概率分别为5.8%、9.4%和17.9%[26]。

因此，建议患者尽可能短时间佩戴下颌前导咬合板，一旦达到效果，就换成稳定咬合板。当患者佩戴下颌前导咬合板时，建议每个月追踪观察他们是否开始无法咬合至最大牙尖交错位。

观察这一点的一个简单的方法是记录当患

者咬合到最大牙尖交错位时，哪些对颌牙能咬住垫片（图 3-27）。如果一个患者开始无法咬合到最大牙尖交错位，最后面的对颌牙最先开始失去咬住垫片的能力。如果发生这种情况，患者应立即停止佩戴下颌前导咬合板，医生可以选择将下颌前导咬合板换成稳定咬合板，如果仅发生微小的变化，患者应该可以重新恢复保持咬住垫片的能力。

已经显示一项练习可以减轻佩戴睡眠呼吸暂停矫治器的患者发展成开𬌗，同时对佩戴下颌前导咬合板的患者也有益。在这个练习中，要求患者醒来后，在上下中切牙之间放一块塑料（30mm×10mm×3mm）。接下来，患者将其下颌尽可能向前和向后滑动 5s，然后将其下颌处于放松位置 10 秒，再牢牢地咬住塑料。患者持续 3 分钟重复这一系列动作[28]。得到一块塑料的简单方式是拿一张运动护齿套的材料，并剪出一块大小为 30mm×10mm 的一片塑料。

由于下颌前导咬合板可使下颌姿势处于咀嚼系统感觉放松或舒适的位置，因此一些患者倾向于全天佩戴咬合板。如果全天 24 小时佩戴，则更可能导致患者无法咬合至最大牙尖交错位。如果及早发现，这个问题通常是可以解决的，但如果发现晚了，问题通常将无法有效解决[29]。因此，应指导患者只在睡觉的时候佩戴下颌前导咬合板，并密切追踪，以确保他们不会无法咬合至最大牙尖交错位。

快速会诊

观察最大牙尖交错位的改变

观察这一点的一个简单的方法是记录当患者咬合到最大牙尖交错位时，哪些能够维持咬合垫片的牙出现了变化。

由于严重并发症可能与下颌前导咬合板有关，所以作者认为这是一种短期疗法[30]。一旦达到效果，疼痛和运动活动受限的问题解决，就逐渐停止佩戴并换成稳定咬合板。如果患者一年内尚未更换为稳定咬合板，应该要求患者停止佩戴下颌前导咬合板。预料之中会观察到以下三种情况之一：①他们的疼痛不会再现，表明他们不再需要咬合板；②他们只有不戴咬合板而出现的晨起疼痛，所以改为佩戴稳定咬合板来治疗；③他们的机械性症状和疼痛又出现，所以他们要继续佩戴下颌前导咬合板并且每个月复诊随访。

快速会诊

使用下颌前导咬合板

由于严重并发症可能与下颌前导咬合板有关，所以作者认为这是一种短期疗法。

重点

建议医生使用下颌前导咬合板之前先使用稳定咬合板，因为稳定咬合板相对没那么复杂且并发症最少，即使患者符合下颌前导咬合板的治疗标准，稳定咬合板也同样有效。

医生应该牢记以下几点：①下颌前导咬合板治疗的目的不是纠正关节盘-髁突的关系，而是为了减轻 TMD 症状，类似其他关节保守治疗[1, 30, 31]。②即使患者符合下颌前导咬合板的治疗标准，稳定咬合板在降低患者症状方面通常同样有效[7, 9, 10]。由于下颌前导咬合板需要小心并发症，而稳定咬合板相对没那么复杂且并发症最少，建议首先使用稳定咬合板作为治疗的首选[12]。如果患者在接受稳定咬合板和其他保守治疗后，患者符合接受下颌前导咬合板的治疗标准，并还在持续出现显著疼痛和关节间歇性绞锁，那么应该考虑下颌前导咬合板[11]。

建议准备佩戴下颌前导咬合板的患者，了解与之相关的潜在并发症以及复诊随访的重要性。一些患者很不幸地忽略需要他们复诊随访的建议，特别是那些对咬合板治疗效果反应良好的患者。

因此，在交付咬合板之前，强烈建议为患者提供关于正确使用咬合板的说明，并将后续方案记录下来，签署随访手册，以供医疗法律用途。

有些医生要求患者全天佩戴下颌前导咬合板（包括进食时）。这些医生试图使他们的患者最终无法后退下颌，无法咬合至最大牙尖交错位，且伴随后牙开𬌗。这些医生计划通过正畸和（或）修复重建咬合，以便让最大牙尖交错位和下颌的新位置相一致[32]。这些医生认为这种疗法的合理性在于可复性盘前移位的机械性干扰是导致患者症状的主要原因，并且必须消除才能解决患者的 TMD 症状。

可复性关节盘前移位在一般人群中普遍存在，并且在绝大多数 TMD 患者中对 TMD 的症状的影响很小。TMJ 弹响最常见的原因就是可复性关节盘前移位，且 25%～35% 的普通人群中也存在关节弹响[11]。这些关节囊内部的声音与身体其他关节内部发出的声音相比相差不大，因此，当出现疼痛和（或）痉挛时建议治疗，目的只是解决疼痛和（或）痉挛，而不是弹响。

下颌前导咬合板的治疗目标是将关节盘 - 髁突关系恢复到"正常"的位置，但是研究人员随访这类病例发现，随时间的推移，不是所有患者都可以保持这一新的髁突 - 关节盘位置[20, 21]。总的来说，这是治疗这种紊乱的一种非常昂贵且不必要的方法。

为了防止使用这种疗法，欧洲青少年颅颌面疾病研究院（European Academy of Craniomandibular Disorders，EACD）建议，下颌前导咬合板治疗最多只能使用 6～8 周[33]。

参考文献

[1] American Academy of Orofacial Pain, de Leeuw, R., and Klasser, G.D. (eds.) (2018). *Orofacial Pain: Guidelines for Assessment, Diagnosis and Management*, 6e, 183–184. Chicago, IL: Quintessence.

[2] Yount, K.A. (2012). Appliance design and application. *Gen. Dent.* 60 (6): e359–e377.

[3] Liu, F., MQ, L.J., Han, J.H. et al. (2017). Metrical analysis of disc-condyle relation with different splint treatment positions in patients with TMJ disc displacement. *J. Appl. Oral Sci.* 25 (5): 483–489.

[4] Dylina, T.J. (2001). A common-sense approach to splint therapy. *J. Prosthet. Dent.* 86: 539–545.

[5] Pihut, M., Gorecka, M., Ceranowicz, P., and Wieckiewicz, M. (2018). The efficiency of anterior repositioning splints in the management of pain related to temporomandibular joint disc displacement with reduction. *Pain Res. Manag.* 9089286.

[6] Nitzan, D.W. and Roisentul, A. (2010). TMJ osteoarthritis. In: *Current Concepts on Temporomandibular Disorders* (ed. D. Manfredini), 111–134. Chicago, IL: Quintessence.

[7] Behr, M., Stebner, K., Kolbeck, C. et al. (2007). Outcomes of temporomandibular joint disorder therapy: observations over 13 years. *Acta Odontol. Scand.* 65 (5): 249–253.

[8] Tecco, S., Festa, F., Salini, V. et al. (2004). Treatment of joint pain and joint noises associated with a recent TMJ internal derangement: a comparison of an anterior repositioning splint, a full-arch maxillary stabilization splint, and an untreated control group. *Cranio* 22 (3): 209–219.

[9] Anderson, G.C., Schiffman, E.L., Decker, K.L., and Hodges, J. (1999). Randomized clinical trial for TMJ disk displacement with reduction. *J. Dent. Res.* (Special Issue) 78: 292, Abstract no. 1492.

[10] Fricton, J. (2006). Current evidence providing clarity in management of temporomandibular disorders: summary of a systematic review of randomized clinical trials for intra-oral appliances and occlusal therapies. *J. Evid. Based Dent. Pract.* 6 (1): 48–252.

[11] Okeson, J.P. (2013). *Management of Temporomandibular Disorders and Occlusion*, 7e, 317, 324, 386–389. St Louis, MO: CV Mosby.

[12] Greene, C.S. and Obrez, A. (2015). Treating temporomandibular disorders with permanent mandibular repositioning: is it medically necessary? *Oral Surg. Oral Med. Oral Pathol. Oral Radiol.* 119 (5): 489–498.

[13] McCue, F.C., Hussamy, O.D., and Gieck, J.H. (1996). Hand and wrist injuries. In: *Athletic Injuries and Rehabilitation* (ed. J.E. Zachazewski, D.J. Magee and W.S. Quillen), 585–597. Philadelphia: W.B. Saunders.

[14] Kurita, H., Kurashina, K., Ohtsuka, A., and Kotani, A. (1998). Change of position of the temporomandibular joint disk with insertion of a disk-repositioning appliance. *Oral Surg. Oral Med. Oral Pathol. Oral Radiol. Endod.* 85 (2): 142–145.

[15] Eberhard, D., Bantleon, H.P., and Steger, W. (2002). The efficacy of anterior repositioning splint therapy studied by magnetic resonance imaging. *Eur. J. Orthod.* 24 (4): 343–352.

[16] Simmons, H.C. 3rd (2014). Temporomandibular joint orthopedics with anterior repositioning appliance therapy and therapeutic injections. *J. Calif. Dent. Assoc.* 42 (9): 537–548.

[17] Anderson, G.C., Schulte, J.K., and Goodkind, R.J. (1985). Comparative study of two treatment methods for internal derangement of the temporomandibular joint. *J. Prosthet. Dent.* 53 (3): 392–397.

[18] Kasai, K., Takayama, Y., and Yokoyama, A. (2012). Distribution of occlusal forces during occlusal adjustment of dental implant prostheses: a nonlinear finite element analysis considering the capacity for displacement of opposing teeth and implants. *Int. J. Oral Maxillofac. Implants* 27 (2): 329–335.

[19] Madani, A.S. and Mirmortazavi, A. (2011). Comparison of three treatment options for painful temporomandibular joint clicking. *J. Oral Sci.* 53 (3): 349–354.

[20] Al-Ani, Z., Davies, S., Sloan, P., and Gray, R. (2008). Change in the number of occlusal contacts following splint therapy in patients with a temporomandibular disorder (TMD). *Eur. J. Prosthodont. Restor. Dent.* 16 (3): 98–103.

[21] Clark, G.T. and Minakuchi, H. (2006). Oral appliances. In: *Temporomandibular Disorders: An Evidenced-Based Approach to Diagnosis and Treatment* (ed. D.M. Laskin, C.S. Greene and W.L. Hylander), 377–390. Hanover Park, IL: Quintessence.

[22] Joondeph, D.R. (1999). Long-term stability of orthopedic repositioning. *Angle Orthod.* 69: 201–209.

[23] Fricton, J., Look, J.O., Wright, E. et al. (2010). Systematic review and metaanalysis of randomized controlled trials evaluating intraoral orthopedic appliances for temporomandibular disorders. *J. Orofac. Pain* 24 (3): 237–254.

[24] Schiffman, E.L. (1998). Recent advances: diagnosis and management of TMJ disorders. In: *Clark's Clinical Dentistry*, vol. 2 (ed. J.F. Hardin), 1–5. Philadelphia: JB Lippincott.

[25] Merrill, R.L. (2012 Apr). Temporomandibular disorder pain and dental treatment of obstructive sleep apnea. *Dent. Clin. N. Am.* 56 (2): 415–431.

[26] Perez, C.V., de Leeuw, R., Okeson, J.P. et al. (2013). The incidence and prevalence of temporomandibular disorders and posterior open bite in patients receiving mandibular advancement device therapy for obstructive sleep apnea. *Sleep Breath.* 17 (1): 323–332.

[27] Doff, M.H., Finnema, K.J., Hoekema, A. et al. (2013). Long-term oral appliance therapy in obstructive sleep apnea syndrome: a controlled study on dental side effects. *Clin. Oral Investig.* 17 (2): 475–482.

[28] Ueda, H., Almeida, F.R., Chen, H., and Lowe, A.A. (2009). Effect of 2 jaw exercises on occlusal function in patients with obstructive sleep apnea during oral appliance therapy: a randomized controlled trial. *Am. J. Orthod. Dentofac. Orthop.* 135 (4): 430.e1–430.e7.

[29] Kai, S., Kai, H., Tabata, O., and Tashiro, H. (1993). The significance of posterior open bite after anterior repositioning splint therapy for anteriorly displaced disk of the temporomandibular joint. *Cranio* 11 (2): 146–152.

[30] Chen, H.M., Liu, M.Q., Yap, A.U., and Fu, K.Y. (2017). Physiological effects of anterior repositioning splint on temporomandibular joint disc displacement: a quantitative analysis. *J. Oral Rehabil.* 44 (9): 664–672.

[31] Attanasio, R. (1997). Intraoral orthotic therapy. *Dent. Clin. N. Am.* 41 (2): 309–324.

[32] Brenkert, D.R. (2010). Orthodontic treatment for the TMJ patient following splint therapy to stabilize a displaced disk(s): a systemized approach. Part II. *Cranio* 28 (4): 260–265.

[33] Türp, J.C. and Schindler, H.J. (2010). Occlusal therapy of temporomandibular pain. In: *Current Concepts on Temporomandibular Disorders* (ed. D. Manfredini), 359–382. Chicago, IL: Quintessence.

第四篇　多学科治疗方法
Multidisciplinary Management Approach

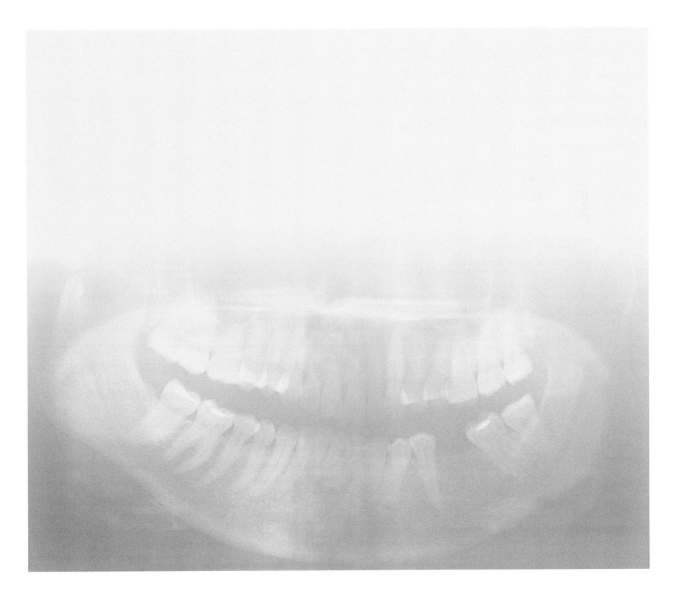

咬合板治疗只是众多的颞下颌关节紊乱病（temporomandibular disorder，TMD）治疗方法之一。因为 TMD 是一类多因素紊乱病（多种病因），所以很多治疗都能有效地改善患者 TMD 症状[1,2]。

> **重点**
>
> 咬合板治疗只是众多的 TMD 治疗方法之一。

内科医师，理疗师，推拿治疗师，按摩治疗师和其他进行过肌肉和（或）颈部治疗的医师都报道了对 TMD 症状的正面疗效[2-4]。进行放松和情绪压力治疗，行为认知治疗，以及其他心理方面治疗的心理医师认为这些治疗可以减轻 TMD 症状[2,5]。

正畸医师、修复医师和普通牙科医生观察到通过改善咬合的稳定情况，来改善 TMD 症状[6-8]。口腔颌面外科医师也报道通过不同的 TMJ 外科手术方法来改善 TMD 症状[9,10]。用于治疗全身其他肌肉和关节的药物和自我疗法策略也被认为可以减轻 TMD 症状[11,12]。

一项问卷调查询问了 1500 例以上 TMD 患者的接受的各种 TMD 治疗方法，并报道了其中认为每一种治疗方法有效的患者的比例（图Ⅳ-1）[1]。这个研究表明，多种治疗方法都对缓解 TMD 的症状有效。有时候，为了获得满意的症状缓解各种各样的治疗方法相互结合是十分必要的。作者推测本研究中患者的来源很多是慢性 TMD 疼痛的患

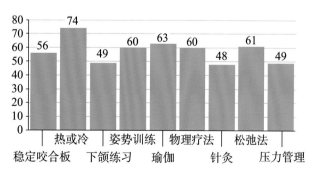

▲ 图Ⅳ-1　对 TMD 患者有益的疗法的百分比[1]
这些百分比低于大多数研究中发现的百分比，作者推测这是因为许多患者是慢性颞下颌关节紊乱病（TMD）疼痛患者，他们通常对大多数治疗没有反应

者，因此，这就解释了本研究的患者症状改善的比例比大多数其他同行观察到的要低。

文献支持本项研究的发现，即大量的可逆的保守治疗方法可以治疗 TMD 患者。不是所有的 TMD 治疗方法同等有效，也没有哪一种治疗方法对 TMD 患者最有效。通过患者的问诊和临床检查获得的信息，临床医生可以选择最有性价比的、最循证的、最可能带来长期症状缓解的治疗方法提供给特定患者。所以，为每一个患者制订个性化治疗计划是至关重要的。

许多的治疗方法通过不同的治疗机制起作用，这使临床医生可以同时应用不同的具有协同效应的治疗方法。最成功的治疗，通常聚焦于减少患者的持续影响因素，这些因素常常使机体不能自行缓解症状[13,14]。这些 TMD 的治疗观点与其他骨科和风湿性疾病的治疗策略是相一致的[13-15]。

> **重点**
>
> 许多的治疗方法通过不同的治疗机制起作用，这使临床医生可以同时应用不同的具有协同效应的治疗方法。最成功的治疗，通常聚焦于减少患者的持续影响因素，这些因素常常使机体不能自行缓解症状。

多数 TMD 患者可以被全科医生成功治疗[16]，接受 TMD 治疗的 TMD 患者通常能取得明显的症状缓解，但是未经治疗的 TMD 患者症状改善不明显[17,18]。临床医师的经验和专业知识以及可以提供的治疗方法会影响治疗计划。

当临床医师评估他们的患者时，要认识到牙科之外的许多疾病会导致 TMD 症状的持续，例如，广泛性的疼痛、颈部疼痛、风湿病、睡眠障碍或抑郁。识别（详见"第 2 章　评估患者初始问卷调查"）并获得对这些疾病的治疗方法，可使临床医师获得使患者 TMD 症状更好缓解的方法[13,19]。患者的预后通常与疾病出现的时间长短、疼痛频率和严重程度、其他慢性疼痛的存在、心

理社会因素的影响程度，患者过往治疗的反应和患者的依从性有关[20-22]。

患者并没有遵循作者推荐的很多治疗建议，事实上一项研究表明 TMD 患者的平均依从性只有54%[23]。这也就是为什么作者通常会为患者列出推荐的治疗方案，并与患者讨论，让患者自己决定他 / 她使用哪种治疗方案。作者更倾向于了解患者的计划，并将其记录在案，以避免开具一些没有必要的转诊或处方。

向患者宣教，使患者相信此疾病无生命危险，以及良好的医患关系是提高患者依从性的重要因素[24]。把时间花在教育患者上，是提高患者的依从性并建立良好的融洽关系的重要因素[13, 25]，这些时间应当用于对患者进行临床发现、诊断数据、加重患者疾病持续情况和行为、治疗方案的选择和预后等宣教。这时可能需要临床医生或受过专业训练的人员能够给患者展示一些简要的图片，比 "TMJ 盘 – 髁突复合体紊乱" 图 *。

参考文献

[1] Hoffmann, R.G., Kotchen, J.M., Kotchen, T.A. et al. (2011). Temporomandibular disorders and associated clinical comorbidities. *Clin. J. Pain* 27 (3): 268–274.

[2] Ferrando, M., Galdon, M.J., Dura, E. et al. (2012). Enhancing the efficacy of treatment for temporomandibular patients with muscular diagnosis through cognitivebehavioral intervention, including hypnosis: a randomized study. *Oral Surg. Oral Med. Oral Pathol. Oral Radiol.* 113 (1): 81–89.

[3] Halmova, K., Holly, D., and Stanko, P. (2017). The influence of craniocervical rehabilitation in patients with myofascial temporomandibular pain disorders. *Bratisl. Lek. Listy* 118 (11): 710–713.

[4] McNeely, M.L., Armijo Olivo, S., and Magee, D.J. (2006). A systematic review of the effectiveness of physical therapy interventions for temporomandibular disorders. *Phys. Ther.* 86 (5): 710–725.

[5] Aggarwal, V.R., Lovell, K., Peters, S. et al. (2011). Psychosocial interventions for the management of chronic orofacial pain. *Cochrane Database Syst. Rev.* 11: CD008456. https://doi.org/10.1002/14651858. CD008456.pub2.

[6] Luther, F. (2007). TMD and occlusion part I. Damned if we do? Occlusion: the interface of dentistry and orthodontics. *Br. Dent. J.* 202 (1): E2.

[7] Georgaklis, C. and Georgaklis, G. (2007). Occlusal change through orthodontics in TMD patients. *Dent. Today* 26 (10): 108–109.

[8] Dawson, P.E. (ed.) (2007). The concept of complete dentistry. In: *Functional Occlusion: from TMJ to Smile Design*, 4–5. St Louis, MO: CV Mosby.

[9] Machoň, V., Sedý, J., Klíma, K. et al. (2012). Arthroscopic lysis and lavage in patients with temporomandibular anterior disc displacement without reduction. *Int. J. Oral Maxillofac. Surg.* 41 (1): 109–113.

[10] Huddleston Slater, J.J., Vos, L.M., Stroy, L.P., and Stegenga, B. (2012). Randomized trial on the effectiveness of dexamethasone in TMJ arthrocentesis. *J. Dent. Res.* 91 (2): 173–178.

[11] Manfredini, D. (2010). Fundamentals of TMD management. In: *Current Concepts on Temporomandibular Disorders* (ed. D. Manfredini), 305–317. Chicago, IL: Quintessence.

[12] Clark, G.T. (2008). Classification, causation and treatment of masticatory myogenous pain and dysfunction. *Oral Maxillofac. Surg. Clin. North Am.* 20 (2): 145–157.

[13] American Academy of Orofacial Pain, de Leeuw, R., and Klasser, G.D. (eds.) (2018). *Orofacial Pain: Guidelines for Assessment, Diagnosis and Management*, 6e, vol. 146, 170–171. Chicago: Quintessence Publishing Co.

[14] Fricton, J. (2007). Myogenous temporomandibular disorders: diagnostic and management considerations. *Dent. Clin. N. Am.* 51 (1): 61–83.

[15] Atsü, S.S. and Ayhan-Ardic, F. (2006). Temporomandibular disorders seen in rheumatology practices: a review. *Rheumatol. Int.* 26 (9): 781–787.

[16] Velly, A.M., Schiffman, E.L., Rindal, D.B. et al. (2013). The feasibility of a clinical trial of pain related to temporomandibular muscle and joint disorders: the results of a survey from the Collaboration on Networked Dental and Oral Research dental practice-based research networks. *J. Am. Dent. Assoc.* 144 (1): e01–e10.

[17] Gaudet, E.L. and Brown, D.T. (2000). Temporomandibular disorder treatment outcomes: first report of a large scale prospective clinical study. *Cranio* 18 (1): 9–22.

[18] Egermark, I., Carlsson, G.E., and Magnusson, T. (2001). A 20-year longitudinal study of subjective symptoms of temporomandibular disorders from childhood to adulthood. *Acta Odontol. Scand.* 59 (1): 40–48.

[19] Meyer, R.A. (2017). Treatment of temporomandibular joint disorders: the unwanted stepchild. *J. Oral Maxillofac. Surg.* 75 (9): 1797.

[20] Rammelsberg, P., LeResche, L., Dworkin, S., and Mancl, L. (2003). Longitudinal outcome of temporomandibular disorders: a 5-year epidemiologic study of muscle disorders defined by research diagnostic criteria for temporomandibular disorders. *J. Orofac. Pain* 17 (1): 9–20.

[21] Raphael, K.G., Marbach, J.J., and Klausner, J. (2000). Myofascial face pain: clinical characteristics of those with regional vs. widespread pain. *J. Am. Dent. Assoc.* 131 (2): 161–171.

[22] Garofalo, J.P., Gatchel, R.J., Wesley, A.L., and Ellis, E. III (1998). Predicting chronicity in acute temporomandibular joint disorders using the Research Diagnostic Criteria. *J. Am. Dent. Assoc.* 129 (4): 438–447.

[23] Wig, A.D., Aaron, L.A., Turner, J.A. et al. (2004). Short-term clinical outcomes and patient compliance with temporomandibular disorder treatment recommendations. *J. Orofac. Pain* 18 (3): 203–213.

[24] Høglend, P. (2014). Exploration of the patient-therapist relationship in psychotherapy. *Am. J. Psychiatry* 171 (10): 1056–1066.

[25] Carlson, C.R. (2008). Psychological considerations for chronic orofacial pain. *Oral Maxillofac. Surg. Clin. North Am.* 20 (2): 185–195.

*. 相关资料获取见文前补充说明。

第 14 章　自我疗法
Self-Management Therapy

常见问题和解答

问：自我疗法中哪种最有效？

答：肌肉疼痛是 TMD 症状最常见的原因，对疼痛的肌肉进行自我按摩似乎是最有效和最常用的自我疗法。

问：当患者不能通过充分控制他 / 她日间行为（包括肌肉紧张），进而有效地减轻日间症状时该如何处理呢？

答：有些患者无法通过充分控制其行为，以有效地减轻他们的日间症状。这些患者中的大多数会被转诊到心理医生处，寻求额外的帮助来改变这些症状，特别是在发现其存在其他心理社会需求时。

自我疗法是患者按照建议自己进行的治疗过程。相对于患者前往医生诊室进行治疗，这种疗法既方便又便宜。患者通常选择和使用他们个人认为最方便有效的方法。一项针对治疗 TMD 患者的普通牙科医生的调查发现，自我疗法是提供给 TMD 患者的第二常用疗法（第一常用疗法是咬合板）[1]。另一项调查发现，大约 2/3 的 TMD 患者在 1 个月之后，依然使用自我疗法的部分方法[2]。

快速会诊
使用自我疗法 与前往医生诊室治疗相比，自我疗法既方便又便宜。

这些治疗方法可能非常有益；两项研究显示 TMD 患者使用该方法后 TMD 疼痛减轻了 40%[3, 4]。另一项研究比较了自我疗法和自我疗法

加稳定咬合板，发现通过给患者提供咬合稳定咬合板和自我疗法，在 TMD 疼痛改善度上无显著差异（图 14-1）[5]。

一项研究比较了在心理社会因素影响最小的 TMD 患者中自我疗法和 TMD 常规疗法，发现两种疗法无差异[6]。另一项研究为对照组提供了自我疗法，发现这些患者的 TMD 疼痛明显减轻，功能显著增强[7]。

当完成了对非急诊 TMD 患者的初步检查，作者会向患者宣教疾病性质，讨论疾病的病因（如肌肉紧张，TMJ 负荷过重），以及持续的影响因素（如颈部疼痛，精神压力）。然后讨论治疗方案选择，并从记录自我疗法开始[8]。令人吃惊的是在讨论治疗方案后，大量的患者选择尝试自我疗法，只有在症状没有得到充分缓解时才升级治疗。

临床经验表明患者从自我疗法治疗中获得的改善程度差异很大[3]。据推测，这种差异主要是由于患者的依从性不同。临床医生或受过专业训练

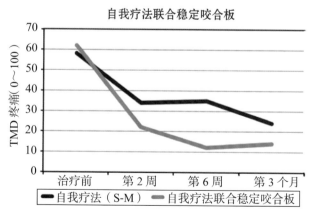

▲ 图 14-1　颞下颌关节紊乱病（TMD）自我疗法联合稳定咬合板治疗，并没有比单独 TMD 自我疗法提供更明显的疼痛改善[5]

的人员一开始就要教育并经常鼓励患者进行自我疗法。一旦患者发现通过使用自我疗法获得效果，其往往会更加积极主动。

快速会诊

自我疗法的实施

临床医生或受过专业训练的人员一开始就要教育并经常鼓励患者进行自我疗法。

这一节提供了许多自我疗法。从讨论几乎提供给每一个被诊断为 TMD 患者的自我疗法指导开始（"TMD 自我疗法"*），随后介绍根据患者的具体情况提供的自我疗法。

一、自我疗法指导

这本书提供了一份"TMD 自我疗法"*，它首先对 TMD 背景做了简短的介绍，提供了患者经常会咨询医师的信息。在自我疗法指导之后，该手册告知患者 TMD 不能被"治愈"，但是可以被治疗，并且治疗方法不是完全可预测的，治疗计划可能需要根据患者的治疗效果而调整。

自我疗法指导从按摩开始[9]，因为 TMD 患者发现按摩可以高度缓解、控制疼痛且可接受性好，所以患者经常使用该方法[2, 10]。在一项关于 TMD 自我疗法的研究中，按摩是最常用的疗法（24% 的患者用它来治疗 TMD 疼痛），并发现它是最有益的自我疗法（61% 的人报告按摩非常或极其有效）[11]。其他研究也报道了按摩咀嚼肌可以改善 TMD 疼痛[12, 13]。

当患者或按摩师按摩肌肉时，他们经常会注意到在肌肉内有压痛的结节（扳机点），如果这些扳机点被按压或揉捏（通过拇指或指关节），这通常会使扳机点不再激活，从而使肌肉疼痛减轻[14]。

按摩减轻症状只是暂时的，如同不应期望通过服用肌松药或进行一次训练获得永久的改善一样。

---

*. 相关资料获取见文前补充说明。

因为这些改善只是暂时的，所以患者必须不断地去找按摩师重复按摩才能保持疗效。另外，经指导后自我进行肌肉按摩的患者可以获得与按摩师相似的治疗效果，却不会产生费用和浪费时间。

肌源性疼痛的 TMD 患者更有可能从按摩疗法中获得疗效，临床医生鼓励患者全天多次按摩他们的咬肌、颞肌或颈部肌肉的疼痛区域。一些患者发现按摩的时候使用非处方局部皮肤用药（如镇痛贴）按摩肌肉可获得更好的效果。

技巧

按摩肌肉

肌源性疼痛的 TMD 患者更有可能从按摩疗法中获得疗效，临床医生鼓励患者全天多次按摩他们的咬肌、颞肌或颈部肌肉的疼痛区域。

许多 TMD 患者在颈部和肩部存在另外的扳机点。按压颈部扳机点的常见方法是：取两个网球或曲棍球，将它们绑在一起（用胶带或把它们放在袜子里，袜子末端打结）。患者躺在地板上或背靠墙，放置球于颈部，使颈部在两个球之间保持平衡，颈部扳机点即被按压。当患者躺在一个球上时，肩部的扳机点也会受到类似的按压。

技巧

按压颈部扳机点

按压颈部扳机点的常见方法是：取两个网球或曲棍球，将它们绑在一起（比如用胶带），患者躺在地板上，放置球于颈部，使颈部在两球之间保持平衡，施加压力至颈部扳机点。

与肌肉按摩类似，扳机点按压也只是一种暂时的疗法，需要不断重复。为了防止扳机点被重新激活，必须识别并充分控制持续的影响因素[15, 16]。扳机点最常见的持续影响因素是长期重

复过度使用肌肉的累积效应、慢性肌肉紧张和情绪压力。对于咀嚼系统，重复的过度使用很可能来自副功能行为，而对于颈部，很可能是由于不良的姿势[15]。

家庭理疗可以使用热敷、冷敷或热敷和冷敷相互交替。对于 TMD 患者、特定的 TMD 诊断或特定情况的 TMD，尚无研究比较热敷和冷敷哪个更好（除了创伤后使用冷敷）。根据经验，大多数 TMD 患者似乎更喜欢热敷[16]，但那些剧烈疼痛（9/10 或以上）的患者似乎觉得热敷会加重他们的疼痛，所以他们更喜欢冷敷。其他患者发现其症状在冷热交替治疗中效果最好。一项调查显示，74% 的 TMD 患者发现热敷或冷敷对他们的 TMD 有效（图Ⅳ–1）[17]。

技巧

推荐的物理疗法

根据经验，大多数 TMD 患者似乎更喜欢热敷，但那些剧烈疼痛（9/10 或以上）的患者觉得热敷加重了他们的疼痛，所以更喜欢冷敷。其他患者发现他们的症状在冷热敷交替中反应最好。

一项比较湿加热垫和湿热毛巾的研究发现，使用湿加热垫且不需要任何其他治疗的患者比例几乎是另一组的 2 倍（图 14–2）[18]。据推测，这种效果差异是由于加热垫使组织保持持续的高温，而湿热毛巾则随着时间的推移而冷却。基于这项研究，作者建议患者使用湿加热垫，而不是随着时间的推移而冷却的物品。

另一项研究比较了在脸颊上使用湿润和干燥的加热垫后口腔颊黏膜温度[19]。作者发现这两种方法在效果上没有区别，但一些患者更喜欢湿润的加热方法。认识到依从性与要求治疗过程的复杂程度有关，干热敷更容易使用。因此作者告诉患者，干加热垫和湿加热垫的效果一样好，但如果患者选择使用湿加热垫也可以。

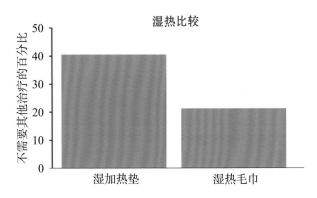

湿热比较

▲ 图 14–2 在颞下颌关节紊乱病（TMD）患者中，与湿热毛巾治疗相比，持续使用湿加热垫后不需要任何其他治疗的比例更高[18]

如果患者同时伴有颈部疼痛，应该指导患者在对咀嚼区加热同时，将加热垫包裹在颈部的疼痛部位。另一种颈部区域加热的方法是患者使用便携式热敷包（如 ThermaCare）。这些已被证明能显著减轻肌肉骨骼疼痛，其治疗效果通常可持续多天[20, 21]。

患者可使用多种方法冰敷。有些患者用一块毛巾包裹着冰块等。经常使用冰敷疗法的患者似乎更喜欢使用包装好的冰块替代品，或者拿一袋冷冻豌豆，用手掌敲打冷冻豌豆袋来松动豌豆，用毛巾包裹好，将其敷在皮肤上。这些患者通常以某种方式标记袋子，以防止后来不小心将这些豌豆当作煮饭的食材。

许多 TMD 患者发现，吃坚硬或难嚼的食物会加重他们的 TMD 症状，有些患者观察到，同时两侧咀嚼可减轻以上症状。因此，建议患者食用软硬适中的食物，将食物切成小块，尽量将食物均匀地分在口腔的两侧咀嚼。一些极度疼痛的患者可能更喜欢喝流食，比如加了味的营养素（Ensure 或 Sustacal），或把食物放在搅拌机里搅碎后再饮用。对于难以获得足够营养的患者，可以考虑转诊到注册营养师处[22, 23]。

摄入咖啡因对身体有积极的作用，例如，提高灵敏度和情绪[24]。但随着摄入量的增加也可能导致负面作用，例如，增加焦虑、肌肉活动、头痛和失眠[25]。很多人回忆起因为摄入了过多的咖啡因，导致他们无法控制的肌肉收缩和（或）睡眠困难，进而肌肉活动增加和失眠。一项超过3000 人的调查发现，咖啡因的摄入量和头痛之间存在联系（图 14-3），同时咖啡因的摄入量和失眠之间也存在联系（图 14-4）[26]。

临床上已经得出结论，每天喝一杯以上的咖啡（236ml 普通煮咖啡）或一听苏打水可能会加重肌肉扳机点疼痛（TMD 疼痛的最常见来源）[16]。不同饮料中咖啡因的含量差异很大[25]。作为一般的指导，作者告诉患者一杯咖啡，一听苏打水，两杯冰茶或热茶是一样的。建议 TMD 患者减少咖啡因摄入量到每天不超过一杯咖啡、一听苏打水或两杯茶。

许多咖啡因消费者已经对咖啡因的摄入量产生了一种化学（生理）依赖，他们知道如果不饮用足够的咖啡因[27]，就会出现严重的头痛。这类

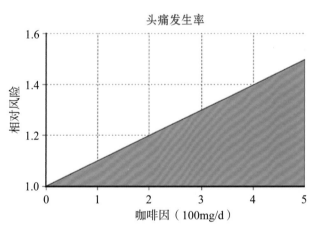

▲ 图 14-3　咖啡因摄入量（一杯标准的煮咖啡中含有100mg 咖啡因）与头痛发生率的相关性[26]

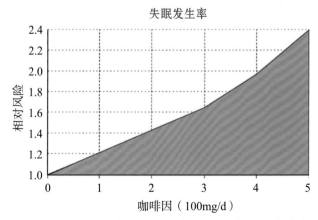

▲ 图 14-4　咖啡因摄入量（一杯标准的煮咖啡中含有100mg 咖啡因）与失眠发生率的相关性[26]

患者可以在不出现头痛或疲劳的情况下慢慢减少咖啡因的摄入量。据观察，每天饮用 8 杯以上咖啡的患者通常可以减少到每天 1 小壶，而不会出现这些问题，这些患者被要求维持这一水平 1 周。研究还发现，这些患者和那些摄入少量咖啡因的患者通常可以减少到每周 1 杯咖啡或 1 听苏打水的摄入量，而不会出现咖啡因戒断症状。

减少咖啡因摄入量对 TMD 的症状的影响是因人而异的。一些患者报告症状没有变化，而其他一些患者的 TMD 症状有显著的减轻甚至消除。根据经验，摄入高剂量咖啡因的患者似乎更有可能因为限制咖啡因摄入量而产生有利的效果。作者要求所有摄入过量咖啡因的患者尽量减少咖啡因的摄入量到每天不超过 1 杯咖啡、1 听苏打水或 2 杯茶，并在治疗期间保持这一摄入量。需要告知患者，一旦 TMD 症状得到充分缓解，他们可以继续他们喜欢的任何咖啡因摄入水平，但应观察与此相关的 TMD 症状是否有增加。有了这些知识，患者能够对自己想要的咖啡因摄入量做出明智的选择。

快速会诊

限制咖啡因摄入量

根据经验，摄入大量咖啡因的患者似乎更有可能因为限制咖啡因摄入量而产生有利的效果。

快速会诊

告知患者不良倾向

有些人在忙碌、烦躁、开车、使用电脑或集中注意力时，倾向于咀嚼肌紧张或紧咬牙，这可能是咀嚼肌疼痛和（或）TMJ 关节痛的主要原因。

有些人在忙碌、烦躁、开车、使用电脑或集中注意力时，倾向于咀嚼肌紧张或紧咬牙。咬紧牙或磨牙需要咀嚼肌收缩，经常会增加 TMJ 负荷。许多研究报道了咀嚼肌活动（甚至包括长时间的

低强度活动）与 TMD 疼痛之间具有相关性[28-31]。

这些肌肉紧张活动甚至发生在患者认为自己在放松的时候（图 14-5）。这可能是他们在玩电脑游戏，观看紧张的电影或电视节目，或其他紧张活动但他们认为是放松活动的时候[32]。

在初诊中，患者可能会意识到他们轻轻地将牙齿咬在一起。但在精神压力的时候通常不会意识到，他们的注意力都在这个压力上，所以他们不会意识到他们的咀嚼肌处于紧张状态或将牙齿咬在一起。颈部或肩部疼痛的患者通常会知道他们倾向于在疼痛部位维持过度的张力。对于这些患者，进行比较是有帮助的，因为保持颈部或肩部的张力与保持咀嚼系统的张力同样改变疼痛。

为了改变这些行为，患者被要求密切监测自己的持续紧张感、紧咬牙或磨牙的行为，特别是在他们忙碌、烦躁、开车、使用电脑或集中注意力的时候。因此，患者被要求学会保持下颌肌肉放松，嘴唇微微分开，牙齿微微分开，舌头保持在口底。这将在后面的"日间行为控制"中详细讨论。

快速会诊

要求患者观察自己有害行为

一些 TMD 患者表示他们只是轻轻地咬合牙齿，但当他们忙碌、烦躁、开车、使用电脑或其他集中注意力的时候，经常会无意识地把牙齿紧咬在一起。

TMD 患者的日间行为
每 20 分钟提醒受试者 1 次

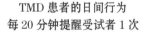
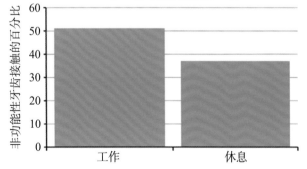

▲ 图 14-5　颞下颌关节紊乱病（TMD）患者报告其牙齿咬合时所涉及的活动类型[32]

另外，要求患者观察并避免对咀嚼肌和 TMJ 造成不必要压力的口腔行为，例如，将下颌枕在手上休息或咬颊、嘴唇、指甲、角质层或任何可能放入嘴里的物品[33]。

姿势似乎在 TMD 症状中起重要作用，因此要求患者保持良好的头部、颈部、肩部姿势。要求他们在使用电脑或手机时特别注意自己的姿势，并避免不良的姿势行为，比如把电话放在肩膀上。在 TMD 患者中进行的一项调查显示，60% 的患者发现姿势训练对他们的 TMD 症状有效果（图 Ⅳ-1）[17]。本书提供了"姿势改善练习"*，并将在之后的"姿势训练"中进一步讨论。

告知患者，睡眠姿势也很重要。应避免出现使颈部或下颌过度紧张的睡姿，就像在俯卧睡姿时出现的那样。如果他们侧卧睡觉，应调整头部的位置，使颈椎与脊柱的其余部分对齐，并且下颌与上颌对齐。

研究表明，放松有利于减轻 TMD 症状[2, 17, 34]。在前面提到的调查中，61%TMD 的患者认为放松对 TMD 有益（图 Ⅳ-1）[17]。患者被要求每天抽出 1~2 次的时间来放松和释放紧张的下颌和颈部。患者通常能从简单的放松技巧中获得效果，比如坐在安静的房间里听舒缓的音乐，或洗个热水澡，或者缓慢的深呼吸。以这种方式放松通常不仅能减轻疼痛，且能使患者意识到紧张的和放松的肌肉是什么感觉，并培养患者在发现肌肉紧张时立即减轻肌肉紧张的能力。

许多 TMD 患者发现张大口，如打哈欠、叫喊或长时间的牙科治疗，会加重他们的 TMD 症状。因此，患者被要求避免这些行为。

非处方药通常只能轻微缓解 TMD 症状。发现这些药物有效果的患者应按需服用，但要避免服用含有咖啡因的药物（如 Anacin、Excedrin、Vanquish）。

为了强调其重要性，鼓励患者并解释进行这些操作时的任何疑问，强烈建议与患者一起阅读

---

*. 相关资料获取见文前补充说明。

手册。基于与患者一起阅读手册，在患者初始问卷调查中没有被提及的一些潜在的影响因素（如咖啡因摄入或睡眠姿势），将在这个时候被识别出来。任何经过培训的工作人员都可以与患者一起阅读并宣教[35]。

> **重点**
>
> 基于与患者一起阅读手册，在患者初始问卷调查中没有被提及的一些潜在的影响因素（如咖啡因摄入或睡眠姿势），将在这个时候被识别出来。

临床经验表明，TMD 自我疗法指导的有效性存在较大差异，这种差异与患者动机有关。这里有一些技巧可逐渐提高患者的依从性：①对患者预约随访，让患者了解随访时将要被问及疗法执行情况；②获得他们按要求进行治疗的承诺；③让他们确定另一项激发他们进行这些治疗的常规活动。例如，如果一个患者在观看晚间电视节目时决定使用湿热垫，那很有希望节目的播出会提醒患者使用湿热垫。

二、闭口肌拉伸训练

研究表明，对于疼痛主要位于闭口肌［咬肌、颞肌、和（或）翼内肌］的 TMD 患者，提供拉伸训练可减轻 TMD 疼痛并增加其运动范围[36-40]。一项研究表明，拉伸训练的改善程度与咬合板的改善程度相当[38]。闭口肌通常是 TMD 疼痛的主要原因。"闭口肌伸展运动"* 是一本关于闭口肌拉伸训练

---

*. 相关资料获取见文前补充说明。

练的推荐手册。与自我疗法指导一样，经过培训的工作人员可以有效地指导患者，并随访患者的下颌运动练习的应用情况[38]。

> **重点**
>
> 研究建议对肌肉源性疼痛为主的 TMD 患者提供拉伸训练可减轻 TMD 疼痛并增加活动范围。

如果患者对尝试拉伸训练很犹豫，介绍这样的概念可能有帮助：这些肌肉的疼痛很可能是由于过度使用，继发于过度的副功能活动增加或过度紧张。就像慢跑后腿部肌肉疼痛的人那样，最初针对肌肉的治疗是在训练前后进行拉伸肌肉。由于患者可能在 24h 出现副功能活动或过度的肌肉紧张，因此通过日间定时进行拉伸闭口肌群，这样患者可能有最好的疗效。

这项训练是专门针对有闭口肌疼痛的患者。这项训练通过开口肌（翼外肌、二腹肌前腹和二腹肌后腹）来拉伸闭口肌；如果患者的疼痛主要发生在张口肌，这个训练可能会加重症状。此外，如果患者有显著的 TMJ 关节痛，这个训练可能会加重 TMJ 症状，所以建议对于有明显张口肌疼痛或 TMJ 疼痛的患者不要进行这项训练。翼外肌拉伸训练方法可在"翼外肌拉伸训练"中找到。

患者在拉伸前对该区域进行热敷，可能对拉伸训练带来更多的好处。一项对肩部活动范围增加情况的研究，比较了拉伸前对区域热敷；拉伸后进行冰敷；拉伸前先热敷，然后再用冰敷；仅拉伸；没有拉伸（对照）（图 14-6）。结果表明，在拉伸训练之前热敷，可以取得最大的效果[41]。因此，如果患者在做这个训练时，同时对闭口肌群进行热敷，建议患者在肌肉充分热敷后，再进行这个训练。一些 TMD 患者用热淋浴水来热敷他们疼痛的闭口肌群，对于这样做的患者，同样鼓励他们以这种方式先热敷肌肉后进行张口训练。

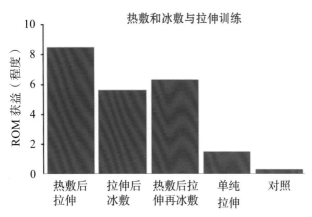

▲ 图 14-6　热敷后拉伸训练最有效，与拉伸后冰敷、热敷后拉伸再冰敷、单纯拉伸、不拉伸训练相比 [41]

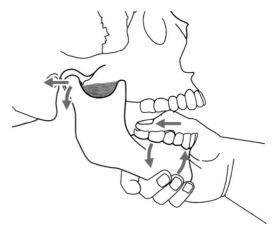

▲ 图 14-7　拉伸翼外肌

> **技巧**
>
> **拉伸训练建议**
>
> 如果患者有明显的 TMJ 关节痛，拉伸训练可能会加重 TMJ 症状，所以这项训练不建议有明显的 TMJ 疼痛的患者进行。

三、翼外肌拉伸训练

可以拉伸翼外肌以减轻其内部的疼痛和（或）紧绷感 [42]。为了拉伸翼外肌，医生可将其大拇指放在同侧最后的下颌牙上，并用其余手指包绕下颌，如图 14-7 所示。使用惯用手或非惯用手都是可以的。有些医生喜欢在牙齿和大拇指之间放置纱卷，以防止按压牙尖时的不适。

> **技巧**
>
> **拉伸翼外肌**
>
> 为了拉伸翼外肌，医生应将大拇指放在同侧最后的下颌牙上，其余手指包绕下颌，如图 14-7。

医生应该用大拇指向下压，同时抬颏部向上。这样旋转下颌，牵拉髁突，并提供更多的空间来移动髁突。在牵拉髁突时，慢慢地向后推下颌，大约 1.8kg 的力，保持约 30 秒。释放这个力量，但保持手在下颌上的位置。大约 5 秒后，重复拉伸的翼外肌 30 秒，重复 6 次。让患者自己练习这个拉伸动作，并建议在需要时进行这样的操作。

TMJ 关节痛的患者在向后推下颌时可能会加重疼痛，因此可能需要调节拉伸的力量，以避免 TMJ 关节痛加重。患者被要求做 1 组 6 次拉伸训练，每天 6 组，每次拉伸训练保持大约 30s，每次拉伸之间休息 5 秒。

从解剖学上看，翼外肌位置太深，表浅的热敷对其疗效不大，但翼外肌紊乱的患者不断报告使用热敷对翼外肌是有效果的。正如对闭口肌的描述，患者在该区域充分热敷后进行该练习，应该会有更好的疗效 [41]。

四、姿势训练

不良的姿势在普通人群中非常常见，它增加了颈椎后肌、韧带和脊椎关节的张力。TMD 研究和对 TMD 患者的调查显示，姿势训练对 TMD 疼痛有效果 [17, 43-45]。

在一项随机临床试验中，"姿势改善练习" * 中提供的练习能明显改善 TMD 和颈部症状。治疗组接受这些姿势训练和 "TMD 自我疗法" * 指导，而对照组只接受自我疗法指导。治疗组报告 TMD 和颈部症状平均减少 42% 和 38%，而对照组报告的 TMD 和颈部症状平均减少 8% 和 9%（图 14-8）。

---

*. 相关资料获取见文前补充说明。

头部相对于肩膀更向前（具有更大的头部前倾姿势）的 TMD 患者，更有可能从姿势训练和自我疗法指导中获得 TMD 症状改善[45]。

> **快速会诊**
>
> **推荐的姿势训练**
>
> 使用本书提供的练习，治疗组报告 TMD 和颈部症状平均减少 42% 和 38%，而对照组报告 TMD 和颈部症状平均减少 8% 和 9%（图 14-8）。

临床医生可能希望使用姿势训练来帮助他们的 TMD 患者获得这些疗效。随访预约是必要的，以确保训练适当地进行，并更可能激励患者更好地遵守训练计划，特别是当患者知道他们将要被问及他们的依从性和要求展示训练。不适当地的训练可能会加重 TMD 或颈部症状。

除了进行这些训练外，患者还必须持续监测自己的姿势，并保持所需的新姿势。在临床上，这种新认识可以很容易地与其他可以改善 TMD 症状的自我监测相结合，例如持续监测舌的位置、下颌位置和咀嚼肌张力。这些自我监测使患者能够在他们刚开始转向到以前不理想的姿势或行为

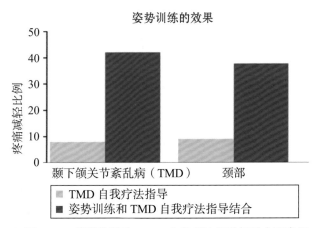

▲ 图 14-8 姿势训练和 TMD 自我疗法指导相结合更容易改善 TMD 和颈部症状，比单独应用 TMD 自我疗法指导效果要好[45]

---

*. 相关资料获取见文前补充说明。

时立即调整他们的姿势或行为。

已经知道伴有头前倾姿态的 TMD 患者，通过这些功能训练获得 TMD 症状改善的可能性更大，因此在初始评估时注意观察患者头前倾姿态的程度。头朝前倾的姿势越大，作者越有可能推荐这些练习。

五、日间行为控制

睡眠相关的致病因素导致的 TMD 症状在患者醒来时出现，通常持续几分钟到 1 小时。如果 TMD 症状持续时间较长，随着时间的推移而加重，或在一天中时间较晚的时间出现，则通常是日间行为（副功能、情绪诱发的肌肉紧张等）导致的[29, 46]。

> **重点**
>
> 如果 TMD 症状在醒来后持续超过 1 小时，会随着时间的推移而加重，或在一天的较晚时间出现，则是日间行为（副功能、情绪诱发的肌肉紧张等）导致的。

为了帮助患者理解他们的行为和 TMD 症状之间的关系，一位作者使用了下面的类比。一名男子去看医生，因为他的右侧肱二头肌和肘部疼痛，肘部出现弹响和绞锁（他肘部的肌肉和关节主诉与患者的咀嚼肌和 TMJ 相同）。

医生按压该患者的右侧肱二头肌和肘部，观察疼痛情况。然后医生按压患者的右肩、左肩和左臂（医生说这些部位时，患者也注视这些部位），发现这些部位没有压痛。医生说（露出好奇的表情）："这太奇怪了；我想知道是什么导致了右臂的局部触痛"。当医师说这些的时候，患者把右手放在膝盖上，往下推，这样他的手臂肌肉就会收缩，并使他的右臂颤抖。医生看了看他的右臂，脸上带着惊讶的表情说："您的右臂在干什么？"。这个患者回答说："您不要理会这个，这只是我紧张时的习惯，尤其当我有点焦虑

或沮丧的时候，这帮助我消除紧张的情绪"。医生说："怪不得您的右臂痛，任何持续这样做的人都会有和您一样的局部疼痛。如果您想摆脱痛苦，您就必须停止这种行为"。然后患者把他的手从膝盖上拿开，继续弯曲手臂上的肌肉，使手臂颤抖。患者说他可以停止前面行为，取而代之的是做这个，并且仍然可以通过这种方式释放他的精神紧张。医生说："不，您必须学会让您的手臂放松。"（同时用他的手臂做示范。）"一旦您学会了保持手臂放松，您的二头肌和肘部疼痛就会消失。"

他告诉患者（用手臂演示），按压膝盖类似牙齿咬合和紧咬，而伸出手臂同时弯曲肌肉类似保持下颌肌肉的张力。您必须学会让您的下颌肌肉放松，让您的下颌轻松悬吊（与此同时，患者放下他的手臂，让它们悬垂下来）。当您这样做时，您的嘴唇会轻轻地触碰，您会发现您的牙齿之间相隔 3～6mm。

在"患者初始问卷调查"*的第 26 问中，患者记录了一天中他们牙齿接触时间的百分比。如果是20% 或更多，患者通常会发现如果作者要求患者把头靠在头枕上，闭上眼睛，深呼吸，呼气，集中精力放松下颌肌肉会很有帮助。5～10 秒后，作者让他们想想舌的位置，再过 5 秒，让他们想想他们的牙齿是否在一起。然后让他们睁开眼睛坐起来，问他们舌的位置。作者告诉他们，试着让舌头轻轻地保持在这个位置，这通常有利于他们放松下颌肌肉，并改善 TMD 症状[47]。作者问他们的牙齿是否在一起，通常情况下没有。作者告诉他们，如果他们保持下颌放松，他们的牙齿将是分开的。讨论了这样一个事实：当他们的牙齿紧挨在一起时，他们的下颌肌肉一定保持着一定张力，当他们忙碌起来时，比如在电脑前工作、开车等，他们可能会无意识地紧紧咬合牙齿。

在"患者初始问卷调查"*的第 27 和 28 问中，

---

*. 相关资料获取见文前补充说明。

患者识别自身存在的日间口腔行为，应该强烈鼓励患者：①舌总是被动地位于口底；②停止任何紧咬牙或磨牙（睡眠期间口腔行为超出了患者控制范围）；③停止一切其他可能的口腔行为（如咬颊、咬物品，或咬指甲或角质层）；④观察任何其他可能导致 TMD 症状的口腔行为。

当患者专注于其他事情时，这些行为通常会发生或加剧，特别是当他们忙碌、紧张或集中注意力时（例如使用电脑）。因此，他们通常需要提示来提醒自己，确认他们是否在做这些有害行为。这些提示可能是外部的，比如每 5 分钟提醒他们 1 次的计时器。根据疼痛强度的波动，患者通常可以判断出其致病行为何时发生，这是使用这些提示的最佳时机。在临床上，已经观察到最好的方法是，与患者一起帮助确定使用哪些作为他们的外部提示，以及何时和如何使用这些提示。

快速会诊

外部提示的应用

日间行为通常发生在当患者的注意力集中在其他事情，特别是当他们忙碌、紧张或集中注意力的时候（例如使用计算机）。因此，他们通常需要提示来提醒自己，确认他们是否在做这些有害行为。

如果这些行为在驾车过程中很明显，一些患者会选择在汽车的速度记录仪上贴上黄色便利贴，这样每次查看车速时，就会提醒他们检查口腔行为。当这种行为在使用电脑时很明显时，一个患者在键盘的"Z"键上粘上一层卷好的胶带（有黏性的一面朝外）。这位患者感觉她每 5 分钟就会按一下这个键，当碰到胶带黏着的那一面时，它就会提醒她检查口腔行为。

随着时间的推移，外部提示往往会因为融入周围环境而失去其惊人的效果，并停止提醒患者检查口腔行为。当这种情况发生时，患者可能希望改变外部提示或改为内部提示。内部提示位于患者身体内部，患者也可以用它来提醒自己的口腔行为。TMD 患者使用的最常见的内部提示是牙齿接触到对颌牙或咬合板时，疼痛强度和肌肉紧张度。在临床上，如果患者学会了使用内部提示来维持他们的新行为或姿势，将会获得最好的长期疗效。有些患者倾向于先用外部提示，然后再用内部提示。

一些患者发现用日记记录他们每小时的活动和疼痛强度，有助于他们更好地识别与他们症状相关的行为，并强化破除这些不良行为的必要性。一些患者选择充分了解自己的主要致病行为，不断地监测这些行为，并将其作为内部提示来提醒自己改变这些活动。例如，一个倾向于保持咬肌紧张的人会将咬肌紧张作为内部提示，并在注意到有咬肌紧张时放松咬肌。如果患者注意到自己又恢复到以前的有害行为或姿势时，他们就需要重新建立自己理想的行为或姿势。

快速会诊

推荐记日记

一些患者发现日记记录每小时的活动和疼痛强度，可以帮助他们更好地识别一些主要致病行为，并强化了打破这些行为的必要性。

有些患者希望用疼痛强度作为他们的内部提示。当患者注意到疼痛加剧时，他们会提醒自己，询问自己在做了什么导致了这种情况，并改变这些行为。一旦他们满意地控制自己的行为，使疼痛降低到较低水平或变成间歇性的，就需要患者改变他们的内部提示，内部提示从疼痛强度变为肌肉紧张或不安。在这种方式下，每当开始肌肉紧张时他们就会提醒自己，然后有意识地放松肌肉。患者通常会发现，这样可以防止肌肉紧张的进展，从而防止疼痛的发生。临床上观察到，那些能够掌握将肌肉紧张作为内部提示的患者，似

乎在消除日常 TMD 症状和保持这种效果方面取得了很大的长期效果。

一些患者发现控制这些行为并使用 "TMD 自我疗法"* 可有效地减轻他们的 TMD 症状。这主要是在那些主动想要自己好转和主要是日间疼痛的患者中观察到的。

其他一些日间佩戴稳定咬合板的患者发现，日间佩戴咬合板可以帮助他们不断地调整副功能行为和口腔行为，从而使他们能够发现并改变日间行为 [29, 48]。如果需要日间戴咬合板，一些医生更喜欢用 2mm 厚的硬质热成型咬合板，在第 12 章的 "硬质热成型稳定咬合板" 部分讨论过，因为它对说话和美观的影响很小。

在一项研究中 [49]，受试者被随机分配到行为矫正稳定咬合板组和行为矫正训练组。两组受试者都被告知避免牙齿接触并放松咀嚼肌。使用咬合板的受试者每天佩戴稳定咬合板长达 20 小时，行为矫正组不佩戴稳定咬合板，但要在 4 周的时间里，每天每 2 小时提醒一次，检查牙齿的位置和咀嚼肌张力。两组受试者 TMD 疼痛均显著减轻（图 14-9）。这表明，如果 TMD 患者避免牙齿接触，放松他们的咀嚼肌，患者使用提醒方法和佩戴稳定咬合板作为提醒，将获得类似的症状改善。根据经验，相信患者在 4 周后，获得比图 14-9 中的受试者更好的 TMD 症状缓解，但这也可能是因为作者的患者接受了多学科治疗，而不是单一治疗。

由于各种原因，一些医生提供上颌或下颌的稳定咬合板供他们的患者在日间临时佩戴。有日间 TMD 症状的患者在睡觉时也应该佩戴。作者要求这些患者在日间和晚上都要佩戴相同的咬合板，但是作者发现其他一些医生为他们的患者提供下颌的 "日间咬合板" 和上颌 "夜间咬合板"。如果患者在日间使用咬合板，作者称其为行为控制性咬合板，并告诉他们，佩戴它的目的是在对颌牙接触咬合板时提醒他们。作者试着让患者在几个月内改

---

*. 相关资料获取见文前补充说明。

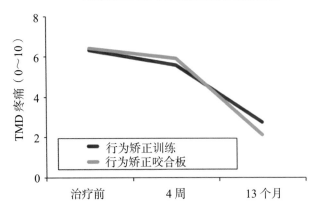

行为矫正训练与行为矫正咬合板的比较

▲ 图 14-9 受试者被随机分配到行为矫正稳定咬合板组和行为矫正训练组

两组都被要求避免牙齿接触和放松咀嚼肌。行为矫正咬合板组受试者每天佩戴咬合板 20 小时，行为矫正训练组受试者在 4 周内每天每 2 小时提醒一次，并在提醒时检查他们的牙齿位置和咀嚼肌张力。两组受试者的比较：两组患者颞下颌关节紊乱病（TMD）疼痛均明显减轻[49]

变日间行为，然后要求他们仅仅在睡觉的时候佩戴这个咬合板，如果可能的话，也只在日间的几小时佩戴。一些患者发现，他们仍然更喜欢在某些活动中继续佩戴这种咬合板，比如开车。

> **快速会诊**
>
> **行为控制性咬合板**
>
> 如果患者在日间佩戴咬合板，作者称其为行为控制性咬合板，并告诉患者，佩戴的目的是在对颌牙接触咬合板时提醒他们。

有些患者不能充分控制其日间口腔行为或肌肉紧张，这些患者大多会被转诊给心理医生，通过他们的帮助来改变这些症状，特别是在观察到有其他心理社会需求时。这些疗法和转诊过程将在后续"认知 - 行为干预"中讨论。

参考文献

[1] Velly, A.M., Schiffman, E.L., Rindal, D.B. et al. (2013). The feasibility of a clinical trial of pain related to temporomandibular muscle and joint disorders: the results of a survey from the Collaboration on Networked Dental and Oral Research dental practice-based research networks. *J. Am. Dent. Assoc.* 144 (1): e01–e10.

[2] Riley, J.L. 3rd, Myers, C.D., Currie, T.P. et al. (2007). Self-care behaviors associated with myofascial temporomandibular disorder pain. *J. Orofac. Pain* 21 (3): 194–202.

[3] Mulet, M., Decker, K.L., Look, J.O. et al. (2007). A randomized clinical trial assessing the efficacy of adding 6 × 6 exercises to selfcare for the treatment of masticatory myofascial pain. *J. Orofac. Pain* 21 (4): 318–328.

[4] Herman, C.R., Schiffman, E.L., Look, J.O., and Rindal, D.B. (2002). The effectiveness of adding pharmacologic treatment with clonazepam or cyclobenzaprine to patient education and self-care for the treatment of jaw pain upon awakening: a randomized clinical trial. *J. Orofac. Pain* 16 (1): 64–70.

[5] Conti, P.C., de Alencar, E.N., da Mota Correa, A.S. et al. (2012). Behavioural changes and occlusal splints are effective in the management of masticatory myofascial pain: a short-term evaluation. *J. Oral Rehabil.* 39 (10): 754–760.

[6] Hampton, T. (2008). Improvements needed in management of temporomandibular joint disorders. *JAMA* 299 (10): 1119–1121.

[7] Craane, B., Dijkstra, P.U., Stappaerts, K., and De Laat, A. (2012). One-year evaluation of the effect of physical therapy for masticatory muscle pain: a randomized controlled trial. *Eur. J. Pain* 16 (5): 737–747.

[8] Durham, J., Al-Baghdadi, M., Baad-Hansen, L. et al. (2016). Self-management programmes in temporomandibular disorders: results from an international Delphi process. *J. Oral Rehabil.* 43 (12): 929–936.

[9] Michelotti, A., De Wijer, A., Steenks, M., and Farella, M. (2005). Home-exercise regimes for the management of nonspecific temporomandibular

disorders. *J. Oral Rehabil.* 32 (11): 779–785.

[10] Denneson, L.M., Corson, K., and Dobscha, S.K. (2011). Complementary and alternative medicine use among veterans with chronic noncancer pain. *J. Rehabil. Res. Dev.* 48 (9): 1119–1128.

[11] DeBar, L.L., Vuckovic, N., Schneider, J., and Ritenbaugh, C. (2003). Use of complementary and alternative medicine for temporomandibular disorders. *J. Orofac. Pain* 17 (3): 224–236.

[12] Gomes, C.A., El-Hage, Y., Amaral, A.P. et al. (2015). Effects of massage therapy and occlusal splint usage on quality of life and pain in individuals with sleep bruxism: a randomized controlled trial. *J. Jpn. Phys. Ther. Assoc.* 18 (1): 1–6.

[13] Ariji, Y., Nakayama, M., Nishiyama, W. et al. (2016). Can sonographic features be efficacy predictors of robotic massage treatment for masseter and temporal muscle in patients with temporomandibular disorder with myofascial pain? *Cranio* 34 (1): 13–19.

[14] Sarrafzadeh, J., Ahmadi, A., and Yassin, M. (2012). The effects of pressure release, phonophoresis of hydrocortisone, and ultrasound on upper trapezius latent myofascial trigger point. *Arch. Phys. Med. Rehabil.* 93 (1): 72–77.

[15] Fricton, J. (2007). Myogenous temporomandibular disorders: diagnostic and management considerations. *Dent. Clin. N. Am.* 51 (1): 61–83.

[16] Simons, D.G., Travell, J.G., and Simons, L.S. (eds.) (1999). Apropos of all muscles. In: *Myofascial Pain and Dysfunction: The Trigger Point Manual*, 2e, 140–141, 145, 149, vol. 1. Baltimore, MD: Williams & Wilkins.

[17] Hoffmann, R.G., Kotchen, J.M., Kotchen, T.A. et al. (2011). Temporomandibular disorders and associated clinical comorbidities. *Clin. J. Pain* 27 (3): 268–274.

[18] Nelson, S.J., Santos, J., Barghi, N., and Narendran, S. (1991). Using moist heat to treat acute temporomandibular muscle pain dysfunction.

Compendium 12 (11): 808–816.

[19] Poindexter, R.H., Wright, E.F., and Murchison, D.F. (2002). Comparison of moist and dry heat penetration through orofacial tissues. *Cranio* 20 (1): 28–33.

[20] Kettenmann, B., Wille, C., Lurie-Luke, E. et al. (2007). Impact of continuous low level heatwrap therapy in acute low back pain patients: subjective and objective measurements. *Clin. J. Pain* 23 (8): 663–668.

[21] Nadler, S.F., Steiner, D.J., Petty, S.R. et al. (2003). Overnight use of continuous lowlevel heatwrap therapy for relief of low back pain. *Arch. Phys. Med. Rehabil.* 84 (3): 335–342.

[22] Nasri-Heir, C., Epstein, J.B., Touger-Decker, R., and Benoliel, R. (2016). What should we tell patients with painful temporomandibular disorders about what to eat? *J. Am. Dent. Assoc.* 147 (8): 667–671.

[23] Durham, J., Touger-Decker, R., Nixdorf, D.R. et al. (2015). Oro-facial pain and nutrition: a forgotten relationship? *J. Oral Rehabil.* 42 (1): 75–80.

[24] Mitchell, E.S., Slettenaar, M., vd Meer, N. et al. (2011). Differential contributions of theobromine and caffeine on mood, psychomotor performance and blood pressure. *Physiol. Behav.* 104 (5): 816–822.

[25] Bridle, L., Remick, J., and Duffy, E. (2004). Is caffeine excess part of your differential diagnosis? *Nurse Pract.* 29 (4): 39–44.

[26] Shirlow, M.J. and Mathers, C.D. (1985). A study of caffeine consumption and symptoms: indigestion, palpitations, tremor, headache and insomnia. *Int. J. Epidemiol.* 14 (2): 239–248.

[27] Shapiro, R.E. (2008). Caffeine and headaches. *Curr. Pain Headache Rep.* 12 (4): 311–315.

[28] Murrary, G.M. and Peck, C.C. (2010). Etiopathogenesis of muscle disorders. In: *Current Concepts on Temporomandibular Disorders* (ed. D. Manfredini), 61–80. Chicago, IL: Quintessence.

[29] Chen, C.Y., Palla, S., Erni, S. et al. (2007). Nonfunctional tooth contact in healthy controls and patients with myogenous facial pain. *J. Orofac. Pain* 21 (3): 185–193.

[30] Glaros, A.G., Williams, K., and Lausten, L. (2005). The role of parafunctions, emotions and stress in predicting facial pain. *J. Am. Dent. Assoc.* 136 (4): 451–458.

[31] Magnusson, T., Egermarki, I., and Carlsson, G.E. (2005). A prospective investigation over two decades on signs and symptoms of temporomandibular disorders and associated variables. A final summary. *Acta Odontol. Scand.* 63 (2): 99–109.

[32] Funato, M., Ono, Y., Baba, K., and Kudo, Y. (2014). Evaluation of the non-functional tooth contact in patients with temporomandibular disorders by using newly developed electronic system. *J. Oral Rehabil.* 41 (3): 170–176.

[33] Mejersjö, C., Ovesson, D., and Mossberg, B. (2016). Oral parafunctions, piercing and signs and symptoms of temporomandibular disorders in high school students. *Acta Odontol. Scand.* 74 (4): 279–284.

[34] Aaron, L.A., Turner, J.A., Mancl, L.A. et al. (2006). Daily pain coping among patients with chronic temporomandibular disorder pain: an electronic diary study. *J. Orofac. Pain* 20 (2): 125–137.

[35] Dworkin, S.F., Huggins, K.H., Wilson, L. et al. (2002). A randomized clinical trial using research diagnostic criteria for temporomandibular disorders-axis II to target clinic cases for a tailored self-care TMD treatment program. *J. Orofac. Pain* 16 (1): 48–63.

[36] McNeely, M.L., Armijo Olivo, S., and Magee, D.J. (2006). A systematic review of the effectiveness of physical therapy interventions for temporomandibular disorders. *Phys. Ther.* 86 (5): 710–725.

[37] Maloney, G.E., Mehta, N., Forgione, A.G. et al. (2002). Effect of a passive jaw motion device on pain and range of motion in TMD patients not responding to flat plane intraoral appliances. *Cranio* 20 (1): 55–66.

[38] Magnusson, T. and Syren, M. (1999). Therapeutic jaw exercises and interocclusal therapy: a comparison between two common treatments of temporomandibular disorders. *Swed. Dent. J.* 22: 23–37.

[39] Dall Arancio, D. and Fricton, J. (1993). Randomized controlled study of exercises for masticatory myofascial pain [abstract 76]. *J. Orofac. Pain* 7 (1): 117.

[40] Bae, Y. and Park, Y. (2013). The effect of relaxation exercises for the masticator muscles on Temporomandibular Joint Dysfunction (TMD). *J. Phys. Ther. Sci.* 25 (5): 583–586.

[41] Lentell, G., Hetherington, T., Eagan, J., and Morgan, M. (1992). The use of thermal agents to influence the effectiveness of a low-load prolong stretch. *J. Orthop. Sports Phys. Ther.* 16 (5): 200–207.

[42] Okeson, J.P. (ed.) (2013). *Management of Temporomandibular Disorders and Occlusion*, 7e, 277. St. Louis, MO: CV Mosby.

[43] List, T. and Axelsson, S. (2010). Management of TMD: evidence from systematic reviews and meta-analyses. *J. Oral Rehabil.* 37 (6): 430–451.

[44] Komiyama, O., Kawara, M., Arai, M. et al. (1999). Posture correction as part of behavioural therapy in treatment of myofascial pain with limited opening. *J. Oral Rehabil.* 26 (5): 428–435.

[45] Wright, E.F., Domenech, M.A., and Fischer, J.R. Jr. (2000). Usefulness of posture training for TMD patients. *J. Am. Dent. Assoc.* 131 (2): 202–210.

[46] Wright, E.F. (2000). How daily TMD symptom patterns may affect treatment approach. *Am. Acad. Orofac. Pain Newsl.* 5 (3): 15–16.

[47] Bae, Y. and Park, Y. (2013). The effect of relaxation exercises for the masticator muscles on temporomandibular joint dysfunction (TMD). *J. Phys. Ther. Sci.* 25 (5): 583–586.

[48] Winocur, E. and Lobbezoo, F. (2010). Management of bruxism. In: *Current Concepts on Temporomandibular Disorders* (ed. D. Manfredini), 447–458. Chicago, IL: Quintessence.

[49] Glaros, A.G., Kim-Weroha, N., Lausten, L., and Franklin, K.L. (2007). Comparison of habit reversal and a behaviorally-modified dental treatment for temporomandibular disorders: a pilot investigation. *Appl. Psychophysiol. Biofeedback* 32 (3–4): 149–154.

第 15 章　物理治疗学
Physical Medicine

在颞下颌关节紊乱病（TMD）领域，物理治疗学被认为是 TMD 辅助疗法，通常可带来额外 TMD 症状的改善。如果患者没有改变他们的持续影响因素，那么通过物理治疗获得的改善只是暂时的，除非患者被教会使用这些疗法，并一直坚持使用它们。

快速会诊

使用物理治疗

在 TMD 领域，物理治疗被认为是 TMD 辅助疗法，通常可带来额外 TMD 症状的改善。

重点

如果患者没有改变他们的持续影响因素，那么通过物理治疗获得的改善只是暂时的，除非患者被教会使用这些疗法，并一直坚持使用它们。

除了物理治疗，认知 - 行为干预也是其他常用的 TMD 辅助疗法，也被证明可以减少 TMD 症状（见"第 16 章　认知行为干预"）。一些 TMD 辅助疗法主要针对外周组织，而另一些则主要作用于中枢。作用于外周组织的主要方法有热敷、冷敷、咀嚼肌训练、物理治疗和手法、按摩、扳机点按压、扳机点注射、脊椎指压疗法，而针灸、放松疗法、生物反馈和压力管理等疗法主要作用于中枢。

TMD 辅助治疗在这里单独介绍，但通常与其他治疗联合使用。并不是这里所有介绍过的物理治疗都推荐给 TMD 患者，只是罗列在这里让临床医生可以做出明智的治疗选择。

许多 TMD 患者希望接受辅助物理治疗。此外，医生也经常转诊他们的 TMD 患者，以进行这些辅助治疗，从而参与多学科的治疗方法。在为期一年对接受认知 - 行为干预措施的 TMD 患者的症状改变进行的随访中发现，23%、20%、4% 和 3% 的受试者还分别寻求脊椎按摩治疗师、按摩治疗师、理疗师和针灸师的治疗[1]。

肌痛是 TMD 疼痛最常见的原因，牵涉性肌筋膜痛是肌痛的一个亚类别（表 5-1）。在牵涉性肌筋膜痛中，疼痛牵涉触诊肌肉范围以外的其他部位，这些疼痛通常因激惹了肌肉内局部触痛结节，常常被称为扳机点。TMJ 关节痛是 TMD 疼痛的另一常见原因，以 TMJ 压痛为特征。颈部疼痛是 TMD 患者的又一常见症状，常导致患者不能获得常见的 TMD 症状改善[2, 3]。大多数用于治疗 TMD 症状的物理治疗都是针对以上一种或多种症状。

许多物理疗法只能提供暂时的改善，因此这种治疗通常需要不断重复，或者病因必须得到充分的控制。

局部压痛结节或扳机点常见于肌肉内，它们的激活通常是各种持续因素的累积效应，最常见的是肌肉重复过度使用、慢性肌肉紧张和情绪压力[4]。副功能行为是咀嚼系统重复过度使用的最常见原因，而不良姿势是颈部区域重复过度使用的最常见原因。

在文献中，比较了 TMD 辅助疗法和咬合板治疗。当在第 15 章和 16 章讨论这些时，除非另有说明，否则咬合板都是丙烯酸树脂稳定咬合板。

一、肌肉按摩

按摩师可以改善大多数形式的肌肉疼痛，当发现局部有压痛结节的扳机点时，他们会在按摩过程中按压和钝化结节扳机点。肌肉按摩一般会减轻肌肉疼痛，增加该区域的灵活性，自我按摩已在"第 14 章　自我疗法"中讨论过。

大多数按摩师要通过每周重复按摩来治疗肌肉疼痛，这对患者来说既费时又昂贵。如果患者被教会自我按摩，那么他们需要时，随时就有了一种有效的辅助疗法。一些患者可能会发现增加局部擦剂（如镇痛贴）会获得更好的效果。一项研究发现，按摩咬肌和颞肌，每周 3 次，每次 30min，持续 4 周，可以显著减轻 TMD 症状[5]。两项针对 TMD 患者的调查发现，自我肌肉按摩是被评价的替代治疗中最有效的一种，其中一项发现，24% 的 TMD 患者使用自我肌肉按摩治疗 TMD 症状[3, 6]。

由于其疗效显著，自我肌肉按摩是第一个在"TMD 自我疗法"*中被讨论的疗法，并推荐那些有强烈的咬肌和（或）颞肌疼痛的患者考虑自我按摩。本手册讨论了 3 种自我按摩技术：患者可以简单地将手指放在这些肌肉上；将大拇指放在升支内侧，以便进行更有力地按摩；在这些肌肉内定位和揉捏肌肉的压痛结节。

快速会诊
推荐自我按摩 如果患者被教会自我按摩，那么他们需要时，随时就有了一种有效的辅助疗法。

二、瑜伽

瑜伽结合了呼吸训练、拉伸训练、健身和冥想的优点[7]。瑜伽可以减轻精神压力和炎症性标志物[8]、焦虑[9]、紧张和无先兆性的偏头痛[10]，颈部[11] 和许多其他的疼痛[12]。

在美国进行的一项调查发现，人们练习瑜伽的主要原因是为了养生（64%），为了健康（48%），以及背部或颈部疼痛（21%）[13]。一项研究发现，同时接受瑜伽和物理治疗的颈部疼痛患者比只接受物理治疗的患者颈部疼痛能更大程度地改善[14]。

一项针对 TMD 患者的调查报道显示，63% 的患者发现瑜伽对他们的 TMD 治疗有效（图 Ⅳ-1）[15]。没有任何对照研究评估瑜伽是否对 TMD 有效果，作者也没有在临床随访在治疗 TMD 时开始练习瑜伽的 TMD 患者，观察他们是否获得了 TMD 症状的改善。然而，如果有压力、焦虑、头痛、颈部疼痛或其他肌肉骨骼疾病的 TMD 患者提到正在考虑练习瑜伽时，作者鼓励患者坚持冥想。

瑜伽联盟（http://www.yogaalliance.org）登记了符合该组织最低教育标准的瑜伽教师和瑜伽学校。在他们的网站上，患者可以找到登记的老师和学校，并找到有关瑜伽的一般信息。一旦患者学会了瑜伽姿势，他们可能更愿意购买瑜伽视频，在家里练习。

综上所述瑜伽是一个经济有效的训练，有可能对于颈部、头痛和 TMD 症状有效果。

三、扳机点按压

该方法常与按摩疗法配合使用。它通过钝化扳机点，从而减少肌肉疼痛和增加局部灵活性。

一项研究将疼痛源于上斜方肌扳机点的患者随机分为 3 组：仅按压扳机点，仅拉伸斜方肌肌肉，同时提供两者治疗。扳机点的按压包括 3 次 1 分钟的按压，中间间隔 30 秒的休息。拉伸包括 3 次 45 秒的拉伸，中间间隔 30 秒的休息。联合组按照按压、休息、拉伸、休息顺序进行。在 2 周的 6 个疗程后，所有组的疼痛均显著降低，按压、拉伸和按压拉伸联合组的疼痛降低百分比分别为 47%、47% 和 67%[16]。

另一项研究使用了按压扳机点作为他们的随

---

*. 相关资料获取见文前补充说明。

机治疗之一，在这个过程中，按压扳机点的最初力度是刚引起疼痛的力度，并维持这个力度。当按压使扳机点失活时，增加力度到疼痛再次发生的程度。这个过程持续了 90 秒。在 6 个疗程的这样按压后，受试者报告他们的疼痛明显降低[17]。

已在"第 14 章　自我疗法"中介绍了按压扳机点的方法，患者学会这项技术，使其可能成为维持扳机点钝化的一个有效的工具。

四、扳机点注射

这是另一种用来钝化扳机点的技术。在临床上，经常发现注射可以帮助使患者放松和拉伸肌肉，从而减轻症状。

多种溶液可在活性扳机点注射，其中不含肾上腺素的 2% 利多卡因或 3% 甲哌卡因的麻醉药溶液较为合适[18]。血管收缩药不能用于这种类型的注射。这种类型的注射通常可立即缓解肌肉症状，建议医生在注射后拉伸注射的肌肉并进行热敷[18-20]。这种缓解通常持续几天（比局部麻醉要长得多），而且疼痛永远不会完全恢复到原来的程度。通常提供每周连续注射，这使医生发现患者疼痛的阶梯式减轻[18]。

一些医生不注射任何溶液，仅仅将注射针放置在扳机点（称为干针）。这也被证明可以使扳机点失活，从而减轻疼痛[21, 22]。一些理疗师获得这种疗法的认证，并将其作为传统疗法的辅助手段。

与其他辅助疗法一样，如果持续影响因素没有减少，扳机点往往会重新激活。一般情况下，只有在传统的保守治疗以及功能训练和其他理疗都不能产生持久的疗效后，才会进行扳机点注射[18, 23]。

快速会诊

推荐扳机点注射

一般情况下，只有在传统的保守治疗以及功能训练和其他理疗都不能产生持久的效果后，才会进行扳机点注射。

牙科医生可以进行咀嚼肌和颈部肌肉的扳机点注射，Abdel-Fattah[19] 推荐了一种循序渐进的详细技术。希望转诊患者接受这种治疗的临床医生会发现，一些内科医生在诊所内提供这些注射治疗，大多数疼痛诊所都有有经验的医生提供这些注射。

五、肉毒杆菌毒素注射

肉毒杆菌毒素肌内注射引起由肌肉局部麻痹导致的肌肉无力，持续 2～14 天；有许多短期报道称，它能显著减轻 TMD 症状[24-27]。这些注射相对昂贵，其效果一般只持续大约 3 个月（与用于面部除皱的持续时间相似），并有并发症（例如，注射部位面部畸形）[26, 28-30]。因此，在这本书中讨论的传统疗法在长期控制 TMD 症状方面比不断进行肉毒杆菌注射更经济有效。

六、理疗

理疗包括多种形式的评估方法和程序，通常用于肌肉骨骼疾病。在 TMD 患者中进行的一项调查显示，60% 的患者认为理疗对他们的 TMD 症状改善有效（图 Ⅳ–1）[15]。

理疗通常涉及与其他治疗方法联合治疗 TMD 的非侵入性的保守方法[18, 31]。牙科医生将 TMD 患者转诊给理疗师，以减轻 TMD 疼痛或改善 TMJ 功能、运动范围、改善日间或睡眠姿势，以及评估和治疗颈部症状是十分适当和常见的做法[31-33]。

一项针对普通人群的大型调查发现，有 TMD 症状的个体中 55% 同时伴有颈部疼痛[2]。在 TMD 的文献中，TMD 和颈部疼痛之间的关联很普遍[29, 34]。一项研究发现，TMD 和颈部疼痛相互关联如此紧密，只有针对颈部提供训练和治疗才能显著改善 TMD 症状[28]。

理疗的目标是改善 TMD 症状，提高功能，并教会患者保持这种改善的方法。因此，患者不需要不断地回来接受治疗，从而减少花费在治疗上的时间和费用。

理疗师经常为 TMD 患者提供宣教和综合疗法。患者常常接受的是功能训练，而不是被动地接受那些不需要他们积极参与自身改善的治疗方法。大多数被动疗法都认为是理疗模式，包括热敷、冷敷、冷热敷、超声波（深部热敷）、超声透入疗法（深部热敷与超声波驱动的抗炎或麻醉药物结合）、电刺激、微电流神经电刺激（microcurrent lectrical nerve stimulation，MENS），经皮神经电刺激（transcutaneous electrical nerve stimulator，TENS），离子导入（一种由电梯度导入的带电的抗炎或麻醉药物），低强度激光治疗（low - level laser therapy，LLLT），软组织松动术，被动和辅助肌肉拉伸，抵抗性训练和姿势训练。

LLLT 使用功率＜600 兆瓦的激光器，不加热组织，其穿透深度将随使用的波长而变化[35]。其作用机制尚不清楚，但有研究表明其通过直接组织照射产生生物刺激和镇痛作用[18]。在 2010 年之前，系统评价并无明确的证据支持用 LLLT 治疗 TMD。由于其技术的进步，最近的随机临床试验发现 LLLT 对 TMD 有效，随后的系统评价和 Meta 分析提出了 LLLT 对 TMD 治疗有效的证据[35-37]。

文献表明，功能训练具有最大的治疗潜力，并能使患者保持这个改善状态。因此，现在的理疗师倾向于使用比过去更积极的疗法[18, 38, 39]。具体来说理疗师会使用各种理疗疗法来充分减轻疼痛，这样患者就可以进行功能训练来进一步减轻症状，然后患者继续功能训练来保持获得的改善状态[18]。

一项随机临床试验发现，TMD 患者接受"姿势改善练习"*和"TMD 自我疗法"*指导，他们

*. 相关资料获取见文前补充说明。

的 TMD 症状平均减轻了 42%，颈部症状平均减轻了 38%。相对于肩部，头部更加前倾的患者从功能训练和指导中获得 TMD 症状改善的可能性更高[40]。临床医生可能希望将头部前倾明显的 TMD 患者转诊进行理疗，进行姿态训练，或者直接指导和随访患者的"姿势改善练习"*。

理疗配合咬合板联合治疗，疗效会显著提高[41, 42]。如出现以下情况，作者通常会考虑转诊 TMD 患者接受理疗（表 15-1）。

表 15-1　考虑将患者转诊至理疗师的时机的建议

- 患者的颈部疼痛需要治疗
- 患者有颈源性头痛（触诊颈部可再现的头痛）
- 患者中度至重度头部前倾姿势
- 患者的颞下颌关节紊乱病（TMD）症状随着异常姿势而加重
- 患者希望在改变不良睡眠姿势上获得帮助（如俯卧）
- 患者经其他治疗后，TMD 症状没有得到充分缓解（不包括理疗）
- 患者将要接受颞下颌关节手术

1. 患者颈部疼痛需要治疗　伴有颈部疼痛的 TMD 患者对 TMD 治疗的反应并不像那些没有颈部疼痛的患者那样好[43]。一些 TMD 症状可能来自颈部，理疗结合家庭功能训练可以为颈部疼痛提供长期疗效[41, 44]。

2. 患者有颈源性头痛（触诊颈部可再现的头痛）　颈源性头痛是起源于颈部的头痛，临床上，TMD 患者头痛时似乎倾向于在咀嚼肌处于紧张状态。因此，伴有颈源性头痛的 TMD 患者接受颈部治疗可以减少头痛，也可能获得实质性的 TMD 症状改善。有研究报道了理疗对颈源性头痛的疗效[45, 46]，图 15-1 显示了一项颈部训练的长期效果[47]。

3. 患者中度至重度头部前倾姿势　这些患者可以通过姿势训练结合 TMD 自我疗法指导[40]获得显著的 TMD 症状改善，并且最有可能从中获得实质的 TMD 症状改善。

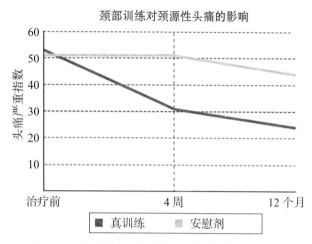

颈部训练对颈源性头痛的影响

▲ 图 15-1　显示了单一颈部训练对颈源性头痛具有临床上显著的长期疗效 [47]

4. 患者的 TMD 症状随着异常姿势而加重　对这些患者进行身体力学教育（教他们如何在不使身体紧张的情况下完成任务）应该有助于维持良好的姿势，从而减轻他们的 TMD 症状 [41]。

5. 患者希望在改变不良睡眠姿势上获得帮助　俯卧睡眠体位会使 TMD 和颈部症状持续。理疗师接受过培训，可以帮助那些无法改变俯卧睡觉习惯的患者改变睡姿 [41]。

6. 患者经其他治疗后 TMD 症状没有得到充分缓解　理疗师接受过训练，可以治疗全身的肌肉骨骼疾病，当然可以将他们的技能应用到咀嚼系统。

7. 患者将要接受 TMJ 手术　TMJ 术后接受理疗的患者效果明显较好 [48]。手术前转诊患者进行理疗是合适的，以便他们了解术后训练，可能开始术后训练，并安排预约术后训练。

两个理疗转诊的例子在"理疗转诊示例"* 中提供。把 TMD 患者转诊给理疗师，医生可以在处方笺簿或办公信笺上写下以下内容。

①患者的主诉。

②患者的 TMD 诊断，如肌痛、TMJ 关节痛。

③医生给理疗师提出的建议。作者通常会写"请评价和治疗"，这会让理疗师进行认为是必要

———————————
*. 相关资料获取见文前补充说明。

的任何治疗。许多第三方支付方还要求记录干预治疗的频率和持续时间；1 个月，每周 2～3 次是合理的。作者通常会写"遵治疗师的建议"。

④提醒理疗师应了解的内容（如该区域的手术情况、肿瘤、螺钉或钢丝）和可能使治疗复杂化的疾病（如血管水肿）。

与牙科一样，TMD 不是理疗教育的主要领域。理疗师的 TMD 知识因其在培训过程中所接受的教育而有很大差异，且大部分知识通常是通过继续教育课程中获得或扩充的。并不是所有的理疗师在治疗 TMD 患者方面都经过专业培训或具有丰富的经验，他们治疗 TMD 患者的能力存在很大差异 [31]。

作者知道有两个理疗认证项目，可以证明个人在治疗 TMD 患者方面具有专业知识。这些组织的网站列出了他们的认证理疗师，所以医生可以确定训练有素的理疗师并转诊他们的 TMD 患者。其中一个认证是"认证的颈部和 TMJ 治疗师"（CCTT），获得该认证的治疗师会在颅面和颈部治疗理疗委员会网站（http://www.ptbcct.org）上列出。另一个认证是颅面认证（CFC），在圣奥古斯丁大学网站（http://www.usa.edu）上治疗师作为校友列出。在互联网搜索引擎中输入认证名称，然后点击该机构的名称，就可以很容易地获得这些治疗师的姓名和地址。

如果附近没有具有这两种认证的理疗师，那么作者建议转诊到具有骨科或手法治疗专业培训的理疗师。这些理疗师的名字后面会有"OCS"或"MTC"。OCS 代表委员会认证的骨科临床专家，MTC 代表手法治疗认证。

这些理疗师可以在美国理疗协会网站（http://www.apta.org）上找到，选择"For the Public"，然后选择"Find a PT"，输入您的邮政编码，选择骨科临床专家。选择一位名字后面有字母 OCS 或 MTC 的理疗师。这些理疗师在治疗颈部区域方面有专业认证，您可以通过与他或她沟通，以确定这个人在治疗 TMD 方面的经验和能力。

快速会诊

选择理疗师
作者知道有两个理疗认证项目，可以证明医师个人在治疗 TMD 患者方面具有专业知识。这些组织的网站列出了他们的认证理疗师，所以医生可以确定训练有素的理疗师转诊他们的 TMD 患者。

如果医生没有合适的理疗师转诊他的患者，许多对 TMD、颈部或脊柱等特殊部位有技能或兴趣的理疗师会在他们的网站广告上列出这些领域。医生也可以与该地区的曾将 TMD 患者转诊给理疗师的牙科医生交流，以确定哪位理疗师可以获得满意的效果。

理疗是大多数医疗保险政策的一项福利。一些第三方支付机构要求他们的患者使用内部或签约的理疗师，一些则要求通过医生推荐。由于医疗保险的复杂性，或者如果医生不了解该地区的理疗师，医生可在处方笺上写下上述内容给患者，并要求患者向其初级医疗提供者寻求转诊。一些患者可能希望在进行理疗预约之前，与他们的第三方付款人就转诊程序和共支付情况进行沟通。

七、针灸

这种干预治疗通常用于慢性头痛、颈痛和腰痛的治疗，并有充分的证据证明其能够缓解这些疾病的疼痛[49, 50]。当使用针灸治疗慢性疼痛时，一般需要反复治疗和持续数周才能获得最大的治疗效果。每次治疗通常持续 25～45min，一般每周进行一次。一旦治疗停止，针灸的效果通常会在几周内慢慢失去[51, 52]。

针灸缓解疼痛似乎主要是由于内啡肽释放到中枢神经系统（可由纳洛酮逆转，一种阿片类拮抗药）和抑制有害痛觉控制系统[51]。研究表明，即使是安慰性针灸也会刺激内源性内啡肽的产生[53]。然而，一项 Meta 分析发现，针灸并不比安慰性针灸更有效[54]。

尽管针灸的效果是短期的，但有研究发现，针灸会改善长期疼痛患者，比如慢性腰痛患者的症状[55]。据推测，通过针灸获得的暂时疼痛缓解可以使该区域活动，从而获得长期缓解[52]。

针灸疗法同样已被证明对 TMD 有短期疗效[56]，此外，当它与手法治疗[57]相结合时也是如此。TMD 患者通常需要 6～8 个疗程才能使 TMD 症状得到充分缓解，如果是慢性过程，患者需要定期反复治疗以维持这些疗效[23, 58]。作者对仅接受针灸治疗的 TMD 患者的一项临床观察发现，大多数患者需要每 2～3 周进行一次针灸治疗，以维持症状缓解。

两项随机临床试验比较了通过针灸和稳定咬合板治疗获得 TMD 症状改善的患者百分比；研究结果见图 15-2[59-61]。在其中一项研究中，患者在 6 个月的随访中被允许接受另一组的治疗方法。在接受稳定咬合板治疗并选择接受针灸治疗的患者中，只有 17% 的患者在主观上有来自针灸治疗的进一步改善，因此，在稳定咬合板治疗的基础上增加针灸治疗只能提供较少的额外效果[59]。

针灸可以在短期内显著改善 TMD 症状[62]，但也有更简单侵入性更小的治疗方法，可提供持续和相似的疗效。

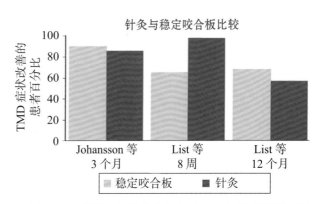

▲ 图 15-2　在颞下颌关节紊乱病（TMD）治疗初期，针灸比稳定咬合板治疗更有效，但随着时间的推移，针灸的疗效逐渐下降，而稳定咬合板的疗效则更胜一筹

> **重点**
>
> 针灸可以在短期内显著改善 TMD 症状，但也有更简单侵入性更小的治疗方法，可提供持续和相似的疗效。

八、脊椎按摩疗法

一项针对普通人群的调查发现，近 8% 的成年人和 3% 的儿童在过去一年中接受了脊椎按摩或整骨疗法[63]。一些 TMD 患者向脊椎按摩治疗师寻求缓解 TMD 症状[1, 6, 61]。各个学校的脊椎按摩治疗培训差别很大；因此，脊椎按摩治疗师的干预措施和能力也各不相同[64]。

脊椎按摩治疗师培训的主要内容是脊椎的操作，但是很多脊椎按摩师也提供不同的治疗方式，有些类似理疗师提供的治疗方式。但是，指导患者保持已经获得的改善效果通常不是脊椎按摩治疗师的目标，而这是理疗师的目标。一些脊椎按摩治疗师试图通过颈椎手法缓解 TMD 症状，而其他脊椎按摩治疗师则直接针对咀嚼系统治疗[65-67]。据报道，脊椎按摩治疗师通过使用 TMD 自我疗法指导[66]、口内肌筋膜疗法[68]和脊椎激活器（一种手持的、弹簧加载的仪器，可以提供快速的浅推力）直接对咀嚼系统进行治疗，并改善了 TMD 症状[65, 66]。

据推测，牙科医生把 TMD 患者转诊给脊椎按摩治疗师主要是为了治疗共存的颈部疼痛。文献表明，当患者可自行进行功能训练时，慢性机械性颈部疾病可以通过松解和（或）手法操作，获得最佳的长期效果[69]。

如果将患者转诊给脊椎按摩治疗师治疗颈部疼痛，患者在接受 2～3 次脊椎按摩治疗后，可以获得并维持缓解颈部疼痛，这似乎是一种有效的治疗方法。另外，如果不继续脊椎按摩治疗，症状将没有获得充分的缓解或改善。那么建议患者接受更传统的治疗而不是进一步的脊椎按摩治疗。没有研究表明脊椎按摩治疗是治疗颈部疼痛的首选方法。

> **快速会诊**
>
> **推荐脊椎按摩治疗**
>
> 2～3 次脊椎按摩治疗后，如果不继续脊椎按摩治疗，症状将没有获得充分的缓解或改善。那么建议患者接受更传统的治疗而不是进一步的脊椎按摩治疗。

参考文献

[1] Gatchel, R.J., Stowell, A.W., Wildenstein, L. et al. (2006). Efficacy of an early intervention for patients with acute temporomandibular disorder–related pain: a one-year outcome study. *J. Am. Dent. Assoc.* 137 (3): 339–347.

[2] Plesh, O., Adams, S.H., and Gansky, S.A. (2011). Temporomandibular joint and muscle disorder-type pain and comorbid pains in a national US sample. *J. Orofac. Pain* 25 (3): 190–198.

[3] Riley, J.L. 3rd, Myers, C.D., Currie, T.P. et al. (2007). Self-care behaviors associated with myofascial temporomandibular disorder pain. *J. Orofac. Pain* 21 (3): 194–202.

[4] Fricton, J. (2007). Myogenous temporomandibular disorders: diagnostic and management considerations. *Dent. Clin. N. Am.* 51 (1): 61–83.

[5] Gomes, C.A., El-Hage, Y., Amaral, A.P. et al. (2015). Effects of massage therapy and occlusal splint usage on quality of life and pain in individuals with sleep bruxism: a randomized controlled trial. *J. Jpn. Phys. Ther. Assoc.* 18 (1): 1–6.

[6] DeBar, L.L., Vuckovic, N., Schneider, J., and Ritenbaugh, C. (2003). Use of complementary and alternative medicine for temporomandibular disorders. *J. Orofac. Pain* 17 (3): 224–236.

[7] Deekshitulu, B. (2012). Stress and yoga. *J. Yoga. Phys. Ther.* 2 (2): 109.

[8] Yadav, R.K., Magan, D., Mehta, N. et al. (2012). Efficacy of a short-term yoga-based lifestyle intervention in reducing stress and inflammation: preliminary results. *J. Altern. Complement. Med.* 18 (7): 662–667.

[9] Li, A.W. and Goldsmith, C.A. (2012). The effects of yoga on anxiety and stress. *Altern. Med. Rev.* 17 (1): 21–35.

[10] Büssing, A., Ostermann, T., Lüdtke, R., and Michalsen, A. (2012). Effects of yoga interventions on pain and painassociated disability: a meta-analysis. *J. Pain* 13 (1): 1–9.

[11] Sharan, D., Manjula, M., Urmi, D., and Ajeesh, P. (2014). Effect of yoga on the myofascial pain syndrome of neck. *Int. J. Yoga* 7 (1): 54–59.

[12] Posadzki, P., Ernst, E., Terry, R., and Lee, M.S. (2011). Is yoga effective for pain? A systematic review of randomized clinical trials. *Complement. Ther. Med.* 19 (5): 281–287.

[13] Saper, R.B., Eisenberg, D.M., Davis, R.B. et al. (2004). Prevalence and patterns of adult yoga use in the United States: results of a national

survey. *Altern. Ther. Health Med.* 10 (2): 44–49.

[14] Yogitha, B. and Ebnezar, J. (2012). Effect of yoga therapy and conventional treatment in the management of common neck pain – a comparative study. *J. Yoga. Phys. Ther.* 2 (2): 108.

[15] Hoffmann, R.G., Kotchen, J.M., Kotchen, T.A. et al. (2011). Temporomandibular disorders and associated clinical comorbidities. *Clin. J. Pain* 27 (3): 268–274.

[16] Kostopoulos, D., Nelson, A.J., Ingber, R.S., and Larkin, R.W. (2008). Reduction of spontaneous electrical activity and pain perception of trigger points in the upper trapezius muscle through trigger point compression and passive stretching. *J. Musculoskelet. Pain* 16 (4): 266–278.

[17] Sarrafzadeh, J., Ahmadi, A., and Yassin, M. (2012). The effects of pressure release, phonophoresis of hydrocortisone, and ultrasound on upper trapezius latent myofascial trigger point. *Arch. Phys. Med. Rehabil.* 93 (1): 72–77.

[18] American Academy of Orofacial Pain, de Leeuw, R., and Klasser, G.D. (eds). (2018). *Orofacial Pain: Guidelines for Assessment, Diagnosis and Management*, 6e, vol. 43, 178–181. Chicago: Quintessence Publishing Co.

[19] Abdel-Fattah, R.A. (ed.) (2008). *Evaluating and Managing Temporomandibular Injuries*, 3e. Boca Raton, FL: Radiance.

[20] Mense, S., Simons, D.G., and Russell, I.J. (eds) (2001). *Muscle Pain: Understanding Its Nature, Diagnosis, and Treatment*. Philadelphia: Lippincott Williams & Wilkins.

[21] Liu, L., Huang, Q.M., Liu, Q.G. et al. (2015). Effectiveness of dry needling for myofascial trigger points associated with neck and shoulder pain: a systematic review and meta-analysis. *Arch. Phys. Med. Rehabil.* 96 (5): 944–955.

[22] France, S., Bown, J., Nowosilskyj, M. et al. (2014). Evidence for the use of dry needling and physiotherapy in the management of cervicogenic or tension-type headache: a systematic review. *Cephalalgia* 34 (12): 994–1003.

[23] Wright, E.F. and Schiffman, E.L. (1995). Treatment alternatives for patients with masticatory myofascial pain. *J. Am. Dent. Assoc.* 126 (7): 1030–1039.

[24] Baker, J.S. and Nolan, P.J. (2017). Effectiveness of botulinum toxin type A for the treatment of chronic masticatory myofascial pain. *J. Am. Dent. Assoc.* 148 (1): 33–39.

[25] Chen, Y.W., Chiu, Y.W., Chen, C.Y., and Chuang, S.K. (2015). Botulinum toxin therapy for temporomandibular joint disorders: a systematic review of randomized controlled trials. *Int. J. Oral Maxillofac. Surg.* 44 (8): 1018–1026.

[26] Khalifeh, M., Mehta, K., Varguise, N. et al. (2016). Botulinum toxin type A for the treatment of head and neck chronic myofascial pain syndrome: a systematic review and meta-analysis. *J. Am. Dent. Assoc.* 147 (12): 959–973.

[27] Abboud, W.A., Hassin-Baer, S., Joachim, M. et al. (2017). Localized myofascial pain responds better than referring myofascial pain to botulinum toxin injections. *Int. J. Oral Maxillofac. Surg.* 46 (11): 1417–1423.

[28] La Touche, R., Fernández-de-las-Peñas, C., Fernández-Carnero, J. et al. (2009). The effects of manual therapy and exercise directed at the cervical spine on pain and pressure pain sensitivity in patients with myofascial temporomandibular disorders. *J. Oral Rehabil.* 36 (9): 644–652.

[29] Olivo, S.A., Fuentes, J., Major, P.W. et al. (2010). The association between neck disability and jaw disability. *J. Oral Rehabil.* 37 (9): 670–679.

[30] Laskin, D.M. (2012). Botulinum toxin A in the treatment of myofascial pain and dysfunction: the case against its use. *J. Oral Maxillofac. Surg.* 70 (5): 1240–1242.

[31] Kraus, S.L. (2014). Characteristics of 511 patients with temporomandibular disorders referred for physical therapy. *Oral Surg. Oral Med. Oral Pathol. Oral Radiol.* 118 (4): 432–439.

[32] (1997). The scope of TMD/orofacial pain (head and neck pain management) in contemporary dental practice. Dental Practice Act Committee of the American Academy of Orofacial Pain. *J. Orofac. Pain* 11 (1): 78–83.

[33] Dental Practice Parameters Committee (1997). American Dental Association's dental practice parameters: temporomandibular (craniomandibular) disorders. *J. Am. Dent. Assoc. Suppl.* 128(Feb):29–32.

[34] Ohrbach, R., Fillingim, R.B., Mulkey, F. et al. (2011). Clinical findings and pain symptoms as potential risk factors for chronic TMD: descriptive data and empirically identified domains from the OPPERA case-control study. *J. Pain* 12 (11 Suppl 3): T27–T45.

[35] Munguia, F.M., Jang, J., Salem, M. et al. (2018). Efficacy of low-level laser therapy in the treatment of temporomandibular myofascial pain: a systematic review and meta-analysis. *J. Oral Facial Pain Headache* 32 (3): 287–297.

[36] Xu, G.Z., Jia, J., Jin, L. et al. (2018 May 10). Low-level laser therapy for temporomandibular disorders: a systematic review with meta-analysis. *Pain Res. Manag.* 2018: 4230583.

[37] Shukla, D. and Muthusekhar, M.R. (2016). Efficacy of low-level laser therapy in temporomandibular disorders: a systematic review. *Natl. J. Maxillofac. Surg.* 7 (1): 62–66.

[38] McNeely, M.L., Armijo Olivo, S., and Magee, D.J. (2006). A systematic review of the effectiveness of physical therapy interventions for temporomandibular disorders. *Phys. Ther.* 86 (5): 710–725.

[39] Medlicott, M.S. and Harris, S.R. (2006). A systematic review of the effectiveness of exercise, manual therapy, electrotherapy, relaxation training, and biofeedback in the management of temporomandibular disorder. *Phys. Ther.* 86 (7): 955–973.

[40] Wright, E.F., Domenech, M.A., and Fischer, J.R. Jr. (2000). Usefulness of posture training for TMD patients. *J. Am. Dent. Assoc.* 131 (2): 202–210.

[41] Kraus, S. (2007). Temporomandibular disorders, head and orofacial pain: cervical spine considerations. *Dent. Clin. N. Am.* 51 (1): 161–193.

[42] Ismail, F., Demling, A., Hessling, K. et al. (2007). Short-term efficacy of physical therapy compared to splint therapy in treatment of arthrogenous TMD. *J. Oral Rehabil.* 34 (11): 807–813.

[43] Raphael, K.G., Marbach, J.J., and Klausner, J. (2000). Myofascial face pain: clinical characteristics of those with regional vs. widespread pain. *J. Am. Dent. Assoc.* 131 (2): 161–171.

[44] Pangarkar, S. and Lee, P.C. (2011). Conservative treatment for neck pain: medications, physical therapy, and exercise. *Phys. Med. Rehabil. Clin. N. Am.* 22 (3): 503–520.

[45] von Piekartz, H. and Hall, T. (2013). Orofacial manual therapy improves cervical movement impairment associated with headache and features of temporomandibular dysfunction: a randomized controlled trial. *Man. Ther.* 18 (4): 345–350.

[46] Chaibi, A. and Russell, M.B. (2012). Manual therapies for cervicogenic headache: a systematic review. *J. Headache Pain* 13 (5): 351–359.

[47] Hall, T., Chan, H.T., Christensen, L. et al. (2007). Efficacy of a C1-C2 self-sustained natural apophyseal glide (SNAG) in the management of cervicogenic headache. *J. Orthop. Sports Phys. Ther.* 37 (3): 100–107.

[48] Oh, D.W., Kim, K.S., and Lee, G.W. (2002). The effect of physiotherapy on post-temporomandibular joint surgery patients. *J. Oral Rehabil.* 29 (5): 441–446.

[49] Ernst, E., Lee, M.S., and Choi, T.Y. (2011). Acupuncture: does it alleviate pain and are there serious risks? A review of reviews. *Pain* 152 (4): 755–764.

[50] Witt, C.M., Schützler, L., Lüdtke, R. et al. (2011). Patient characteristics and variation in treatment outcomes: which patients benefit most from acupuncture for chronic pain? *Clin. J. Pain* 27 (6): 550–555.

[51] Branco, C.A., Fonseca, R.B., Borges, R.F. et al. (2016). Perception of the signs and symptoms of temporomandibular disorder in females by using the ProTMDMulti protocol and the visual analog scale before and after acupuncture treatment. *Cranio* 34 (2): 118–123.

[52] Staud, R. (2007). Mechanisms of acupuncture analgesia: effective therapy for musculoskeletal pain? *Curr. Rheumatol. Rep.* 9 (6): 473–481.

[53] Hall, H. (2011). Acupuncture's claims punctured: not proven effective for pain, not harmless. *Pain* 152 (4): 711–712.

[54] Getachew, A. (2016). The effectiveness of low level laser therapy and acupuncture as interventions for temporomandibular joint disorders in adults: a systematic review and meta-analysis. *The Plymouth Student Scientist* 9 (1): 24–61.

[55] Fox, E.J. and Melzack, R. (1976). Transcutaneous electrical stimulation and acupuncture: comparison of treatment for low-back pain. *Pain* 2 (2): 141–148.

[56] Fernandes, A.C., Duarte Moura, D.M., Da Silva, L.G.D. et al. (2017). Acupuncture in temporomandibular disorder myofascial pain treatment: a systematic review. *J. Oral Facial Pain Headache* 31 (3): 225–232.

[57] Shin, B.C., Ha, C.H., Song, Y.S., and Lee, M.S. (2007). Effectiveness of combining manual therapy and acupuncture on temporomandibular joint dysfunction: a retrospective study. *Am. J. Chin. Med.* 35 (2): 203–208.

[58] List, T., Helkimo, M., Andersson, S., and Carlsson, G.E. (1992). Acupuncture and occlusal splint therapy in the treatment of craniomandibular disorders. Part I: a comparative study. *Swed. Dent. J.* 16: 125–141.

[59] List, T. and Helkimo, M. (1992). Acupuncture and occlusal splint therapy in the treatment of craniomandibular disorders. II: a 1-year follow-up study. *Acta Odontol. Scand.* 50 (6): 375–385.

[60] Johansson, A., Wenneberg, B., Wagersten, C., and Haraldson, T. (1991). Acupuncture in treatment of facial muscular pain. *Acta Odontol. Scand.* 49 (3): 153–158.

[61] Raphael, K.G., Klausner, J.J., Nayak, S., and Marbach, J.J. (2003). Complementary and alternative therapy use by patients with myofascial temporomandibular disorders. *J. Orofac. Pain* 17 (1): 36–41.

[62] Clark, G.T. and Stiles, A. (2012). Interventional therapy and injected agents for orofacial pain and spasm (including botulinum toxin). In: *Orofacial Pain: A Guide to Medications and Management* (ed. G.T. Clark and R.A. Dionne), 164–183. Ames, IA: Wiley Blackwell.

[63] Plastaras, C.T., Schran, S., Kim, N. et al. (2011). Complementary and alternative treatment for neck pain: chiropractic, acupuncture, TENS, massage, yoga, Tai Chi, and Feldenkrais. *Phys. Med. Rehabil. Clin. N. Am.* 22 (3): 521–537.

[64] Kaptchuk, T.J. and Eisenberg, D.M. (1998). Chiropractic: origins, controversies, and contributions. *Arch. Intern. Med.* 158: 2215–2222.

[65] Pavia, S., Fischer, R., and Roy, R. (2015). Chiropractic treatment of temporomandibular dysfunction: a retrospective case series. *J. Chiropr. Med.* 14 (4): 279–284.

[66] DeVocht, J.W., Goertz, C.M., Hondras, M.A. et al. (2013). A pilot study of a chiropractic intervention for management of chronic myofascial temporomandibular disorder. *J. Am. Dent. Assoc.* 144 (10): 1154–1163.

[67] Devocht, J.W., Long, C.R., Zeitler, D.L., and Schaeffer, W. (2003). Chiropractic treatment of temporomandibular disorders using the activator adjusting instrument: a prospective case series. *J. Manip. Physiol. Ther.* 26 (7): 421–425.

[68] Kalamir, A., Bonello, R., Graham, P. et al. (2012). Intraoral myofascial therapy for chronic myogenous temporomandibular disorder: a randomized controlled trial. *J. Manip. Physiol. Ther.* 35 (1): 26–37.

[69] Gross, A.R., Hoving, J.L., Haines, T.A. et al. (2004). Cervical overview group. A Cochrane review of manipulation and mobilization for mechanical neck disorders. *Spine* 29 (14): 1541–1548.

第 16 章 认知行为干预
Cognitive-Behavioral Intervention

常见问题和解答

问：是否所有的心理医生都能够帮助 TMD 患者，满意地控制患者日间口腔副功能和肌肉张力行为异常？

答：很少有心理医生在使用认知行为干预治疗 TMD 症状方面受过专门培训或有丰富的经验，而那些没有治疗 TMD 患者经验的心理学家，开始时需要尊重特定行为需要改变的建议。

问：既然放松已经被证明对 TMD 症状有疗效，那么为 TMD 患者提供放松的音频节目有帮助吗？

答：临床上已经观察到，当 TMD 患者接触到放松的音频节目时，很少有人想去听它，并持续地进行治疗。

问：生物反馈机如何帮助患者学会放松肌肉？

答：生物反馈使患者能够观察不同的放松技术如何改变他们的肌肉张力，通过反馈系统，患者通常可以学会放松咀嚼肌，减少他们的 TMD 症状，这也是其被称为生物反馈辅助放松的原因。

众所周知，日间的副功能行为、紧张、压力、焦虑、愤怒、抑郁、小题大做（想象最坏的情况）、疼痛相关的信念、应对"生活琐事"的不良应对等，都会对患者的 TMD 症状产生负面影响，并影响他们通过保守治疗改善的 TMD 效果[1, 2]。认知行为干预是 TMD 辅助疗法，试图帮助患者减少日间副功能行为，日间肌肉紧张和处理心理社会因素。

有许多系统评价表明认知行为干预对 TMD 患者是有效的，并使他们拥有能够在一段时间内保持这种改善状态的能力[3-6]。认知行为干预是 TMD 辅助疗法，试图帮助患者减少日间副功能行为和心理社会因素。

"TMD 自我疗法"* 为患者提供了一些可以用来减少这些因素的技巧。有轻微日间行为和心理社会因素的患者，当他们意识到这些行为是如何导致疼痛时，往往可以令人满意地减少他们的行为。有明显持续日间行为和（或）心理社会因素的患者通常需要接受过认知行为干预培训的从业人员的额外帮助[4, 7]。

---

*. 相关资料获取见文前补充说明。

临床试验表明，接受认知行为治疗的"普通"患者与接受咬合板治疗的患者相比，TMD 症状改善程度相当（图 16-1 和图 16-2）[8-10]。如果与咬合板一起使用，患者通常获得更多的改善（图 16-2）[10]。当牙科医生的 TMD 疗法和认知行为干预联合治疗时，具有较差社会心理适应力的 TMD 患者可以获得显著的症状改善（图 16-3）[11, 12]。

重点

临床试验表明，接受认知行为治疗的"普通"患者与接受咬合板治疗的患者相比，TMD 症状改善程度相当（图 16-1 和图 16-2）。如果认知行为疗法与咬合板联合使用，患者的症状通常比单一疗法改善更多（图 16-2）。

在最初的 TMD 评估中，患者通常否认有日间副功能行为和心理社会因素[13, 14]。"患者初始问卷调查"* 中的许多问题都是为了帮助确定这些因素而设计的。在考虑回答问卷上的问题时，许多患者会担心如果暴露了自己心理社会因素，可能会被推荐某些特定的治疗，所以一些患者会修改他们的答案。有时，患者对治疗的反应不如预期，在进一步的询问中，发现他们没有提供这些完整的"患者初始问卷调查表"的回答。主要是因为他们不愿意接受必要的认知行为治疗。

快速会诊

识别日间行为和心理社会因素

在最初的 TMD 评估中，患者通常否认有日间副功能行为和心理社会因素，但本书"患者初始问卷调查"*旨在帮助确定这些因素。

认知行为干预主要包括行为矫正、放松、催眠，生物反馈、精神压力管理和认知治疗（专注于改变患者扭曲的思想）[15]。基于广泛联合的且被认为对患者和（或）疾病最有效的策略基础上，

---

*. 相关资料获取见文前补充说明。

这些疗法通常由心理医生提供。它们对 TMD 症状的长期疗效已经得到证实[16-18]，对患有日间症状的 TMD 患者更有效[16, 19, 20]。

快速会诊

理解认知行为干预

认知行为干预主要包括行为逆转、放松、催眠、生物反馈、压力管理和认知治疗（专注于改变患者扭曲的思想）。

放松疗法和大多数认知干预疗法经常联合使用，患者经常被要求每天至少练习 1 次放松。医生应该记住，这些治疗是耗时的，必须激励患者尽可能多地实施这些治疗，获得最大疗效并长时间维持。

快速会诊

理解患者的角色

医生应该记住，这些治疗是耗时的，必须激励患者尽可能多地实施这些治疗，获得最大疗效并长时间维持。

已经发现为了确定哪些疗法可能对患者最有效，一些心理医生倾向于在认知行为干预之前进行心理测试。另一些心理医生可能会先提供一个标准的简短认知行为干预，只测试那些干预后症状没有充分改善的患者。标准的简短认知行为干预已经被证明对大多数 TMD 患者是有效的，但对某些患者是疗效不够的，如功能失调的慢性疼痛患者[17, 21, 22]。

技巧

采用标准的简短认知行为干预治疗

一个标准的简短认知行为干预已经被证明对大多数 TMD 患者是有效的，但对一些患者来说是疗效不够的，比如那些功能失调的慢性疼痛患者。

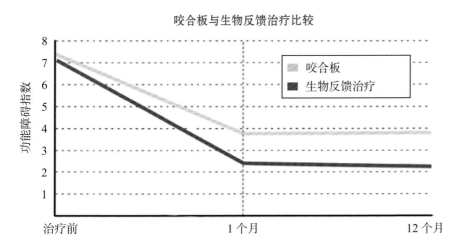

◀ 图 16-1　咬合板和生物反馈治疗可以显著改善颞下颌关节紊乱病症状 [9]

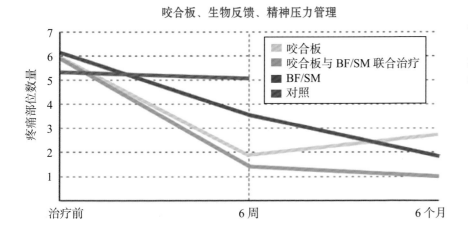

◀ 图 16-2　单独咬合板、生物反馈辅助肌肉松弛和精神压力管理（**BF/SM**）以及两者联合治疗均可显著改善颞下颌关节紊乱病（**TMD**）症状 [10]

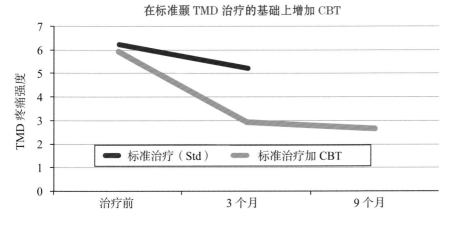

◀ 图 16-3　在标准颞下颌关节紊乱病（**TMD**）治疗的基础上增加认知行为治疗（**CBT**）可以显著改善 **TMD** 症状

在本研究中，标准的 TMD 治疗包括稳定咬合板、下颌功能训练、非甾体抗炎药和（或）肌肉松弛药、6 次 1 小时的认知行为治疗 [12]

　　多年来，本书一位作者认为，需要认知行为治疗的患者开始时可以接受一个最小干预方案。这包括 3 个疗程，每次 2 小时，间隔 1 周。这种干预对大多数 TMD 患者来说已经足够了，如果没有获得令人满意的效果，则进行心理测试，以确定哪些其他的治疗可能最有效 [21]。

　　对最小干预方案的 TMD 患者通常会让他们记日记和实施辅助治疗（例如，行为矫正、放松和认知应对技能），这些治疗被认为对大多数此类患者最有用 [17, 23]。如果有足够多的患者被转诊接受这些治疗，心理医生可以用课堂形式提供这种治疗。这将使治疗的成本降到最低，同时大多数患者都表示，他们更喜欢集体治疗而不是个人指导[21]。

临床上观察到，患者一般需要实施 3 个阶段才能获得日间症状的实质性改善。根据患者行为和心理社会因素的严重程度不同，TMD 症状改善的程度和所需的辅助治疗而有所不同。这些阶段如下。

1. 患者必须学会如何让咀嚼肌放松（或将张力从这些肌肉中释放），并了解放松后的咀嚼肌是什么感觉。对于一些患者来说，仅仅放松训练是不够的，他们需要生物反馈来帮助他们学会放松肌肉。

2. 患者必须学会识别何时他们产生副功能行为和（或）咀嚼肌的紧张感。这通常是通过内部和（或）外部提示来完成的（在"日间行为控制"中有解释）。

3. 当患者出现副功能行为时，必须学会停止，放松肌肉；当咀嚼肌紧张时，患者必须学会释放这些肌肉的紧张感。这些消极行为通常发生在患者感到沮丧的时候，忙碌时或深思熟虑时，如在使用电脑或开车时。有些患者不想释放他们的紧张或愤怒，可能就需要精神压力管理或认知疗法来帮助。

很少有心理学家在使用认知行为干预治疗 TMD 症状方面接受过专门的培训或有丰富的经验。有很多方法去选择可以进行这种治疗的心理医生。

行为心理学是一门学科，受过这种课程培训的心理医生应该能够很容易地将他们的培训知识应用到 TMD 患者身上。一些心理医生在疼痛治疗方面受过专门训练，除了治疗常见的伴有慢性疼痛患者的常见心理状况外，应该具有使用放松和生物反馈方面的经验。许多心理医生使用放松、生物反馈和相关技巧来打破其他行为，例如戒烟和减肥。这些心理医生应该能够很容易地应用这些现成技术来治疗 TMD 患者。在治疗 TMD 患者方面没有经验的心理医生最初应该会感谢改变特定行为的建议，例如，消除日间副功能行为，缓解咀嚼肌的紧张。

美国生物反馈认证协会（BCIA）要求从业者满足特定的生物反馈教育和培训要求，并通过书面考试。他们的网站（http://www.bcia.org）允许个人在指定的邮政编码范围内搜索认证的从业者。生物反馈被用于治疗 TMD 以外的许多疾病，因此通过这个来源发现的心理医生，可能也会感谢改变特定行为的建议。

许多牙科医生曾与心理医生合作过研究诸如牙科焦虑和针头恐惧症等问题。医生可以和共事过的心理医生交流，询问领域中是否有人具有治疗 TMD 症状的专业知识。把患者转诊给心理医生很简单，只要告诉他们心理医生的名字，然后让他们预约心理医生。在第一次就诊时，患者会将自己存在的问题告知心理医生，心理医生对患者进行评估后，与牙科医生交流以讨论问题和治疗方法。

医生可能更喜欢在处方笺簿或办公文具上写一个便条或摘要，作者会将患者的联系方式和想法传真给心理医生，并根据本书"心理转诊示例"*那样提供了患者的想法。

一些医疗机构或第三方付款人可能会要求医生书写咨询报告。有些要求患者使用内部或签约的心理医生，有些则要求通过他们所选的医生进行咨询。在医生进行转诊之前，患者可能需要与他们的第三方付款人就转诊程序和共同付款进行交流。

认知行为干预享受大多数医疗保险政策。由于医疗保险的复杂性，或者如果首诊医生不了解该领域的心理学家，那么首诊医生可能会在处方笺上写一份摘要，并要求患者去看他或她的初级保健提供者，以便转诊。

一、日间行为控制

大多数伴有明显睡眠副功能行为的 TMD 患者报告他们的 TMD 症状在刚醒来时更糟，而大多数

---

*. 相关资料获取见文前补充说明。

伴有明显日间副功能行为的 TMD 患者（包括持续过度的咀嚼肌紧张），报告他们的 TMD 症状在日间晚些时候或夜晚更严重[20, 24, 25]。理论上，有明显日间疼痛的患者可以注意到自己的副功能行为或肌肉紧张，打破这些行为，从而显著减少或消除日间疼痛（图 1-5）。

快速会诊

了解日间症状的原因

大多数伴有明显睡眠副功能行为的 TMD 患者报告他们的 TMD 症状在刚刚醒来时严重，而大多数伴有明显日间副功能行为的 TMD 患者报告他们的 TMD 症状在日间晚些时候或夜晚加重。

这些日间副功能或肌肉紧张行为通常是潜意识的，别人无法观察到，而且患者可能完全没有意识到这些行为[14, 26]。当患者坐在牙科治疗椅上时，他们常常会无意识地交叉脚踝，而将这与他们的口腔行为联系起来，通常发现这样做是有帮助的。可以和患者这样解释：如果交叉脚踝会加重膝盖疼痛，他们就需要改变这种无意识的交叉脚踝行为。因为他们的疼痛是在下颌，他们就需要注意和打破他们的口腔行为。

"患者初始问卷调查表"的第 26 问（"一天中您的牙齿碰触的时间百分比是多少？"）会让医生了解患者是否意识到可能的咬牙活动。许多 TMD 患者在忙碌、集中精力、烦躁、开车或使用电脑时，会轻轻地把牙齿放在一起，无意识地咬在一起。疼痛日记通常有助于患者将其副功能或肌肉收缩与最相关的活动联系起来[14]。

减少这些行为通常需要患者非常注意在与 TMD 症状加重或持续发作最相关的活动时，他们的口腔行为和咀嚼肌张力。在此期间，他们试图通过反复提醒自己保持咀嚼肌放松，来打破这些异常功能行为。如果他们成功了，日间 TMD 症状将会相应减少，这将激励患者继续努力控制他们的日间行为。

如果患者表现出足够的意愿，且有最小的日间症状和（或）最小的心理社会因素，建议患者尝试将打破日间副功能行为，作为自我疗法的一部分，可以参考第 14 章的"日间行为控制"部分。

在一项研究中，TMD 患者被要求避免牙齿接触，以保持咀嚼肌放松。他们被随机分配，一组为在一天中每 2 小时被提醒一次，在这期间他们要检查他们的牙齿位置和咀嚼肌张力，另一组每天佩戴 20h 的行为矫正稳定咬合板。在 4 周后，两组受试者的 TMD 疼痛都明显减轻（图 14-7）[27]。

因此，稳定咬合板也可以临时用作提醒帮助患者来观察和打破他们日间行为（具体的建议见"稳定咬合板"）。

另一项研究评估了这些咬合接触发生的时间，发现它们发生在工作时（51%）；和患者认为他们放松时（37%）；当患者在玩电子游戏或观看激动人心的节目时，他们可能会说自己在放松但仍会咬紧牙（图 14-5）。这些咬合接触最有可能发生在患者使用电脑（20%）；看电视（12%），做家务或工作（11%），骑摩托（8%）、步行（7%）和思考（5%）时[28]。

技巧

日间行为控制

如果患者表现出足够的意愿，并且有最小的日间症状和（或）最小的心理社会因素，建议患者尝试将打破日间副功能行为，作为自我疗法的一部分。

多年来，行为矫正疗法已经被心理医生有效地治疗神经性重复运动行为，如咬唇、咬颊、咬舌、咬指甲和紧咬牙。心理医生经常要求患者从外部提示开始识别和纠正这些行为。外部提示可以是一张黄色便利贴，贴在汽车的里程表上，这样每当患者看里程表时，它就会提醒他或她停止任何有害的行为，并缓解咀嚼肌的紧张。

还需要教会患者放松的感觉，以及如何放松咀嚼肌。通过训练，患者能够学会快速释放这些肌肉中的任何张力。

因为只要放松肌肉，患者就不会感到疼痛，所以心理医生经常教患者如何使用内部提示。TMD 患者经常使用的一个内部提示是不断意识到他们的咀嚼肌紧张程度。每当任一咀嚼肌出现紧张时，都会立即提醒患者。到这个时候，患者通常会意识到，如果他们允许这种紧张感形成，就会发展为疼痛。随着时间的推移，这对他们来说会成为一种无意识的行为，因此，他们能够一整天都保持无痛的状态。

更多的外部和内部提示的例子参见第 14 章的"日间行为控制"部分。

二、放松

渐进式肌肉放松、想象、催眠、瑜伽、祈祷和冥想似乎都能提供类似的生理放松反应。这种反应可以对抗个体因过度刺激"战或逃"机制而产生的亢奋状态[16]。心理医生通常把放松和行为矫正结合起来治疗[29]。

技巧
降低亢奋状态 放松可以对抗个体因过度刺激"战或逃"机制而产生的亢奋状态。

放松已被证明可以减轻 TMD 症状[16, 30, 31]。在一项针对 TMD 患者的调查中，放松是能最大限度地缓解患者的 TMD 疼痛自我疗法之一[32]。另一项对 TMD 患者的调查显示，61% 的患者发现放松对他们的 TMD 缓解有效果（图Ⅳ–1）[33]。一般来说，患者发现放松不仅能暂时减轻疼痛，还能帮助他们意识到咀嚼肌的紧张和放松是什么感觉，并能在发现肌肉紧张时迅速放松这些肌肉。

不过医生不能简单地把一个放松的音频程序交给患者，期望他们听一听就能有疗效。当 TMD 患者拿到这样一个音频，很少有人愿意去听它，并坚持完成治疗。因此，使用此方法症状改善微乎其微（图 16–4）[34]。大多数 TMD 患者似乎需要一个训练有素的放松教练来激励他们练习，帮助他们解决可能遇到的问题，并监测他们的进展。

有时，患者更愿意自己实施这种疗法。他们可以选择从书店或网上购买的放松音频节目；静静地听着舒缓的音乐；洗个温暖、放松的淋浴或泡澡；静静地坐着，慢慢地深呼吸；等等。一些患者可能更喜欢在这样做的同时使用湿热垫。应该鼓励他们使用能给他们最大限度的放松和享受的治疗形式。体验越愉快，患者长期遵守的可能性就越大。

上面每一种方法都应该能帮助患者获得生理上的放松反应，并告诉他们放松后的肌肉是什么感觉。希望患者可以在任何时候重新建立这种放松的状态。下一步是让他们识别自己何时咀嚼肌紧张或

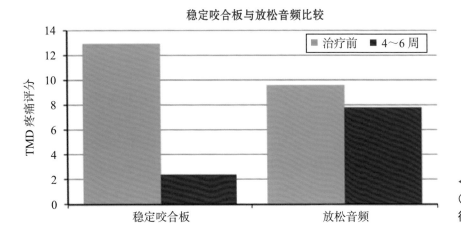

稳定咬合板与放松音频比较

▲ 图 16-4　仅为颞下颌关节紊乱病（TMD）患者提供放松音频，只能获得最低程度的 TMD 症状改善[34]

副功能行为，并有意识地停止这些行为，诱导他们学会放松。如果患者整天都处于这种放松状态，这可能对控制日间的 TMD 症状最有帮助。

一些患者在放松咀嚼肌方面有困难，所以通常采用生物反馈来帮助患者完成这一工作[7]。生物反馈将在后面讨论，它通常被称为生物反馈辅助放松。

也有研究表明，如果伴有睡眠副功能行为的患者在入睡前进行放松活动，他们的副功能行为将会降低[35]。

三、催眠疗法

催眠疗法或催眠，自 20 世纪 80 年代中期就被用于疼痛治疗，帮助患者达到深度放松状态，并已被证明对许多形式的慢性疼痛有效[36]。一些患者和（或）心理医生可能更喜欢用催眠疗法来治疗 TMD 症状，催眠疗法已被证明对治疗这些症状是有效的（图 16-5）[37-39]。

催眠治疗一般持续 20～60 分钟。在整个治疗过程中，患者保持对自己思想的控制，只要他们愿意就可以从放松状态中出来[38]。向患者解释这一点，以减少其对催眠治疗不良反应的恐惧。

在催眠治疗过程中，TMD 患者通常会被给予催眠暗示，以释放所有身体和情绪上的压力和焦虑。患者通常会收到一段录音，并在家里反复听。从而使他们能够练习达到这种放松状态，并处理任何遗留的或未来的压力或焦虑[38, 40]。

催眠与旨在改善日间症状放松治疗的效果类似。同样的，患者必须学会识别他们的咀嚼肌何时处于紧张状态，何时处于副功能行为状态，且有意识地停止这些行为，并学习进入放松状态。通常，睡前听录音可以让患者睡得更平和，以减少睡眠时副功能行为[41]。

四、生物反馈辅助放松

生物反馈是在 20 世纪 60 年代发展起来的，为患者提供了观察某些生理指标（如肌肉活动、血压和皮肤温度）变化的方式。TMD 患者经常使用肌肉活动反馈（肌电图），他们被教导如何降低咀嚼肌的肌电图活动以放松这些肌肉[16, 42]。

当患者进行各种放松治疗时，他们可以在电脑或类似的设备上观察肌肉的肌电图活动。在观察肌肉的肌电图活动时，患者通常能够更好地学习如何放松咀嚼肌。有了如何放松肌肉的知识，患者就可以被建议持续监测并保持这种放松状态。这可以用来控制日间肌肉活动及其伴发的疼痛[42]。

一项比较了仅接受生物反馈或放松治疗的 TMD 患者的研究，发现生物反馈组平均疼痛减轻 35%，放松治疗组平均疼痛减轻 56%[43]。这表明当这些疗法结合使用时，放松治疗实际上更有效。研究表明，生物反馈辅助的放松治疗与咬合板治疗有相似的疗效，并且生物反馈辅助的放松治疗可产生长期 TMD 症状缓解（图 16-1 和图 16-2）[6, 18, 44]。

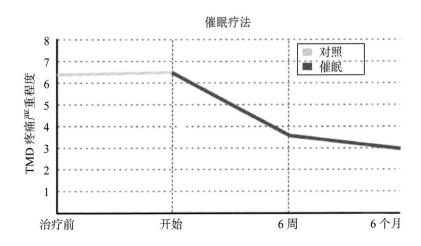

◀ 图 16-5　颞下颌关节紊乱病（TMD）催眠治疗的效果[39]

快速会诊

理解生物反馈结合放松治疗的疗效

研究表明，放松治疗实际上是生物反馈结合放松疗法中更有效的部分。

一般来说，伴有明显日间副功能行为的 TMD 患者主诉日间或夜间的症状，而有明显睡眠副功能行为的患者主诉刚睡醒时的症状。研究表明，生物反馈辅助的放松治疗对有日间副功能行为的患者更有效，而在睡眠时佩戴咬合板对有睡眠副功能行为的患者更有效 [42, 45-47]。对于接受生物反馈的患者来说，将从治疗师办公室学到的技术融入日常生活中是很重要的。偶尔会发现一些生物反馈治疗师未能帮助患者将这种放松的状态融入患者每天紧张、忙碌的时候，因此这些患者通常疗效不明显。

技巧

生物反馈结合放松治疗和咬合板相比较

研究表明，生物反馈结合放松治疗对有日间副功能行为的患者更有效，而在睡眠时佩戴咬合板对有睡眠副功能行为的患者更有效。

在本书一个作者的诊所中，有明显日间症状的患者常规被教授行为矫正和放松技巧。那些陈述除咀嚼肌外整个身体都可以放松的患者，可以发现生物反馈对减少遗留的日间症状格外有效。

一般来说，有日间肌肉收紧或副功能行为的患者，通过控制这些行为、生物反馈辅助的放松治疗，和（或）增加他们对这些行为的意识，在日间临时佩戴咬合板，能显著改善 TMD 症状。

五、压力管理

压力管理是一种认知方法，用来处理患者遇到的精神压力、刺激或挫折。一些研究表明与没有 TMD 的患者相比，大多数 TMD 患者不能很好地应对压力 [48, 49]。在上述情况下，TMD 患者往往会收紧他们的咀嚼肌 [50]，而精神压力管理则会教会患者应对技巧，帮助患者更好地处理上述情况和对这些情况的想法。

重点

TMD 患者往往会在压力、愤怒或沮丧的情况下收紧咀嚼肌，而精神压力管理则会教会患者应对技巧，帮助患者更好处理上述情况和对这些情况的想法。

紧张和情绪状态与 TMD 患者疼痛程度高度相关 [19, 51]。临床上，TMD 往往与轻微的精神压力有关，而 TMD 患者通常不重视精神压力的作用。许多人说他们的生活没有压力，但他们承认下颌、颈部、和（或）肩膀经常处于紧张状态，并且在相当长的时间里，感到沮丧、愤怒、焦虑或不知所措（见 "患者初始问卷调查" * 第 22 问）。当患者更忙碌、更沮丧或烦躁时，TMD 症状往往会加重，有时患者需要记录每天的痛苦 / 忙碌日记，他们才能意识到并接受这些情况。

据观察，当使用 "忙碌" "沮丧" "恼怒" 和 "保持肌肉紧张"，而不是 "精神压力" 时，TMD 患者通常更容易理解和接受。要向患者解释他们需要学会释放咀嚼肌的紧张感，并学习减少其感到忙碌、沮丧或烦躁时的应对技巧。通过这样的介绍，患者通常更容易接受，并愿意学习放松和（或）精神压力管理技术。

TMD 患者经常接受生物反馈和放松治疗相结合的精神压力管理，通常能显著减轻 TMD 症状，并长期保持 [10, 18, 52]。

---

*. 相关资料获取见文前补充说明。

技巧

避免使用 "精神压力" 这个词

据观察，TMD 患者倾向于否认他们有精神压力，但同意他们是忙碌的，沮丧的，愤怒的，并保持肌肉紧张。因此，作者应避免使用 "精神压力" 这个词，而是使用 "忙碌" "沮丧" "烦躁" 和 "保持肌肉紧张" 等词汇。

参考文献

[1] Velly, A.M., Look, J.O., Carlson, C. et al. (2011). The effect of catastrophizing and depression on chronic pain – a prospective cohort study of temporomandibular muscle and joint pain disorders. *Pain* 152 (10): 2377–2383.

[2] Fillingim, R.B., Ohrbach, R., Greenspan, J.D. et al. (2011). Potential psychosocial risk factors for chronic TMD: descriptive data and empirically identified domains from the OPPERA case-control study. *J. Pain* 12 (11 Suppl 3): T46–T60.

[3] Randhawa, K., Bohay, R., Côté, P. et al. (2016). The effectiveness of noninvasive interventions for temporomandibular disorders: a systematic review by the Ontario Protocol for Traffic Injury Management (OPTIMa) Collaboration. *Clin. J. Pain* 32 (3): 260–278.

[4] Roldan-Barraza, C., Janko, S., Villanueva, J. et al. (2014). A systematic review and meta-analysis of usual treatment versus psychosocial interventions in the treatment of myofascial temporomandibular disorder pain. *J. Oral Facial Pain Headache* 28 (3): 205–222.

[5] Aggarwal, V.R., Lovell, K., Peters, S. et al. (2011). Psychosocial interventions for the management of chronic orofacial pain. *Cochrane Database Syst. Rev.* 11: CD008456. https://doi. org/10.1002/14651858. CD008456.pub2.

[6] Fricton, J., Look, J.O., Wright, E. et al. (2010). Systematic review and meta-analysis of randomized controlled trials evaluating intraoral orthopedic appliances for temporomandibular disorders. *J. Orofac. Pain* 24 (3): 237–254.

[7] Okeson, J.P. (ed.) (2013). *Management of Temporomandibular Disorders and Occlusion*, 7e. St. Louis, MO: CV Mosby.

[8] Carlson, C.R. (2008). Psychological considerations for chronic orofacial pain. *Oral Maxillofac. Surg. Clin. North Am.* 20 (2): 185–195.

[9] Dahlström, L. (1984). Conservative treatment of mandibular dysfunction: clinical, experimental and electromyographic studies of biofeedback and occlusal appliances. *Swed. Dent. J. Suppl.* 24: 1–45.

[10] Turk, D.C., Zaki, H.S., and Rudy, T.E. (1993). Effects of intra-oral appliance and biofeedback/stress management alone and in combination in treating pain and depression in patients with temporomandibular disorders. *J. Prosthet. Dent.* 70 (2): 158–164.

[11] Trindade, M., Orestes-Cardoso, S., and de Siqueira, T.C. (2015). Interdisciplinary treatment of bruxism with an occlusal splint and cognitive behavioral therapy. *Gen. Dent.* 63 (5): e1–e4.

[12] Ferrando, M., Galdon, M.J., Dura, E. et al. (2012). Enhancing the efficacy of treatment for temporomandibular patients with muscular diagnosis through cognitive-behavioral intervention, including hypnosis: a randomized study. *Oral Surg. Oral Med. Oral Pathol. Oral Radiol.* 113 (1): 81–89.

[13] Dionne, R., Newton-John, T., and Zakrzewska, J.M. (2009). Overall management of facial pain. In: *Orofacial Pain* (ed. J.M. Zakrzewska), 53–68. London: Oxford University Press.

[14] von Piekartz, H. (2007). Guidelines for assessment of the craniomandibular and craniofacial region. In: *Craniofacial Pain: Neuromusculoskeletal Assessment, Treatment and Management* (ed. H.J.M. von Piekartz), 59–81. New York: Elsevier.

[15] Gatchel, R.J. (2010). Behavioral treatment approaches to temporomandibular joint and muscle disorders. In: *Current Concepts on Temporomandibular Disorders* (ed. D. Manfredini), 319–326. Chicago, IL: Quintessence.

[16] Orlando, B., Manfredini, D., Salvetti, G., and Bosco, M. (2007). Evaluation of the effectiveness of biobehavioral therapy in the treatment of temporomandibular disorders: a literature review. *Behav. Med.* 33 (3): 101–118.

[17] Litt, M.D., Shafer, D.M., and Kreutzer, D.L. (2010). Brief cognitive-behavioral treatment for TMD pain: long-term outcomes and moderators of treatment. *Pain* 151 (1): 110–116.

[18] Gardea, M.A., Gatchel, R.J., and Mishra, K.D. (2001). Long-term efficacy of biobehavioral treatment of temporomandibular disorders. *J. Behav. Med.* 24 (4): 341–359.

[19] Manfredini, D. and Lobbezoo, F. (2009). Role of psychosocial factors in the etiology of bruxism. *J. Orofac. Pain* 23 (2): 153–166.

[20] Wright, E.F. (2007). Multidisciplinary treatment recommendations vary with daily TMD symptom pattern. *TMDiary* 22 (2): 44–45.

[21] Bogart, R.K., McDaniel, R.J., Dunn, W.J. et al. (2007). Efficacy of group cognitive behavior therapy for the treatment of masticatory myofascial pain. *Mil. Med.* 172 (2): 169–174.

[22] Turner, J.A., Mancl, L., and Aaron, L.A. (2005). Brief cognitive-behavioral therapy for temporomandibular disorder pain: effects on daily electronic outcome and process measures. *Pain* 117 (3): 377–387.

[23] Auerbach, S.M., Laskin, D.M., Frantsve, L.M., and Orr, T. (2001). Depression, pain, exposure to stressful life events, and longterm outcomes in temporomandibular disorder patients. *J. Oral Maxillofac. Surg.* 59 (6): 628–633.

[24] Fujisawa, M., Kanemura, K., Tanabe, N. et al. (2013). Determination of daytime clenching events in subjects with and without self-reported clenching. *J. Oral Rehabil.* 40 (10): 731–736.

[25] Rossetti, L.M., Pereira de Araujo Cdos, R., Rossetti, P.H., and Conti, P.C. (2008). Association between rhythmic masticatory muscle activity during sleep and masticatory myofascial pain: a polysomnographic study. *J. Orofac. Pain* 22 (3): 190–200.

[26] Kaplan, S.E. and Ohrbach, R. (2016). Self-report of waking-state oral parafunctional behaviors in the natural environment. *J. Oral Facial Pain Headache* 30 (2): 107–119.

[27] Glaros, A.G., Kim-Weroha, N., Lausten, L., and Franklin, K.L. (2007). Comparison of habit reversal and a behaviorally-modified dental treatment for temporomandibular disorders: a pilot investigation. *Appl. Psychophysiol Biofeedback* 32 (3–4): 149–154.

[28] Funato, M., Ono, Y., Baba, K., and Kudo, Y. (2014). Evaluation of the non-functional tooth contact in patients with temporomandibular disorders by using newly developed electronic system. *J. Oral Rehabil.* 41 (3): 170–176.

[29] Bogart, R.K., McDaniel, R.J., Dunn, W.J. et al. (2007). Efficacy of group cognitive behavior therapy for the treatment of masticatory myofascial pain. *Mil. Med.* 172 (2): 169–174.

[30] Dworkin, S.F., Turner, J.A., Wilson, L. et al. (1994). Brief group cognitive-behavioral intervention for temporomandibular disorders. *Pain* 59 (2): 175–187.

[31] Carlson, C.R., Bertrand, P.M., Ehrlich, A.D. et al. (2001). Physical self-regulation training for the management of temporomandibular disorders. *J. Orofac. Pain* 15 (1): 47–55.

[32] Riley, J.L. 3rd, Myers, C.D., Currie, T.P. et al. (2007). Self-care behaviors associated with myofascial temporomandibular disorder pain. *J. Orofac. Pain* 21 (3): 194–202.

[33] Hoffmann, R.G., Kotchen, J.M., Kotchen, T.A. et al. (2011). Temporomandibular disorders and associated clinical comorbidities. *Clin. J. Pain* 27 (3): 268–274.

[34] Okeson, J.P., Moody, P.M., Kemper, J.T., and Haley, J.V. (1983). Evaluation of occlusal splint therapy and relaxation procedures in patients with temporomandibular disorders. *J. Am. Dent. Assoc.* 107 (3): 420–424.

[35] Lavigne, G.J., Goulet, J.-P., Zuconni, M. et al. (1999). Sleep disorders and the dental patient: an overview. *Oral Surg. Oral Med. Oral Pathol. Oral Radiol. Endod.* 88 (3): 257–272.

[36] Adachi, T., Fujino, H., Nakae, A. et al. (2014). A meta-analysis of hypnosis for chronic pain problems: a comparison between hypnosis, standard care, and other psychological interventions. *Int. J. Clin. Exp. Hypn.* 62 (1): 1–28.

[37] Abrahamsen, R., Zachariae, R., and Svensson, P. (2009). Effect of hypnosis on oral function and psychological factors in temporomandibular disorders patients. *J. Oral Rehabil.* 36 (8): 556–570.

[38] Loitman, J.E. (2000). Pain management: beyond pharmacology to acupuncture and hypnosis. *J. Am. Med. Assoc.* 283 (1): 118–119.

[39] Simon, E.P. and Lewis, D.M. (2000). Medical hypnosis for temporomandibular disorders: Treatment efficacy and medical utilization outcome. *Oral Surg. Oral Med. Oral Pathol. Oral Radiol. Endod.* 90 (1): 54–63.

[40] Dubin, L.L. (1992). The use of hypnosis for temporomandibular joint (TMJ). *Psychiatr. Med.* 10 (4): 99–103.

[41] Somer, E. (1991). Hypnotherapy in the treatment of chronic nocturnal use of a dental splint prescribed for bruxism. *Int. J. Clin. Exp. Hypn.* 39 (3): 145–154.

[42] Sato, M., Iizuka, T., Watanabe, A. et al. (2015). Electromyogram biofeedback training for daytime clenching and its effect on sleep bruxism. *J. Oral Rehabil.* 42 (2): 83–89.

[43] Funch, D.P. and Gale, E.N. (1984). Biofeedback and relaxation therapy for chronic temporomandibular joint pain: predicting successful outcome. *J. Consult. Clin. Psychol.* 52 (6): 928–935.

[44] Rinchuse, D.J. and McMinn, J.T. (2006). Summary of evidence-based systematic reviews of temporomandibular disorders. *Am. J. Orthod. Dentofac. Orthop.* 130 (6): 715–720.

[45] Pierce, C.J. and Gale, E.N. (1988). A comparison of different treatments for nocturnal bruxism. *J. Dent. Res.* 67: 597–601.

[46] Hijzen, T.H., Slangen, J.L., and Van Houweligen, H.C. (1986). Subjective, clinical and EMG effects of biofeedback and splint treatment. *J. Oral Rehabil.* 13: 529–539.

[47] Dahlström, L. and Carlsson, S.G. (1984). Treatment of mandibular dysfunction: the clinical usefulness of biofeedback in relation to splint therapy. *J. Oral Rehabil.* 11: 277–284.

[48] Sessle, B.J. (2016). Editorial: comorbidities associated with orofacial pain and headache: a continuing emphasis. *J. Oral Facial Pain Headache* 30 (1): 5.

[49] Kothari, S.F., Baad-Hansen, L., and Svensson, P. (2017). Psychosocial profiles of temporomandibular disorder pain patients: proposal of a new approach to present complex data. *J. Oral Facial Pain Headache* 31 (3): 199–209.

[50] Gremillion, H.A., Waxenberg, L.B., Myers, C.D., and Benson, M.B. (2003). Psychological considerations in the diagnosis and management of temporomandibular disorders and orofacial pain. *Gen. Dent.* 51 (2): 168–172.

[51] Reissmann, D.R., John, M.T., Seedorf, H. et al. (2014). Temporomandibular disorder pain is related to the general disposition to be anxious. *J. Oral Facial Pain Headache* 28 (4): 322–330.

[52] Shedden Mora, M.C., Weber, D., Neff, A., and Rief, W. (2013). Biofeedback-based cognitive-behavioral treatment compared with occlusal splint for temporomandibular disorder: a randomized controlled trial. *Clin. J. Pain* 29 (12): 1057–1065.

第17章 药物治疗
Pharmacological Management

常见问题和解答

问：地西泮是否有助于减轻颞下颌关节紊乱病（temporomandibular disorder，TMD）患者的肌肉疼痛和焦虑？

答：很多情况下，当患者有急性TMD症状或TMD急性发作症状且咀嚼肌为主要疼痛源时，给予地西泮是最常见的处方。因为这些急性症状通常与压力状态有关，而地西泮有助于暂时缓解肌肉疼痛，并帮助患者降低压力状态和紧张情绪的影响。临床上，地西泮可谓是一种很好的针对TMD急性症状的短效药物。

问：如果口腔医师为TMD患者开具三环类抗抑郁药物（tricyclic antidepressants，TCA），是否会被质疑不具备治疗心理疾病的资质？

答：不会的。低剂量的TCA用于治疗TMD及身体其他疼痛障碍，它们不具有抗抑郁、欣快或情绪提升的作用，且滥用的可能性很低。

问：氨基葡萄糖对颞下颌关节骨关节炎（temporomandibular joint osteoarthritis，TMJOA）的患者有效吗？

答：是的。一项针对有症状的TMJOA患者的研究发现，氨基葡萄糖能显著改善受试者的症状。然而，由于氨基葡萄糖来源于贝类，对贝类过敏的人不应该使用这种非处方（over-the-counter，OTC）的补充剂。

临床实践和对照研究表明，药物治疗通常可以减少患者的疼痛，有时还可以促进康复。尽管没有一种药物被证明是对TMD患者最广泛有效的，但医生们通常会给TMD患者使用自己最喜欢使用的药物。许多用于身体其他部位的骨骼肌肉疾病的用药原则同样适用于TMD的治疗，因为药物也通常作用于全身骨骼肌肉系统的其他部分，也作用于咀嚼和颈部骨骼肌肉系统。慢性TMD所致的下颌重复性运动障碍与身体其他部位的运动障碍比较也具有相似性。

> **重点**
>
> 尽管没有一种药物被证明是对TMD患者最广泛有效的，但医生们通常会给TMD患者使用自己最喜欢使用的药物。

通常，患有慢性TMD症状的患者需要改变他们的持续影响因素以获得对其症状的长期控制。临床观察发现，一些有慢性TMD症状的患者在最初接受了能充分缓解症状的药物治疗后，宁愿长期服用这些药物也不愿改变其持续影响因素。

已有研究表明，长期频繁服用镇痛药与许多医疗事故风险显著增加有关[1, 2]，此外，对于有慢性TMD症状的患者应避免给予肌松药，除非有TMD急性发作。需要处方药的慢性疼痛患者通常是可以长期使用药物的，即根据需要可使用低剂量的加巴喷丁类药物、外用药物、低剂量TCA和（或）非甾体抗炎药（non-steroidal anti-inflammatory drugs，NSAID）。如可能，慢性TMD症状最好通过非药物方法进行控制，例如自我疗法、咬合板治疗和认知行为干预。

快速会诊

理解患者的治疗愿望

临床观察发现，很多患有慢性 TMD 症状的患者在最初接受了能够充分缓解症状的药物治疗后，宁愿长期服用这些药物也不愿改变其持续影响因素。

使用药物治疗

如果可能，慢性 TMD 症状最好通过非药物治疗来控制，例如自我疗法、咬合板治疗或不良行为阻断方法等。

TMD 的药物治疗通常涉及 OTC 镇痛药（包括 NSAID）和低剂量加巴喷丁类药物、肌松药、外用药物、低剂量 TCA、NSAID 和营养辅助剂。"TMD 自我疗法"* 中推荐有需要的患者使用非处方药。当医生推荐 OTC 药物给那些愿意尝试药物治疗的患者时，必须权衡药物潜在的益处和不良反应风险，以及他们管理患者药物使用过程的能力。

有报道显示，使用选择性 5- 羟色胺再摄取抑制药（selective serotonin reuptake inhibitor，SSRI）和 5- 羟色胺 - 去甲肾上腺素再摄取抑制药（serotonin-norepinephrine reuptake inhibitor，SNRI）类的抗抑郁药或其他药物可能引发 TMD 症状[3, 4]。具体哪种药物更容易引起这种不良反应，目前还缺乏足够的证据去建议医生更换药物。因此，如果认为药物对患者的 TMD 症状改善有效，则应该充分告知患者存在药物不良反应的可能性，并将药物视为可能的影响因素，按照本书中用药原则介绍的常规方案对患者进行治疗。

针对患有精神疾病的患者使用精神活性药物必须由精神科医生或内科医生给予处方，并列为综合精神心理健康治疗的一部分。

一、镇痛药

在美国，水杨酸盐、对乙酰氨基酚、布洛芬、

---

*. 相关资料获取见文前补充说明。

萘普生钠、酮洛芬和辣椒素是主要的非处方镇痛药。常规使用水杨酸盐或对乙酰氨基酚镇痛可能导致肾衰竭的风险性增加约 2.5 倍[5]。一项研究发现，美国多达 86% 的急性肝衰竭是由于对乙酰氨基酚使用过量[6]。NSAID 与胃肠道并发症风险相关，若长期使用则与心血管和肾脏并发症风险相关[7]。

1. NSAID 是用于 TMD 疼痛和其他身体疼痛的常用镇痛药。对于主要由 TMJ 关节痛导致 TMD 疼痛的患者可以通过服用 NSAID 获得显著改善[8]。将对乙酰氨基酚和 NSAID 联合使用可以更好地缓解疼痛，但要注意控制允许使用的较低剂量以减少潜在的不良反应[9]。外用 NSAID 可以开处方且不良反应风险更小（参见本章的"外用药物"）。

2. 阿片类药物很少用于 TMD 患者，必须注意，部分使用此类药物的患者可能产生长期处方依赖[9]。

3. 辣椒素（Zostrix）是另一类被临床用于治疗 TMD 的镇痛药，并专门设计为外用药物[10]（见本章"外用药"）。

二、抗炎药

TMD 治疗中使用抗炎药的主要目的是减少 TMJ 内的炎症。随着药物缓解了 TMJ 炎症，相应的疼痛和下颌功能障碍也会相应得到缓解。临床医师需记住，慢性 TMJ 炎症或疼痛通常是继发于过度的 TMJ 副功能行为[11, 12]，因此，在临床中通常可观察到患者在服用抗炎药时 TMJ 关节痛及其相关症状改善。对于有慢性症状的患者，如果没有充分减少他们的副功能行为，TMJ 关节痛和相关症状很容易在停药后复发。

对于因不可复性关节盘移位伴张口受限（绞锁）或继发于急性创伤引起的急性 TMJ 关节痛的患者，给予抗炎药通常是有效的。因抗炎药可以减轻导致 TMJ 关节痛的炎症，关节盘向前活动能够拉伸 TMJ 盘后组织。随着关节盘逐渐前移，患者就能恢复张口，运动中髁突对关节盘的干扰减

少，TMJ 炎症复发的可能性也就更小。

对于患有轻度或中度 TMJ 关节痛的患者，作者通常建议患者服用抗炎药，如萘普生或萘普生钠[8]。对于很多重度 TMJ 关节痛患者（VSA 评分 6/10 或以上），处方通常是短期口服糖皮质激素，随后辅以服用 NSAID。这些治疗方案将在相应的后续章节中进一步讨论。

营养补充剂如氨基葡萄糖以及氨基葡萄糖和软骨素的联合用药也被证明对 TMJ 关节痛有效，且不良反应最小[13-15]。如果患者倾向于长期使用抗炎药，那么营养补充剂、外用 NSAID 或根据需要口服 NSAID 将是合理的选择（参见本章的"营养补充剂"）。

快速会诊

观察抗炎药的疗效

临床上，很容易观察到抗炎药可减轻 TMJ 关节痛的炎症反应及其相关症状，但是，对于那些患有慢性疼痛的患者，如果没有充分减少其副功能行为，那么在停止用药后，其 TMJ 关节痛和相关症状会复发。

（一）非甾体类抗炎药（口服摄入形式）

自从罗非昔布（万络）与心血管不良事件的相关性被报道以来，人们对选择性 COX-2 抑制药和非选择性（传统）NSAID 的安全性进行了激烈的讨论。这导致一些 COX-2 抑制药从市场上消失，从而推荐患有骨骼肌肉疼痛的患者更多使用对乙酰氨基酚，并建议对服用 NSAID 的患者进行长期监测[15, 16]。

技巧

观察布洛芬和萘普生的差异

临床上，原发性肌肉疼痛的患者使用布洛芬更有效，而那些主要表现为 TMJ 关节痛的患者则使用萘普生或萘普生钠更有效。

胃肠道症状（胃脘痛、腹胀、恶心和胃灼热）是患者停止使用非选择性 NSAID 治疗的最常见原因。如果患者在使用 NSAID 药物期间同时服用质子泵抑制药（如奥美拉唑），则因 NSAID 导致的上消化道症状可以减轻[7]。非选择性 NSAID 也与更严重的胃肠道问题有关，已有研究表明，NSAID 使用者发生严重胃肠道不良事件的风险是非使用者的 3 倍[17]。

快速会诊

NSAID 引起的胃肠道症状

如果患者在使用 NSAID 期间同时服用质子泵抑制药（如奥美拉唑），则非选择性 NSAID 引起的上消化道症状可以减轻。

NSAID 通常能缓解轻度至中度的 TMJ 关节痛和（或）肌肉疼痛，就心血管风险而言，萘普生和布洛芬似乎是最安全的，而就胃肠道症状风险而言，布洛芬似乎又是最安全的[15, 18]。目前还没有发现任何一种 NSAID 药物在镇痛效果上有特别优势，且个体反应也不尽相同。因此，如果患者使用一种 NSAID 药物后没有获得满意的症状改善，这并不意味着使用另一种 NSAID 药也没有效果[18]。

临床上典型的 NSAID 及其剂量处方为：布洛芬（Motrin），800mg，口服，每天 3 次或每天 4 次；萘普生（Naprosyn），口服，500mg，每天 2 次；萘普生钠（Anaprox），口服，550mg，每天 2 次。一片 550mg 的萘普生钠片相当于 500mg 的萘普生片。对于大多数患者来说，OTC 药物价格低于保险费，因此许多患者更喜欢服用 3 种 OTC NSAID 药物中的一种，即 Motrin IB（200mg 布洛芬）、Aleve（220mg 萘普生钠）和 Orudis KT（12.5mg 酮洛芬）或其他通用等效药物。作者可能会要求患者将 OTC 药的剂量增加到处方剂量和（或）与对乙酰氨基酚联合使用。

在临床中，有作者认为对于 TMD 症状原发于肌肉痛的患者，使用布洛芬更有效。而对于主要为 TMJ 关节痛的患者，则使用萘普生或萘普生钠更有效。如果使用一种 NSAID 来治疗急性 TMJ 关节痛患者，通常的处方是萘普生 500mg，口服，每天 2 次，持续服用 2 周。临床观察发现，如果患者连续服用萘普生剂量超过 2 周，萘普生似乎会失去其有效性 [19]。因此，临床医生通常要求患者服用 500mg 的萘普生，每天 2 次持续 2 周。如果患者仍希望继续使用，则仅在需要时服用（1 周不超过 2 次）。

由于长期使用 NSAID 有潜在的不良影响，除非特殊需要，医生通常不能要求患者长期使用。此外，临床上观察到，大多数 TMD 患者若没有明显的症状缓解不得连续服用 NSAID。如果患者需要长期服用 NSAID，则必须确定首选的 NSAID 药物和剂量，然后将患者转诊给内科医生进行长期监测和管理 [15, 20]。

快速会诊

长期使用 NSAID 的处方

由于长期使用 NSAID 有潜在的不良影响，除非特别需要，患者通常不能长期使用 NSAID。

技巧

NSAID 的维持服用

如果患者需要长期服用 NSAID，则需确定首选的 NSAID 药名及其剂量，并将患者转诊给内科医生进行长期监测和管理。

COX-2 抑制药的疗效与非选择性 NSAID 相当 [21]，即使低剂量并短期使用 COX-2 抑制药也会增加心肌梗死和心律失常的风险 [15]。请记住，这些药物很贵。

本节涉及的 NSAID 主要是口服制剂。如果患者因服用 NSAID 而有心脏、肾脏或 GI 风险，医生应该推荐外用类的 NSAID，它们的疗效相当，但其并发风险较低。参见本章的"外用药物"。

（二）甾体类抗炎药

皮质类固醇是一种有效的抗炎药，可用于控制由炎症引起的中度至重度疼痛（VAS 评分 6/10 或以上）。由于长期使用的潜在不良反应，通常可给予 TMD 患者短疗程处方，随后再服用 NSAID 药物。一种 6 天内剂量递减的皮质类固醇便利方法是：开具一种 4mg 的盐酸甲泼乐（Medrol Dosepak）片剂，即 21 片 4mg 的甲基泼尼松龙，其包装方便且有易于遵循的使用说明。

如果首选的治疗方法是口服皮质类固醇，作者通常会给患者开具 4mg 的盐酸甲泼乐片剂和 2 周或 2 周以上的萘普生，并常规要求患者在使用盐酸甲泼乐的第 4 天开始使用萘普生，这样降低了开始时高剂量皮质类固醇引发不良胃肠道症状的可能性，同时延长了抗炎作用。处方如下：盐酸甲泼乐 4mg 片剂 1 包，按说明书包装服用（口服）；萘普生 500mg，口服，每天 2 次，在服用盐酸甲泼乐的第 4 天开始服用。

技巧

口服皮质类固醇的处方重点

如果首选的治疗方法是口服皮质类固醇，作者通常会给患者开具盐酸甲泼乐 4mg 片剂和 2 周或 2 周以上的萘普生，并在服用盐酸甲泼乐的第 4 天开始服用萘普生。

皮质类固醇通常是口服的，但也可以通过外用、声呐导入、离子导入以及注射到 TMD 患者的 TMJ 或其他炎症的部位 [19, 22]。TMJ 内注射皮质类固醇有利于减轻 TMJ 关节痛，但长期注射可引起髁突的退行性改变，因此，通常被限制为一年不超过两次注射 [23]。外科医生通常也在关节灌洗和（或）关节内镜手术结束时使用皮质类固醇，因其有益于关节术后的抗炎作用 [24]。

三、肌松药

理论上，肌松药的使用目的是降低骨骼肌张

力，通常用于那些伴有急性咀嚼肌疼痛或肌肉活动度暂时降低的 TMD 患者[25, 26]。大多数肌松药主要是含有中枢作用成分，其作用机制尚不完全清楚。口服剂量远低于诱导局部肌肉放松所需的剂量，这使得一些研究者认为，所观察到的肌肉放松主要是通过降低患者在中枢神经系统通路中的过度兴奋性来实现的[19, 26]。常见的中枢作用肌松药包括地西泮（Valium）、环苯扎林（Flexeril）、卡立普多（Soma）、美索巴莫（Robaxin）和氯唑沙宗（Paraflex）。

偶尔，作者试图通过给患者一种中枢作用的肌松药来从药物控制上达到暂时减少患者睡眠时肌肉活动的目的[25, 27]。例如，一名在初次检查时发现可复性关节盘移位伴间歇性绞锁的患者，在过去 1 个月里，其醒来时常伴有 TMJ 关节盘绞锁而不能大张口，持续半小时，并在过去几天里持续加重。令人担忧的是，在配戴稳定咬合板之前，TMJ 症状可能会加重，甚至可能在某天早晨发生绞锁。因此，患者需要在睡前服用中枢作用的肌松药（5mg 地西泮或 5mg 环苯扎林，1～2 片），以减少睡眠中的肌肉异常活动，从而降低 TMJ 症状恶化的可能性。一项研究表明，采用这种方法对戴有稳定咬合板的患者同样有效[28]。

另一种情况下，作者将考虑给患者服用中枢作用肌松药以减少其睡眠中的肌肉活动，主要基于患者在首次检查时表示，他或她醒来时伴有明显的 TMJ 区的疼痛，患者希望在作者能够提供稳定咬合板之前缓解其症状。睡前服用中枢作用肌松药能暂时减少患者睡眠时的肌肉活动，从而减少晨起时的肌肉痛，进一步缓解肌肉或 TMJ 关节痛引起的疼痛。如果疼痛主要来源于 TMJ 关节痛，使用萘普生或萘普生钠也可以有足够的疗效。

作者常用于 TMD 的具有中枢作用的肌松药的药物和剂量是：地西泮（Valium），2～10mg/h（上午和下午可以服用低剂量）；环苯扎林（Flexeril），5～10mg/h（早上和下午分别可服用 5mg）。因两者都有镇静作用，最好只在睡前服用。

> **技巧**
>
> **降低睡眠时肌肉的活动**
>
> 偶尔情况，作者会通过给予一种中枢作用的肌松药，从药理学上达到暂时减少患者睡眠中的肌肉活动从而达到缓解肌肉痛的目的。

地西泮有助于控制肌肉疼痛[19, 29]。当患者出现急性 TMD 症状或慢性 TMD 症状时，焦虑通常是一个重要的病因。在这种情况下，作者通常倾向于使用地西泮，因为它有一定的抗焦虑作用[1]，且非常便宜[2]。患者通常听说过安定并知道它不能长期服用[3]，因此没有患者希望这样做。但有 TMD 患者服用类似的肌松药，希望通过药物来控制其 TMD 症状，而不是改变其诱发因素。

医生通常给患者开 5mg 具地西泮片剂，要求患者在睡前服用 1～2 片，偶尔有患者也会在日间服用肌松药。作者建议患者从早上服用 1/4 片 5mg 地西泮、下午服用 1/2 片的 5mg 地西泮开始。如果临床医生推荐，也可以开 2mg 地西泮，在处方上备注"如果不会引起嗜睡"，并与患者沟通说明。以这种方式尝试使用药物，即使它引起嗜睡也不会产生危险。据观察，当医生花时间与患者充分讨论和沟通这些问题时，患者通常也会以负责任的态度对待。

环苯扎林（Flexeril）是一种肌松药。如果焦虑不是导致患者症状的主要病因，通常会开这种药，睡前服用 1～2 片（每片 5mg）环苯扎林。如果患者希望日间服用，作者建议是分别上午和下午各服用 5mg，并在处方中注明"如果不会引起嗜睡"，并叮嘱患者注意观察，使其不会因为药物嗜睡而导致危险发生。

很少让患者服用中枢作用的肌松药超过 3 周。对于一些合并有急性 TMJ 关节痛和肌肉痛的患者，可以开具一种中枢作用的肌松药，同时服用 NSAID 和（或）对乙酰氨基酚。

替扎尼定（Zanaflex）是另一种中枢作用的肌松药，对 TMD 患者的疗效与环苯扎林相似[30, 31]。患者通常服用 2mg 片剂，并要求在睡前服用 1～2 片。一些临床医生发现替扎尼定比环苯扎林的镇静作用更好。

巴氯芬（Lioresal）是一种在脊髓水平起作用的外周作用肌松药[26, 32]。由于咀嚼肌主要由第 V 对脑神经（三叉神经）支配（二腹肌后腹由第 VII 对脑神经支配），由此就能理解为什么许多 TMD 患者认为巴氯芬对他们的咀嚼功能改善不显著，却能缓解他们的颈部疼痛。偶尔地，使用 1 片 10mg 的巴氯芬（每天 4 次）治疗颈部疼痛，由于其不产生中枢作用通常也不会引起镇静作用。临床上最好是通过非药物疗法来治疗患者的颈部症状，即通过纠正姿势和学会颈部训练（通常由理疗师指导）。有时，在患者找理疗师就诊之前，可以根据需要给予服用少量巴氯芬以控制其症状。

肉毒杆菌毒素 BOTOX®（OnabotulinumtoxinA 或 Botulinum toxin-A）是另一种注射到肌肉中以减少肌肉活动和疼痛的药物。这种药物在第 15 章的"扳机点注射"部分讨论。

快速会诊

肌松药的处方

当患者有急性 TMD 症状或慢性 TMD 症状急性发作时，作者常规使用药物是地西泮，原因是它有抗焦虑的作用，价格很便宜，患者通常都听说过安定且知道不能长期服用。

四、抗癫痫药

抗癫痫药，多用于控制癫痫、预防偏头痛和其他脑部疾病。其作用机制被认为是通过各种中枢机制镇静了中枢神经系统内的过度活跃。目前的证据表明，中枢神经系统的活动在很大程度上影响着睡眠期间的副功能行为[11, 33]。此类药

物中的两种已被证明可以减少睡眠期间副功能行为[34, 35]。

加巴喷丁是最常用的抗癫痫药物，一项随机临床试验比较了低剂量的加巴喷丁和咬合板对睡眠中的副功能行为（图 17-1）[36]。结果发现，两组受试者睡眠中的咬肌活动都显著减少，加巴喷丁组受试者表现为入睡更快，且第三阶段睡眠（深度睡眠）时长显著增加。

基于此项研究使用加巴喷丁可控制睡眠中副功能行为的结果，几年来，其中一位作者一直给予患者使用低剂量的加巴喷丁。当稳定咬合板无法使用时（例如，患者正在接受正畸治疗），可以先使用药物来减少睡眠中副功能行为，直到可以戴用稳定咬合板。将加巴喷丁与稳定咬合板结合使用对于 TMD 的症状改善有良好效果。

使用处方为：100mg 的加巴喷丁药片，要求患者第一晚服用 1 片，第二晚服用 2 片，第三晚服用 3 片，之后患者可根据个人适应的剂量服用，观察结果是：加巴喷丁对那些全身健康状况良好的年轻患者很有效，但对于那些已经在服用多种药物（或增加当前加巴喷丁使用剂量）的患者没有明显的效果。

一项 Meta 分析研究表明，加巴喷丁即使以更高剂量（1800mg/d）服用，也具有良好的安全性[37]。它的作用机制尚不清楚，没有发现与其他药物的相互作用，不良反应较为温和，可作为常

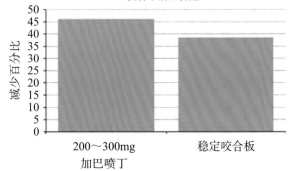

▲ 图 17-1　睡前服用 200～300mg 加巴喷丁与睡觉时佩戴稳定咬合板，每小时磨牙发作次数减少百分比[36]

规用药提供给患者[36]。

五、三环类抗抑郁药

TCA 最初是用来治疗抑郁症的，但在过去 50 年里，TCA 被用于治疗慢性骨骼肌肉疾病和神经性疼痛，其使用剂量远低于治疗抑郁症的剂量[38, 39]。低剂量使用不会引起患者的欣快感或情绪激动，而且滥用的可能性也很低[40]。

一项 Meta 分析纳入了 39 项针对慢性疼痛患者使用 TCA 与安慰剂的对照研究表明：TCA 缓解疼痛的疗效具有统计学意义。它们的主要治疗效果被认为与增加中枢神经系统突触的神经递质血清素和去甲肾上腺素的能力有关[22, 42]。

有报道称 TCA 可减轻 TMD 患者的疼痛，咀嚼肌在睡眠期间的肌电（EMG）活动减少，说明 TCA 可使 TMD 疼痛患者的咀嚼肌得到松弛[43-47]。TMD 患者个体的反应差异很大，有的患者服用 TCA 并没有任何疗效[48-50]。图 17-2 提供了一项研究的结果，将使用 10mg 阿米替林与使用稳定咬合板进行了比较[43]。

伴有颈部疼痛的 TMD 患者与其他进行保守治疗的 TMD 患者相比症状没有多大改善。如果 TMD 患者没有从理疗师那里得到足够的颈部疼痛改善，作者通常会通过给予 TCA 类药物加强治疗。如果使用 TCA 仍不能有效改善症状，添加巴氯芬和局部使用 NSAID 等是改善其颈部疼痛

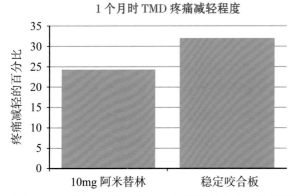

1 个月时 TMD 疼痛减轻程度

▲ 图 17-2　受试者睡前服用 10mg 阿米替林与全天使用（除吃饭或刷牙外）稳定咬合板后颞下颌关节紊乱病疼痛减轻的对比[43]

的有效方法。

睡眠障碍是 TMD 患者的常见问题，往往会加重 TMD 患者的症状。而伴有睡眠障碍的 TMD 患者通过保守治疗往往不如其他患者疗效明显[38, 51]。镇静是大多数 TCA 的不良反应，但如果药物选择得当并且剂量合理，此类药物除能提供传统抗抑郁药的好处之外，还可能提高患者深度恢复性睡眠的质量[42]。

> **快速会诊**
>
> **TCA 的处方**
>
> 镇静是大多数 TCA 类药物的不良反应，如果此类药物选择得当并且剂量合理，除能提供传统 TCA 的好处之外，还可能提高患者深度恢复性睡眠的质量。

阿米替林（Elavil）、去甲替林（Pamelor）和地昔帕明（Norpramin）是治疗慢性疼痛常用的三种 TCA[52]。患者从这些药物获得的镇静程度从广泛有效到一般有效都不尽相同。在临床中，可根据患者报告的睡眠障碍程度以及在患者睡眠或日间时是否需要使用药物来确定选择其中一种 TCA。要求患者在处方用量的限度内，准确测定药物使用剂量，以提供最理想的效果。

阿米替林（Elavil）具有与之相关的大量镇静作用，临床上观察到阿米替林对有严重睡眠问题或因疼痛无法入睡的患者最为有效。处方用药为 10mg 片剂，建议睡前 1～6 小时服用 10～50mg。要求患者在睡前 3～4 小时开始服用 10mg，并缓慢增加剂量，调整睡前服用药物的时间使其最适合自己，并在处方范围内平衡药物的疗效和不良反应。

去甲替林（Pamelor）相比其他同类药物的镇静作用要小得多。临床上观察到，去甲替林对没有睡眠障碍或轻度睡眠障碍但因疼痛醒来的患者最有效。10mg 片剂，建议睡前 0～3 小时服用 10～50mg。患者被要求从睡前 1 小时服用 10mg

开始，并缓慢增加剂量，调整睡前服用药物的时间使其最适合自己，可在处方范围内达到药物效果和不良反应的平衡。一些患者发现，如果不引起嗜睡，在早上和下午分别服用 10mg 的剂量，镇痛很有效。

地昔帕明（Norpramin）基本上没有与之相关的镇静作用，疼痛患者可在日间使用。处方为 25mg 片剂，并建议根据需要分别在上午和下午服用。一些患者报告说，睡前服用会阻止他们入睡。

偶尔，作者会让患者睡前服用阿米替林或去甲替林，并在上午和下午联合服用地昔帕明。服用 TCA 的药效作用通常在 3 天内出现[53]，当给予 TCA 处方时，特别建议要与患者沟通说明其不良反应，原因是此类药物的许多不良反应（在大多数药物手册中都有列出）可能对患者产生深远的影响。

TCA 用于 TMD、颈部疼痛、神经性疼痛和头痛患者治疗的有效性得到许多研究结果的支持[43, 44, 47]。但在非药物干预不能有效缓解疼痛之前我们通常不会给予使用 TCA 的处方。

TCA 可长期使用，是非依赖性药且很少引起器官毒性[53]。如果患者需要长期服用 TCA，则需注意首选的药物及剂量范围，并将患者转诊给内科医生进行长期的监测和管理。

与 TCA 相比，选择性 5 羟色胺再吸收抑制药（SSRI）抗抑郁药在治疗慢性疼痛方面疗效并不十分明显[39]。但 SSRI 是一类非常好的治疗抑郁症的药物，不良反应相对最小，但有潜在增加副功能行为的作用[3, 4]。

> **技巧**
>
> **给予 TCA 的处方**
> 作者开具 TCA 用于治疗 TMD、颈部疼痛、神经性疼痛和头痛患者有效，并得到了相关研究结果支持。

> **快速会诊**
>
> **长期使用 TCA 的处方**
> TCA 可长期使用，是非依赖性药且很少引起器官毒性。如果患者需要长期服用 TCA，则需注意首选的药物及剂量范围，并将患者转诊给内科医生进行长期监测和管理。

六、外用药物

有许多外用药物对咀嚼肌疼痛和颈椎疼痛有效，其中一些在过去的 10 年里已经进入市场。这些药物能够提供较高的局部浓度，且对全身系统影响及长期使用的不良事件风险最小[54, 55]。因此，患者长期使用外用药物通常更加安心。

与口服药物相似，在一定时间内外用药物通常只能起到暂时缓解症状的作用。在咀嚼肌区使用外用药物时，患者需要特别小心，不能让药物进入眼睛。

（一）OTC 外用药

抗刺激面霜（如镇痛贴）通常以薄荷醇为主要活性成分。薄荷醇能产生抗伤害和抗刺激的感觉，从而为肌肉酸痛和关节疼痛提供舒缓感觉[56]。外用薄荷醇凝胶已被证明能显著减少肌肉不适，于是被 TMD 患者接受并用于治疗 TMD 或颈椎疼痛[57]。这些药物有强烈的薄荷醇气味，而其他所有讨论的外用药气味则只有轻微的气味。

水杨酸盐（如三乙醇胺水杨酸乳膏剂）是一些局部镇痛药物的活性成分。大多数关于水杨酸盐的专题文献都研究了三乙醇胺水杨酸，它是三乙醇胺水杨酸乳膏剂的活性成分。已有的观察发现，其产生疗效的作用机制是作为一种对抗刺激物使传入神经元脱敏并干扰其炎症过程。三乙醇胺水杨酸的吸收深度为 3~4mm，在使用它的受试者的血清中无法检测到[58]。三乙醇胺水杨酸乳膏剂没有气味，作为 TMD 患者可能接受的 OTC 药物之一，包含在"TMD 自我疗法"*中。

在一项针对骨关节炎所致手指疼痛患者的随机临床试验中，三乙醇胺水杨酸乳膏剂的镇痛效果明显优于安慰剂（图 17-3）[59]。

在另一项随机临床试验中，伴有原发性 TMJ 关节痛或咀嚼肌疼痛的 TMD 患者，每天在疼痛部位涂抹三乙醇胺水杨酸乳膏 2 次，据受试者报告，该乳膏显著降低了他们的 TMJ 和肌肉疼痛，且在咀嚼肌区更有效。一旦治疗停止，他们的疼痛就会慢慢复发[60]。

技巧

推荐使用水杨酸三乙醇胺乳膏剂

许多 TMD 患者发现三乙醇胺水杨酸乳膏剂有效，这是一种可以暂时缓解他们 TMD 症状廉价且方便的方法。

在一篇外用药物的综述中，水杨酸盐制剂被认为是有效的（但并非最有效），而外用 NSAID 则被发现更有效（详细在"处方外用药"部分进行讨论）[61]。许多患者表达了类似的观察结果：外用 NSAID 的疗效似乎是三乙醇胺水杨酸乳膏的 2 倍。

辣椒素（如 Zostrix）是一种外用镇痛膏，其作用机制尚不清楚。它被建议用于治疗身体其他部位的关节炎和神经性疼痛，一些 TMD 患者发现它对他们的 TMJ 和（或）脊柱有益。在一项针对骨关节炎所致膝关节疼痛患者的随机临床试验中，受试者发现 0.025% 辣椒素乳膏的镇痛效果明显优于安慰剂（图 17-4）[62]。

在一项将辣椒素用于面部疼痛治疗的临床试验中，受试者每天 4 次涂抹 0.075% 的辣椒素，连续 3 天之后，他们对疼痛的感知能力显著下降，但触觉保持正常。一旦停止治疗，疼痛感知能力就会慢慢恢复[63]。这项研究表明辣椒素可以在不影响患者正常触觉的情况下显著减轻患者的疼痛。

---

*. 相关资料获取见文前补充说明。

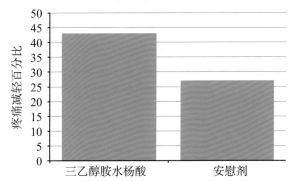

手指骨关节炎患者的疼痛减轻程度

▲ 图 17-3 患有手指骨关节炎的受试者在使用三乙醇胺水杨酸（三乙醇胺水杨酸乳膏剂）或使用安慰剂乳膏后疼痛减轻的百分比[59]

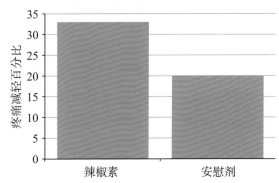

膝关节骨关节炎患者的疼痛减轻程度

▲ 图 17-4 患有膝关节骨关节炎的受试者在每天 4 次使用 0.025% 辣椒素乳膏或安慰剂乳膏连续 4 周后疼痛减轻的百分比[62]

辣椒素使用效果与使用强度相关，因此每天应该涂抹 3~4 次。作者推荐患者购买 OTC 配方为 0.1% 的辣椒素，并根据他们涂抹的量来调节使用剂量。大多数 OTC 高效配方（包装上通常缩写为 HP）中的辣椒素含量为 0.1%。

辣椒素是辣椒中含有的辛辣物质，所以应该警告患者在涂完软膏后必须洗手，否则他们可能会在揉眼睛后感到眼睛有灼烧感。一些患者发现，在涂完药膏后洗手并不能完全去除药物，所以他们更喜欢在涂抹辣椒素时用塑料膜包裹手指以避免沾染药物。

可以考虑向经过多次 TMJ 手术治疗且难以从 TMD 传统疗法获得满意效果的患者推荐使用辣椒素。常见的不良反应是皮肤有灼热感，故建议患者使用辣椒素不能与其他热敷垫或任何其他外用药物同时使用。

一种辣椒素含量为 8% 的贴剂（Qutenza）在美国也可以通过处方购买到，它已被美国食品药品管理局（FDA）批准用于治疗带状疱疹后的神经痛。

> **技巧**
>
> **推荐使用辣椒素**
>
> 建议患者购买辣椒素为 0.1% 的非处方配方，并根据他们涂抹软膏的量来调节使用剂量。大多数 OTC 高效配方（包装上通常缩写为 HP）中的辣椒素含量为 0.1%。

4% 利多卡因的渗透性贴剂 Salonpas®，（一种配方为 4% 利多卡因的镇痛凝胶贴）。5% 配方的 Salonpas 已被证明对肌肉[64, 65] 和骨关节炎疼痛[66] 有疗效。Salonpas® 每盒里装有 6 块 10cm×14cm 大小的贴片。医药公司生产 4% 非处方配方的利多卡因贴片，同时也生产同样浓度但包装为软膏和液体滚珠的产品。使用贴片时可以根据疼痛部位的大小进行裁剪。

草药制剂（如 T-Relief）是一种可外用的镇痛药和（或）抗炎制剂。T-Relief（旧名 Traumeel）是这些草药制剂中较为常见的一种，其疗效得到了许多临床试验的肯定[67]。

在一项针对肌腱损伤导致疼痛和运动受限（肌腱病）患者的临床试验中，受试者在损伤部位应用 T-Relief 或外用 NSAID（1% 双氯芬酸凝胶）长达 4 周，T-Relief 组的受试者疼痛减轻程度略有改善（图 17-5）[68]。T-Relief 可以在一些药店和网站上买到（例如 http://www.amazon.com）。

另一种活性成分为精油（Ping On）的草药制剂被用于 TMJ 局部按摩使用。药物针对 TMD 疼痛剧烈的部位（一级诊断为 TMJ 关节痛和肌肉痛）使用，每天 2 次，每次 5 分钟；TMD 患者自觉有缓慢的进行性改善，使用 4 周后其疼痛比仅采用保守治疗的程度减少了 50%[69]。Ping On 气味温和，

主要可以从网站购买（http://www.amazon.com）。

便携式热敷包（如 ThermaCare）不属于外用药物，但提醒读者，这些也属于 OTC，已被证明可以显著减少骨骼肌肉疼痛，其效果通常可持续几天[70, 71]。它们是非药物治疗的辅助方法，也可用于治疗颈部骨骼肌肉疼痛，有的是专门为颈部使用设计的。

（二）处方外用药

NSAID 外用药（如 Voltaren 凝胶、Pennsaid、Flector 贴片）在欧盟国家上市使用已超过 10 年，2007 年起在美国上市销售。目前，Voltaren 凝胶、Pennsaid 和 Flector 贴片是美国市场上唯一的 NSAID 类外用药。在美国以外，有许多非处方的 NSAID 外用药[72]。研究表明，外用双氯芬酸、布洛芬、酮洛芬和吡罗昔康都具有相似的疗效和局部皮肤反应，这些反应通常是轻微和短暂的，试验组与安慰剂组对比没有区别[73]。

在英国，1 年内有 18 000 人因口服 NSAID 而导致胃肠道出血住院[74]。研究表明，外用 NSAID 和口服 NSAID 效果相同，但外用很少引起胃肠或其他全身系统性不良反应[72-74]。事实上，有研究报道称：扶他林凝胶（一种外用 NSAID）在血浆中的平均浓度大约是口服配方的 6%[72]。

与口服 NSAID 相比，外用 NSAID 的成本较高，但考虑到口服 NSAID 不良反应的事实，外用

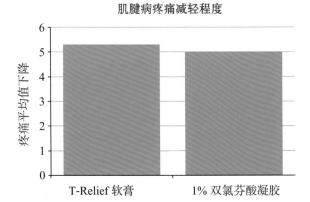

▲ 图 17-5　跟腱损伤疼痛与活动受限患者在使用 Traumeel（重新命名为 T-Relief）或外用 1% 双氯芬酸凝胶连续 4 周后疼痛平均值下降[68]

NSAID 的益处可能更大。基于此，美国国家卫生与临床优化研究所（NICE）最近在其骨关节炎治疗指南中建议：在给患者口服 NSAID 之前，应考虑优先让患者外用 NSAID[74]。

扶他林凝胶（1% 双氯芬酸凝胶）是美国第一个上市销售的外用 NSAID，已被证明对肌肉痛和关节痛都有疗效。与偶尔使用相比，持续使用（每天 4 次）似乎更有效[75]。在一项随机临床试验中，患有膝关节骨关节炎的受试者使用 1% 双氯芬酸凝胶或使用赋形剂（不含药物的凝胶），每天 4 次，持续 12 周，药物治疗组的膝关节疼痛较非药物组显著降低（图 17–6）[76]。

市场销售的扶他林凝胶是 100g 包装的管状凝胶，使用时指导患者取 1～2g 的凝胶（用药物随附的给药卡测量），根据需要每天 4 次将这个量涂抹在疼痛部位，患者在涂抹后至少 1 小时内不应清洗该区域[77]。

扶他伦乳剂（1.16% 双氯芬酸二乙胺凝胶）在加拿大和世界其他许多国家销售。它含有几乎和扶他林凝胶相同浓度的活性成分，但与之结合的盐不同。据观察，它具有与扶他林凝胶相似的功效，其应用剂量和使用次数与扶他林凝胶相似[78]。

彭赛德（1.5% 双氯芬酸钠溶于 45% 二甲基亚砜液）是一种液体，滴于皮肤表面可迅速被吸收，每天使用 4 次。在一项针对 TMJ 功能障碍患者的随机临床试验中，一组受试者在他们的 TMJ 区域涂抹 10 滴彭赛德，每天 4 次，另一组服用 50mg 双氯芬酸药片，每天 2 次。连续使用 14 天，两组患者的疼痛均有显著缓解，但两组之间比较无显著性差异（图 17–7）[79]。

双氯芬酸贴片（Flector 贴片，1.3% 双氯芬酸 – 环氧胺贴片）是美国市场上第三种局部使用的非甾体类抗炎药。贴片规格为 10cm×14cm，使用时每 12 小时更换一次，包装为 30 片一盒，通常需要开一整盒的处方。与其他局部使用的 NSAID 类似，它已被证明比安慰剂更好。一些研究者推测，由于其在皮肤上持续缓释双氯芬酸的能力可能比每天涂抹 4 次局部 NSAID 能提供更好的镇痛效果[80]。有医生同事在使用 Flector 贴片治疗 TMJ 关节痛时，要求患者事先将整块贴片用剪刀剪成约 1 英寸 ×1 英寸的小方块贴片，在上床睡觉时可将小贴片贴在 TMJ 区域。

临床实验表明，TMD 患者外用 NSAID 药时更喜欢用扶他林凝胶。相反，另一项研究比较了扶他林凝胶和彭赛德的使用者，发现患者更喜欢彭赛德[81]，作者认为患者的偏好差异主要是由于使用彭赛德滴剂的患者由于需要将药物垂直滴在皮肤表面而难以控制滴剂的量。值得注意的是，彭赛德吸收迅速，如果患者用敷料覆盖于表面则就很方便。作者没有给 TMD 患者开 Flector 贴片，是因为

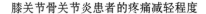

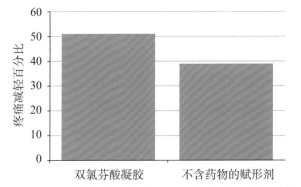

▲ 图 17–6 骨关节炎所致膝关节疼痛受试者每天 4 次使用 1% 双氯芬酸凝胶或使用不含药物的赋形剂 12 周后疼痛减轻的百分比[76]

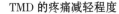

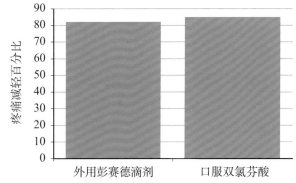

▲ 图 17–7 颞下颌关节紊乱病受试者于关节区每天 4 次局部使用 10 滴彭赛德或每天 2 次口服 50mg 双氯芬酸，连续 14 天后疼痛减轻的百分比[79]

可能影响面部美观，故它适用于在睡觉时使用。

TMD 患者似乎发现外用 NSAID 类药物对缓解肌肉疼痛有效果，但其效果似乎又不像作者预期的那样通过提供强大的抗炎作用从而能缓解 TMJ 关节痛。推测其原因可能是大多数外用 NSAID 药的研究是在疼痛的手指和膝盖上进行的，这些部位容易从各个方向吸收药物，而 TMJ 则只能单纯从外侧表面皮肤吸收药物[82]。

因此，外用 NSAID 似乎对缓解肌肉疼痛比用于 TMJ 镇痛更有效。

技巧

扶他林凝胶的处方

对于 TMD 疼痛患者可给予外用扶他林凝胶处方，特别是对于有口服 NSAID 类药物史肠胃不适症状的患者，尤其老年患者则更适合。

技巧

扶他林凝胶的处方示例

扶他林凝胶，100g（或 200g），用量为每次 1g（或 2g），用法为涂于疼痛部位，每天 4 次。

5% 利多卡因渗透贴剂（Lidoderm）已被证明对肌肉[65, 65]和骨关节炎疼痛[66]有疗效。利多卡因贴剂尚未被用于 TMD 疼痛的评估，但有同行已观察表明：利多卡因贴剂对已接受多次手术治疗但无法从传统 TMD 疗法获得满意缓解的患者有效。

Lidoderm 贴片每片大小是 10cm × 14cm，一盒内装 30 片，通常需要开一整盒的处方。使用前，打开一盒使用剪刀将贴片剪至适用于 TMJ 的大小，撕去粘胶层贴于关节区，24 小时内使用 12 小时（贴 12 小时，停 12 小时）。利多卡因的全身吸收量很小，但可能会出现局部皮肤刺激[22, 83, 84]。

含 4% 利多卡因配方的非处方药物 Salonpas® 镇痛凝胶贴片可作为非处方药获得，之前已讨论过。

技巧

利多卡因类处方外用药

对于接受过多种 TMJ 手术治疗并无法通过传统 TMJ 治疗获得满意缓解的患者可以考虑局部使用利多卡因渗透贴片。

七、营养补充剂

在作者的 TMD 治疗过程中，越来越多的患者强烈抵制或拒绝口服药物，但却非常愿意服用营养补充剂。一些营养补充剂与非甾体抗炎药一样有效，但对全身的影响最小，长期使用造成的不良反应风险最小，成本也比药物疗法低得多[85]。

营养补充剂未经 FDA 评估或推荐，针对其毒性的研究（尤其是长期）有限。美国的研究表明，一些制剂中每片片剂的补充剂含量低于其容器标签上的说明[86]。一个独立实验室评估 OTC 类补充剂的内容，并在其网站上（http://www.consumerlab.com）公布了哪些品牌具有标签上声称的含量。

氨基葡萄糖是在美国销售的最流行的并被认为是最安全的膳食补充剂之一，很少有使用后的不良反应报道，并已被证明对 TMJOA 有益[14, 87]。氨基葡萄糖被广泛认为是一种治疗骨关节炎的药物，盐酸氨基葡萄糖和硫酸氨基葡萄糖已被证明具有同样效果[88]。而不幸的是，氨基葡萄糖治疗 TMJ 的骨关节炎与治疗其他关节的骨关节炎的疗效证据极不一致[14, 89]。

在一项比较氨基葡萄糖与布洛芬或安慰剂治疗伴疼痛性 TMJOA 的 TMD 患者临床试验的系统综述中，三个临床试验最符合其资格标准。在这三项临床试验中，有两项研究发现氨基葡萄糖与 12 周内每天服用 2~3 片布洛芬的效果相同，而一项研究没有发现与安慰剂组有显著差异[90, 91]。

软骨素通常与氨基葡萄糖联合使用，也被认为是安全的，仅有少量不良反应发生报道[87]。但单独使用或与氨基葡萄糖联合使用于治疗骨关节炎的疗效证据也不一致[86]。

氨基葡萄糖和软骨素的适合使用剂量从未被评估过，但研究者通常使用 500mg 氨基葡萄糖每天 3 次和（或）400mg 软骨素每天 3 次，此剂量具有很好的安全性。如果患者愿意尝试这些补充剂，一般推荐按照该剂量使用。

一项随机临床试验选取患有膝关节骨关节炎伴严重疼痛的患者，按此剂量服用氨基葡萄糖和软骨素，与每天服用 200mg 塞来昔布的患者进行了比较。6 个月后，氨基葡萄糖和软骨素联合治疗组在减轻关节疼痛、僵硬、功能受限和关节肿胀 / 积液方面与塞来昔布具有相似的疗效[92]。

另一项随机临床试验利用氨基葡萄糖和软骨素联合治疗 TMJ 关节痛患者 8 周，与每天服用 2 次 50mg 曲马多的受试组患者相比，发现那些联合服用的患者能够显著增加张口度，一些患者 TMJ 滑液内的炎性细胞因子下降，疼痛减轻[93]。

与软骨素相比，氨基葡萄糖不仅便宜而且单独使用也有很好的疗效，因此，可以要求患者开始单独使用氨基葡萄糖，如果症状没有明显缓解，再增加使用软骨素。通常这些营养补充剂缓解症状的速度比 NSAID 药慢，故建议患者至少使用 30 天后才能看出是否有效果[94]。

这些补充剂不能立即缓解骨关节炎的疼痛，一旦停止使用，疼痛也不会立即复发。由此一些研究人员认为症状的改善是由于关节内发生了器质性变化（如关节软骨增厚）[85]。

甲基磺酰甲烷（MSM）主要用于治疗骨关节炎和其他身体疼痛。很少有研究结果支持它的使用，但一项针对半程马拉松运动员的小型安慰剂对照研究报道称，参赛者在比赛前 21 天每天服用 3000mg 的 MSM 比服用安慰剂的参与者在比赛后发生肌肉和关节疼痛者更少[95]。目前还没有临床试验评估其减轻 TMD 症状的效果。甲基磺酰甲烷与氨基葡萄糖及软骨素联合的商业配方是常见的。

S- 腺苷蛋氨酸（SAMe）也可改善 TMJOA 的症状。有证据表明，SAMe 可以缓解其他关节的骨关节炎症状，其疗效与 NSAID 相似。临床试验比较了 1200mg/d 的 SAMe 与布洛芬、萘普生、塞来昔布、吡罗昔康和吲哚美辛的疗效，结果表明 SAMe 与它们的疗效相同[96]。

如果 TMD 患者想尝试服用 SAMe，医生也推荐使用同样方法：每天 3 次，每次 400mg。与氨基葡萄糖和软骨素类似，SAMe 可能需要数周才能显著改善骨关节炎症状。与 NSAID 相比，它似乎更安全且不良反应更少，但它比氨基葡萄糖和软骨素要贵得多，这可能是许多患者不愿使用它的原因[97, 98]。研究还发现，SAMe 比氨基葡萄糖和软骨素更能引起肠胃不适。

含镁制剂已被证明有助于缓解紧张和偏头痛，而且在临床上它似乎是一种温和的肌松药，对缓解肌痛有效果[99-101]。如果 TMD 患者想尝试使用含镁制剂，建议每天结合钙片分 2 次服用 250mg。一些品牌的营养补充剂则将镁和钙的两种功能结合在同一个药片中。

维生素 B$_2$（核黄素）和辅酶 Q10 有增强受损线粒体的功能，已被证明对偏头痛患者有疗效[98, 99, 102]，临床上对缓解肌肉疼痛有效。如果 TMD 患者想尝试维生素 B$_2$ 或辅酶 Q10，建议患者首先尝试维生素 B$_2$（因为其成本较低），每次服用 100mg，每天 4 次[102]。辅酶 Q10 的推荐剂量为 100mg，每天 3 次[102]。

褪黑素已被证明对纤维肌痛、头痛、肠易激综合征、慢性背痛和类风湿关节炎有效果，且镇痛作用与剂量有关[103]。一项随机临床试验评估了它对主要来自咀嚼肌疼痛的 TMD 患者的疗效，图 17-8

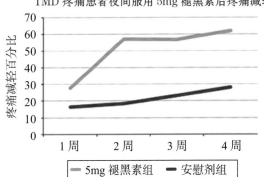

TMD 疼痛患者夜间服用 5mg 褪黑素后疼痛减轻

▲ 图 17-8 原发于咀嚼肌的颞下颌关节紊乱病（TMD）伴疼痛受试者服用褪黑素后疼痛减轻的百分比[104]

显示了服用 5mg 褪黑激素或安慰剂减轻 TMD 疼痛的百分比。此外，褪黑激素改善了睡眠质量，但疼痛减轻相对于睡眠改善是独立因素（例如，疼痛改善较好的受试者可能睡眠改善较差）[104]。

据调查估计，8% 的 TMD 患者使用 OTC 草药作为治疗 TMD 疼痛的补充剂，近 70% 的患者在开具处方时没有与医保提供者说明其补充剂的情况 [105, 106]。有许多潜在的草药补充剂可用于治疗 TMD 症状，其中一些草药辅助药的生物作用机制与 TMD 处方药物相同 [107]。因此，建议医生在给患者开具处方药之前需询问草药的用药情况。

参考文献

[1] Mark, A.M. (2018). Just what the doctor ordered: relieving dental pain. *J. Am. Dent. Assoc.* 149 (8): 744.

[2] Adams, R.J., Appleton, S.L., Gill, T.K. et al. (2011). Cause for concern in the use of nonsteroidal anti-inflammatory medications in the community – a population-based study. *BMC Fam. Pract.* 12: 70.

[3] Patel, S.B. and Kumar, S.K. (2012). Myofascial pain secondary to medication-induced bruxism. *J. Am. Dent. Assoc.* 143 (10): e67–e69.

[4] Albayrak, Y. and Ekinci, O. (2011). Duloxetine-induced nocturnal bruxism resolved by buspirone: case report. *Clin. Neuropharmacol.* 34 (4): 137–138.

[5] Fored, C.M., Ejerblad, E., Lindblad, P. et al. (2001). Acetaminophen, aspirin, and chronic renal failure. *N. Engl. J. Med.* 345 (25): 1801–1808.

[6] Guggenheimer, J. and Moore, P.A. (2011). The therapeutic applications of and risks associated with acetaminophen use: a review and update. *J. Am. Dent. Assoc.* 142 (1): 38–44.

[7] Aminoshariae, A., Kulild, J.C., and Donaldson, M. (2016). Short-term use of nonsteroidal anti-inflammatory drugs and adverse effects: an updated systematic review. *J. Am. Dent. Assoc.* 147 (2): 98–110.

[8] Ta, L.E. and Dionne, R.A. (2004). Treatment of painful temporomandibular joints with a cyclooxygenase-2 inhibitor: a randomized placebo-controlled comparison of celecoxib to naproxen. *Pain* 111 (1–2): 13–21.

[9] Moore, P.A. and Hersh, E.V. (2013). Combining ibuprofen and acetaminophen for acute pain management after third-molar extractions: translating clinical research to dental practice. *J. Am. Dent. Assoc.* 144 (8): 898–908.

[10] Winocur, E., Gavish, A., Halachmi, M. et al. (2000). Topical application of capsaicin for the treatment of localized pain in the temporomandibular joint area. *J. Orofac. Pain* 14 (1): 31–36.

[11] Reissmann, D.R., John, M.T., Aigner, A. et al. (2017). Interaction between awake and sleep bruxism is associated with increased presence of painful temporomandibular disorder. *J. Oral Facial Pain Headache* 31 (4): 299–305.

[12] Shinohara, T., Izawa, T., Mino-Oka, A. et al. (2016). Hyaluronan metabolism in overloaded temporomandibular joint. *J. Oral Rehabil.* 43 (12): 921–928.

[13] Thie, N.M., Prasad, N.G., and Major, P.W. (2001). Evaluation of glucosamine sulfate compared to ibuprofen for the treatment of temporomandibular joint osteoarthritis: a randomized double blind controlled 3 month clinical trial. *J. Rheumatol.* 28 (6): 1347–1355.

[14] de Souza, R.F., Lovato da Silva, C.H., Nasser, M. et al. (2012). Interventions for the management of temporomandibular joint osteoarthritis. *Cochrane Database Syst. Rev.* 4: CD007261. https://doi.org/10.1002/14651858.CD007261.pub2.

[15] Herndon, C.M., Hutchison, R.W., Berdine, H.J. et al. (2008). Ambulatory care, cardiology, and pain and palliative care practice and research networks of the American College of Clinical Pharmacy. Management of chronic nonmalignant pain with nonsteroidal anti-inflammatory drugs. Joint opinion statement of the ambulatory care, cardiology, and pain and palliative care practice and research networks

of the American College of Clinical Pharmacy. *Pharmacotherapy* 28 (6): 788–805.

[16] Raffa, R. (2006). Pharmacological aspects of successful long-term analgesia. *Clin. Rheumatol.* 25 (Suppl 1): S9–S15.

[17] Dionne, R.A. and Clark, G.T. (2012). Nonopioid analgesics, salicylates, NSAIDs, and corticosteroids for chronic pain. In: *Orofacial Pain: A Guide to Medications and Management* (ed. G.T. Clark and R.A. Dionne), 47–65. Ames, IA: Wiley Blackwell.

[18] Sharav, Y. and Benoliel, R. (2008). Pharmacotherapy of acute orofacial pain. In: *Orofacial Pain and Headache* (ed. Y. Sharav and R. Benoliel), 349–376. St. Louis, MO: CV Mosby.

[19] Dionne, R.A. (2006). Pharmacologic approaches. In: *Temporomandibular Disorders: An Evidenced-Based Approach to Diagnosis and Treatment* (ed. D.M. Laskin, C.S. Greene and W.L. Hylander), 347–357. Hanover Park, IL: Quintessence.

[20] House, A.A., Silva Oliveira, S., and Ronco, C. (2007). Antiinflammatory drugs and the kidney. *Int. J. Artif. Organs* 30 (12): 1042–1046.

[21] Takemoto, J.K., Reynolds, J.K., Remsberg, C.M. et al. (2008). Clinical pharmacokinetic and pharmacodynamic profile of etoricoxib. *Clin. Pharmacokinet.* 47 (11): 703–720.

[22] Hersh, E.V., Balasubramaniam, R., and Pinto, A. (2008). Pharmacologic management of temporomandibular disorders. *Oral Maxillofac. Surg. Clin. North Am.* 20 (2): 197–210.

[23] Teruel, A., Broussard, J.S., and Clark, G.T. (2012). Temporomandibular joint arthritis: implications, diagnosis, and management. In: *Orofacial Pain: A Guide to Medications and Management* (ed. G.T. Clark and R.A. Dionne), 311–325. Ames, IA: Wiley Blackwell.

[24] Tozoglu, S., Al-Belasy, F.A., and Dolwick, M.F. (2011). A review of techniques of lysis and lavage of the TMJ. *Br. J. Oral Maxillofac. Surg.* 49 (4): 302–309.

[25] American Academy of Orofacial Pain, de Leeuw, R., and Klasser, G.D. (eds.) (2018). *Orofacial Pain: Guidelines for Assessment, Diagnosis and Management*, 6e, 175. Chicago: Quintessence Publishing Co.

[26] Clark, G.T. and Sahai-Srivastava, S. (2012). Skeletal muscle relaxants and antispasticity drugs of orofacial pain disorders. In: *Orofacial Pain: A Guide to Medications and Management* (ed. G.T. Clark and R.A. Dionne), 115–128. Ames, IA: Wiley Blackwell.

[27] Winocur, E. and Lobbezoo, F. (2010). Management of bruxism. In: *Current Concepts on Temporomandibular Disorders* (ed. D. Manfredini), 447–458. Chicago, IL: Quintessence.

[28] Rizzati-Barbosa, C.M., Martinelli, D.A., Ambrosano, G.M.B., and de Albergaria- Barbosa, J.R. (2003). Therapeutic response of benzodiazepine, orphenadrine citrate and occlusal splint association in TMD pain. *Cranio* 21 (2): 116–120.

[29] Pramod, G.V., Shambulingappa, P., Shashikanth, M.C., and Lele, S. (2011). Analgesic efficacy of diazepam and placebo in patients with temporomandibular disorders: a double blind randomized clinical trial. *Indian J. Dent. Res.* 22 (3): 404–409.

[30] Alencar, F.G. Jr., Viana, P.G., Zamperini, C., and Becker, A. (2014).

Patient education and self-care for the management of jaw pain upon awakening: a randomized controlled clinical trial comparing the effectiveness of adding pharmacologic treatment with cyclobenzaprine or tizanidine. *J. Oral Facial Pain Headache* 28 (2): 119–127.

[31] Manfredini, D., Romagnoli, M., Cantini, E., and Bosco, M. (2004). Efficacy of tizanidine hydrochloride in the treatment of myofascial face pain. *Minerva Med.* 95 (2): 165–171.

[32] Alpaslan, C., Kahraman, S.A., Durmuslar, C., and Cula, S. (2012). Comparative efficacy of four muscle relaxants on signs and symptoms of the myofascial pain syndrome associated with temporomandibular disorders: a randomized clinical trial. *J. Musculoskelet. Pain* 20 (4): 310–316.

[33] Ella, B., Ghorayeb, I., Burbaud, P., and Guehl, D. (2017). Bruxism in movement disorders: a comprehensive review. *J. Prosthodont.* 26 (7): 599–605.

[34] Kast, R.E. (2005). Tiagabine may reduce bruxism and associated temporomandibular joint pain. *Anesth. Prog.* 52 (3): 102–104.

[35] Brown, E.S. and Hong, S.C. (1999). Antidepressant-induced bruxism successfully treated with gabapentin. *J. Am. Dent. Assoc.* 130 (10): 1467–1469.

[36] Madani, A.S., Abdollahian, E., Khiavi, H.A. et al. (2013). The efficacy of gabapentin versus stabilization splint in management of sleep bruxism. *J. Prosthodont.* 22 (2): 126–131.

[37] Fan, H., Yu, W., Zhang, Q. et al. (2014). Efficacy and safety of gabapentin 1800 mg treatment for post-herpetic neuralgia: a meta-analysis of randomized controlled trials. *J. Clin. Pharm. Ther.* 39 (4): 334–342.

[38] Dym, H. and Israel, H. (2012). Diagnosis and treatment of temporomandibular disorders. *Dent. Clin. N. Am.* 56 (1): 149–161.

[39] Clark, G.T., Gutierrez, M.A., Venturin, J.S., and Ticheimer, S.H. (2012). Psychopharmacologic agents (antidepressants, antipsychotics, anxiolytics, and psychostimulants) used in chronic pain. In: *Orofacial Pain: A Guide to Medications and Management* (ed. G.T. Clark and R.A. Dionne), 129–144. Ames, IA: Wiley Blackwell.

[40] Brown, R.S. and Bottomley, W.K. (1990). The utilization and mechanism of action of tricyclic antidepressants in the treatment of chronic facial pain: A review of the literature. *Anesth. Prog.* 37 (5): 223–229.

[41] Onghena, P. and Van Houdenhove, B. (1992). Antidepressant-induced analgesia in chronic non-malignant pain: A meta-analysis of 39 placebo-controlled studies. *Pain* 49 (2): 205–219.

[42] American Academy of Orofacial Pain, de Leeuw, R., and Klasser, G.D. (eds.) (2013). *Orofacial Pain: Guidelines for Assessment, Diagnosis and Management*, 5e, 156. Chicago, IL: Quintessence.

[43] Alkan, A., Bulut, E., Arici, S., and Sato, S. (2008). Evaluation of treatments in patients with nocturnal bruxism on bite force and occlusal contact area: A preliminary report. *Eur. J. Dent.* 2 (4): 276–282.

[44] Plesh, O., Curtis, D., Levine, J., and WD, M.C. Jr. (2000). Amitriptyline treatment of chronic pain in patients with temporomandibular disorders. *J. Oral Rehabil.* 27 (10): 834–841.

[45] Sharav, Y., Singer, E., Schmidt, E. et al. (1987). The analgesic effect of amitriptyline on chronic facial pain. *Pain* 31 (2): 199–209.

[46] Kreisberg, M.K. (1988). Tricyclic antidepressants: analgesic effect and indications in orofacial pain. *J. Craniomandib. Disord.* 2 (4): 171–177.

[47] Rizzatti-Barbosa, C.M., Nogueira, M.T.P., de Andrade, E.D. et al. (2003). Clinical evaluation of amitriptyline for the control of chronic pain caused by temporomandibular joint disorders. *Cranio* 21 (3): 221–225.

[48] Winocur, E., Gavish, A., Voikovitch, M. et al. (2003). Drugs and bruxism: a critical review. *J. Orofac. Pain* 17 (2): 99–111.

[49] Mohamed, S.E., Christensen, L.V., and Penchas, J. (1997). A randomized double-blind clinical trial of the effect of amitriptyline on nocturnal masseteric motor activity (sleep bruxism). *Cranio* 15 (4): 326–332.

[50] Raigrodski, A.J., Christensen, L.V., Mohamed, S.E., and Gardiner, D.M. (2001). The effect of four-week administration of amitriptyline on sleep bruxism: a double-blind crossover clinical study. *Cranio* 19 (1): 21–25.

[51] Fricton, J. (2007). Myogenous temporomandibular disorders: diagnostic and management considerations. *Dent. Clin. N. Am.* 51 (1): 61–83.

[52] Clark, G.T. (2012). Top 60 most important medications used in an orofacial pain treatment center. In: *Orofacial Pain: A Guide to Medications and Management* (ed. G.T. Clark and R.A. Dionne), 29–46. Ames, IA: Wiley Blackwell.

[53] Pettengill, C.A. and Reisner-Keller, L. (1997). The use of tricyclic antidepressants for the control of chronic orofacial pain. *Cranio* 15 (1): 53–56.

[54] Clark, G. (2015). Evidence-based pharmacologic approaches for chronic orofacial pain. *J. Calif. Dent. Assoc.* 43 (11): 643–654.

[55] Peppin, J.F., Albrecht, P.J., Argoff, C. et al. (2015). Skin matters: a review of topical treatments for chronic pain. part two: treatments and applications. *Pain Ther.* 4 (1): 33–50.

[56] Topp, R., Winchester, L.J., Schilero, J., and Jacks, D. (2011). Effect of topical menthol on ipsilateral and contralateral superficial blood flow following a bout of maximum voluntary muscle contraction. *Int. J. Sports Phys. Ther.* 6 (2): 83–91.

[57] Johar, P., Grover, V., Topp, R., and Behm, D.G. (2012). A comparison of topical menthol to ice on pain, evoked tetanic and voluntary force during delayed onset muscle soreness. *Int. J. Sports Phys. Ther.* 7 (3): 314–322.

[58] Altman, R. and Barkin, R.L. (2009). Topical therapy for osteoarthritis: clinical and pharmacologic perspectives. *Postgrad. Med.* 121 (2): 139–147.

[59] Rothacker, D.Q., Lee, I., and Littlejohn, T.W. 3rd (1998). Effectiveness of a single topical application of 10% trolamine salicylate cream in the symptomatic treatment of osteoarthritis. *J. Clin. Rheumatol.* 4 (1): 6–12.

[60] Lobo, S.L., Mehta, N., Forgione, A.G. et al. (2004). Use of Theraflex-TMJ topical cream for the treatment of temporomandibular joint and muscle pain. *Cranio* 22 (2): 137–144.

[61] Matthews, P., Derry, S., Moore, R.A., and McQuay, H.J. (2009). Topical rubefacients for acute and chronic pain in adults. *Cochrane Database Syst. Rev.* 3: CD007403. https://doi.org/10.1002/14651858. CD007405.pub2.

[62] Deal, C.L., Schnitzer, T.J., Lipstein, E. et al. (1991). Treatment of arthritis with topical capsaicin: a double-blind trial. *Clin. Ther.* 13 (3): 383–395.

[63] Lee, Y.S., Kho, H.S., Kim, Y.K., and Chung, S.C. (2007). Influence of topical capsaicin on facial sensitivity in response to experimental pain. *J. Oral Rehabil.* 34 (1): 9–14.

[64] Firmani, M., Miralles, R., and Casassus, R. (2015). Effect of lidocaine patches on upper trapezius EMG activity and pain intensity in patients with myofascial trigger points: a randomized clinical study. *Acta Odontol. Scand.* 73 (3): 210–218.

[65] Lin, Y.C., Kuan, T.S., Hsieh, P.C. et al. (2012). Therapeutic effects of lidocaine patch on myofascial pain syndrome of the upper trapezius: a randomized, double-blind, placebo-controlled study. *Am. J. Phys. Med. Rehabil.* 91 (10): 871–882.

[66] Dworkin, R.H., Jensen, M.P., Gould, E. et al. (2011). Treatment satisfaction in osteoarthritis and chronic low back pain: the role of pain, physical and emotional functioning, sleep, and adverse events. *J. Pain* 12 (4): 416–424.

[67] Schneider, C. (2011). Traumeel – an emerging option to nonsteroidal anti-inflammatory drugs in the management of acute musculoskeletal injuries. *Int. J. Gen. Med.* 4: 225–234.

[68] Schneider, C., Klein, P., Stolt, P., and Oberbaum, M. (2005). A homeopathic ointment preparation compared with 1% diclofenac gel for acute symptomatic treatment of tendinopathy. *Explore (NY)* 1 (6):

446–452.

[69] Li, L.C., Wong, R.W., and Rabie, A.B. (2009). Clinical effect of a topical herbal ointment on pain in temporomandibular disorders: a randomized placebo-controlled trial. *J. Altern. Complement. Med.* 15 (12): 1311–1317.

[70] Kettenmann, B., Wille, C., Lurie-Luke, E. et al. (2007). Impact of continuous low level heatwrap therapy in acute low back pain patients: subjective and objective measurements. *Clin. J. Pain* 23 (8): 663–668.

[71] Nadler, S.F., Steiner, D.J., Petty, S.R. et al. (2003). Overnight use of continuous low-level heatwrap therapy for relief of low back pain. *Arch. Phys. Med. Rehabil.* 84 (3): 335–342.

[72] Barkin, R.L. (2012). Topical nonsteroidal anti-inflammatory drugs: the importance of drug, delivery, and therapeutic outcome. *Am. J. Ther.* [Epub ahead of print] DOI: https://doi.org/10.1097/MJT.0b013e3182459abd.

[73] Reisner, L. (2011). Pharmacological management of persistent pain in older persons. *J. Pain* 12 (3 Suppl 1): S21–S29.

[74] Shah, S. and Mehta, V. (2012). Controversies and advances in nonsteroidal anti-inflammatory drug (NSAID) analgesia in chronic pain management. *Postgrad. Med. J.* 88 (1036): 73–78.

[75] Rainsford, K.D., Kean, W.F., and Ehrlich, G.E. (2008). Review of the pharmaceutical properties and clinical effects of the topical NSAID formulation, diclofenac epolamine. *Curr. Med. Res. Opin.* 24 (10): 2967–2992.

[76] (2008). Diclofenac gel for osteoarthritis. *Med. Lett. Drugs Ther.* 50 (1284): 31–32. PMID:18425055.

[77] National Institutes of Health. DailyMed. https://dailymed.nlm. nih.gov/dailymed/ drugInfo.cfm?setid=58bf29db-40f7-4ce2-9108-96baa2aa27bc. Accessed November 1, 2018.

[78] Medbroadcast. Voltaren Emulgel. https:// www.medbroadcast.com/ drug/getdrug/ voltaren-emulgel. Accessed November 1, 2018.

[79] Di Rienzo Businco, L., Di Rienzo Businco, A., D'Emilia, M. et al. (2004). Topical versus systemic diclofenac in the treatment of temporo-mandibular joint dysfunction symptoms. *Acta Otorhinolaryngol. Ital.* 24 (5): 279–283.

[80] McCarberg, B.H. and Argoff, C.E. (2010). Topical diclofenac epolamine patch 1.3% for treatment of acute pain caused by soft tissue injury. *Int. J. Clin. Pract.* 64 (11): 1546–1553.

[81] Galer, B.S. (2011). A comparative subjective assessment study of PENNSAID(®) and Voltaren Gel(®), two topical formulations of diclofenac sodium. *Pain Pract.* 11 (3): 252–260.

[82] Senye, M., Mir, C.F., Morton, S., and Thie, N.M. (2012). Topical nonsteroidal anti-inflammatory medications for treatment of temporomandibular joint degenerative pain: a systematic review. *J. Orofac. Pain* 26 (1): 26–32.

[83] National Institutes of Health. DailyMed. https://dailymed.nlm.nih.gov/dailymed/ drugInfo.cfm?setid=f1c40164-4626-4290- 9012-c00e33420a33. Accessed November 1, 2018.

[84] Lewis, M.A., Sankar, V., De Laat, A., and Benoliel, R. (2007). Management of neuropathic orofacial pain. *Oral Surg. Oral Med. Oral Pathol. Oral Radiol. Endod.* 103 (Suppl): S32.e1–S32.e24.

[85] ConsumerLab.com. S-Adenosylmethionine (SAMe). https://www.consumerlab.com/ reviews/SAM-e_Review_Comparisons/ SAMe. Accessed November 1, 2018.

[86] Simental-Mendía, M., Sánchez-García, A., Vilchez-Cavazos, F. et al. (2018). Effect of glucosamine and chondroitin sulfate in symptomatic knee osteoarthritis: a systematic review and meta-analysis of randomized placebo-controlled trials. *Rheumatol. Int.* 38 (8): 1413–1428.

[87] Sherman, A.L., Ojeda-Correal, G., and Mena, J. (2012). Use of glucosamine and chondroitin in persons with osteoarthritis. *PM R* 4 (5 Suppl): S110–S116.

[88] ConsumerLab.com. Joint Health Supplements Review (Glucosamine, Chondroitin, MSM, Boswellia, Supplements). https://www.consumerlab.com/reviews/ Review_Glucosamine_Chondroitin_MSM_ Boswellia_Supplements/jointsupplements. Accessed November 1, 2018.

[89] Cahlin, B.J. and Dahlstrom, L. (2011). No effect of glucosamine sulfate on osteoarthritis in the temporomandibular joints – a randomized, controlled, short-term study. *Oral Surg. Oral Med. Oral Pathol. Oral Radiol. Endod.* 112 (6): 760–766.

[90] Brignardello-Petersen, R. (2018). There seems to be similar improvement in pain and mouth opening limitation when comparing glucosamine supplements with a placebo or ibuprofen in patients with temporomandibular joint osteoarthritis. *J. Am. Dent. Assoc.* 149 (10): e135.

[91] Melo, G., Casett, E., Stuginski-Barbosa, J. et al. (2018). Effects of glucosamine supplements on painful temporomandibular joint osteoarthritis: a systematic review. *J. Oral Rehabil.* 45 (5): 414–422.

[92] Hochberg, M.C., Martel-Pelletier, J., Monfort, J. et al. (2016). Combined chondroitin sulfate and glucosamine for painful knee osteoarthritis: a multicentre, randomised, double-blind, non-inferiority trial versus celecoxib. *Ann. Rheum. Dis.* 75 (1): 37–44.

[93] Damlar, I., Esen, E., and Tatli, U. (2015). Effects of glucosamine-chondroitin combination on synovial fluid IL-1β, IL-6, TNF-α and PGE2 levels in internal derangements of temporomandibular joint. *Med. Oral Patol. Oral Cir. Bucal.* 20 (3): e278–e283.

[94] Dahmer, S. and Schiller, R.M. (2008). Glucosamine. *Am. Fam. Physician* 78 (4): 471–476.

[95] Withee, E.D., Tippens, K.M., Dehen, R. et al. (2017). Effects of Methylsulfonylmethane (MSM) on exercise-induced oxidative stress, muscle damage, and pain following a half- marathon: a double-blind, randomized, placebo-controlled trial. *J. Int. Soc. Sports Nutr.* 14: 24.

[96] De Silva, V., El-Metwally, A., Ernst, E. et al. (2011). Evidence for the efficacy of complementary and alternative medicines in the management of osteoarthritis: a systematic review. *Rheumatology (Oxford)* 50 (5): 911–920.

[97] Kim, J., Lee, E.Y., Koh, E.M. et al. (2009). Comparative clinical trial of S-adenosylmethionine versus nabumetone for the treatment of knee osteoarthritis: an 8-week, multicenter, randomized, double-blind, double-dummy, phase IV study in Korean patients. *Clin. Ther.* 31 (12): 2860–2872.

[98] Gregory, P.J., Sperry, M., and Wilson, A.F. (2008). Dietary supplements for osteoarthritis. *Am. Fam. Physician* 77 (2): 177–184.

[99] Holland, S., Silberstein, S.D., Freitag, F. et al. (2012). Evidence-based guideline update: NSAIDs and other complementary treatments for episodic migraine prevention in adults: report of the Quality Standards Subcommittee of the American Academy of Neurology and the American Headache Society. *Neurology* 78 (17): 1346–1353.

[100] Sun-Edelstein, C. and Mauskop, A. (2011). Alternative headache treatments: nutraceuticals, behavioral and physical treatments. *Headache* 51 (3): 469–483.

[101] Gremillion, H.A. (2002). Multidisciplinary diagnosis and management of orofacial pain. *Gen. Dent.* 50 (2): 178–186.

[102] Markley, H.G. (2012). CoEnzyme Q10 and riboflavin: the mitochondrial connection. *Headache* 52 (Suppl 2): 81–87.

[103] Danilov, A. and Kurganova, J. (2016). Melatonin in Chronic Pain Syndromes. *Pain Ther.* 5 (1): 1–17.

[104] Vidor, L.P., Torres, I.L., Custódio de Souza, I.C. et al. (2013). Analgesic and sedative effects of melatonin in temporomandibular disorders: a double-blind, randomized, parallel-group, placebo-controlled study. *J. Pain Symptom Manag.* 46 (3): 422–432.

[105] Donaldson, M. and Touger-Decker, R. (2013). Dietary supplement interactions with medications used commonly in dentistry. *J. Am. Dent. Assoc.* 144 (7): 787–794.

[106] DeBar, L.L., Vuckovic, N., Schneider, J., and Ritenbaugh, C. (2003). Use of complementary and alternative medicine for temporomandibular disorders. *J. Orofac. Pain* 17 (3): 224–236.

[107] Weiner, D.K. and Ernst, E. (2004). Complementary and alternative approaches to the treatment of persistent musculoskeletal pain. *Clin. J. Pain* 20 (4): 244–255.

第18章 其他口腔治疗
Other Dental Procedures

常见问题和解答

问：在哪些情况下，读者会建议牙科医生通过调整咬合来治疗颞下颌关节紊乱病（TMD）？

答：作者建议患者在首次就诊时调整咬合的唯一的情况是，患者的 TMD 症状是由于修复的牙与原有牙列不协调而出现的，或者 TMD 症状是由于咬合干扰导致可逆性牙髓炎而出现的。

问：为什么这么多牙科医生认为正畸治疗是一种治疗 TMD 的方法？

答：在正畸治疗过程中，患者的 TMD 体征往往较少出现，而且有人提出，正在进行正畸移动的牙齿对叩诊和对颌牙接触非常敏感，以至于患者暂时减少了他们的副功能行为。这可能是一些临床医生和患者产生错觉的原因，认为正畸治疗对临床上 TMD 的治疗有明显的长期益处。

一个人的咬合越协调，这个人的咬合稳定性就越高，当个体紧咬牙或磨牙时，咀嚼系统的咬合稳定性越高。事实上，没有人天生就有"理想"的咬合关系，提高个体的咬合稳定性可以减少紧咬牙或磨牙对咀嚼系统的负面影响 [1-3]。稳定咬合板通常可以改善患者的咬合稳定性，据推测，这是它可以减少 TMD 症状的机制之一 [1, 4]。

重点

事实上，没有人天生就有"理想"的咬合关系，提高个体的咬合稳定性可以减少紧咬牙或磨牙对咀嚼系统的负面影响。

TMD 患者通常会有翼外肌张力增加和（或）颞下颌关节（TMJ）痛，使得下颌难以处于正中关系和（或）获得可重复的闭合位置 [1, 5, 6]。一些 TMD 患者有翼外肌痉挛，导致髁突处于部分前移的位置，因此这些患者暂时有咬合紊乱。一些 TMD 患者最初由于肌肉和（或）TMJ 紊乱而使下颌保持在一个异常的位置，以至于他们甚至不能闭合到最大牙尖交错位。

由于这些原因（以及其他原因），大多数医生建议 TMD 患者最初不要通过不可逆的咬合治疗 [7, 8]。作者建议患者首次就诊时主要在两种情况下调整咬合：①患者由于修复治疗的修复体与已建立的咬合不协调出现的 TMD 症状；②患者的 TMD 症状是由可逆性牙髓炎引起，该牙髓炎确定为咬合干扰所致（如第 3 章的"牙源性颞下颌关节紊乱病疼痛"部分所讨论的）[1, 9, 10]。在这些情况下，改善咬合比提供传统的 TMD 治疗更经济有效。这通常能解决 TMD 症状，但必须记住，在进行修复治疗后，TMD 症状可能会因为其他原因而出现（参见"第 8 章　继发于牙科治疗的颞下颌关节紊乱病"）。

由于几乎没有一个理想的咬合关系，医生通常可以为每个人找到改善咬合稳定性的牙科治疗方法。医生在考虑应用这种方法减少 TMD 症状的治疗之前，他们必须比较该治疗的预期效果和成本，例如，价格、时间和不良后遗症。

当 TMD 不是患者的主诉时，可能需要通过治疗许多牙科疾病来改善患者的咬合状况，例如，牙齿无法正确咀嚼食物，不良的咬合力导致牙齿移动，松动，牙齿或修复体断裂，牙齿敏感，以及牙周组织的损害 [6, 11]。已经提出了许多不同的牙科治疗方法来缓解 TMD 症状，但总的来说，大多数研究和系统评价发现不足以证明这些改善 TMD 症状的方法是合理的[5, 10, 12-15]。

TMD 与咬合很容易引起争议，但临床医生必须认识到大多数有持续慢性症状的 TMD 患者①需要在睡眠时佩戴稳定咬合板，以提供理想的咬合关系；②并且需要嘱其日间不要将牙齿接触在一起，除非是短暂的吞咽和偶尔进食时碰撞。通过使用以上这两种方法，牙齿几乎不会接触。如果牙齿很少接触，咬合对任何存在的 TMD 症状不是重要的因素，任何咬合治疗对 TMD 症状的进一步缓解只起到很小的作用或根本不起作用。

间歇性疼痛患者的治疗通常需要解决与其疼痛相关的致病因素，即日间疼痛的患者会被给予睡眠时佩戴稳定咬合板，并且这些日间疼痛的患者被教导在此期间不要触碰他们的牙齿。因此，任何咬合治疗对存在的 TMD 症状都可能很少有效果或没有。

对于难以改变他们日常行为的患者，为了有效地减轻日间 TMD 疼痛，作者通常会要求他们在有害行为加重时戴上稳定咬合板和（或）升级行为疗法，而不是提供咬合治疗。人们认为，这通常提供了更经济有效的治疗方案，并因此学会了应对导致肌肉过度紧张的策略，可能对健康提供额外的益处。

一些 TMD 患者已经一次或多次地进行咬合平衡或全口重建，但是仍然有明显的 TMD 症状[16, 17]。作者评估了许多 TMD 患者，他们虽然有多次全口咬合平衡，但仍有显著的疼痛，有一名患者因进行全口重建获得理想的咬合关系而出现 TMD 症状。这位因全口重建而患上 TMD 的患者说，他以前不能达到最大牙尖交错位，但现在可以并喜欢不间断地咬合牙齿。

相反，尽管一些患者咬合情况很糟糕（咬合稳定性差），但是并没有 TMD 的体征或症状。咬合治疗往往比较昂贵，并且只是试图解决 TMD 多因素的一个方面。本书中提供的 TMD 治疗相对实惠（在价格、时间、不良后遗症等方面），并且症

状改善比咬合治疗更明显。

> **重点**
>
> 咬合治疗往往比较昂贵，并且只是试图解决 TMD 多因素的一个方面。

> **快速会诊**
>
> **使用多学科治疗方法**
> 本书中提供的 TMD 治疗相对实惠（在价格、时间、不良后遗症等方面），并且症状改善比咬合治疗更明显。

一项长达 20 年纵向前瞻性研究和一个系统的文献综述支持这一观点，即患者维持已久的咬合关系通常不是导致 TMD 症状的重要因素[13, 18]。据推测，人们在不同的下颌位置时下意识地学习牙齿如何咬合，并且他们下意识地形成了对他们来说正常的咬合记忆。如果一个新的修复体与已有的咬合不协调，许多患者不能适应这个新的修复体，并因此产生 TMD 症状[15, 19]。

这就是为什么为患者建立一个长期理想化的咬合关系，通常不是一种经济有效的 TMD 治疗方法，而一个新的修复体与已建立的咬合相协调在口腔修复学中至关重要。

> **重点**
>
> 患者建立一个长期理想化的咬合关系通常不是一种经济有效的 TMD 治疗方法，而一个新的修复体与已建立的咬合相协调在口腔修复学中至关重要。

据观察，许多牙科医生更喜欢使用他们常用的方法来治疗 TMD，例如，咬合平衡、修复治疗、正畸或正颌手术。这些治疗方法主要试图增加咬合的稳定性，并且只是许多治疗 TMD 方法中的一种。牙科医生必须记住，还有许多其他专业人员也可以通过其他方法治疗 TMD 患者。

如果临床医生观察到，正畸、正颌手术、修复或其他口腔治疗可以改善患者的咬合稳定性，则必须将该治疗的预期效果与其成本进行比较，例如，在价格、时间和不良后遗症方面。当比较效益和成本时，如果只是为了减少 TMD 症状，那么咬合治疗不是很有价值。如果患者希望进行该治疗，则应根据排除 TMD 治疗预期来决定是否继续进行，例如，改善美学或咀嚼效率[20, 21]。

作者相信，未来将会有更好的指南，将咬合治疗与 TMD 治疗相结合。例如，已经观察到，仅通过拔除第三磨牙有些患者的 TMD 症状就得到了缓解。可能是，第三磨牙萌出形成不协调的咬合关系会降低咬合稳定性，如果患者易患 TMD 则可能会导致患者出现 TMD 症状。这可能是拔除第三磨牙可以消除患者症状的原因。据推测，第三磨牙深度磨损或与其他第三磨牙咬合不协调可能是第三磨牙拔除使 TMD 症状显著缓解的因素。也有报道，许多 TMD 患者拔除第三磨牙并没有改善 TMD 的症状。将咬合治疗与 TMD 治疗相结合仍需要进一步的研究。

快速会诊
结合咬合治疗和传统的 TMD 治疗 *作者相信，未来将会有更好的指南，将咬合治疗与 TMD 治疗相结合。*

一、咬合平衡

多年来，咬合平衡一直被推荐用于治疗 TMD[3, 22, 23]，最近网站的一项调查发现，67% 的 TMD 是由于咬合问题或错𬌗所引起的[24]。咬合平衡通常会增加咬合稳定性，从而增加咀嚼系统对在副功能行为中所产生负荷的承受能力[1, 6]。

一些临床医生通过调整最明显的咬合干扰来提供局部咬合平衡，但结果不可预测，并可能导致一些 TMD 患者的症状加重（图 18-1）[25, 26]。例如，患者可能在第二磨牙上有明显的咬合干扰，

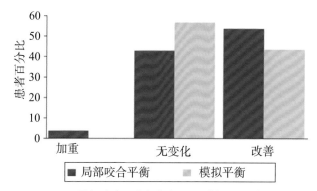

局部咬合平衡与模拟平衡相比

▲ 图 18-1 局部咬合平衡仅提供了比模拟平衡稍好的症状改善，并导致一些个体症状加重[25]

为此患者已经潜意识地形成了咬合记忆，以避免接触。当第二磨牙的咬合干扰被移除时，第一磨牙会出现与第二磨牙相同的方式的咬合干扰。一旦第二磨牙的咬合干扰被调整，患者可能出现新的第一磨牙咬合干扰，并且 TMD 症状加重。如果进行了局部咬合平衡调整，医生需要提醒患者避免新接触点的咬合。

在改善 TMD 症状方面，完全全口咬合平衡比部分咬合平衡更易预测，在评估 TMD 症状变化的研究中更常应用[15, 27, 28]。这些研究中的一些患者症状加重，并且常见治疗后牙热敏感[15, 29]。

直观地说，人们推断，稳定咬合板通常可以提供一个比全口咬合平衡更理想的咬合关系，因为在稳定咬合板的某些部位可以增加丙烯酸以提供更理想的咬合。例如，在上颌前牙舌面添加额外的丙烯酸可能会立即解除后牙的咬合（连接前牙）。在一项对比研究中，医生平均花费了 4 次的 1 小时就诊，平衡受试者的牙列。另一组受试者使用了稳定咬合板结合居家训练，TMD 症状得到了显著改善（图 18-2）[16]。

在文献中，咬合平衡的三个方面已经形成共识。

1. 咬合平衡不应作为 TMD 患者的首要治疗方案，除非在特定情况下，例如，当症状是由于不协调的修复体所致[7, 11]。由于翼外肌的张力增加和（或）TMJ 关节痛，TMD 患者的下颌可能很

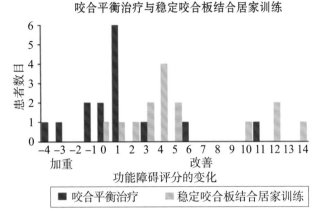

▲ 图 18-2 稳定咬合板结合居家训练比 4 次 1 小时的咬合平衡治疗更有利于改善颞下颌关节紊乱病症状[16]

难定位在正中关系和（或）获得可重复的咬合位置[1, 6]。如果牙列在不希望的位置保持平衡，可能会出现灾难性的后果。其中一位作者在参加他的 TMD 协会之前，被指导并练习使用咬合治疗作为他对 TMD 患者的主要治疗方法。一些患者变得非常痴迷，不断地试图寻找微小的咬合差异，如果调整不完美，几乎不可能满足他们。

2. 咬合平衡不应用于控制或预防 TMD 的体征或症状[5, 10, 12, 30, 31]。

3. 咬合平衡（或任何其他咬合治疗）不是为了维持 TMD 患者通过保守治疗获得的长期的症状改善[9, 32]。这一点在第 19 章的"长期管理"部分有讨论。

如果进行全口咬合平衡，则必须小心谨慎，它有可能会加重 TMD 症状[16]。咬合平衡耗时，操作困难，而且需要很高的精度[6, 26]。

快速会诊

通过全口咬合平衡减少 TMD 症状

如果进行全口咬合平衡，则必须小心谨慎，它有可能会加重 TMD 症状。

二、正畸正颌治疗

许多临床研究都探讨了正畸治疗与 TMD 的关系。纵向研究发现正畸治疗在统计上 TMD 症状显著改善、有改善趋势到无显著改善，各不相同[18, 31, 33-37]。TMD 症状的改善可能是由于咬合稳定性的增加[32]，但正畸治疗也有可能降低个体的咬合稳定性，从而使患者容易出现 TMD 体征或症状[1]。没有证据表明任何特定类型的正畸过程或治疗方法（拔牙或不拔牙）与发生 TMD 的风险增加相关[32, 38-41]。

在正畸治疗阶段，尽管新的咬合干扰发生率很高，但患者 TMD 体征和症状往往较少[42, 43]。一个提出的假设是，正在进行正畸移动的牙齿对叩诊和对颌牙的接触非常敏感，以至于患者暂时减少了他们的副功能行为[42]。这可能是一些医生和患者产生错觉的原因，认为正畸治疗在临床上对 TMD 提供了显著的长期疗效。一项对美国牙科协会成员的调查发现，7% 的口腔医生和 26% 的专家（47% 是正畸医生）使用固定正畸来治疗 TMD 症状[44]。

一旦正畸治疗处于保持阶段，患者的牙齿不再敏感，副功能行为恢复，更容易出现 TMD 症状和体征[42, 43, 45]。这可能是 TMD 症状的出现或复发的基础，而一些患者认为是正畸治疗导致出现了 TMD 的体征和（或）症状。患者在 20 岁和 30 岁时，TMD 体征和症状在频率和严重程度往往有增加的趋势并变得更加复杂[9]，这也是患者在这一年龄段接受正畸治疗的常见时间。一般来说，正畸治疗不会增加或减少患者发生 TMD 的机会，即使医生没有达到特定的理想咬合关系[14, 18, 39-42, 46]。

重点

一般来说，正畸治疗不会增加或减少患者发生 TMD 的机会，即使医生没有达到特定的理想咬合关系。

偶尔，在正畸治疗阶段，会出现 TMD 症状，以至于需要进行 TMD 治疗。当进行 TMD 治疗时，根据症状的严重程度，正畸治疗可能需要减慢或暂时停止[2, 41]。TMD 治疗可能涉及"TMD 自

我疗法"*、药物治疗、辅助治疗和（或）咬合板治疗[2, 35]。如果咬合板治疗被认为是必要的，一些医生可能想要继续移动牙齿，并使用部分覆盖的咬合板、内有弹簧或插孔螺丝的咬合板，或者在个别牙齿上添加单个的"豆荚"大小黏固剂（例如玻璃离子）来充当微型咬合板[2]。

隐适美治疗似乎也有类似的结果，但它使用了覆盖牙齿咬合面的热塑性外壳。这种类型的咬合板被用于研究，并对 TMD 症状的有些改善[47]，在临床上，它似乎在佩戴时可以防止 TMD 症状的发生。如果在完成正畸治疗后使用 Essix 保持器，也有这种效果。

进行正畸治疗的医生应该告诉要正畸的患者可能会出现 TMD 症状或症状加重，并准备好应对出现 TMD 症状或症状加重[2]。由于在正畸治疗过程中可能会出现 TMD 症状和体征，因此在正畸治疗前进行 TMD 筛查[41]。

尽管在正畸治疗期间，TMD 症状往往会减轻，但建议以下患者推迟正畸治疗，直到他们的症状充分减轻。

1. 使用咬合板治疗的 TMD 患者无法忍受没有咬合板。建议在开始正畸治疗之前，通过辅助的 TMD 治疗进一步减轻他们的 TMD 症状。

2. TMD 患者具有明显的 TMD 疼痛，他们希望症状立即减轻。这些患者应该给予传统的 TMD 治疗，以充分减轻他们的症状。

3. 可复性关节盘移位伴间歇性绞锁的患者，每周发生一次以上。正畸治疗可能会加剧患者的 TMD 症状，使他们的绞锁症状从间歇性进展到持续性。持续性绞锁将比间歇性绞锁更难治疗。这些患者应给予传统的 TMD 治疗，以充分减轻这种症状。由于这些患者的 TMD 症状有可能中断他们的正畸治疗，因此建议在开始正畸治疗之前进行 TMD 治疗。一项对比研究发现，在正畸治疗前消除的 TMD 症状在随后的正畸过程中不太

*. 相关资料获取见文前补充说明。

可能复发[43]。

为了矫正骨性错𬌗，可以考虑正颌外科手术结合正畸治疗。正颌外科手术后，TMD 症状和体征以及术后髁突吸收的变化似乎各不相同[48, 49]。正颌外科手术似乎对轻微的 TMD 症状有改善的趋势[48-51]。在接受双侧下颌支矢状骨劈开术的患者中，髁突吸收的发生率约为 6%，这种现象通常在术后 6 个月至 2 年后才变得明显[48, 52]。

一些患者接受正颌外科手术的原因可能是有 TMD 症状。有一项研究报道，28% 的患者通过接受下颌截骨前移术以减轻他们的 TMD 症状，而 18% 的患者通过接受该手术以预防将会出现的 TMD 病症[49]。

文献表明，很少有以减轻 TMD 症状为特定目的的颌面不对称和生长异常的外科治疗适应证，应该遵循对其影响因素的仔细评估和处理[9, 49]。然而，对于那些需要改善美学、功能和（或）咬合稳定性的严重骨性错𬌗的 TMD 患者，通常选择正颌外科手术治疗。

正畸和正颌治疗通常可以改善咬合的稳定性，从而减少磨牙和（或）紧咬牙对咀嚼系统的负面影响[1-3]。这些治疗既昂贵又耗时，而且研究表明，大多数患者的 TMD 症状没有在临床上得到显著的改善。本书中推荐的治疗方法在控制 TMD 症状方面更经济有效。

三、修复治疗

修复治疗可以通过修复缺失的牙齿、修复与对颌无接触的牙齿以及为轻微的牙列不齐提供更理想的咬合关系，来增加患者的咬合稳定性。通过修复治疗改善咬合稳定性是非常昂贵和耗时的，而且需要定期更换修复体。

在缩窄的牙列中修复缺失的磨牙似乎对 TMD 没有好处。最近一项长达 5 年的研究表明，在缩窄的牙列中修复缺失的磨牙并不能改善或预防 TMD 症状[53]。同样，一项长达 8 年的 TMJ 影像研究显示，在没有进行牙齿修复的牙列缩窄的患

者中，TMJ 关节内紊乱没有明显的缓解[54]。

如果患者的主诉是 TMD 症状，本书中提供的治疗方法相对经济有效（在价格、时间、不良后遗症等方面）。并将提供比修复治疗更明显的症状改善。当比较收益和成本时，如果仅仅为了减少 TMD 症状，修复治疗不是一项很有价值的方法[8, 55, 56]。此外，睡眠中有副功能行为的患者在进行大范围的口腔修复后，通常需要在睡眠期间佩戴稳定咬合板[20]。

快速会诊

通过修复治疗减少 TMD 症状

当比较收益和成本时，如果仅仅为了减少 TMD 症状，修复治疗不是一项很有价值的方法。

如果医生正在考虑进行口腔修复，应该根据非 TMD 益处预期做出决定，例如，恢复功能和改善美观[20, 21]。本书一位作者曾经有一位全口义齿的 TMD 患者，为她提供了一个上颌丙烯酸类稳定咬合板，在她的上颌义齿上每天 24 小时佩戴该咬合板，包括吃饭时（不建议天然牙齿的患者如此频繁地佩戴咬合板或进食时佩戴），她的 TMD 症状改善了约 50%。患者坚信自己的问题是她的义齿所导致，并不顾医生的建议，制作了一副新的义齿。这位牙科医生采取了非常措施，尽可能获得最准确的下颌位置，并为她制作了一套非常好的义齿。不出所料，患者的 TMD 症状并没有进一步改善。

修复治疗可以改善或降低颌骨咀嚼的稳定性，并可导致或加剧 TMD 症状[56, 57]。曾有进行或正在进行固定义齿修复的患者，因与该治疗相关的牙痛而出现 TMD 症状，以及因长期的牙科治疗而出现咀嚼肌和 TMJ 疼痛。

TMD 是一种常见的疾病，因此一些希望进行口腔修复治疗的患者会出现 TMD 症状。牙科医生需要谨慎处理这些患者，因为他们通常会有

翼外肌张力增加和（或）TMJ 关节痛，使下颌难以定位到正中关系和（或）获得可重复的咬合位置[1, 6]。

由于修复治疗过程中大张口，其中一些患者会出现翼外肌和（或）TMJ 关节痛，以至于他们不能闭合到最大牙尖交错位，因此新义齿上的咬合要调整。这些患者需要在修复治疗前减轻 TMD 症状到令人满意的地步，在治疗前给患者预先用药，或在治疗期间提供氧化亚氮 – 氧气吸入。表 8-3 "预防牙科治疗加重 TMD" 中提供了具体的建议。

如果患者有 TMD 症状，需要进行大范围的修复治疗，或者需要在不同于最大牙尖交错位进行修复，医生应首先控制 TMD[21, 55, 58, 59]。TMD 症状在修复治疗前控制得越好，最终的咬合效果可能就越好[60]。如果患者在睡眠期间有明显的副功能行为，表 3-3 为需要进行多次修复的 TMD 患者提供了稳定咬合板的替代方案。

如果 TMD 症状明显，并计划进行大范围的修复治疗，医生可能希望在开始修复治疗之前将患者保持在这种稳定状态 6 个月。对某些患者可能需要进行临床判断和一定程度的协调[55, 56]。已有研究表明，有明显功能障碍的患者义齿修复失败率较高[61]。因此，为这些患者提供咬合板以供睡眠时佩戴和（或）尝试减少患者日常的副功能行为将是明智的。

诊疗技巧

在大范围的修复治疗之前控制 TMD

如果患者有 TMD 症状，需要进行大范围的修复治疗，或者需要在不同于最大牙尖交错位进行修复，医生应首先控制 TMD。

因为有更便宜的治疗方案（在价格、时间、不良后遗症等方面），为 TMD 提供更好的改善，修复治疗不应被作为 TMD 的治疗，也不需要用来防止 TMD 复发[9, 55, 59, 62]。患有 TMD 并需要大范围

修复治疗的患者应该在开始修复之前使疾病稳定下来。

四、颞下颌关节外科和植入物

TMJ外科适用于各种病理情况的治疗。在TMD患者中，其目的是改善他们的症状和功能障碍，而不是使TMJ盘－髁突关系"正常"。MRI研究支持了这样一种观点，即移位的关节盘通常只是TMD的一个很小的因素，该研究报道称，关节盘位置与TMJ症状之间没有关系[10, 63]，而且大部分普通人群有移位的关节盘，但没有TMD症状[64, 65]。此外，通过手术移动到正常位置的关节盘可能会再次移位[66, 67]。

当使用保守的TMD治疗方案时，正如本书所述，TMD患者需要TMJ外科治疗的情况相对较少。一项追踪了2000多名TMD患者的研究发现，只有2.5%的患者接受了TMJ外科治疗（1.4%的关节灌洗术，1.0%的关节内镜检查，0.1%的开放性关节手术）[68]。近年来，关节灌洗术已被证明对大多数接受TMJ外科治疗的患者有效，现在可能是TMJ最常见的外科治疗措施[67, 69]。

TMD转诊对象是具有特定诊断的患者，他们没有从保守治疗中获得足够的改善，希望比传统的保守TMD治疗更好地改善，或者将不会从保守TMD治疗中受益。与保守治疗相比，接受TMJ外科治疗的患者存在相当大的性别差异。外科治疗的男女比例为1∶10，而非外科治疗的男性与女性比例为1∶2[70]。

TMJ外科治疗的成功似乎与外科医生的经验和病例选择有关。TMJ手术最成功的是那些TMJ有局限性疼痛的患者，而不是范围更广的疼痛[66, 71]。当这些患者被要求确定他们疼痛的位置时，他们用食指直接指向他们的TMJ。此外，有副功能行为的患者的预后不如无副功能行为的患者[72]。

TMJ外科治疗不是对所有经过适当选择和治疗的患者都有帮助。没有明确的科学方法来决定哪些TMD患者应该转诊给外科医生[73]。为了提供转诊指导，以下观点基于文献和作者的临床经验。

除明显的原因（如感染、骨折或肿瘤生长）外，医生可能希望将TMD患者转诊给外科医生的主要有三种TMD疾病，即TMJ关节痛、不可复性关节盘移位伴张口受限（闭口绞锁）和TMJ强直。

> **重点**
>
> 除了明显的原因（如感染、骨折或肿瘤生长）外，医生可能希望将TMD患者转诊给外科医生的主要TMD疾病是TMJ关节痛、不可复性关节盘移位伴张口受限和TMJ强直。

TMJ关节痛：在TMD患者中很常见，通常是由于过度的副功能活动导致TMJ超负荷[10, 67, 71, 74]，一般通过保守治疗缓解[67, 75]。侵入性治疗通常可以迅速减轻TMJ关节痛及其相关症状。训练有素的医生可能会发现，TMJ皮质类固醇或透明质酸钠注射可以充分缓解症状，或者可能需要冲洗（关节灌洗）或通过手术清除炎症和疼痛介质[76-78]。当通过手术移除这些介质时，通常在手术结束时应用皮质类固醇或透明质酸钠以获得有效的抗炎效果[78, 79]。

外科治疗的选择将根据患者的病史、体征、症状和影像表现，以及医生的临床检查、培训和经验而有所不同。如果只需要去除炎症和疼痛介质，关节灌洗术很可能是首选的治疗方法。如果考虑在TMJ内进行手术，可以推荐关节内镜手术或关节开放手术。这些外科治疗的选择将在后面解释。

由于TMJ关节痛通常继发于过度的副功能活动，这种活动需要适当减少，否则侵入性外科治疗后关节痛可能会复发。因此，在外科转诊治疗TMJ关节痛之前，应该尽量用有帮助的保守治疗方法[67, 80]。

考虑将主要由 TMJ 关节痛引起的 TMD 症状患者转诊有以下情况：病因尽可能得到控制，保守治疗未能充分缓解疼痛，以及 TMJ 疼痛严重，需要进行侵入性外科治疗。请记住，如果持续的病因没有得到充分的控制，关节痛可能会在外科治疗后复发。

张口受限（闭口绞锁）、不可复性 TMJ 盘移位：一般可采用保守治疗（见第 10 章）。如果保守治疗对患者症状没有改善，治疗进展缓慢使人感到沮丧，或者希望通过 TMJ 注射、关节灌洗术或关节内镜手术获得快速改善，则侵入性外科治疗是一种选择 [67, 76, 78, 81]。

研究表明，保守治疗、TMJ 注射、关节灌洗术和关节内镜手术对这种疾病提供了相同程度的改善 [67, 69, 76, 78, 82-84]。冲洗 TMJ 中的疼痛及炎症介质似乎可以消除由这些介质引起的 TMJ 疼痛，同时在这些治疗过程中运动下颌似乎可以迅速拉伸关节盘后组织和（或）粘连，从而使患者恢复正常的张口度 [80]。如果持续的致病因素（副功能行为等）在外科治疗前没有得到充分的控制，炎症和疼痛介质（导致 TMJ 关节疼痛）在外科治疗后可能会再次出现 [84, 85]，所以需要解决病因以缓解新的症状。

当患者有以下情况时可以考虑转诊，当患者的 TMD 症状在保守治疗中没有改善；对治疗进展缓慢感到沮丧，并希望通过外科治疗干预更快获得预期的结果，或者希望通过 TMJ 注射、关节灌洗术或关节内镜手术获得快速的改善。

这种疾病的患者在保守治疗后没有得到充分的改善，常常转诊给口腔外科医生。请记住，如果持续的病因没有得到充分的控制，TMJ 关节痛可能会在外科治疗后复发。

TMJ 强直：可能是由于 TMJ 内的纤维或骨性愈合使髁突的活动受限，通常无疼痛。最常见的原因是儿童时期的创伤，可以是单侧的也可以是双侧的 [86-88]。在大张口对强直的 TMJ 进行触诊，

将显示没有或非常有限的髁突滑动运动。TMD 的保守治疗将不会改善患者由于关节强直而导致的张口受限 [89]。

纤维性强直的治疗取决于功能障碍和不适的程度。如果患者有足够的功能和轻微的不适，则不需要治疗。如果患者希望解锁关节盘 – 髁突复合体，则需要进行 TMJ 外科治疗（例如，关节内镜检查或开放性关节手术）。

骨性强直很少见，关节开放手术需要切除和重塑关节骨性结构或用关节假体替代 [86-88, 90]。当患者的功能障碍和不适程度需要外科治疗时，关节强直的患者应考虑转诊。

传统的 TMJ 外科治疗：有注射治疗、关节灌洗术、关节内镜检查和关节开放手术，也可以考虑关节置换术。

TMJ 注射：麻醉药、类固醇或透明质酸钠（FDA 尚未批准用于 TMJ）已被推荐用于不可复性 TMJ 关节盘移位伴张口受限 [76, 81, 91-93]。对于慢性 TMJ 关节痛的患者，注射治疗症状通常会有所改善，然后疼痛又可能会慢慢地出现，因为潜在的持续性病因（副功能行为等）没有得到充分的控制。反复注射皮质类固醇会导致髁突退行性变，因此在一年的时间内通常仅限于两次注射治疗 [23, 94]。

关节灌洗术：通常在外科门诊手术室进行，使用静脉注射镇静的局部麻醉。在手术过程中，使用两个通道用生理盐水持续冲洗 TMJ。①通常手法活动下颌使盐水进入 TMJ 间腔；②盐水的流出可以间断地停止，使盐水能够扩张关节囊并牵拉粘连；③通常将下颌运动，以牵拉粘连，并确保患者在术后没有机械性受限并获得良好的张口度。通常手术结束时在关节腔内注射类固醇或透明质酸钠，患者在术后几天内坚持进软食 [1, 80, 95]。

治疗伴有疼痛的张口受限患者，成功率约为 88%。这项手术没有明显的并发症；患者在手术后 1 天左右的时间里，TMJ 有暂时性肿胀和酸痛，并

有轻微的后牙开𬌗[67]。

关节内镜检查：通常在手术室进行，使用全身麻醉。两个通道用来用生理盐水持续冲洗 TMJ，一个通道的摄像头将图像投到电视监视器上。一些外科医生通过另一个通道使用激光去除粘连，甚至关节盘复位，但大多数外科医生只是通过关节内镜清扫或冲洗通道来打断或牵拉粘连。在手术过程中，下颌同时进行手法复位，以确保患者在术后没有机械性受限并获得良好的张口度。患者在术后几天内坚持进软食，给予镇痛药以控制疼痛，并立即开始下颌运动[80, 96]。

多项研究报道，伴有疼痛的张口受限患者，治疗成功率为 85%～90%。并发症比关节灌洗术更常见，据报道在 2%～10%，并且通常是可逆的。手术后患者 TMJ 有暂时的肿胀和酸痛，并且有暂时性的后牙开𬌗[67, 69, 80]。

关节开放性手术：通常是在手术室进行，使用全身麻醉，通常需要在术后住院 1～2 天。与过去相比，这种手术要少很多。它使外科医生能够获得比关节内镜更好的可视性和可接触性，通常在治疗骨性关节强直、去除先前放置的异体关节盘、肿瘤切除等时都需要[80, 96]。

如果一个健康的关节盘出现严重的机械干扰，可以通过开放性关节手术重新复位关节盘，并要求患者在 6 周内坚持进软食。如果病变或变形的关节盘造成严重的机械干扰，则摘除病变或变形的关节盘，并要求患者坚持 6 个月进软食[80]。

手术后，患者通常会出现耳前肿胀、后牙开𬌗和张口受限，一般在 2 周内消失。最常见的并发症是面神经损伤，通常在 3 个月内痊愈。再次的关节开放性手术成功率较低，2 次手术后，成功率接近于零[80]。

关节置换：可以是 TMJ 的部分置换（即仅限于髁突）或全部置换。外科医生可以用患者身体的组织（即用肋骨来替换髁突）或用各种可用的同种异体假体来替换关节的一部分。

美国有两种同种异体全关节置换术。一种是定制的假体（TMJ 患者适配的 TMJ 重建系统），需要患者进行 CT 扫描，从中制作患者头部的丙烯酸（立体光固化）模型。外科医生对模型进行计划手术，在模型上制备假体，然后将带有假体的模型送到外科医生那里确认。这些定制的植入物通常需要 1～3 个月的时间来制造。其他的全关节置换（Biomet 微型固定 TMJ 置换系统）是各种大小和形状的原装假体。这两种全关节置换术提供了相同的极佳的手术效果[97, 98]。

接受过多次 TMJ 手术的慢性 TMD 患者疼痛减轻通常大约有 50%，以及全关节置换术后张口度增加 10～15mm[80]。与之前讨论的手术相比，这种手术发生并发症的风险更高（例如，5% 的患者手术后发生一过性面神经损伤），与经验丰富的外科医生合作很重要[90, 99, 100]。

如果读者的患者进行了 TMJ 置换，并且不确定患者的置换类型或治疗方法，建议读者将患者转诊到在该领域拥有更多专业知识的人，或与其合作。

异体关节盘植入物：20 世纪 70 年代和 80 年代，由聚四氟乙烯塑料和硅橡胶组成的异体关节盘植入物被用作关节盘的假体替代物。它们有碎裂，异物刺激反应，导致髁突和关节窝的进行性退变。已经为这些植入物和全关节假体推荐了一种详细的治疗方案[101]。如果医生不确定植入物的类型或治疗方法，建议将患者转诊给在该领域拥有更多专业知识的人，或与其合作。

术后训练是手术成功的一个非常重要的部分[102]。如果理疗师参与患者的随访，合适的做法是患者在手术前转诊到理疗师。使患者能够了解术后训练，安排术后预约，开始训练。TMJ 手术后接受物理治疗的患者效果更好[103, 104]。手术后立即使用稳定咬合板有争议。

参考文献

[1] Okeson, J.P. (2013). *Management of Temporomandibular Disorders and Occlusion*, 7e, 65, 198–199, 328, 375, 422. St. Louis, MO: CV Mosby.

[2] Morrish, R.B. Jr. and Stround, L.P. (1995). Long-term management of the TMD patient. In: *Clinical Management of Temporomandibular Disorders and Orofacial Pain* (ed. R.A. Pertes and S.G. Gross), 273–295. Chicago, IL: Quintessence.

[3] Tarantola, G.J., Becker, I.M., Gremillion, H., and Pink, F. (1998). The effectiveness of equilibration in the improvement of signs and symptoms in the stomatognathic system. *Int. J. Periodontics Restorative Dent.* 18 (6): 594–603.

[4] Fricton, J., Look, J.O., Wright, E. et al. (2010). Systematic review and metaanalysis of randomized controlled trials evaluating intraoral orthopedic appliances for temporomandibular disorders. *J. Orofac. Pain* 24 (3): 237–254.

[5] List, T. and Axelsson, S. (2010). Management of TMD: evidence from systematic reviews and meta-analyses. *J. Oral Rehabil.* 37 (6): 430–451.

[6] Dawson, P.E. (2007). *Functional Occlusion: From TMJ to Smile Design*, 13–14, 86–89, 346–348, 393–417. St Louis, MO: CV Mosby.

[7] Fricton, J.R. and Schiffman, E.L. (2008). Management of masticatory myalgia and arthralgia. In: *Orofacial Pain: From Basic Science to Clinical Management* (ed. B.J. Sessle, G.J. Lavigne, J.P. Lund and R. Dubner), 179–185. Chicago, IL: Quintessence.

[8] Dental Practice Parameters Committee (1997). American Dental Association's dental practice parameters: temporomandibular (craniomandibular) disorders. *J. Am. Dent. Assoc. Suppl.* 128: 29–32.

[9] American Academy of Orofacial Pain, de Leeuw, R., and Klasser, G.D. (eds.) (2013). *Orofacial Pain: Guidelines for Assessment, Diagnosis and Management*, 5e, 130, 163–165. Chicago, IL: Quintessence.

[10] Manfredini, D. (2010). Fundamentals of TMD management. In: *Current Concepts on Temporomandibular Disorders* (ed. D. Manfredini), 305–317. Chicago, IL: Quintessence.

[11] American Academy of Orofacial Pain, de Leeuw, R., and Klasser, G.D. (eds.) (2018). *Orofacial Pain: Guidelines for Assessment, Diagnosis and Management*, 6e, 184–185. Chicago: Quintessence Publishing Co.

[12] Koh, H. and Robinson, P.G. (2003). Occlusal adjustment for treating and preventing temporomandibular joint disorders. *Cochrane Database Syst. Rev.* (1): CD003812. https://doi. org/10.1002/14651858. CD003812.pub2.

[13] Fricton, J. (2006). Current evidence providing clarity in management of temporomandibular disorders: summary of a systematic review of randomized clinical trials for intra-oral appliances and occlusal therapies. *J. Evid. Based Dent. Pract.* 6 (1): 48–52.

[14] Rinchuse, D.J. and McMinn, J.T. (2006). Summary of evidence-based systematic reviews of temporomandibular disorders. *Am. J. Orthod. Dentofac. Orthop.* 130 (6): 715–720.

[15] Michelotti, A., Farella, M., Gallo, L.M. et al. (2005). Effect of occlusal interference on habitual activity of human masseter. *J. Dent. Res.* 84 (7): 644–648.

[16] Wenneberg, B., Nystrom, T., and Carlsson, G.E. (1988). Occlusal equilibration and other stomatognathic treatment in patients with mandibular dysfunction and headache. *J. Prosthet. Dent.* 59 (4): 478–483.

[17] Yatani, H., Minakuchi, H., Matsuka, Y. et al. (1998). The long-term effect of occlusal therapy on self-administered treatment outcomes of TMD. *J. Orofac. Pain* 12 (1): 75–88.

[18] Magnusson, T., Egermarki, I., and Carlsson, G.E. (2005). A prospective investigation over two decades on signs and symptoms of temporomandibular disorders and associated variables. A final summary. *Acta Odontol. Scand.* 63 (2): 99–109.

[19] Li, J., Jiang, T., Feng, H. et al. (2008). The electromyographic activity of masseter and anterior temporalis during orofacial symptoms induced by experimental occlusal highspot. *J. Oral Rehabil.* 35 (2): 79–87.

[20] Hilsen, K.L., for the Committee on Temporomandibular Disorders of the American College of Prosthodontists (1995). Temporomandibular disorder prosthodontics: treatment and management goals. *J. Prosthodont.* 4: 58–64.

[21] De Boever, J.A., Carlsson, G.E., and Klineberg, I.J. (2000). Need for occlusal therapy and prosthodontic treatment in the management of temporomandibular disorders. Part II: tooth loss and prosthodontic treatment. *J. Oral Rehabil.* 27 (8): 647–659.

[22] Christensen, G.J. (2005). The major part of dentistry you may be neglecting. *J. Am. Dent. Assoc.* 136 (4): 497–499.

[23] Nassif, N.J. (2001). Perceived malocclusion and other teeth-associated signs and symptoms in temporomandibular disorders. *Compend. Contin. Educ. Dent.* 22 (7): 577–585.

[24] Desai, B., Alkandari, N., and Laskin, D.M. (2016). How accurate is information about diagnosis and management of temporomandibular disorders on dentist websites? *Oral Surg. Oral Med. Oral Pathol. Oral Radiol.* 122 (3): 306–309.

[25] Tsolka, P., Morris, R.W., and Preiskel, H.W. (1992). Occlusal adjustment therapy for craniomandibular disorders: a clinical assessment by a double-blind method. *J. Prosthet. Dent.* 68 (6): 957–964.

[26] Dawson, P.E., for the American Equilibration Society (1999). Position paper regarding diagnosis, management, and treatment of temporomandibular disorders. *J. Prosthet. Dent.* 81 (2): 174–178.

[27] Jeffery, R.W., McGuire, M.T., and French, S.A. (2002). Prevalence and correlates of large weight gains and losses. *Int. J. Obes. Relat. Metab. Disord.* 26 (7): 969–972.

[28] Dahlström, L. (1984). Conservative treatment of mandibular dysfunction: clinical, experimental and electromyographic studies of biofeedback and occlusal appliances. *Swed. Dent. J. Suppl.* 24: 1–45.

[29] Kirveskari, P., Jämsä, T., and Alanen, P. (1998). Occlusal adjustment and the incidence of demand for temporomandibular disorder treatment. *J. Prosthet. Dent.* 79: 433–438.

[30] Manfredini, D. (2010). Integration of research into clinical practice. In: *Current Concepts on Temporomandibular Disorders* (ed. D. Manfredini), 459–467. Chicago, IL: Quintessence.

[31] Winocur, E. and Lobbezoo, F. (2010). Management of bruxism. In: *Current Concepts on Temporomandibular Disorders* (ed. D. Manfredini), 447–458. Chicago, IL: Quintessence.

[32] Luther, F. (2007). TMD and occlusion part I. Damned if we do? Occlusion: the interface of dentistry and orthodontics. *Br. Dent. J.* 202 (1): E2.

[33] Akhter, R., Hassan, N.M., Ohkubo, R. et al. (2008). The relationship between jaw injury, third molar removal, and orthodontic treatment and TMD symptoms in university students in Japan. *J. Orofac. Pain* 22 (1): 50–56.

[34] Lagerstrom, L., Egermark, I., and Carlsson, G. (1998). Signs and symptoms for temporomandibular disorders in 19-yearold individuals who have undergone orthodontic treatment. *Swed. Dent. J.* 22: 177–186.

[35] Henrikson, T. (1999). Temporomandibular disorders and mandibular function in relation to class II malocclusion and orthodontic treatment: a controlled, prospective and longitudinal study. *Swed. Dent. J. Suppl.* 134: 1–144.

[36] Egermark, I. and Thilander, B. (1992). Craniomandibular disorders with special reference to orthodontic treatment: an evaluation from childhood to adulthood. *Am. J. Orthod. Dentofac. Orthop.* 101 (1): 28–34.

[37] Henrikson, T., Nilner, M., and Kurol, J. (2000). Signs of temporomandibular disorders in girls receiving orthodontic treatment: a prospective and longitudinal comparison with untreated class II malocclusions and normal occlusion subjects. *Eur. J. Orthod.* 22 (3): 271–281.

[38] Michelotti, A. and Iodice, G. (2010). The role of orthodontics in temporomandibular disorders. *J. Oral Rehabil.* 37 (6): 411–429.

[39] Kim, M.R., Graber, T.M., and Viana, M.A. (2002). Orthodontics and temporomandibular disorder: a metaanalysis. *Am. J. Orthod. Dentofac. Orthop.* 121 (5): 438–446.

[40] McNamara, J.A. (1997). Orthodontic treatment and temporomandibular disorders. *Oral Surg. Oral Med. Oral Pathol. Oral Radiol. Endod.* 83: 107–117.

[41] Türp, J.C. and McNamara, J.A. Jr. (1997). Orthodontic treatment and temporomandibular disorder: is there a relationship? Part 2: clinical implications. *J. Orofac. Orthop.* 58 (3): 136–143.

[42] Egermark, I. and Ronnerman, A. (1995). Temporomandibular disorders in the active phase of orthodontic treatment. *J. Oral Rehabil.* 22 (8): 613–618.

[43] Imai, T., Okamoto, T., Kaneko, T. et al. (2000). Long-term follow-up of clinical symptoms in TMD patients who underwent occlusal reconstruction by orthodontic treatment. *Eur. J. Orthod.* 22 (1): 61–67.

[44] Glass, E.G., Glaros, A.G., and McGlynn, F.D. (1993). Myofascial pain dysfunction: treatments used by ADA members. *Cranio* 11 (1): 25–29.

[45] Greene, C.S. (1988). Orthodontics and temporomandibular disorders. *Dent. Clin. N. Am.* 32 (3): 529–538.

[46] Macfarlane, T.V., Kenealy, P., Kingdon, H.A. et al. (2009). Twenty-year cohort study of health gain from orthodontic treatment: temporomandibular disorders. *Am. J. Orthod. Dentofac. Orthop.* 135 (6): 692. e1–692.e8.

[47] Wright, E.F. and Jundt, J.S. (2006). The NTI appliance for TMD and headache therapy. *Tex. Dent. J.* 123 (12): 1118–1124.

[48] Ow, A. and Cheung, L.K. (2009). Skeletal stability and complications of bilateral sagittal split osteotomies and mandibular distraction osteogenesis: an evidence-based review. *J. Oral Maxillofac. Surg.* 67 (11): 2344–2353.

[49] Frey, D.R., Hatch, J.P., Van Sickels, J.E. et al. (2008). Effects of surgical mandibular advancement and rotation on signs and symptoms of temporomandibular disorder: a 2-year follow-up study. *Am. J. Orthod. Dentofac. Orthop.* 133 (4): 490.e1–490.e8.

[50] Al-Riyami, S., Cunningham, S.J., and Moles, D.R. (2009). Orthognathic treatment and temporomandibular disorders: a systematic review. Part 2. Signs and symptoms and meta-analyses. *Am. J. Orthod. Dentofac. Orthop.* 136 (5): 626.e1–626.e16.

[51] Baad-Hansen, L., Arima, T., Arendt- Nielsen, L. et al. (2010). Quantitative sensory tests before and 1(1/2) years after orthognathic surgery: a cross-sectional study. *J. Oral Rehabil.* 37 (5): 313–321.

[52] Kobayashi, T., Izumi, N., Kojima, T. et al. (2012). Progressive condylar resorption after mandibular advancement. *Br. J. Oral Maxillofac. Surg.* 50 (2): 176–180.

[53] Reissmann, D.R., Heydecke, G., Schierz, O. et al. (2014). The randomized shortened dental arch study: temporomandibular disorder pain. *Clin. Oral Investig.* 18 (9): 2159–2169.

[54] Reissmann, D.R., Anderson, G.C., Heydecke, G., and Schiffman, E.L. (2018). Effect of shortened dental arch on temporomandibular joint intra-articular disorders. *J. Oral Facial Pain Headache* 32 (3): 329–337.

[55] De Boever, J.A. and De Laat, A. (2010). Prosthetic rehabilitation in TMD patients. In: *Current Concepts on Temporomandibular Disorders* (ed. D. Manfredini), 417–428. Chicago, IL: Quintessence.

[56] Tanenbaum, D. (1991). Prosthodontic therapy. In: *Temporomandibular Disorders: Diagnosis and Treatment* (ed. A.S. Kaplan and L.A. Assael), 559–575. Philadelphia: WB Saunders.

[57] Goldstein, B.H. (1999). Temporomandibular disorders: a review of current understanding. *Oral Surg. Oral Med. Oral Pathol. Oral Radiol. Endod.* 88: 379–385.

[58] Pullinger, A.G. and Seligman, D.A. (2000). Quantification and validation of predictive values of occlusal variables in temporomandibular disorders using a multifactorial analysis. *J. Prosthet. Dent.* 83 (1): 66–75.

[59] Litvak, H. and Malament, K.A. (1993). Prosthodontic management of temporomandibular disorders and orofacial pain. *J. Prosthet. Dent.* 69 (1): 77–84.

[60] Ettala-Ylitalo, U.M., Markanen, H., and Syrjanen, S. (1987). Functional disturbances of the masticatory system and the effect of prosthetic treatment in patients treated with fixed prosthesis four years earlier. *Cranio* 5 (1): 43–49.

[61] Zhou, Y., Gao, J., Luo, L., and Wang, Y. (2016). Does bruxism contribute to dental implant failure? A systematic review and meta-analysis. *Clin. Implant. Dent. Relat. Res.* 18 (2): 410–420.

[62] Japan Prosthodontic Society, Sasaki, K., Yatani, H., and Kuboki, T. (2010). Basic position of the Japan Prosthodontic Society with respect to the policy statement on TMD by the American Association for Dental Research (AADR). *J. Prosthodont. Res.* 54 (4): 151–152.

[63] Emshoff, R., Rudisch, A., Innerhofer, K. et al. (2002). Magnetic resonance imaging findings of internal derangement in temporomandibular joints without a clinical diagnosis of temporomandibular disorder. *J. Oral Rehabil.* 29 (6): 516–522.

[64] Schiffman, E.L. (1998). Recent advances: diagnosis and management of TMJ disorders. In: *Clark's Clinical Dentistry*, vol. 2 (ed. J.F. Hardin), 1–5. Philadelphia: JB Lippincott.

[65] Ribeiro, R.F., Tallents, R.H., Katzberg, R.W. et al. (1997). The prevalence of disc displacement in symptomatic and asymptomatic volunteers aged 6 to 25 years. *J. Orofac. Pain* 11 (1): 37–47.

[66] Dimitroulis, G. (2010). TMJ major surgery. In: *Current Concepts on Temporomandibular Disorders* (ed. D. Manfredini), 403–415. Chicago, IL: Quintessence.

[67] Dym, H. and Israel, H. (2012). Diagnosis and treatment of temporomandibular disorders. *Dent. Clin. N. Am.* 56 (1): 149–161.

[68] Brown, D.T. and Gaudet, E.L. Jr. (2002). Temporomandibular disorder treatment outcomes: second report of a large-scale prospective clinical study. *Cranio* 20 (4): 244–253.

[69] Tozoglu, S., Al-Belasy, F.A., and Dolwick, M.F. (2011). A review of techniques of lysis and lavage of the TMJ. *Br. J. Oral Maxillofac. Surg.* 49 (4): 302–309.

[70] Marbach, J.J., Ballard, G.T., Frankel, M.R., and Raphael, K.G. (1997). Patterns of TMJ surgery: evidence of sex differences. *J. Am. Dent. Assoc.* 128: 609–614.

[71] Nitzan, D.W. and Roisentul, A. (2010). TMJ osteoarthritis. In: *Current Concepts on Temporomandibular Disorders* (ed. D. Manfredini), 111–134. Chicago, IL: Quintessence.

[72] Alpaslan, C., Dolwick, M.F., and Heft, M.W. (2003). Five-year retrospective evaluation of temporomandibular joint arthrocentesis. *Int. J. Oral Maxillofac. Surg.* 32 (3): 263–267.

[73] Reston, J.T. and Turkelson, C.M. (2003). Meta-analysis of surgical treatments for temporomandibular articular disorders. *J. Oral Maxillofac. Surg.* 61 (1): 3–10.

[74] Asakawa-Tanne, Y., Su, S., Kunimatsu, R. et al. (2015). Effects of enzymatic degradation after loading in temporomandibular joint. *J. Dent. Res.* 94 (2): 337–343.

[75] Stegenga, B. (2010). Nomenclature and classification of temporo-mandibular joint disorders. *J. Oral Rehabil.* 37 (10): 760–765.

[76] Samiee, A., Sabzerou, D., Edalatpajouh, F. et al. (2011). Temporomandibular joint injection with corticosteroid and local anesthetic for limited mouth opening. *J. Oral Sci.* 53 (3): 321–325.

[77] de Souza, R.F., Lovato da Silva, C.H., Nasser, M. et al. (2012).

Interventions for the management of temporomandibular joint osteoarthritis. *Cochrane Database Syst. Rev.* 4: CD007261. https://doi.org/10.1002/14651858.CD007261pub2.

[78] Teruel, A., Broussard, J.S., and Clark, G.T. (2012). Temporomandibular joint arthritis: implications, diagnosis, and management. In: *Orofacial Pain: A Guide to Medications and Management* (ed. G.T. Clark and R.A. Dionne), 311–325. Ames, IA: Wiley Blackwell.

[79] Guarda-Nardini, L., Ferronato, G., and Manfredini, D. (2012). Two-needle vs. single-needle technique for TMJ arthrocentesis plus hyaluronic acid injections: a comparative trial over a sixmonth follow up. *Int. J. Oral Maxillofac. Surg.* 41 (4): 506–513.

[80] Dolwick, M.F. (2007). Temporomandibular joint surgery for internal derangement. *Dent. Clin. N. Am.* 51 (1): 195–208.

[81] Clark, G. (2015). Evidence-based pharmacologic approaches for chronic orofacial pain. *J. Calif. Dent. Assoc.* 43 (11): 643–654.

[82] Schiffman, E.L., Velly, A.M., Look, J.O. et al. (2014). Effects of four treatment strategies for temporomandibular joint closed lock. *Int. J. Oral Maxillofac. Surg.* 43 (2): 217–226.

[83] Al-Baghdadi, M., Durham, J., Araujo-Soares, V. et al. (2014). TMJ disc displacement without reduction management: a systematic review. *J. Dent. Res.* 93 (7 suppl): 37S–51S.

[84] Schiffman, E.L., Look, J.O., Hodges, J.S. et al. (2007). Randomized effectiveness study of four therapeutic strategies for TMJ closed lock. *J. Dent. Res.* 86 (1): 58–63.

[85] Dimitroulis, G. (2002). A review of 56 cases of chronic closed lock treated with temporomandibular joint arthroscopy. *J. Oral Maxillofac. Surg.* 60 (5): 519–524.

[86] Hammarfjord, O. and Stassen, L.F. (2014). Bisphosphonate therapy and ankylosis of the temporomandibular joint: is there a relationship? A case report. *Oral Surg. Oral Med. Oral Pathol. Oral Radiol.* 118 (3): e68–e70.

[87] Yan, Y., Zhang, Y., Sun, Z. et al. (2011). The relationship between mouth opening and computerized tomographic features of posttraumatic bony ankylosis of the temporomandibular joint. *Oral Surg. Oral Med. Oral Pathol. Oral Radiol. Endod.* 111 (3): 354–361.

[88] Zhi, K., Ren, W., Zhou, H. et al. (2009). Management of temporomandibular joint ankylosis: 11 years' clinical experience. *Oral Surg. Oral Med. Oral Pathol. Oral Radiol. Endod.* 108 (5): 687–692.

[89] American Academy of Orofacial Pain and de Leeuw, R. (ed.) (2008). *Orofacial Pain: Guidelines for Assessment, Diagnosis and Management*, 4e, 175. Chicago, IL: Quintessence.

[90] Machoň, V., Hirjak, D., Beno, M., and Foltán, R. (2012). Total alloplastic temporomandibular joint replacement: the Czech-Slovak initial experience. *Int. J. Oral Maxillofac. Surg.* 41 (4): 514–517.

[91] Yeung, R.W., Chow, R.L., Samman, N., and Chiu, K. (2006). Short-term therapeutic outcome of intra-articular high molecular weight hyaluronic acid injection for nonreducing disc displacement of the temporomandibular joint. *Oral Surg. Oral Med. Oral Pathol. Oral Radiol. Endod.* 102 (4): 453–461.

[92] Emshoff, R. (2005). Clinical factors affecting the outcome of arthrocentesis and hydraulic distension of the temporomandibular joint. *Oral Surg. Oral Med. Oral Pathol. Oral Radiol. Endod.* 100 (4): 409–414.

[93] Moldez, M.A., Camones, V.R., Ramos, G.E. et al. (2018). Effectiveness of intraarticular injections of sodium hyaluronate or corticosteroids for intracapsular temporomandibular disorders: a systematic review and meta-analysis. *J. Oral Facial Pain Headache* 32 (1): 53–66.

[94] Sidebottom, A.J. and Salha, R. (2013). Management of the temporomandibular joint in rheumatoid disorders. *Br. J. Oral Maxillofac. Surg.* 51 (3): 191–198.

[95] Gorrela, H., Prameela, J., Srinivas, G. et al. (2017). Efficacy of temporomandibular joint arthrocentesis with sodium hyaluronate in the management of temporomandibular joint disorders: a prospective randomized control trial. *J. Maxillofac. Oral Surg.* 16 (4): 479–484.

[96] Dimitroulis, G. (2005). The role of surgery in the management of disorders of the temporomandibular joint: a critical review of the literature. Part 2. *Int. J. Oral Maxillofac. Surg.* 34 (3): 231–237.

[97] De Meurechy, N., Braem, A., and Mommaerts, M.Y. (2018). Biomaterials in temporomandibular joint replacement: current status and future perspectives-a narrative review. *Int. J. Oral Maxillofac. Surg.* 47 (4): 518–533.

[98] Zou, L., He, D., and Ellis, E. (2018). A comparison of clinical follow-up of different total temporomandibular joint replacement prostheses: a systematic review and meta-analysis. *J. Oral Maxillofac. Surg.* 76 (2): 294–303.

[99] Sanovich, R., Mehta, U., Abramowicz, S. et al. (2014). Total alloplastic temporomandibular joint reconstruction using Biomet stock prostheses: the University of Florida experience. *Int. J. Oral Maxillofac. Surg.* 43 (9): 1091–1095.

[100] Murdoch, B., Buchanan, J., and Cliff, J. (2014). Temporomandibular joint replacement: a New Zealand perspective. *Int. J. Oral Maxillofac. Surg.* 43 (5): 595–599.

[101] American Association of Oral and Maxillofacial Surgeons (1993). Recommendations for management of patients with temporomandibular joint implants. Temporomandibular joint implant surgery workshop. *J. Oral Maxillofac. Surg.* 51 (10): 1164–1172.

[102] American Society of Temporomandibular Joint Surgeons (2003). Guidelines for diagnosis and management of disorders involving the temporomandibular joint and related musculoskeletal structures [White paper]. *Cranio* 21 (1): 68–76.

[103] Kuwahara, T., Bessette, R.W., and Maruyama, T. (1996). The influence of postoperative treatment on the results of TMJ meniscectomy. Part II: comparison of chewing movement. *Cranio* 14 (2): 121–131.

[104] Austin, B.D. and Shupe, S.M. (1993). The role of physical therapy in recovery after temporomandibular joint surgery. *J. Oral Maxillofac. Surg.* 51: 495–498.

第 19 章　综合多学科疗法
Integrating Multidisciplinary Therapies

常见问题和解答

问：为什么强调减少 TMD 患者的副功能行为，而在治疗膝关节或髋关节等其他关节疼痛时却不强调这一点？

答：减少关节负荷对于缓解例如 TMJ、膝关节、髋关节等负载关节的疼痛非常有效。减重对于膝关节和髋关节疼痛的患者来说是减轻关节负荷和缓解疼痛的重要方法之一。对于 TMD 的疼痛，减少副功能行为可以将 TMJ 的负荷大幅降低，而通过减重无法达到与膝关节或髋关节负荷减轻的同等程度。同时，减少副功能行为也会缓解肌肉疼痛。文献表明，对于 TMD，这是一种非常有效的疗法[1, 2]。

来自许多学科的医生发现可以通过他们的治疗改善 TMD 患者的症状。修复医生、正畸医生和口腔外科医生（实施正颌手术）可以通过其治疗改善患者咬合稳定性。心理学家和精神科医生可以通过治疗患者的压力、焦虑、攻击性、抑郁等不良心理状态，教育患者控制他们日常的副功能行为，并持续保持咀嚼肌处于放松状态。此外，理疗师、按摩师和脊椎指压治疗也可缓解患者颈部疼痛。

来自许多学科的医生可以针对他们的治疗方法来治疗患者的 TMD。口腔外科医生可以减少 TMJ 的炎症和疼痛介质。心理学家可以教育患者控制日间的副功能行为，并持续保持咀嚼肌处于放松状态。物理治疗师、医生和按摩治疗师可以像治疗身体中的大多数其他肌肉或关节一样为咀嚼肌和 TMJ 提供治疗。针灸师可以根据平衡经络

治疗 TMD 症状。牙科医生可以使用咬合板和处方药治疗 TMD。

许多不同学科的医生均能帮助缓解患者的症状，且许多治疗方法已被证明对治疗 TMD 有益，因此综合多学科疗法，制订合理的管理计划成为必要，在治疗费用、治疗时间和不良后遗症等方面争取以最小的成本为每位患者提供最好的治疗效益。多学科疗法的整合将因不同患者，以及对患者持续影响因素的认识（在初始评估期间确定）而异，以制定患者的最佳个人疗程[3, 4]。

> **重点**
>
> 许多不同学科的医生均能帮助缓解患者的症状，且许多治疗方法已被证明对治疗 TMD 有益，因此综合多学科疗法，制订合理的管理计划成为必要，在治疗费用、治疗时间和不良后遗症等方面争取以最小的成本为每位患者提供最好的治疗效益。

一、治疗总结和临床意义

以下治疗的总结和临床意义基于文献和作者的临床经验。

（一）自我疗法

研究报道，60%～90% 的 TMD 患者通过自我疗法可以产生积极的疗效。自我疗法对患者来说易实施，因此它应该成为首选的管理方法提供给大多数被诊断为 TMD 的患者。患者应在初次诊疗时被告知阅读 "TMD 自我疗法" * 手册。医生应回

答患者的任何问题并向患者强调自我疗法的重要性。此外，通过双方的回顾和交流讨论可以部分确定该患者的病因，例如，过量的咖啡因摄入和俯卧睡觉。训练有素的工作人员可以有效地与患者一起审查这些说明[5,6]。

技巧

观察颈部症状

通常情况下，保守治疗对有颈部症状的 TMD 患者效果有限。因此，减少颈部症状对 TMD 患者非常重要。

（二）按摩和扳机点按压

按摩和扳机点按压是短时增加肌肉血管舒张、使扳机点失活从而减轻肌肉疼痛和相关症状的有效技术[7,8]。对 TMD 患者的两项调查发现，肌肉按摩是可供选择的管理方案中最有益的一种，并且是"TMD 自我疗法"* 中推荐的第一个项目[8,9]。这些技术可以应用于咀嚼肌和（或）颈部区域。尽管一些 TMD 患者希望按摩师提供治疗，但这并不是一种经济有效的方法。该方法只能短暂缓解患者症状，解决处理使易激惹的扳机点持续存在的诱发因素更为重要，否则扳机点将趋于重新激活。

（三）翼外肌拉伸训练

可以通过拉伸翼外肌（如图 14-7 所示）以减轻其深部的疼痛和（或）紧绷感[10]。医生应在患者使用前进行尝试，如果确定对患者有益，再将这种拉伸练习传授给患者。要求患者进行一个 6 组拉伸，每天 6 次，每次拉伸保持约 30 秒。建议在拉伸之前对该区域进行热敷，可增强治疗效果。

（四）闭口肌拉伸训练

闭口肌拉伸运动旨在减轻咬肌、颞肌和翼内肌疼痛并增加其运动范围[11]。患者在拉伸肌肉之

前先热敷疼痛区域可以增强拉伸效果[12]。该练习很容易执行，而且不费时。但不建议有明显 TMJ 或翼外肌疼痛的患者进行此练习，可能会加重关节或肌肉的损伤。

建议符合要求的患者初次诊疗时，在医生的陪同和帮助下阅读"TMD 自我疗法"*。医生与患者共同讨论并回答患者的任何问题。训练有素的医生可以有效地与患者一起查看手册的使用说明[13]。

（五）姿势训练

对由于肌肉疼痛导致 TMD 症状的患者，通过一段时间的"姿势改善练习"*，TMD 和颈部症状分别平均减少了 42% 和 38%[14]。通常，有颈部症状的 TMD 患者从保守的 TMD 治疗中得到的改善不如其他患者[15]。因此，减少颈部症状对 TMD 患者非常重要。颈部疼痛的患者通过积极主动的姿势改善练习后，可能会发现该方法是有益的。此外，研究发现，伴随头部前倾的 TMD 患者可以从这些练习中获得更大的益处[14]。

（六）咬合板治疗

使用咬合板通常可以改善咀嚼肌疼痛、TMJ 疼痛、TMJ 杂音、张口受限以及 TMJ 半脱位和脱位[10,16-18]。晚上佩戴咬合板通常可以减轻晨起时的 TMD 症状，患者很容易接受[10]。有许多不同类型的咬合板，但其效果并没有显著的差异[17]。表 12-1 提供了使用上颌或下颌咬合板的适应证。

快速会诊

夜间使用咬合板

夜间佩戴咬合板通常可以减轻晨起时的 TMD 症状，患者很容易接受。

一项研究发现，对咬合板改善症状有限的患者，硬性咬合板对颌佩戴软性的咬合板（图 12-63）TMD 症状有明显改善。数据显示，63% 的 TMD 症状有良好的改善，12% 的 TMD 症状有部分改善[19]。

---

*. 相关资料获取见文前补充说明。

（七）理疗

这种辅助疗法通常对咀嚼和（或）伴随的颈部疼痛有效。一项针对 TMD 患者的调查报道表明，60% 的患者发现物理治疗对 TMD 有益处（图 Ⅳ-1）[20]。对伴有颈部疼痛的 TMD 患者有强烈意愿进行理疗，应在初次诊疗时进行转诊预约。

对于经 TMD 治疗无效的患者，可以考虑将他们转诊给理疗师以帮助缓解症状。表 15-1 提供了进行理疗的适应证。

医生可能希望将 TMD 患者转诊给理疗师，进行拉伸运动、理疗、手法治疗、姿势和姿势生物力学训练、改变或纠正睡眠姿势的教育、膈式呼吸的教育以及伴随颈部疼痛的管理（给牙科助手的转诊标准 *）。

（八）瑜伽

瑜伽已被证明对肌肉紊乱和可能导致 TMD 症状的社会心理学症状有显著的改善。一项针对 TMD 患者的调查报道称，63% 的人发现瑜伽对改善 TMD 症状有效（图 Ⅳ-1）[20]。

鼓励患有压力、焦虑、颈部疼痛或其他肌肉骨骼疾病的 TMD 患者从事瑜伽。根据文献报道，瑜伽是一种花费较高的方法，可能有益于缓解颈部疼痛、头痛和 TMD 症状。

（九）扳机点注射

扳机点持续发作可以进行扳机点注射，可立即缓解疼痛及其相关症状。只有在传统的保守治疗、训练和其他物理治疗方式未能提供持续疗效后，才推荐使用扳机点注射治疗。

最近，扳机点注射肉毒杆菌毒素 BOTOX® 已被用于减轻 TMD 症状和下颌功能异常，但费用昂贵，通常只能持续大约 3 个月（类似其在面部皱纹治疗中的持续时间），并有一定的风险 [21, 22]。因此，本书中讨论的传统治疗对于长期控制 TMD 症状更经济。

---

*. 相关资料获取见文前补充说明。

（十）针灸

据报道，针灸在缓解 TMD 症状方面与咬合板治疗一样有效，但其效力随着时间的推移而逐渐降低，甚至消失。一项研究还发现，使用咬合板治疗没有改善的 TMD 患者通常也不会通过针灸治疗改善。通常每周进行 6~8 次针灸治疗，并定期进行复诊以保持其疗效 [23]。

根据研究和临床经验，针灸只能暂时缓解疼痛 [22]。作者不推荐 TMD 患者进行针灸治疗，相比于长期接受针灸治疗，其他保守方法似乎更佳。

> **技巧**
>
> **转诊患者进行针灸**
> 作者不推荐 TMD 患者进行针灸治疗，相比于长期接受针灸治疗，其他保守方法似乎更佳。

（十一）脊椎按摩疗法

脊椎按摩疗法已被证明对治疗颈部疼痛和颈源性头痛有益 [24]。伴发的颈部疼痛会对 TMD 产生负面影响，并且患有这种疼痛的患者对保守的 TMD 治疗效果不佳 [25]。脊椎按摩疗法是治疗颈部疼痛的众多疗法之一。当患者的颈部疼痛得到解决并在 2~3 次脊椎按摩疗法后仍保持改善时，就可认为这是一种有效的治疗方法。另外，如果患者在 2~3 次脊椎按摩疗法后仍不能获得明显的缓解或无法维持改善效果，作者建议提供传统的医疗干预措施，而不是继续脊椎按摩疗法。

一些按摩治疗还可直接治疗咀嚼肌系统。这些疗法因脊椎按摩治疗师不同而异，但推测传统的 TMD 疗法可能更有效。虽然作者目前不将患者转诊给按摩师，但他们仍是治疗 TMD 伴发颈部疼痛合理的替代疗法。

（十二）控制日间副功能行为、肌肉紧张或疲劳

控制日间副功能行为、肌肉紧张或疲劳似乎是治疗日间 TMD 症状的一种非常有效的治疗方

法，但是在患者早晨醒来时无效[10]。通常将无法自我控制这些行为的患者转诊给心理学家进行治疗。心理学家通常会将放松和压力管理与内因和外因结合起来，以帮助患者控制他们的行为，如果这种方法仍不能充分缓解日间疼痛，心理学家还可以通过提供生物反馈辅助放松的方式来升级治疗。

重点

控制日间副功能行为、肌肉紧张或疲劳似乎是治疗日间 TMD 症状的一种非常有效的治疗方法，但是在患者早晨醒来时无效。

（十三）放松

放松已被证明可以减轻 TMD 症状[26-28]，一项针对 TMD 患者的调查报道称，61% 的人发现通过放松可以改善 TMD 症状（图Ⅳ–1）[20]。一般来说，放松不仅可以暂时减轻患者的 TMD 疼痛，还可以帮助他们意识到咀嚼肌紧张和放松之间的差异。认识到这些差异有助于患者在注意到肌肉变得紧绷时可以迅速放松这些肌肉。

临床上已经观察到，仅通过聆听音频教程来进行放松的 TMD 患者很少有动力持续下去[29]。大多数人都需要训练有素的教练来激励他们练习并帮助他们解决可能遇到的问题。

想自己练习这种疗法的患者可以选择使用从书店或互联网上购买放松的音频资料。静静地聆听舒缓的音乐，洗个温暖的澡，安静地坐着，缓缓地进行深呼吸等。一些患者可能更喜欢在使用电热垫时练习治疗。应该鼓励他们使用能够最大程度的放松和享受的治疗形式。体验越愉快，患者长期坚持的可能性就越大。

一旦患者意识到肌肉放松的感觉，并发展出能够自我建立这种放松状态的能力，他们必须能够明确意识到自己何时紧咬牙或有其他异常行为，并且有意识地停止这些行为。

这使得患者能够获得长期的日间症状缓解。如果在睡眠前使用这种疗法，它通常会带来更平静的睡眠和睡眠副功能行为的减少[30]。

（十四）催眠疗法

催眠疗法可以帮助患者达到深度放松，并有利于治疗 TMD 症状[31, 32]。在整个催眠过程中，患者能控制保持自己的思想，可以随时离开催眠的状态，因此患者不必担心在催眠过程中被动接收或植入不好的暗示[32]。患者通常会收到一段催眠过程的录音，这使他们能够练习达到放松状态并缓解遗留或未来的压力或焦虑[32, 33]。

催眠疗法提供了与放松疗法类似的效果，以改善日间症状。患者必须能够明确意识到自己何时紧咬牙或有其他异常行为，并且有意识地停止这些行为。如果在睡眠前使用这种疗法，它通常会带来更平静的睡眠和减少睡眠副功能行为[34]。

（十五）生物反馈辅助放松

生物反馈辅助放松是对 TMD 患者日间症状有效的辅助疗法，但是在醒来的时候效果较差[10, 35]。这是一项耗时的治疗，必须指导并鼓励患者在日间生活中进行实践。放松是该联合疗法中非常有效的组成部分[36]。作者的经验是，习惯转变和放松技术对患者非常有益，有时可能是患者进行症状管理所需的唯一疗法。生物反馈疗法对仍然有日间症状，并难以放松咀嚼肌的患者非常有效。

（十六）压力管理

压力管理是指导患者应对生活中压力情境的技巧。压力情境下通常会加剧患者副功能行为和肌肉紧张。一项研究发现，压力管理与生物反馈、放松治疗和咬合板治疗相结合可提高 TMD 患者的改善率，并减少单独使用咬合板治疗可能出现的复发情况（图 16-2）[37]。这种治疗很耗时，而且患者对咨询的依从性往往低于咬合板治疗[38]。因此，被转诊的患者应该有接受这种疗法的兴趣并有动力去实践它。

（十七）药物治疗

药物治疗通常可以减轻 TMD 疼痛，有时还可以加快恢复速度。除非急性发作，通常避免对患有慢性 TMD 的患者开具肌松药。如果患有慢性 TMD 的患者需要处方药，通常可以开具长期使用的药物。一些处方药例如：加巴喷丁、三环类抗抑郁药、外用药物和（或）非甾体抗炎药（NSAID）。患有慢性 TMD 的患者通常需要改变其持续存在的影响因素，以获得对症状的长期控制。如果可能，最好通过非药物管理来控制患者的慢性 TMD 症状，例如自我疗法、咬合板治疗和认知行为干预。

TMD 药物管理最常涉及非处方镇痛药（包括非甾体抗炎药）、处方抗炎药、加巴喷丁、肌松药、低剂量三环类抗抑郁药、局部用药和营养补充剂。"TMD 自我疗法" *为需要这种方法的患者推荐非处方药。医生必须权衡药物的药效与不良反应，以及管理服用药物患者的能力。

技巧

控制慢性 TMD 症状

最好通过非药物管理来控制患者的慢性 TMD 症状，例如自我疗法、咬合板治疗和认知行为干预。

（十八）咬合治疗

这种治疗方式通过提高咬合稳定性，从而减少磨牙症对咀嚼系统的负面影响。咬合治疗只能解决 TMD 许多潜在问题中的一个方面。本书中提供的 TMD 治疗相对经济有效（在费用、时间、不良后遗症等方面），并且与咬合治疗相比，症状改善更加明显。牙科医生必须谨记，在口腔专业领域之外的许多其他医生，可以帮助 TMD 患者治疗其他方面的问题。

大多数 TMD 患者翼外肌张力增加和（或）

---

*. 相关资料获取见文前补充说明。

TMJ 疼痛，使下颌难以固定在正中和（或）获得可重复的闭口位置[10, 39]。如果不首先解决患者的上述问题而直接进行咬合治疗，将会带来严重的后果。由于上述原因，大多数医生不建议将咬合治疗作为初始治疗方式[40, 41]。

伴有持续慢性症状的 TMD 患者①在睡眠时佩戴稳定咬合板，该咬合板为患者提供理想的咬合，②告知咬合板在吞咽、说话和吃饭之外的其他时间，保持上下牙分离。使用以上这两种方法时，牙齿几乎不会接触。如果牙齿几乎不接触，那么咬合就不是关节症状中的重要因素，因此推测咬合治疗的影响很小甚至没有作用。

通常，间断性疼痛患者的治疗是解决与疼痛相关的因素。即给患者在睡眠时佩戴稳定咬合板并告知在非睡眠期间保持上下牙分离。因此得到同样的推论，咬合治疗的影响很小甚至没有作用。

与一些医生的观点相反，咬合治疗对于维持 TMD 患者的长期症状改善没有必要。本章后面将讨论长期管理[4, 42, 43]。

只有两种情况下，作者建议患者在初次就诊时调整咬合：①患者 TMD 的症状是由于修复体放置和建立的咬合不协调；②患者 TMD 的症状是由于咬合干扰所致的牙髓炎（如第 3 章中牙源性颞下颌关节紊乱病疼痛）[10, 44]。在这些情况下，改善咬合比传统治疗方式更有效。咬合治疗通常会改善 TMD 的症状，但必须记住，修复也可能引起关节的症状继续发展（见"第 8 章　继发于牙科治疗的颞下颌关节紊乱病"）。

（十九）TMJ 外科治疗

TMJ 外科治疗应用于治疗关节多种病理状态。对于 TMD 患者，其目的是缓解症状和解除功能障碍，而不是恢复 TMJ 盘 – 髁突关系。如本书所述，TMD 患者需要 TMJ 手术的情况相对较少。一项跟踪 2000 多名 TMD 患者的研究发现，只有 2.5% 的患者接受了 TMJ 手术治疗（其中关节腔注射占 1.4%，关节内镜检查占 1.0%，开放性关节手术占 0.1%）[45]。

显然，TMJ 外科治疗比保守性治疗更昂贵。根据医保记录，TMJ 手术（不包括住院费用）的平均费用是非手术治疗费用的 2～3 倍[46]。除了明显的原因（如感染、骨折或肿瘤生长）外，主要有三种 TMD 患者可能要接受手术治疗：关节疼痛，不可复性关节盘移位，张口受限（闭锁）及 TMJ 强直。这些疾病的转诊建议在第 18 章的"颞下颌关节外科和植入物"部分讨论。

对于接受关节植入或假体的患者，建议特定的治疗方案[47]。如果医生不确定患者的植入物类型或治疗方式，推荐患者接受这一领域更专业权威的医生治疗。

二、综合保守治疗

多学科治疗通常比单纯 TMD 治疗更有效[3, 48, 49]。最常见的转诊方式是让理疗师进行颈部治疗，心理医生帮助患者控制日间行为、放松、生物反馈等。

技巧
转诊患者进行辅助治疗
最常见的转诊方式是让理疗师进行颈部治疗，心理医生帮助患者控制日间行为、放松、生物反馈等。

并不是每一个 TMD 患者都需要多学科综合治疗。临床医生发现，轻度至中度症状（与局部或全身症状相比）或特定症状（症状只表现在日间时）的患者，只进行 TMD 自我疗法和睡眠时佩戴咬合板即可。这些传统的 TMD 治疗方法由牙科医生提供，对于日间症状比较明显或需要其他治疗的患者，治疗效果一般。本书的目标之一是帮助读者了解 TMD 治疗方法的选择范围很广，以及如何最有效地决定哪一种方法对大多数患者最有效。

初次评估患者时，临床医生通常要确定可能对患者 TMD 产生负面影响的非 TMD 疾病（如颈部疼痛、鼻窦疼痛、大范围疼痛、风湿性疾病、睡眠质量差、焦虑或抑郁），这可能会降低医生改善 TMD 症状的可能性，而且这是长期致病因素列表的一部分[15, 50, 51]。应教育和告知患者这些疾病可能对其 TMD 症状产生的影响，以及这些问题带来的复杂性，以便采取适当的治疗。在这些情况下，医生可能考虑转诊治疗。

这种情况下，作者可能会将患者转诊给内科医生治疗肩背疼痛，风湿病医生或内科医生治疗不明原因的全身肌肉和（或）关节疼痛，神经科医生或内科医生治疗神经血管问题（如头痛），耳鼻咽喉科医生或内科医生治疗耳和（或）鼻窦疼痛，心理和（或）精神病医生（在讨论了不同的治疗方法后，由患者选择）治疗焦虑、抑郁或其他心理疾病。临床医生不应该也不愿意寻找其他专业知识帮助解决其他导致疾病的问题。

副功能和肌肉紧张行为可能是大多数 TMD 患者最重要的影响因素，可以在日间和（或）睡眠时出现。有人认为，日间和睡眠的副功能行为的性质和起源上是不同的[2, 10, 16, 52]。

快速会诊
了解最重要的影响因素
副功能和肌肉紧张行为可能是大多数 TMD 患者最重要的影响因素。

日间的副功能行为可能包括但不限于，紧咬牙或磨牙，咬或吮吸颊或舌，咬或吮吸指甲或角质层，异常姿势位，以及各种与职业相关的行为。此外，日间长期保持下颌或颈部肌肉紧张的习惯可能会导致 TMD 症状。与日间行为相关的 TMD 症状可能与情绪和心理社会压力增加密切相关[10, 16, 53~55]。

相反，睡眠时的副功能行为通常仅限于紧咬牙或磨牙。有报道称这与情绪压力和睡眠模式紊乱有关[2, 10, 16, 56, 57]。

患者每天 TMD 症状模式可以帮助确定导致症状的行为主要是日间和（或）睡眠行为。睡眠副功能行为导致症状的患者往往伴着症状醒来，而那些日间副功能行为的患者则会出现日间症状，且随着时间的推移往往会加剧[10, 16, 57-59]。

对于那些日间或睡眠副功能行为的患者，某些治疗方法的效果会有所不同。研究表明，放松疗法和生物反馈对日间副功能行为的患者有效，而在睡眠时佩戴稳定咬合板对睡眠副功能行为的患者更有效[10, 16, 35]。

临床上，大多数患者可以学会自己控制日间副功能和肌肉紧张行为[60]。有些人需要心理医生的帮助，利用外部和内部，学习如何放松他们紧张的肌肉（或释放肌肉的紧张感）（参见第 16 章的"日间行为控制"）。患者无法控制睡眠副功能行为，因此如果这些行为导致 TMD 症状，则应考虑在睡眠时佩戴咬合板。

简单地说，某些治疗方法对有特定日常症状的患者更有益；例如，相较于醒来时无症状的患者，控制俯卧睡眠习惯可能对醒来时出现 TMD 症状的患者更有效。

根据这些临床结果和经验观察，在给患者进行 TMD 自我管理指导后，作者主要考虑以下治疗方法，对日间副功能行为的 TMD 患者按此顺序（表 19-1）：改善睡眠姿势（例如，要求患者停止俯卧睡），睡眠时佩戴稳定咬合板，服用减少睡眠肌电活动的药物（如加巴喷丁、阿米替林、去甲替林或环苯扎林），提供一个软咬合板对抗硬的或中等硬度的咬合板（图 12-63 和图 12-64），并要求患者在入睡前进行放松（这可能需要心理医生帮助患者学会放松）[10, 19, 61, 62]。

请记住，睡醒时头痛可能是由严重打鼾或阻塞性睡眠呼吸暂停（obstructive sleep apnea，OSA）导致的睡眠碎片化和（或）睡眠期间含氧量降低引起的[63, 64]。OSA 患者表示，在晚上会大声打鼾，偶尔会醒来喘不过气来，日间总是昏昏欲睡，日间很容易瞌睡。如果您怀疑其中任何一个影响患者的症状，请患者与他或她的医生讨论这个问题，并要求进行睡眠质量研究。

在为患者提供 TMD 自我疗法指导后，针对日间行为患者作者主要考虑以下治疗方法（表 19-2）：

要求患者控制日常的副功能和肌肉紧张的行为（这可能需要推荐一个心理医生协助患者），要求患者保持咀嚼肌放松（这可能需要推荐一个心理医生协助患者放松这些肌肉），心理医生教育患者学习压力管理和应对生活中的烦躁和挫折的技巧，为患者提供一个稳定咬合板，在日间佩戴（作为日

表 19-1　日间出现颞下颌关节紊乱病（TMD）症状患者的主要治疗方法（建议按此顺序提供）

- 要求患者改善睡眠姿势（例如不要趴着睡）
- 提供稳定咬合板供患者在睡眠期间佩戴
- 使用降低睡眠肌电活动的药物（例如，阿米替林 10mg，1~5 片，睡前 1~6 小时服用；去甲替林 10mg，1~5 片，睡前 0~3 小时服用；或环苯扎林 5mg，1~2 片，睡前服用）
- 制作软咬合板以对抗患者硬的或中等硬度的咬合板（图 12-63 和图 12-64）
- 要求患者睡前放松，这可能需要转诊给心理医生来训练患者如何进行

睡醒时头痛也可能是由于打鼾严重或阻塞性睡眠呼吸暂停（OSA），睡眠碎片化和（或）睡眠期间氧气水平下降。一些治疗效果通常会延续到一天的其他时间，因此轻度日间疼痛的患者可能会发现这些疗法为他们提供了令人满意的改善

表 19-2　日间出现颞下颌关节紊乱病（TMD）症状患者的主要治疗方法（选择因患者而异）

- 要求患者控制日间的副功能行为和肌肉紧张行为，这可能需要转诊给心理医生来帮助患者
- 要求患者在日间状态下始终保持咀嚼肌放松，这可能需要转诊给心理医生来帮助患者。心理医生可能会升级治疗并使用生物反馈来帮助患者了解如何放松咀嚼肌
- 将患者转诊给心理医生，学习压力管理和应对生活中的刺激和挫折的方法
- 为患者提供稳定咬合板，以便在日间佩戴（作为日间行为的临时提醒，保持咀嚼肌全天放松，并增加患者咬合时的咬合稳定）
- 使用限制嗜睡的三环类抗抑郁药（如地昔帕明 25mg，早上 1 片，下午 1 片）

一些治疗效果通常会延续到一天的其他时间，因此日间有轻微疼痛的患者可能会发现这些疗法为他们提供了令人满意的改善

间行为的临时提醒，并保持咀嚼肌放松，在患者咬合时增加咬合稳定性），并开具抑制嗜睡的三环抗抑郁药（如去丙咪嗪）[65, 66]。

临床上，治疗效果似乎会延续到当天的其他时间，因此，只有轻微日间疼痛的患者可能会发现，在睡眠期间使用咬合板可以令人满意地改善疼痛。推测 85%～95% 的普通人群在其生命周期中存在副功能行为[16]，因此减少睡眠对咀嚼系统刺激使患者能够忍受日间副功能行为的加重。

对这两类患者都有益的治疗方法包括（表 19-3）药物（如外用或口服非甾体抗炎药、肌松药和三环类抗抑郁药）；在家或理疗师提供的物理治疗（如热、冰、超声波和电离子渗入疗法）；下颌训练（如"闭口肌伸展运动"*）；头部和颈部"姿势改善练习"*；还有由理疗师提供的颈部治疗，以缓解颈部疼痛。

表 19-3　对醒来时发生以及日间出现颞下颌关节紊乱病症状均有益的疗法（选择因患者而异）

- 药物治疗（如外用或口服非甾体类抗炎药、肌松药、三环类抗抑郁药）
- 要求患者在家中进行理疗或接受理疗师提供的物理治疗（如热、冰、超声波和电离子渗入疗法）
- 要求患者进行下颌练习（"闭口肌伸展运动"*）
- 要求患者进行头部和颈部"姿势改善练习"*
- 转诊患者接受理疗师提供的颈椎治疗，以缓解颈椎疼痛

一些患者同时属于这两种类型（有醒来时和日间症状），但他们通常有一个可确定的更主要的类别。对于这种类型，考虑所有上述的治疗类别，记住更主要的类别。

建议这些疗法应根据症状的严重程度、符合预期的依从性、辅助人员（理疗师、心理医师等）的能力、对患者生活方式的影响（包括症状和管理）以及费用（费用、时间、不良后遗症等）进行调整。一些 TMD 的治疗方法没有在这里讨论，因

---

*. 相关资料获取见文前补充说明。

为没有作为常规疗法，尚未对这些疗法对日间症状的影响形成明确的临床认知，研究也没有确定它们对哪种症状更有效。

此外，考虑可能对患者 TMD 症状产生负面影响的非 TMD，例如，颈部疼痛，大范围疼痛，风湿性疾病，鼻窦疼痛，睡眠差，焦虑和抑郁。这些非 TMD 疾病得不到充分治疗，降低了患者获得满意的 TMD 症状改善的可能性。建议告知 TMD 患者，这些非 TMD 疾病可能对他们的 TMD 症状和治疗效果产生影响。患者应该转诊治疗这些非 TMD 疾病。

建议最初采用伤害最小的治疗，如果能充分缓解疼痛，则无须进一步治疗[4, 67]。只要患者在睡眠期间佩戴稳定咬合板有效，那么就是恰当的治疗（见本章后面的长期管理）。但是这并不能取消医生对咬合板的监测。

三、初次治疗效果不佳

尽管有许多案例表明各种保守治疗方式在治疗 TMD 中取得一定成功，但仍有许多 TMD 患者没有好转。其原因有多种：未知来源的疼痛（如牙髓炎的牵涉痛[68, 69]）被误诊为 TMD 症状；相关的诱发因素没有得到充分解决或甚至没有被认识到；TMD 疼痛较重，应对能力不强，心理社会因素较多，心理焦虑及抑郁，大范围疼痛主诉，颈痛，以及非特异性症状的患者无法改善[4, 15, 70-72]。

快速会诊

治疗失败

患者的 TMD 症状无法改善的原因：未知来源的疼痛（即牙髓炎引起的牵涉痛）被误诊为 TMD 症状，相关的促发因素没有得到充分解决或甚至没有被认识到，或 TMD 疼痛较重，应对能力不强，心理社会因素较多，心理焦虑及抑郁，大范围疼痛主诉，颈痛，以及非特异性症状的患者无法改善。

目前尚无对 TMD 症状治疗失败的科学标准。

如果患者有 TMJ 不可复性盘移位伴张口受限（绞锁）或痉挛，医师推荐采取第 10 章中的指南而非使用本章下述方法。

如果患者经治疗后 TMD 症状未得到明显改善，以下是推荐的治疗方法。

1. 评估患者对治疗的依从性，例如 TMD 自我疗法；任何其他训练（如拉伸运动）；放松紧张情绪；或针对类似情况的生物反馈策略。这可能是在患者治疗中缺失的重要环节，也需要加深认识。

重要的是要记录下给患者的指导并定期询问。这加强了指导的重要性，并增加了患者执行这些指导的可能性。

2. 重新评估并排除非 TMD 疼痛的患者，患者的主诉可能是由于其他非 TMD 疾病导致（例如牙髓炎、颈部疼痛，纤维肌痛等），而被误判为 TMD 症状。如果没有拍摄全景 X 线片，建议拍摄排除非 TMD 疾病。

3. 回顾患者长期存在的持续影响因素，并确保这些因素已被尽可能地解决，一些患者可能拒绝转诊［例如纤维肌痛或创伤后应激障碍（PTSD）］。以前拒绝转诊的患者可能会改变主意。

4. 考虑患者是否出现心理因素促进疾病，"我讨厌我的工作"或"我讨厌我的老板"，当医师听到患者评论时，应当意识到患者存在潜在心理社会压力。

5. 当一位患者出现（6/10）的双侧关节、耳前区持续疼痛无法通过保守治疗方式缓解，在复评阶段，她被询问并承认自身存在抑郁等诱发因素。因为担心被当作"精神病患者"，她在初期调查问卷内否认了该情况。通过讨论对抑郁情况潜在可行的疗法，她愿意尝试抗抑郁药物。在精神医生的用药指导下她的 TMD 疼痛减轻（2～3）/10。

6. 如果患者存在明显的心理社会症状，医师应考虑让患者接受心理评估。

7. 低剂量三环类抗抑郁药已被证明对缓解肌肉骨骼紊乱有益，且低剂量对抑郁不会产生明显影响。医师应询问患者是否尝试使用低剂量的三环类抗抑郁药。如果没有，建议医师考虑从各种三环类抗抑郁药（第 17 章的"三环类抗抑郁药"部分）选择最合适的，询问患者是否有兴趣尝试。

8. 如果患者没有通过理疗进行咀嚼系统治疗，作者建议医师应在此阶段转诊患者，理疗师可以评估患者的其他诱发因素（例如颈部疼痛或患者工作台的身体力学）并且至少实现局部模式治疗。理疗师还可以在他们专业内指导患者其他有用的疗法，例如膈肌呼吸或姿势练习。

9. 如果患者仍未获得满意的 TMD 改善并佩戴稳定咬合板，此时可考虑将稳定咬合板换为下颌前导咬合板，患者是否符合使用下颌前导咬合板？（"第 13 章　下颌前导咬合板"）如果患者不符合，可以推测该咬合板对患者的帮助会十分有限。

10. 如果患者的副功能行为和其他病因能通过保守治疗方式得到一定程度控制，但患者仍存在中至重度原发于 TMJ 的疼痛，此时应考虑建议患者转诊进行手术评估。

四、长期管理

通过保守的 TMD 治疗，作者试图充分缓解患者的 TMD 症状，他们唯一需要的长期治疗就是在睡眠时佩戴咬合板，因此作者计划让绝大多数患者在睡眠期间长期佩戴咬合板。

在患者症状得到缓解并能保持的基础上，作者期望他们可定期复查，判断是否需要进一步治疗。一旦患者明确他们不再需要治疗，会忘记已进行的治疗，便容易疏于复查。定期复查可以发现治疗的好处，使医师判断是否需要调整方案。

随着症状的改善，大多数患者会按照自己的意愿①恢复正常饮食和摄入咖啡因；②减少或停止热疗、关节和姿势训练以及放松；③偶尔忘记佩戴咬合板或服用药物，无意地去测试他们是否需要继续这样的治疗。

即使患者改善和减少一些治疗，他们也会继续：①保持新的舌和下颌的位置；②主观保持肌肉放松；③采用新的睡卧姿势；④减少日间副功能行为；⑤使用学到的应对技巧。

TMD 常会随患者生活情况周期性出现[73]。如果 TMD 症状反复，患者可以继续他们中断的治疗。

快速会诊

治疗复发症状

如果 TMD 症状反复，患者可以继续他们中断的治疗。

由于患者可能会周期性地出现 TMD 症状加重情况，即便他们发现不需要，作者仍建议他们继续在睡觉时佩戴咬合板。因为停止佩戴咬合板后，他们的牙齿会移动造成无法继续佩戴。也强烈建议患者定期回到医师处复查，确保咬合板仍然合适，且不存在不利影响。如果患者发现他们不需

要咬合板或需要更换咬合板，则应该停止继续使用旧的咬合板。

技巧

咬合板的长期佩戴

由于患者可能会周期性地出现 TMD 症状加重情况，即便他们发现不需要，作者仍建议他们继续在睡觉时佩戴咬合板。

大多数 TMD 患者年龄介于 20—40 岁[10]。超出这个年龄范围的患者，他们的 TMD 有自行减轻的倾向。因此，随着时间的推移，大多数患者会停止 TMD 治疗。相反地，亦有从未有过 TMD 症状的老年人偶尔寻求 TMD 治疗。通常作者发现主要诱发因素与照顾他人有关，或者与他们对健康问题的担忧有关。

参考文献

[1] Demir, C.Y., Kocak, O.F., Bozan, N. et al. (2018). Is there a role for oxidative stress in temporomandibular joint disorders? *J. Oral Maxillofac. Surg.* 76 (3): 515–520.

[2] Reissmann, D.R., John, M.T., Aigner, A. et al. (2017). Interaction between awake and sleep bruxism is associated with increased presence of painful temporomandibular disorder. *J. Oral Facial Pain Headache* 31 (4): 299–305.

[3] Fricton, J. (2016). Myofascial pain: mechanisms to management. *Oral Maxillofac. Surg. Clin. North Am.* 28 (3): 289–311.

[4] American Academy of Orofacial Pain, de Leeuw, R., and Klasser, G.D. (eds.) (2018). *Orofacial Pain: Guidelines for Assessment, Diagnosis and Management*, 6e, 171–184. Chicago, IL: Quintessence.

[5] Greene, C.S. (2010). Managing the care of patients with temporomandibular disorders: a new guideline for care. *J. Am. Dent. Assoc.* 141 (9): 1086–1088.

[6] Dworkin, S.F., Huggins, K.H., Wilson, L. et al. (2002). A randomized clinical trial using research diagnostic criteria for temporomandibular disorders-axis II to target clinic cases for a tailored self-care TMD treatment program. *J. Orofac. Pain* 16 (1): 48–63.

[7] Sarrafzadeh, J., Ahmadi, A., and Yassin, M. (2012). The effects of pressure release, phonophoresis of hydrocortisone, and ultrasound on upper trapezius latent myofascial trigger point. *Arch. Phys. Med. Rehabil.* 93 (1): 72–77.

[8] DeBar, L.L., Vuckovic, N., Schneider, J., and Ritenbaugh, C. (2003). Use of complementary and alternative medicine for temporomandibular disorders. *J. Orofac. Pain* 17 (3): 224–236.

[9] Riley, J.L. 3rd, Myers, C.D., Currie, T.P. et al. (2007). Self-care behaviors associated with myofascial temporomandibular disorder pain. *J. Orofac. Pain* 21 (3): 194–202.

[10] Okeson, J.P. (2013). *Management of Temporomandibular Disorders and Occlusion*, 7e, 104, 198–199, 268, 277, 294, 395, 422. St. Louis,

MO: CV Mosby.

[11] Dall Arancio, D. and Fricton, J. (1993). Randomized controlled study of exercises for masticatory myofascial pain [abstract 76]. *J. Orofac. Pain* 7 (1): 117.

[12] Lentell, G., Hetherington, T., Eagan, J., and Morgan, M. (1992). The use of thermal agents to influence the effectiveness of a low-load prolong stretch. *J. Orthop. Sports Phys. Ther.* 16 (5): 200–207.

[13] Magnusson, T. and Syren, M. (1999). Therapeutic jaw exercises and interocclusal therapy: a comparison between two common treatments of temporomandibular disorders. *Swed. Dent. J.* 22: 23–37.

[14] Wright, E.F., Domenech, M.A., and Fischer, J.R. Jr. (2000). Usefulness of posture training for TMD patients. *J. Am. Dent. Assoc.* 131 (2): 202–210.

[15] Raphael, K.G., Marbach, J.J., and Klausner, J. (2000). Myofascial face pain: clinical characteristics of those with regional vs. widespread pain. *J. Am. Dent. Assoc.* 131 (2): 161–171.

[16] Klasser, G.D., Greene, C.S., and Lavigne, G.J. (2010). Oral appliances and the management of sleep bruxism in adults: a century of clinical applications and search for mechanisms. *Int. J. Prosthodont.* 23 (5): 453–462.

[17] Fricton, J., Look, J.O., Wright, E. et al. (2010). Systematic review and metaanalysis of randomized controlled trials evaluating intraoral orthopedic appliances for temporomandibular disorders. *J. Orofac. Pain* 24 (3): 237–254.

[18] Ebrahim, S., Montoya, L., Busse, J.W. et al. (2012). The effectiveness of splint therapy in patients with temporomandibular disorders: a systematic review and metaanalysis. *J. Am. Dent. Assoc.* 143 (8): 847–857.

[19] Lindfors, E., Nilsson, H., Helkimo, M., and Magnusson, T. (2008). Treatment of temporomandibular disorders with a combination of hard acrylic stabilisation appliance and a soft appliance in the opposing jaw.

A retro- and prospective study. *Swed. Dent. J.* 32 (1): 9–16.

[20] Hoffmann, R.G., Kotchen, J.M., Kotchen, T.A. et al. (2011). Temporomandibular disorders and associated clinical comorbidities. *Clin. J. Pain* 27 (3): 268–274.

[21] Laskin, D.M. (2012). Botulinum toxin a in the treatment of myofascial pain and dysfunction: the case against its use. *J. Oral Maxillofac. Surg.* 70 (5): 1240–1242.

[22] Clark, G.T. and Stiles, A. (2012). Interventional therapy and injected agents for orofacial pain and spasm (including botulinum toxin). In: *Orofacial Pain: A Guide to Medications and Management* (ed. G.T. Clark and R.A. Dionne), 164–183. Ames, IA: Wiley Blackwell.

[23] List, T. and Helkimo, M. (1992). Acupuncture and occlusal splint therapy in the treatment of craniomandibular disorders. II: a 1-year follow-up study. *Acta Odontol. Scand.* 50 (6): 375–385.

[24] Nilsson, N., Christensen, H.W., and Hartvigsen, J. (1997). The effect of spinal manipulation in the treatment of cervicogenic headache. *J. Manip. Physiol. Ther.* 20: 326–330.

[25] Raphael, K.G. and Marbach, J.J. (2001). Widespread pain and the effectiveness of oral splints in myofascial face pain. *J. Am. Dent. Assoc.* 132 (3): 305–316.

[26] Orlando, B., Manfredini, D., Salvetti, G., and Bosco, M. (2007). Evaluation of the effectiveness of biobehavioral therapy in the treatment of temporomandibular disorders: a literature review. *Behav. Med.* 33 (3): 101–118.

[27] Dworkin, S.F., Turner, J.A., Wilson, L. et al. (1994). Brief group cognitive-behavioral intervention for temporomandibular disorders. *Pain* 59 (2): 175–187.

[28] Carlson, C.R., Bertrand, P.M., Ehrlich, A.D. et al. (2001). Physical self-regulation training for the management of temporomandibular disorders. *J. Orofac. Pain* 15 (1): 47–55.

[29] Okeson, J.P., Moody, P.M., Kemper, J.T., and Haley, J.V. (1983). Evaluation of occlusal splint therapy and relaxation procedures in patients with temporomandibular disorders. *J. Am. Dent. Assoc.* 107 (3): 420–424.

[30] Lavigne, G.J., Goulet, J.-P., Zuconni, M. et al. (1999). Sleep disorders and the dental patient: an overview. *Oral Surg. Oral Med. Oral Pathol. Oral Radiol. Endod.* 88: 257–272.

[31] Abrahamsen, R., Baad-Hansen, L., Zachariae, R., and Svensson, P. (2011). Effect of hypnosis on pain and blink reflexes in patients with painful temporomandibular disorders. *Clin. J. Pain* 27 (4): 344–351.

[32] Loitman, J.E. (2000). Pain management: beyond pharmacology to acupuncture and hypnosis. *J. Am. Med. Assoc.* 283 (1): 118–119.

[33] Dubin, L.L. (1992). The use of hypnosis for temporomandibular joint (TMJ). *Psychiatr. Med.* 10 (4): 99–103.

[34] Somer, E. (1991). Hypnotherapy in the treatment of chronic nocturnal use of a dental splint prescribed for bruxism. *Int. J. Clin. Exp. Hypn.* 39 (3): 145–154.

[35] Hijzen, T.H., Slangen, J.L., and Van Houweligen, H.C. (1986). Subjective, clinical and EMG effects of biofeedback and splint treatment. *J. Oral Rehabil.* 13: 529–539.

[36] Funch, D.P. and Gale, E.N. (1984). Biofeedback and relaxation therapy for chronic temporomandibular joint pain: predicting successful outcome. *J. Consult. Clin. Psychol.* 52 (6): 928–935.

[37] Turk, D.C., Zaki, H.S., and Rudy, T.E. (1993). Effects of intraoral appliance and biofeedback/stress management alone and in combination in treating pain and depression in patients with temporomandibular disorders. *J. Prosthet. Dent.* 70 (2): 158–164.

[38] Kerschbaum, T.H. and Wende, K.U. (2001). Compliance von Schmerz-dysfunktionspatienten [compliance of CMD patients]. *Dtsch Zahnarztl Z* 56: 322–325.

[39] Dawson, P.E. (2007). *Functional Occlusion: From TMJ to Smile Design*, 86–89. St Louis, MO: CV Mosby.

[40] Dental Practice Parameters Committee (1997). American Dental Association's dental practice parameters: temporomandibular (craniomandibular) disorders. *J. Am. Dent. Assoc. Suppl.* 128: 29–32.

[41] Obrez, A. and Türp, J.C. (1998). The effect of musculoskeletal facial pain on registration of maxillomandibular relationships and treatment planning: a synthesis of the literature. *J. Prosthet. Dent.* 79 (4): 439–445.

[42] McNeill, C. (1997). Management of temporomandibular disorders: concepts and controversies. *J. Prosthet. Dent.* 77 (5): 510–522.

[43] Yatani, H., Minakuchi, H., Matsuka, Y. et al. (1998). The long-term effect of occlusal therapy on self-administered treatment outcomes of TMD. *J. Orofac. Pain* 12 (1): 75–88.

[44] Manfredini, D. (2010). Fundamentals of TMD management. In: *Current Concepts on Temporomandibular Disorders* (ed. D. Manfredini), 305–317. Chicago, IL: Quintessence.

[45] Brown, D.T. and Gaudet, E.L. Jr. (2002). Temporomandibular disorder treatment outcomes: second report of a large-scale prospective clinical study. *Cranio* 20 (4): 244–253.

[46] Marbach, J.J., Ballard, G.T., Frankel, M.R., and Raphael, K.G. (1997). Patterns of TMJ surgery: evidence of sex differences. *J. Am. Dent. Assoc.* 128 (5): 609–614.

[47] American Association of Oral and Maxillofacial Surgeons (1993). Recommendations for management of patients with temporomandibular joint implants. Temporomandibular Joint Implant Surgery Workshop. *J. Oral Maxillofac. Surg.* 51 (10): 1164–1172.

[48] De Rossi, S.S., Greenberg, M.S., Liu, F., and Steinkeler, A. (2014 Nov). Temporomandibular disorders: evaluation and management. *Med. Clin. N. Am.* 98 (6): 1353–1384.

[49] Türp, J.C., Jokstad, A., Motschall, E. et al. (2007). Is there a superiority of multimodal as opposed to simple therapy in patients with temporomandibular disorders? A qualitative systematic review of the literature. *Clin. Oral Implants Res.* 18 (Suppl 3): 138–150.

[50] Fricton, J. (2007). Myogenous temporomandibular disorders: diagnostic and management considerations. *Dent. Clin. N. Am.* 51 (1): 61–83.

[51] Abdel-Fattah, R.A. (2008). *Evaluating and Managing Temporomandibular Injuries*, 3e, 167–187. Boca Raton, FL: Radiance.

[52] Hermesh, H., Schapir, L., Marom, S. et al. (2015). Bruxism and oral parafunctional hyperactivity in social phobia outpatients. *J. Oral Rehabil.* 42 (2): 90–97.

[53] Khawaja, S.N., Nickel, J.C., Iwasaki, L.R. et al. (2015). Association between waking-state oral parafunctional behaviours and bio-psychosocial characteristics. *J. Oral Rehabil.* 42 (9): 651–656. Found daytime parafunctional habits were significantly related to selfreported presence of physical and depression symptoms.

[54] Tavares, L.M., da Silva Parente Macedo, L.C., Duarte, C.M. et al. (2016). Crosssectional study of anxiety symptoms and self-report of awake and sleep bruxism in female TMD patients. *Cranio* 34 (6): 378–381.

[55] Goldstein, R.E. and Auclair, C.W. (2017). The clinical management of awake bruxism. *J. Am. Dent. Assoc.* 148 (6): 387–391.

[56] Ella, B., Ghorayeb, I., Burbaud, P., and Guehl, D. (2017). Bruxism in movement disorders: a comprehensive review. *J. Prosthodont.* 26 (7): 599–605.

[57] Manfredini, D. and Lobbezoo, F. (2010). Relationship between bruxism and temporomandibular disorders: a systematic review of literature from 1998 to 2008. *Oral Surg. Oral Med. Oral Pathol. Oral Radiol. Endod.* 109 (6): e26–e50.

[58] Blanco Aguilera, A., Gonzalez Lopez, L., Blanco Aguilera, E. et al. (2014). Relationship between self-reported sleep bruxism and pain in patients with temporomandibular disorders. *J. Oral Rehabil.* 41 (8): 564–572.

[59] Raphael, K.G., Janal, M.N., Sirois, D.A. et al. (2013). Masticatory muscle sleep background electromyographic activity is elevated in

myofascial temporomandibular disorder patients. *J. Oral Rehabil.* 40 (12): 883–891.

[60] van der Meulen, M.J., Ohrbach, R., Aartman, I.H. et al. (2010). Temporomandibular disorder patients' illness beliefs and self-efficacy related to bruxism. *J. Orofac. Pain* 24 (4): 367–372.

[61] Manfredini, D., Bucci, M.B., Sabattini, V.B., and Lobbezoo, F. (2011). Bruxism: overview of current knowledge and suggestions for dental implants planning. *Cranio* 29 (4): 304–312.

[62] Saletu, A., Parapatics, S., Anderer, P. et al. (2010). Controlled clinical, polysomnographic and psychometric studies on differences between sleep bruxers and controls and acute effects of clonazepam as compared with placebo. *Eur. Arch. Psychiatry Clin. Neurosci.* 260 (2): 163–174.

[63] Lavigne, G. and Palla, S. (2010). Transient morning headache: recognizing the role of sleep bruxism and sleep-disordered breathing. *J. Am. Dent. Assoc.* 141 (3): 297–299.

[64] Merrill, R.L. (2010). Orofacial pain and sleep. *Sleep Med. Clin.* 5 (1): 131–144.

[65] Michelotti, A., Cioffi, I., Festa, P. et al. (2010). Oral parafunctions as risk factors for diagnostic TMD subgroups. *J. Oral Rehabil.* 37 (3): 157–162.

[66] Litt, M.D., Shafer, D.M., and Kreutzer, D.L. (2010). Brief cognitive-behavioral treatment for TMD pain: long-term outcomes and moderators of treatment. *Pain* 151 (1): 110–116.

[67] Schiffman, E.L., Ahmad, M., Hollender, L. et al. (2017). Longitudinal stability of common TMJ structural disorders. *J. Dent. Res.* 96 (3): 270–276.

[68] Wright, E.F. (2008). Pulpalgia contributing to temporomandibular disorder-like pain: a literature review and case report. *J. Am. Dent. Assoc.* 139 (4): 436–440.

[69] Wright, E.F. and Gullickson, D.C. (1996). Identifying acute pulpalgia as a factor in TMD pain. *J. Am. Dent. Assoc.* 127 (6): 773–780.

[70] Carlson, C.R. (2008). Psychological considerations for chronic orofacial pain. *Oral Maxillofac. Surg. Clin. North Am.* 20 (2): 185–195.

[71] Turner, J.A., Holtzman, S., and Mancl, L. (2007). Mediators, moderators, and predictors of therapeutic change in cognitive-behavioral therapy for chronic pain. *Pain* 127 (3): 276–286.

[72] Rammelsberg, P., LeResche, L., Dworkin, S., and Mancl, L. (2003). Longitudinal outcome of temporomandibular disorders: a 5-year epidemiologic study of muscle disorders defined by research diagnostic criteria for temporomandibular disorders. *J. Orofac. Pain* 17 (1): 9–20.

[73] Magnusson, T., Egermarki, I., and Carlsson, G.E. (2005). A prospective investigation over two decades on signs and symptoms of temporomandibular disorders and associated variables. A final summary. *Acta Odontol. Scand.* 63 (2): 99–109.

第五篇　临床病例与临床研究基础

Case Scenarios and Fundamentals of Clinical Studies

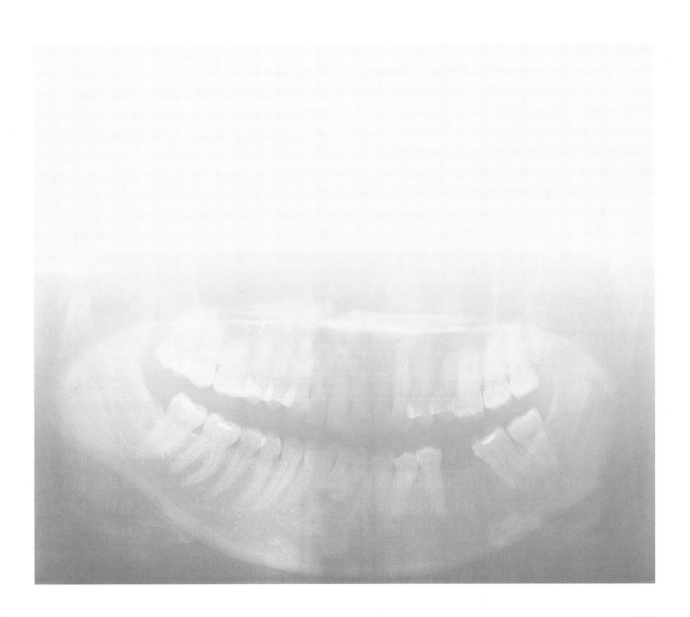

第20章　临床病例
Case Scenarios

常见问题和解答

问：正常张口度，侧方及前伸运动的最小距离是多少?

答：张口度的最小距离是 40mm，7/7/6mm 是侧方及前伸运动的最小距离。

问：稳定咬合板是患者磨牙的一种治疗方法吗?

答：不是。即使佩戴稳定咬合板磨牙症患者通常依旧磨牙。

下面 20 个病例大多来自因出现颞下颌关节紊乱病（TMD）类似症状而在作者诊所就诊的患者，除了 1 例患者有牙痛症状但无牙体病变。希望通过本章内容更好地帮助读者鉴别患者有无 TMD，并更好地理解作者如何整合各种 TMD 治疗手段。

为了行文方便，大部分患者已有未报告的明确的持续病因（例如过量咖啡因摄入，俯卧睡眠，颈部疼痛或睡眠质量差）。考虑到这些因素在本书前面的章节中已充分讨论，此处并不需要再回顾。在对 TMD 的最初评估中，作者总是记录患者最重要的持续病因，并且尝试尽可能减少这些病因从而减轻患者 TMD 症状。那些可能无法改变的始发病因［例如：弥漫的疼痛和创伤后应激障碍（post traumatic stress disorder，PTSD）梦魇］也很重要并值得记录，因为有时需要判断某一患者没有获得其他患者相同症状改善的原因。

快速会诊

持续病因

大部分患者已有未报告的明确的持续性病因（例如过量咖啡摄入，俯卧睡眠，颈部疼痛，或睡眠质量差）。

减少持续病因

在对 TMD 的最初评估中，作者总是记录患者最重要的持续病因并尝试尽可能减少这些病因以缓解 TMD 症状。

以下病例中的图示是患者在"患者初始问卷调查"* 中画出的疼痛位置，最严重的位置用黄色星号标出。这里提供的下颌运动范围包含切牙覆盖（40mm 是正常张口度的最小值）。简单来说，侧方运动范围由斜线分割的 3 个数字表示。这些数字分别指患者们分别向右侧、左侧和前伸移动下颌的毫米数（7/7/6mm 是正常侧方运动的最小值）[1]。

名称 5/10 用来代表患者的平均疼痛在 0～10 的疼痛评分范围内是 5（"0"表示无痛，"10"表示最痛），其他疼痛程度也用类似的方法确定。简单起见，仅当患者正出现或既往出现颞下颌关节（temporomandibular joint，TMJ）杂音或功能障碍才记录。读者应当假定患者的主诉是慢性的，且并不是因为近期戴上的修复体导致的，除非有其他记录。

按照第 3 章的"触诊"部分的建议，触诊咀嚼肌和颈部。如果触诊的咀嚼肌出现触痛，但不引起牵涉痛，并且在"第 5 章　颞下颌关节紊乱病诊断分类"中没有能更好描述患者病情的肌肉诊断，作者建议将此类肌肉压痛诊断为肌痛。如果触诊该肌肉引起牵涉痛，则建议将其诊断为牵涉性肌筋膜痛。

---

*. 相关资料获取见文前补充说明。

作为常规药物指导，通常肌松药可逐渐减少肌肉疼痛并减少睡眠时肌肉活动。作者给出的肌松药剂量会根据患者出现的焦虑程度及症状是否属于急性情况（考虑到该紊乱可能继发于患者近期生活中压力增加）来改变。当患者处于非常焦虑或处于急性紊乱时，作者倾向于开具地西泮（安定，Valium）；当患者处于轻度焦虑或处于慢性期时，作者倾向于开具环苯扎林（Flexeril）。

如果患者要求药物治疗并且疼痛持续在 3/10 或更低，无论疼痛是肌肉或 TMJ 来源的，作者倾向于开具 600mg 布洛芬，每天 3 次。如果疼痛在 3/10 至（6～7）/10 且主要源于 TMJ，作者倾向于开具 500mg 萘普生。如果疼痛在（6～7）/10 或更高且主要来源于 TMJ，或估计是由于要求患者训练加重 TMJ 关节疼痛，作者倾向于选择盐酸甲泼乐 - 萘普生方案。

患者往往更愿意服用非处方药布洛芬（200mg）和萘普生钠（200mg，例如 Aleve），因为非处方药物成本通常低于他们的处方自付额。每天 5 片萘普生钠片相当于每天服用 2 次 500mg 萘普生，因此作者建议患者早餐服用 2 片，午餐服用 1 片，晚餐服用 2 片。

以上指导将根据患者波动的疼痛强度模式、触痛及这些疼痛造成的情绪影响而有所不同。

快速会诊

诊断肌痛和牵涉性肌筋膜痛

如果肌肉触诊有触痛，但不引起牵涉痛，且在"第 5 章 颞下颌关节紊乱病诊断分类"中没有能更好描述患者状况的其他肌肉诊断，作者建议将肌肉触痛诊断为肌痛。如果引起牵涉痛，建议该肌肉压痛诊断为牵涉性肌筋膜痛。

病例 1 类似 TMD 症状的不可逆性牙髓炎

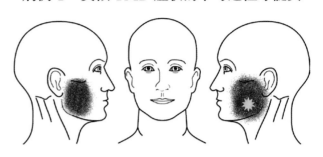

患者（女性）自诉在咬肌区有持续（2～3）/10 的双侧钝痛 / 压痛（左侧较右侧严重）。每天患者的左侧咬肌区出现 8/10 跳痛，疼痛持续数分钟到数小时，且发生数次。进食、打哈欠、躺着和喝冷饮都会加重患者的疼痛。她的张口度为 36mm，侧方和前伸运动范围是 7/7/6mm（右侧、左侧和前伸）。咀嚼和颈部结构的触诊发现压痛仅限于双侧咬肌，左侧咬肌压痛明显重于右侧。咬肌的触诊可再次触发疼痛症状。

她的症状是否有不寻常之处呢？对于 TMD 患者来讲这些症状典型吗？这些加重的症状是否提示了什么？基于她的症状，作者会问她为什么躺下加重了她的症状，并确定是否有合理的解释将症状加重与 TMD 联系起来。疼痛加重可能是由于患者躺下时压迫了疼痛的咬肌，或者用一种痛苦的方式转动下颌，如此等等。患者也许不能解释疼痛加重的原因，这可能与许多牙髓炎患者一样是由于躺下时牙髓腔内压升高。

通常发现喝冷饮加重 TMD 疼痛（非牙痛）与涉及咀嚼系统（例如肌肉或 TMJ）的牵涉痛表现为牙髓炎有关，这在图 1-1 中有阐述。一般情况下，作者会询问出现这种疼痛加重的患者，冷饮接触到哪颗牙齿会引起疼痛加重。患者的回答可提示作者口腔内哪个区域出现疼痛。患者陈述当冷水接触左侧下颌第一磨牙时，她的左侧咬肌疼痛加重且出现跳痛。全景 X 线片显示左侧下颌第一磨牙牙体深龋。进一步的咬合片和根尖片检查支持疑似牙源性诊断。

> **快速会诊**
>
> **喝冷饮料加重症状的观察**
>
> 经常发现喝冷饮加重 TMD 疼痛（非牙疼）与涉及咀嚼系统（例如肌肉或 TMJ）疼痛的牙髓炎有关。

下一步，作者将确定左侧下颌第一磨牙牙髓的状态。用口镜柄叩诊患者左下颌后牙，患者称仅左侧下颌第一磨牙有叩痛。对 TMD 患者而言，因为严重副功能行为出现牙齿叩痛的情况并不少见。如果是某一颗牙导致的疼痛，那么这颗牙的叩痛程度应明显重于其他牙[2]。

将一个冷棉球放在左侧下颌第一磨牙上并持续数秒钟。患者指出这加重了她左侧咬肌区的疼痛，引起跳痛，并持续了 2 分钟。当患者的牙髓炎导致这些区域疼痛时，TMD 症状并不明显。如果检测仅限于牙齿内持续疼痛时，应怀疑是牙髓炎。

下一步将判断患者的左侧咬肌疼痛和牙齿之间是否有联系。作者通过沿着牙周韧带注射来确定牙髓炎对 TMD 症状产生的影响。沿牙周韧带注射约一分钟后，患者诉咬肌疼痛消失。作者希望看到韧带注射显著减轻患者疼痛从而获得该测试的阳性结果。

冷诊和麻醉测试结果均为阳性，提示牙髓炎导致或与左侧咬肌区疼痛有关。综合影像学检查证实该患者患有不可逆性牙髓炎。如果还不明确，那下一步是确定此疾病是可逆性还是不可逆性牙髓炎。如果牙齿无龋坏，无不全牙折，或没有其他可能引起不可逆性牙髓炎的病理情况，那么作者会考虑是可逆性牙髓炎。

作者观察到可逆性牙髓炎最常见病因是患者持续碰撞或磨耗牙齿。作者回顾了阻止牙髓激惹的方法（例如：调𬌗以去除侧方𬌗干扰并应用稳定咬合板覆盖牙体），完成这些步骤后，随访患者以确定这些治疗是否足以减轻 TMD 症状。

对这位患者来说，是左侧下颌第一磨牙的牙髓炎导致或促进了左侧咬肌区的疼痛。右侧咬肌疼痛或压痛可能与此发现无关。作者注意到尽管疼痛被麻醉测试消除，此患者仍然有下颌运动受限。当左侧下颌第一磨牙被麻醉后，右侧咬肌仍有疼痛和压痛，伴张口受限，这些提示有潜在轻微 TMD 症状。

考虑到左侧疼痛与牙髓炎相关，左侧咬肌区压痛明显重于右侧，因此患者症状诊断为左侧下颌第一磨牙不可逆性牙髓炎，以及 TMD 的肌痛。如果想对此疾病或诊断技巧进一步的了解，一些相关文献可参考[2-6]。

提供的治疗方法包括：①建议患者返回她的牙科医生处治疗左侧下颌第一磨牙；②考虑患者轻微 TMD 症状，与她一起阅读"TMD 自我疗法"*；③告知患者这些治疗足以缓解她的 TMD 症状，但如果疗效不佳，她应当复诊以获得进一步评估和治疗。患者从未复诊，因此作者推测上述治疗足以缓解她的症状。

作者常常发现牙髓炎作为患者 TMD 症状的主要病因时，常自诉（如果被问到）喝热饮或冷饮会加重他们的 TMD 疼痛，但是一些患者患牙上有丙烯酸酯冠修复时，他们却没有这种症状。丙烯酸酯冠似乎能提供充足隔热保护，这些热的变化可能不会激惹牙髓。

作者还经常发现如果牙髓炎发生在后牙，同侧有周期性跳痛，而对侧常出现一些轻微的潜在 TMD 症状但不出现搏动性跳痛，正如本例所示。如果牙髓炎发生在前牙（右上颌尖牙到左上颌尖牙），疼痛通常牵涉双侧，这些患者出现严重的双侧搏动性跳痛[2-5]。

提示患者可能患有牙髓炎才导致或加重 TMD 症状的其他症状包括：①躺下或前屈时加重 TMD 症状；② TMD 疼痛将患者从睡眠中唤醒[2]。

---

*. 相关资料获取见文前补充说明。

病例 2　牙痛：无 TMD 疼痛

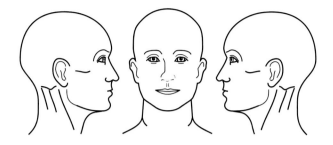

患者自诉一天内有持续性疼痛，醒来时她的左上颌第一磨牙出现 5/10 钝痛 / 压痛，稍晚些时候出现 7/10 疼痛，并有约 1 小时持续的 8/10 跳痛。患者无 TMD 症状。患者表示她的牙科医生没有发现她的任何牙齿病变，她的咬合也正常。她的牙科医生考虑鼻窦疾病引起疼痛，建议她转诊至耳鼻咽喉科医师排除鼻窦疾病。耳鼻咽喉科医生安排了鼻窦 CT，并告诉她牙痛不是来源于鼻窦。

基于患者的意愿，为缓解患者的疼痛，患者的牙科医生对患者的左上颌第一磨牙进行了根管治疗，疼痛并没有得到改善。然后她的牙科医生建议她进行 TMD 评估。

该患者张口度为 42mm，侧方和前伸运动为 7/7/6mm（右侧，左侧和前伸）。对她的咀嚼和颈部结构的触诊提示这些肌肉和双侧 TMJ 存在广泛的压痛。考虑到牙痛的局部（牙齿）和区域（邻牙、对颌牙和鼻窦）病理情况都已排除，那么很有可能该疼痛是源于咀嚼肌的牵涉痛。最常见波及上颌磨牙牵涉痛的咀嚼肌是咬肌上部，如图 3-13 所示。

确认咬肌上部的压痛区域，并在患者耐受范围内对压痛最严重的区域保持按压，数秒后，患者左上颌第一磨牙的疼痛再现了。这提示此肌肉很有可能引起或加重了她的牙痛。考虑到已经排除了此牙痛的最常见病因，此牙痛应诊断为牵涉性肌筋膜痛。有一个研究评估了根管治疗 6 个月后仍有疼痛的患者，结果发现引起疼痛最可能的原因是 TMD[7]。

用于治疗肌肉压痛的 TMD 治疗应该也能减轻肌肉压痛区域的疼痛，并能减轻它们在其他区域引起的牵涉痛。利用患者日常症状的严重程度和已确定的病因，后面的临床病例将讨论针对咀嚼肌最经济有效的 TMD 治疗方法。

患者的牙科医生不需要通过根管治疗来排除牙痛源于牙髓。可以通过牙周韧带注射来排除，患者会告知这一操作没有消除牙痛。据估计，每年有超过 680 000 颗牙是由其他病因导致的疼痛而接受了根管治疗[8]。

如果咬肌上方压痛最重的区域没有导致她的牙痛，那么将检查肌肉内其他压痛区，再然后检查更少引起上颌磨牙（图 3-13）牵涉痛的咀嚼肌。既然这种牵涉痛检查如此简单，作者建议在探查牙痛来源时尽早实施这一方法。

正如在病例 1 中，常见牵涉痛患者并未在引起疼痛的源头部位感知到疼痛，仅在牵涉的范围感知到疼痛。作者也希望读者们意识到下颌后牙牵涉痛最常见来源于咬肌下部压痛区（图 3-13）[9]。

在病例 1 中牙痛引起咬肌疼痛，而在病例 2 中咬肌疼痛引起牙痛。这两种疼痛似乎共用神经生理通路，因此一种疼痛会被认为是另外一种疼痛[3, 10]。临床医生需要认识到这一现象，而这一现象也可能发生在牙痛和其他咀嚼系统，例如 TMJ[9]。

病例 3　慢性鼻窦炎

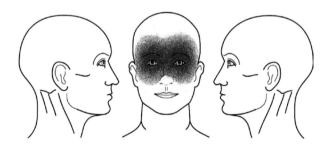

患者自诉每天经历如图所示范围 2/10 的钝痛 / 压痛。疼痛每天不定时发生，一般持续 3～10 小时且弯腰时疼痛加重。她的张口度为 40mm，侧方和前伸运动是 7/7/6mm（右侧，左侧和前伸）。触

诊患者咀嚼和颈部结构发现局限于双侧咬肌和翼外肌区的轻微压痛，而触诊压痛不再现（或加重）她的疼痛症状。

这些症状对于 TMD 患者来讲典型吗？弯腰会加重 TMD 症状，但在鼻窦疼痛的患者中也很常见。根据患者出现症状的部位，当弯腰时症状加重，以及咀嚼和颈部结构触诊不能再现症状，作者推测疼痛可能是源于鼻窦炎。询问患者是否尝试口服或鼻喷减充血药来缓解症状，患者并未尝试过。

然后触诊患者的上颌窦和额窦，患者表示这加重了熟悉的疼痛。鼻窦触诊不能排除鼻窦炎，因为一些鼻窦炎患者表示鼻窦触诊没有加重疼痛。临床诊断是她的疼痛可能由慢性鼻窦炎引起。有时医师开具口服减充血药、鼻喷剂和（或）抗生素［例如：Sudafed（盐酸伪麻黄碱）60mg，每 4～6 小时 1 次，一次 1 片；0.05% Afrin（盐酸羟甲唑啉），每 12 小时每个鼻孔喷 2 次和（或）Augmentin（阿莫西林 / 克拉维酸）875mg，每天 2 次，一次 1 片，服用 10 天（上述药物都有通用配方，列于表 1–2）］进行测试治疗，进而更好地了解患者的病因。因为这是患者的唯一症状，将患者转诊至她的家庭医生，也因此本次就诊中未进行减充血药和（或）抗生素测试治疗。

此患者咬肌和翼外肌压痛可能与她鼻窦疼痛无关。因为作者只在初期评估中提供自我疗法指导，如果不做自我疗法也不产生负面影响，所以作者假设压痛与鼻窦疾病无关。因此给患者诊断为 TMD 中的肌痛，并告诉患者一些如何减轻咬肌和翼外肌轻度压痛的建议。

作者提供给患者的治疗方案为，患者回到初诊医生处评估可能的慢性鼻窦炎并和她一起查看"TMD 自我疗法"*。告知患者可以选择她愿意采用的自我疗法中任一手段。此外，如果未来她肌肉出现症状，她愿意的话可以采取作者推荐的更多的治疗手段并复诊获得进一步评估。

---

*. 相关资料获取见文前补充说明。

病例 4　颈部引起的慢性前额牵涉痛

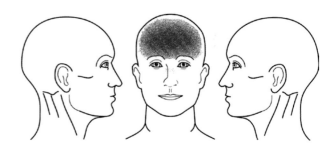

患者自诉每天早上醒来时伴有前额部 2～3/10 的钝痛 / 压痛，疼痛持续 2～3 小时。经历约每周 1 次的醒来后持续约 5 小时的 6/10 跳痛。患者否认鼻塞。

患者张口度为 42mm，侧方和前伸运动为 8/8/7mm（右侧，左侧和前伸）。对患者咀嚼和颈部结构触诊确认咀嚼肌无压痛，但颈部肌肉有压痛。在患者耐受范围内对枕骨下肌肉持续施压，她熟悉的前额疼痛再次出现。患者发现如果在这些压痛区持续施压，她还会出现跳痛。

此患者患有 TMD 吗？因为患者咀嚼肌无压痛，且关节区无杂音史，所以患者没有 TMD。患者颈部肌肉压痛引发牵涉痛，因此诊断为牵涉性肌筋膜痛。

因为患者前额区头痛可通过持续按压颈部压痛区域重现，因此可以认为激惹颈部肌肉导致了她的头痛。她的跳痛可能是源于进一步激惹肌肉。前额和（或）眶周牵涉痛常源于颈部的疼痛[11]。这些患者中的许多人只注意到牵涉痛（此例患者的前额痛）却忽视了源头的疼痛（此例患者的颈部）。

> **重点**
>
> 如果患者前额区头痛可通过按压颈部压痛区域再现，作者认为激惹这些肌肉加重导致了她的头痛。

> **快速会诊**
>
> **观察前额和（或）眶周疼痛**
> 前额和（或）眶周牵涉痛常源于颈部的疼痛。

为了减轻患者颈部引起的头痛，她的日常症状模式提示在睡眠期间有些因素加重了她的颈部疼痛，所以询问她的睡姿来确定一些潜在加重因素（例如：间歇俯卧睡眠），并给她提供了一些改善睡眠的建议。对于一些睡眠期间症状加重的牵涉性颈部肌筋膜痛患者，可以提供许多其他治疗手段，例如姿势改善练习*，转诊至理疗师，建议患者睡前或睡眠中放松或自我催眠，并睡前服用肌松药或三环类抗抑郁药。

还有一些其他潜在因素会引起这种慢性前额疼痛：跳痛可能是偏头痛，也可能是其他更少见的疾病，或是这些疾病的结合。作者更倾向于在症状没有加重时，针对牵涉痛源头采用非药物方法，来治疗触诊颈部肌肉时再现或加重的头痛。由于多种病因和临床医生技巧的差异，对颈部治疗的效果和牵涉痛的改善情况也不同。一般来说，作者发现这种治疗手段是有效的，但是如果治疗失败或患者视药物为治疗的首选方案，作者将升级为药物治疗。有时需要神经科医生的专业知识来对患者进行药物治疗。

给本病例患者治疗的建议是改善睡眠姿势并转诊至理疗师。告知患者如果未能从这种治疗中获得足够的改善，她应该到她的初诊医生处复诊或返回诊所。

病例 5　继发于睡眠副功能行为的肌痛

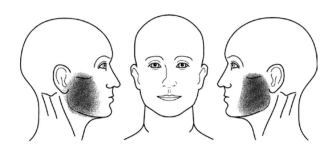

一名 20 岁的患者自诉每天早晨醒来时伴随 4/10 的双侧咬肌钝痛 / 压痛，疼痛持续 2～3 小时且在进食时加重。患者张口度为 42mm，侧方和前

伸运动是 8/8/7mm（右侧，左侧和前伸）。触诊他的咀嚼和颈部结构发现局限于双侧咬肌相同程度的压痛。咬肌触诊可再现疼痛。

因为触诊咬肌可以再现患者的症状，没有其他 TMD 肌肉诊断能更好描述患者症状，患者被诊断为肌痛。患者的日常症状模式提示睡眠副功能行为是主要病因。由于这个健康的年轻人没有其他的致病因素，采用"TMD 自我疗法"*上的方法和睡眠时佩戴上颌稳定咬合板即可取得满意的效果。

该患者很有可能也发现采用"闭口肌伸展运动"*的方法也是有效的，但作者认为他并不需要接受该训练，因而没有将该手册方法作为初始治疗的一部分。如果他不能从初始治疗中得到满意的改善效果，此方法将作为首要治疗之一。

一些临床医生也许在该患者佩戴稳定咬合板前会给予服用药物。如果患者在睡前服用 600mg 布洛芬，他可能醒来仅仅会轻微疼痛。这是一种合理的选择，但作者倾向于不给那些疼痛程度相对较低且很有可能通过非药物治疗得到充分缓解的患者服药。理由如下：①作者倾向于让这些患者采用自我疗法的方法而不是依赖药物；②该患者疼痛已经持续了一段时间，且当他接受咬合板治疗 1 周或 2 周时，症状会得到充分的缓解；③作者发现大多数伴有这种严重症状的患者对用药不感兴趣，也不愿意服药；④自我疗法指导手册介绍了非处方药的使用并告知患者可以根据需要用药。开处方是必要的，如果患者肌肉来源的症状严重需要镇痛，作者会开具 600mg 布洛芬。

病例 6　牙齿磨耗：无疼痛症状

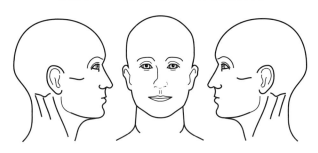

患者没有疼痛症状，自诉有牙齿磨损（图 20-1），想要预防进一步磨损牙齿。患者的张口度为 55mm，侧方和前伸运动 9/9/7mm（右侧，左侧和前伸）。咀嚼和颈部结构触诊无压痛。患者是否患有 TMD？因为患者没有咀嚼肌有压痛，也没有 TMJ 杂音的既往史，因此他并没有 TMD。

对患者主诉的诊断是牙体磨损。磨损似乎是由日间和（或）睡眠时的副功能行为引起的，且可能被特定食物或其他放入口内的物体加重。患者不清楚任何可能导致牙齿磨损的物体。提供给患者的治疗如下：①探讨患者可能在日间和睡眠时出现副功能行为的可能性；②建议患者认识自己的日间副功能行为并控制这些行为；③患者睡觉时佩戴上颌丙烯酸树脂稳定咬合板[12]；④转诊至牙科医生处，在暴露牙本质上覆盖树脂复合材料，以阻止下前牙继续磨耗缩短。

即使佩戴稳定咬合板后，夜磨牙的患者依旧持续磨牙。此上颌咬合板会保护他的上颌牙免于进一步磨耗。当下颌牙摩擦丙烯酸树脂咬合板时，牙表面釉质会与咬合板摩擦，较软的丙烯酸树脂材料比牙体组织更易磨耗[1, 13]。这类似用丙烯酸树脂假牙对抗天然牙：是假牙而不是天然牙被磨耗。

快速会诊

如果患者在睡眠期间磨稳定咬合板，还会磨耗牙体组织吗？

丙烯酸树脂稳定咬合板比釉质软，所以会是丙烯酸树脂而不是他们自己的牙体组织被磨损。

如果患者因为严重的睡眠副功能行为很快磨损丙烯酸树脂咬合板，那么此患者需要定期接受用丙烯酸树脂重衬咬合板的咬合面，或是制作下颌软质咬合板并调整与上颌咬合板相对，如图 12-63 所示。同时佩戴这些咬合板，下颌牙尖将不再研磨和磨损上颌咬合板。

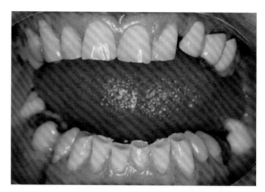

▲ 图 20-1　患者自诉有牙齿磨损

技巧

如果患者因严重睡眠副功能行为很快磨损丙烯酸树脂咬合板怎么办？

①可以根据需要，用丙烯酸树脂材料定期重衬咬合板𬌗面。

②可以制作下颌软质咬合板并调整它与上颌咬合板相对。同时佩戴上下颌咬合板，下颌牙尖将不再研磨和磨损上颌咬合板（图 12-63）。

病例 7　继发于日间副功能行为的肌痛

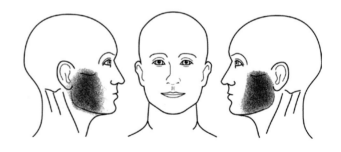

患者自诉每天清晨醒来时无疼痛，但当天晚些时候双侧咬肌出现 5/10 钝痛 / 压痛，疼痛持续到夜间且在行使功能时加重（例如进食）。他每天多次服用对乙酰氨基酚以控制疼痛，患者未服用非甾体抗炎药，因为会引起胃部不适。

患者的最大张口度是 38mm，侧方和前伸运动是 7/7/6mm（右侧，左侧和前伸）。对患者的咀嚼和颈部结构触诊发现局限于双侧咬肌的压痛，压痛程度相同。触诊咬肌可再现患者熟悉的疼痛症状。

诊断为肌痛。症状模式提示睡眠中的副功能行为对患者的症状影响很小，而日间行为包括肌紧张等是患者疼痛的主要原因。基于提供的有限信息（无其他持续性因素），告知患者他的症状是如何被日间副功能行为、肌紧张和心理压力等影响。

作者至少最初会通过和患者一起查看"TMD自我疗法"*和"闭口肌伸展运动"*来治疗此类患者，并观察日间症状是否获得令人满意的缓解。还为患者开具扶他林凝胶的处方，200g凝胶，必要时每天4次，每次在疼痛部位涂抹1～2g；因为与口服非甾体抗炎药相比，使用外用非甾体抗炎药的患者血浆检测中药剂量约为口服的6%[14]，外用非甾体抗炎药很少引起胃部不适且能够减轻症状。

如果患者不能很好地减轻日间症状或希望初诊时就接受其他的治疗。例如暂时性使用日间行为控制咬合板，行为逆转疗法（参见第16章的"日间行为控制"），放松疗法，和（或）生物反馈。如果患者感兴趣，可以和患者讨论这些选择并且尝试如何继续升级治疗。作者通常将这些患者转诊至心理医生，心理医生常常一开始就提供行为逆转疗法和放松治疗。如果这些方法不足以减轻症状，心理医生将治疗升级为合适的方案，例如生物反馈治疗和认知治疗。

病例 8　翼内肌痉挛

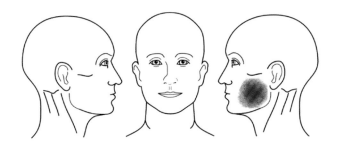

患者自诉2周前接受了3次左侧下牙槽神经注射麻醉和左下颌第一磨牙的修复，第二天就出现了严重的张口受限。1周后她返回牙科医生处复诊，

左侧翼内肌区出现了持续1/10的钝痛/压痛，且当她大张口时在相同区域出现5～6/10的剧烈疼痛。

牙科医生发现患者张口度只有17mm，触诊翼内肌可再现疼痛症状。牙科医生给患者提供了TMD自我疗法指导并开具400mg的布洛芬，每6～8小时服用一次以缓解疼痛。

1周后在牙科医生处复诊，患者诉布洛芬效果不佳且不确定热疗是否有效。患者左侧翼内肌区2/10的持续性钝痛/压痛；当患者大张口达到受限制的范围时，就会出现8/10的尖锐疼痛，一天大概出现10次。

患者张口度为17mm，侧方和前伸运动为5/5/5mm（右侧，左侧和前伸）。对咀嚼和颈部结构触诊提示压痛局限在左侧翼内肌，且触诊可再现疼痛。患者未出现肿胀、淋巴结肿大或发热症状，并且也未出现喉咙或气道堵塞的感觉。

诊断为左侧翼内肌痉挛。建议患者每天（在耐受范围内）拉伸翼内肌（图8-1）至少10次，每次保持30～60秒，并尽可能在拉伸训练10分钟前进行热敷。肌松药也是有效的；此外，因为患者对疼痛的经历非常焦虑，给患者开出5mg地西泮（安定），每晚必要时服用1～2片以缓解肌肉疼痛[15]。

临床经验提示这种痉挛会在约2周的时间内缓解。如果到那时患者的症状并未得到明显改善，将会转诊至理疗师处提高治疗等级。如果患者在口内左下象限还需其他牙科治疗，作者建议牙科医生不要进行下牙槽神经注射麻醉，直到患者症状消失至少两周后。

病例 9　个人压力和睡眠障碍作为病因

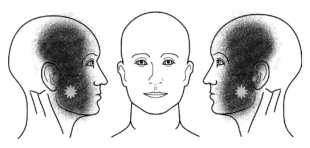

---

*. 相关资料获取见文前补充说明。

患者自诉在双侧耳前和咬肌出现 6/10 的持续性钝痛 / 压痛，每天早上出现 4/10 的颞部头痛。患者表示醒来时疼痛加剧，下午或晚上疼痛又再次加重，而且疼痛会因下颌功能（例如进食）加剧。患者描述一天当中一直很紧张，有一半的时间很抑郁，因为失眠每天只睡 4～6 小时。患者还有 6/10 持续的颈部疼痛。张口度为 34mm，侧方和前伸运动为 6/6/5mm（右侧，左侧和前伸）。对咀嚼和颈部结构的触诊提示这些肌肉普遍存在压痛，患者 TMJ 区无压痛。多处肌肉区触诊可再现疼痛症状，颈部触诊也可再现患者咀嚼肌疼痛。

患者的 TMD 诊断为肌痛。症状模式提示日间和睡眠时的行为都对疼痛有消极影响，睡眠时的行为影响更大。其他确定的始发因素是紧张、抑郁和失眠。

首先向患者解释这些因素如何导致疼痛。除了教导患者行为矫正、放松和应对策略（其他的疗法也需要心理医生确定）之外，告知患者心理医生可以帮助他缓解紧张和抑郁。探讨了将患者转诊到精神科医生处为抑郁症和失眠寻求药物治疗的可能性。探讨了将患者转诊至理疗师处寻求治疗伴颈部肌筋膜牵涉痛的可能性。这样的讨论有助于患者认识到这些对于充分减轻疼痛的重要性，并就他们愿意接受的转诊做出成本（费用、时间等）效益的决定。一些患者开始拒绝某些转诊，但后来可能愿意接受。

开始的时候可以给出现这一类型症状的患者提供如下方法：①"TMD 自我疗法"*；②"闭口肌伸展运动"*；③稳定咬合板；④患者愿意接受的任何转诊。可以制作一种更美观的咬合板，要求患者除了进食以外 24 小时佩戴。还要考虑到阿米替林来缓解晨起疼痛和改善失眠的可能性。

*. 相关资料获取见文前补充说明。

病例 10　纤维肌痛作为病因

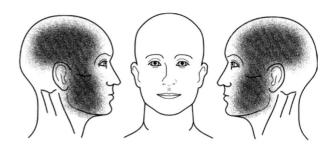

患者自诉在双侧耳前、咬肌和颞肌出现持续性 8/10 的钝痛 / 压痛，醒来时疼痛加重，夜间会再次出现疼痛加重；下颌行使功能时也会加重疼痛。患者表示出现持续性 6/10 的全身肌肉压痛，睡眠不宁，醒来时全身肌肉酸痛，感觉像刚做了 1000 次仰卧起坐。他的张口度为 45mm，侧方和前伸运动 8/8/7mm（右侧、左侧和前伸）。对他的咀嚼和颈部结构进行触诊发现上述部位出现广泛压痛，但 TMJ 无压痛。触诊多处肌肉再现疼痛症状。

患者似乎患有引起全身肌肉持续性 6/10 疼痛的系统性疾病。因为咀嚼系统症状重于全身性疼痛，局部因素似乎会加重咀嚼肌的症状。因为触诊患者咀嚼肌疼痛加重，并且没有能很好描述患者症状的其他 TMD 肌肉诊断，他的 TMD 诊断为肌痛。患者的全身症状与纤维肌痛一致。

> **快速会诊**
>
> **确定局部因素是否导致症状**
> 如果咀嚼肌症状比全身症状严重，那么可能是局部因素加重了咀嚼肌症状，减轻局部因素应该是有效的。

此患者的咀嚼肌症状模式提示睡眠和日间行为可能加重疼痛。一开始就要告知患者，大量研究表明伴广泛疼痛的患者一般不能获得和其他大多数 TMD 患者同等程度的 TMD 症状改善[16-18]。向患者解释如何加重咀嚼肌疼痛的因素，以及作者期待通过控制他的咀嚼系统的 TMD 症状，最佳效果是将其减轻到和身体其他部位疼痛同等水平。

探讨转诊至内科医生评估和治疗他的广泛性疼痛和睡眠质量差问题。

重点

伴广泛性疼痛的患者被告知，大量研究表明伴广泛疼痛的 TMD 患者一般不能获得和其他大多数 TMD 患者同等程度的 TMD 症状改善[16-18]。

开始为患者提供：①"TMD 自我疗法"*；②"闭口肌伸展运动"*；③稳定咬合板；④转诊至内科医生治疗广泛疼痛（与纤维肌痛一致）和睡眠质量差。如果患者日间症状不能得到足够的改善，他将被转诊至心理医生学习行为矫正和放松疗法。

病例 11 TMJ 盘－髁突复合体紊乱及何时提供治疗：无疼痛症状

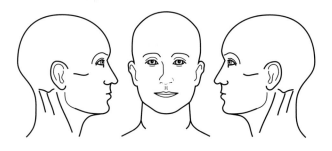

患者自诉过去 1 年每次开闭口（参见"TMJ 盘－髁突复合体紊乱"图*）时都出现右侧 TMJ 弹响（可以被感觉到）。患者注意到进食硬食后或焦虑时，弹响更加明显。他的张口度为 50mm，侧方和前伸运动为 8/8/7mm（右侧、左侧和前伸）。触诊咀嚼和颈部结构时无压痛。

诊断为右侧关节可复性盘移位。是否应该为此患者提供治疗？无痛的可复性关节盘移位不需要治疗[1, 19, 20]。和患者讨论"TMJ 盘－髁突复合体紊乱"图*后，患者理解产生弹响的原因。告知患者正如身体其他关节产生的声音一样，除非引起不适症状，TMJ 弹响不需要治疗。如果后来

---

*. 相关资料获取见文前补充说明。

出现不适症状，治疗将针对不适症状而对弹响不产生作用。告诉患者如果出现不适症状（肌肉或 TMJ），应该到诊所复诊。

重点

无痛的可复性关节盘移位不需要治疗。

如果患者的 TMJ 出现响亮的砰的声音，应该为该患者提供治疗吗？有时患者砰的声音是如此响亮以至于整个房间都可以听到，这可能会使患者、配偶或朋友尴尬，到了患者希望减小弹响的地步。保守的 TMD 治疗在减轻 TMJ 弹响方面不总是有效，患者应该在提供治疗前意识到这种可能。如果弹响是严重的问题，且保守治疗不能在减轻弹响上令人满意，可能需要手术治疗。接受手术治疗的患者可能 TMJ 继续出现某种形式的响声（捻发音、弹响等），但有希望声音会变小。

如果患者的关节弹响伴随间断性绞锁或锁结（可复性盘移位伴绞锁），此患者是否应该接受治疗？需要注意的是患者可能会进展到持续性绞锁（不可复性盘移位伴张口受限），这种疾病很难治疗，也常需转诊至外科医生。基于这个原因，作者建议出现间断性绞锁或锁结的患者接受治疗，尽管此症状不是一个严重问题。

快速会诊

建议治疗间断性绞锁或锁结

作者建议为出现间断性绞锁或锁结的患者提供治疗，尽管此症状不是一个严重问题。

病例 12 TMJ 关节痛

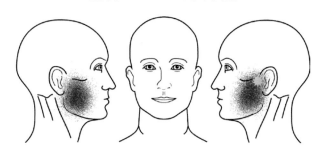

患者自诉在双侧耳前和咬肌处出现持续性3/10的钝痛/压痛，且当醒来时和行使下颌功能时症状加重。患者表示当开闭口时可以感受到左侧TMJ弹响。张口度为36mm，侧方和前伸运动为6/6/5mm（右侧，左侧和前伸）。触诊咀嚼和颈部结构提示在咀嚼肌和TMJ处出现广泛压痛（左侧TMJ压痛明显，最容易再现疼痛），但是颈部无压痛。

针对此问题有三个诊断，即第一、第二和第三诊断，根据主诉来进行排序。因为主要症状是疼痛，最容易再现疼痛的部位（TMJ）是引起症状的主要部位。对TMJ触诊压痛的诊断为TMJ关节痛，这也应该是此患者的第一TMD诊断。肌肉也出现压痛（程度较轻），对肌肉触诊压痛的诊断为肌痛（当没有其他更适用的诊断时），所以这是第二TMD诊断。此患者左侧TMJ出现弹响，这对他的疼痛产生的影响最小[19]。关于TMJ弹响的诊断，因为医生们能感受到可复性关节盘移位，所以此患者的第三TMD诊断是左侧TMJ可复性盘移位。

> **技巧**
>
> **记录各级诊断**
> 按对患者的主诉排序列出诊断（第一、第二、第三诊断）是有帮助的。

首先和患者探讨"TMJ盘-髁突复合体紊乱"图*以帮助患者理解弹响的原因。因为这个健康的年轻男性没有出现其他持续性病因，通过学习"TMD自我疗法"*和睡眠时佩戴上颌稳定咬合板，这个患者很可能获得满意的治疗效果。自我疗法的讨论和睡眠期间佩戴咬合板将充分治疗日间症状。如果患者日间症状不能得到令人满意的改善，那么将补充第16章的"日间行为控制"部分讨论的治疗。

此患者咀嚼肌压痛，在"闭口肌伸展运动"*

---

*. 相关资料获取见文前补充说明。

中的治疗通常对缓解压痛或疼痛的咀嚼肌是有效的。问题在于这些拉伸训练可能加重TMJ症状，因为TMJ处的压痛很严重，所以没有把这些拉伸训练推荐给他。

病例13　TMJ可复性关节盘移位伴绞锁

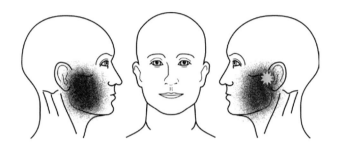

患者自诉在双侧耳前和咬肌处出现5/10的持续性钝痛/压痛，夜晚和行使下颌功能时疼痛加重。每次张口时左侧TMJ关节弹响，每周发生2~3次。关节盘使张口受限（超过约23mm）几秒钟到几分钟。关节绞锁从未发生在晨起时。追问患者，表示还出现了5/10的持续性颈部疼痛。张口度为34mm，侧方和前伸运动为6/6/5mm（右侧，左侧和前伸）。可以感觉到左侧TMJ弹响。患者咀嚼和颈部结构的触诊出现广泛压痛，左侧TMJ压痛最重，且最易再现疼痛。当触诊患者颈部的一些压痛区，患者左侧耳前的一些疼痛再现。

患者的症状有3个TMD诊断，因为主诉是疼痛，且最易再现疼痛的部位（TMJ）也是造成患者主诉的主要部位，所以第一诊断为TMJ关节痛。咀嚼肌不太容易再现患者疼痛，且压痛程度相对较轻，所以第二诊断为肌痛。弹响和间断绞锁是最后一个被关注到的，诊断为（也是第三诊断）左侧TMJ可复性盘移位伴绞锁。

因为患者的绞锁从未在早上发生，作者认为她日间副功能运动和（或）肌肉紧张行为比睡眠中的行为对症状的影响更大。一天中晚些时候症状更严重也支持了这一观点。

另一个持续性病因是患者5/10的持续性颈部疼痛。从颈部到左侧耳前区的牵涉痛提示患者的颈部疾病可能导致了她左侧耳前区疼痛，对此诊断为牵涉性肌筋膜痛。临床上发现 TMD 患者出现颈部疼痛时，他们不自觉的加重了咀嚼肌的紧张。这也许是研究发现伴颈部疼痛的 TMD 患者对局部 TMD 治疗反应不佳的原因[21, 22]。

快速会诊

观察间断绞锁或锁结模式

患者日间间断绞锁或锁结模式提示主要病因发生在白天。

提供给患者的治疗方案为：①使用"TMJ 盘-髁突复合体紊乱"图 * 来解释 TMJ 弹响和间断绞锁的机制以及患者的副功能行为和肌紧张是如何导致疾病的；②与患者一起查看"TMD 自我疗法"*并指导她当 TMJ 发生间断绞锁时如何复位（表 10-1）；③制作并让其佩戴稳定咬合板（一种制造的更美观的咬合板，要求患者每天除吃饭外 24 小时佩戴）；④转诊至理疗师处治疗持续性颈部疼痛；⑤推荐进行行为矫正和放松疗法（如果日间症状不能得到令人满意的缓解，可以升级治疗）；⑥根据需要开具 500mg 萘普生，每天 2 次口服。

对患者随访是很重要的，以确保疼痛和间断性绞锁被很好地控制，因为伴有其中任一症状的患者很有可能进展到持续性绞锁（不可复性盘移位伴张口受限）[23, 24]。

病例 14 TMJ 不可复性关节盘移位伴张口受限：解锁

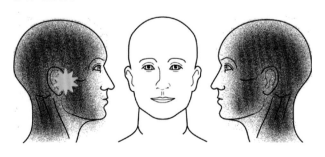

患者自诉睡眠中未佩戴稳定咬合板，且醒来时在右耳前出现 4/10 的钝痛/压痛。一小时前，患者右侧 TMJ 发生绞锁（关节盘阻碍患者继续张口）且不能解开锁结。她表示在双侧耳前、咬肌、颞部和颈部 10/10 的持续性疼痛。她还表示自从一年前因此问题在右侧 TMJ 进行手术后，右侧关节再未出现过弹响或绞锁。

患者的张口度为 19mm，侧方和前伸运动在 5/1/3mm（右侧，左侧和前伸）。患者咀嚼和颈部结构的触诊出现广泛压痛，右侧 TMJ 压痛剧烈。上述触诊加重了患者的症状，右侧 TMJ 是疼痛最强烈的部分。触诊颈部肌肉在咀嚼区引起牵涉痛。

患者的 TMD 诊断是什么？因为 TMJ 关节痛是由于伴张口受限的 TMJ 不可复性关节盘移位导致的，所以建议将 TMJ 不可复性关节盘移位伴张口受限作为患者的第一诊断，双侧 TMJ 关节痛作为第二诊断，肌痛作为第三诊断。

应该尝试解除患者右侧 TMJ 的绞锁吗？因为绞锁仅发生了 1 小时，可以尝试解开绞锁。解除 TMJ 绞锁的方法和制作解锁后即刻使用下颌前导咬合板的方法在第 10 章中已经进行了介绍。

她的髁突复位到关节盘下方（图 10-2 至图 10-4），这可以通过观察她恢复到 44mm 的正常张口度证实。她的下颌需要稳定在前伸的位置上，从而髁突将保持在复位的位置。如果患者下颌后移（接近最大牙尖交错位），她的髁突会向关节盘后移位，可能再次出现 TMJ 绞锁。因此，为了将下颌稳定在此位置，可以通过使用冠桥取模的印模材料制作临时性下颌前导咬合板（图 10-5 和图 10-6）。

患者自诉她持续性双侧耳前、咬肌和颈部的疼痛从 10/10 下降到 9/10。指导患者 24 小时佩戴咬合板包括进食时，并开具 4mg 的盐酸甲泼乐片剂，按照说明书所示服用；从盐酸甲泼乐服用的第 4 天开始服用 500mg 萘普生，每天 2 次，1 次 1 片；1～2 片 5mg 地西泮睡前服用。如果不引起嗜睡，则分别上午和下午分别再口服 ½ 片地西泮。一般建议患者在最开始的 2～4 天 24 小时佩戴临时咬合板（包括进食时），然后转变为仅在睡觉时佩戴[25]。患者可以根据 TMJ 再次锁结的倾向来调节这种转换。

3 天后，此患者从佩戴下颌前导咬合板转为每天 24 小时佩戴稳定咬合板。同样的，经过一段时间，再次根据 TMJ 锁结倾向，她慢慢减少了日间稳定咬合板的使用。

TMJ 紊乱的机制之前向患者解释过。她先前的 TMJ 不可复性盘移位伴张口受限通过保守治疗不能解决，因此将她转诊至口腔外科医生处。通过 MRI，口腔外科医生发现她的髁突骨质不规则，所以外科医生选择进行 TMJ 开放性手术来修整。患者明显有严重的社会心理问题，这是导致她 TMD 症状持续的主要原因。她不愿对这些社会心理问题进行治疗，并觉得自己的 TMD 症状非常轻微。一旦患者的急性发作症状得到解决，患者只在睡眠期间持续佩戴咬合板，偶尔在日间短时间佩戴。

病例 15　TMJ 不可复性关节盘移位伴张口受限：不需解锁

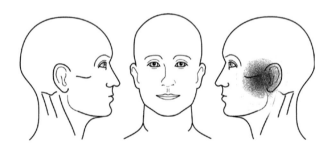

患者自诉左侧 TMJ 关节盘阻碍继续张口。她在左侧耳前出现了持续性 6/10 的钝痛 / 压痛（当天晚些时候疼痛会加重），疼痛随着下颌功能加重；当她试图大张口时，左耳前出现短暂的 8/10 剧痛，正如图 10-1 所绘。她的最大张口度为 21mm，侧方和前伸运动范围在 2/5/4mm（右侧，左侧和前伸）。对她咀嚼和颈部结构的触诊提示压痛局限于左侧 TMJ、咬肌和颞肌。左侧 TMJ 压痛最严重，且触诊时最容易出现疼痛症状，而咬肌和颞肌压痛程度较轻。为了确认患者张口受限的

原因，将下颌被动张口超过张口受限的范围。患者自诉左侧 TMJ 疼痛加剧，提示左侧 TMJ 正是张口受限的来源。

患者的 TMD 诊断是什么？因为她的主诉是不能大张口，左侧 TMJ 不可复性关节盘移位伴张口受限是第一诊断。她的次要主诉是疼痛，因此 TMJ 关节痛是第二诊断。患者还有肌肉压痛，所以第三诊断是肌痛。

是否应该尝试解除左侧 TMJ 锁结？这还需要更多信息来做出决定。患者表示 5 个月前左侧 TMJ 开始出现间歇性锁结，并出现持续性锁结 6 周。她还表示不愿意每天 24 小时佩戴下颌前导咬合板。因为她的 TMJ 出现锁结已经接近 6 周了，即使尝试也不可能解除锁结。有报道认为对 TMJ 锁结症状出现 1 周内的患者用手法解除锁结总是能成功，但随着病情持续超过 1 周，成功率会迅速下降[25]。因为患者拒绝 24 小时佩戴下颌前导咬合板，即使她的 TMJ 解除锁结，锁结很可能很快会再发生。因此不尝试解除 TMJ 锁结。

已经证实患有这种疾病的患者不需要通过解除 TMJ 锁结来恢复张口度和缓解症状。一段时间后，这些患者常常因为正常的口腔活动拉伸了盘后组织，使关节盘充分前移，因此髁突可自由滑动，患者恢复正常张口度[23, 26]。随着关节盘不再阻碍运动，关节内机械阻挡不存在了，而 TMJ 关节痛也可缓解或治愈。如果患者不能自行拉伸盘后组织，使用麻醉药、激素和（或）透明质酸钠（尚未获得 FDA 批准用于 TMJ）进行关节腔注射或关节腔灌洗常常是有效的[27-29]。

> **重点**
>
> 已证实，患有 TMJ 锁结的患者（TMJ 不可复性关节盘移位伴张口受限）不需要通过解除 TMJ 锁结来恢复张口度和缓解症状。

因为该患者未能自行拉伸盘后组织，她被要求强制拉伸关节盘后组织，该过程会导致更多的

炎性和疼痛介质释放到滑液中，从而加重 TMJ 关节痛。观察发现只要这些患者出现严重 TMJ 关节痛，一般都是拉伸盘后组织导致的 TMJ 疼痛加重，所以必须从一开始就用抗炎药把炎症降到尽可能低的程度，并指导他们进行拉伸训练，如图 8-1 所示。

作者也会把患者转诊到熟悉这类疾病的理疗师处。一般情况下，这些患者 1 周就诊 2~3 次，理疗师可以热敷，然后活动髁突，鼓励患者拉伸盘后组织和控制日间肌肉紧张行为的同时监测治疗进展，回答患者的疑问，并告知他们拉伸训练何时减少及何时停止。

技巧
拉伸盘后组织 如果患者出现严重 TMJ 炎症（关节痛），一开始就要用抗炎药把炎症程度尽可能降低，然后指导他们进行拉伸训练，如图 8-1 所示。

患者自诉在间断性绞锁阶段，她的 TMJ 锁结总是发生在一天的晚些时候，这提示她日间副功能行为和（或）肌肉紧张行为较睡眠时的行为对绞锁的影响更大。她还表示现在耳前的疼痛在每天的晚些时候加重，这提示日间行为较睡眠中的行为对她来说问题更大。

给患者提供的治疗方案为：①使用"TMJ 盘－髁突复合体紊乱"图* 来解释 TMJ 不可复性关节盘移位伴张口受限中发生的机械干扰，如何拉伸盘后组织能使关节盘前移从而患者可以恢复张口度，以及她的副功能行为和肌肉紧张是如何导致她的症状（参考第 10 章）；②与患者一起查看"TMD 自我疗法"*；③为了减少引起患者 TMJ 关节痛的炎症，给患者开具盐酸甲泼乐 4mg 片剂，按说明书服用。萘普生 500mg 一天 2 次，一次 1

---
*. 相关资料获取见文前补充说明。

片，在服用盐酸甲泼乐的第 4 天开始服用。为了帮助减少可能发生于睡眠行为的 TMJ 负荷，以及保持日间肌肉放松，给患者开环苯扎林（Flexeril）5mg，睡前服用 1~2 片；如果不引起嗜睡则上午和下午再分别口服一片。开具环苯扎林而不是地西泮是因为她的疾病明显不是由焦虑引起的；④指导患者进行如图 8-1 所示的拉伸练习，保持拉伸 30~60 秒，不时进行此种练习，一天约 6 次，需要向患者解释其需要在力的大小，拉伸的时长和每天进行的次数之间达到某种平衡，确保 TMJ 疼痛加重程度在她的耐受范围内。还告知患者进行训练前用加热垫热敷 TMJ10 分钟常可使盘后组织拉伸更多，并建议患者训练后继续热敷此区域几分钟；⑤转诊患者至理疗师处来帮助活动髁突，监测治疗进展，并评估她何时应该减少和停止训练；⑥提供患者转诊以获得行为矫正和放松治疗，来帮助她减少日间肌肉的紧张行为。

监测患者的进展以保证张口度适时增加。若不能，此患者将会进行 TMJ 注射或转诊到口腔外科医生处接受评估是否进行关节灌洗术。一旦患者恢复正常张口度，她将被再次评估所有遗留的TMD 症状并接受相应治疗。

病例 16 骨炎导致不能大张口

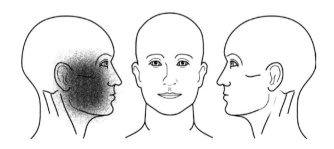

患者自诉右侧 TMJ 出现绞锁，限制她充分大张口。5 天前拔除右上颌第三磨牙，拔牙时相当困难，且患者表示"外科医生在我的下颌用了很大的力"。患者还表示由拔牙引起的疼痛已经完全消失了，但是在右耳前和面部出现了持续性 6~7/10疼痛，随下颌的活动而加重。

拔牙部位的根尖片检查结果在正常范围内（未发现根尖遗留或邻牙折断）。患者的张口度为25mm，侧方和前伸运动是 3/5/3mm（右侧，左侧和前伸）。当向右移动下颌时，左侧髁突滑动；而向左移动下颌时，右侧髁突会滑动。如果此患者的右侧 TMJ 发生"锁结"，她向左侧的移动将会受限，但与其他运动相比下颌左侧的移动并未受限。因此，她左侧 TMJ 滑动明显没有问题。

触诊她的咀嚼和颈部结构发现压痛主要局限于右侧咬肌、翼内肌和翼外肌区。肌肉触诊加重了她的疼痛，她的右侧 TMJ 仅仅轻微压痛。为了确认患者张口受限的来源，下颌被张口超出现有的张口度（如图 1–2 所示），这导致了压痛肌肉区域普遍疼痛加重。这些发现提示她的疾病是原发性肌肉疾病（肌炎、痉挛或肌痛），与右侧 TMJ无关。

在某一个周五傍晚时，此患者到急诊就诊。本书作者之一急诊去给该患者做一个快速评估并给出治疗建议。因为评估结果显示她的疾病是肌肉来源的，所以与患者一起查看了"TMD 自我疗法"*。并向负责这家诊所的牙科医生建议给患者开出 800mg 的布洛芬，每天 1 次，一次 1 片；5mg地西泮，睡前 1～2 片，如果不引起患者嗜睡，早晚各半片地西泮。预约患者下周一早上复诊以完成一份全面的 TMD 评估，可以观察她体征和症状的变化，并可以调整患者的治疗方案。作者离开后，患者说服牙科医生她还需要对乙酰氨基酚和可待因（Tylenol3）治疗疼痛，随后药物被牙科医生开具。

周一早上，患者表示疼痛和张口度没有得到改善。她表示地西泮使她感到放松，但需要服用对乙酰氨基酚和可待因（Tylenol3）来缓解疼痛。这是不合理的，因为如果是肌肉引起的疾病，一旦地西泮使肌肉放松，那么她的疼痛应该会减轻，张口度应该也会增加。当她完成"患者初始问卷

---
*. 相关资料获取见文前补充说明。

调查"后，发现冷饮料会加重她的疼痛，但不确定冷饮料接触哪颗牙齿会加重疼痛。当触诊她的肌肉和 TMJ，压痛未改变，且无一触诊可再现她的疼痛。

因此作者推测是此区域内的牙髓炎引起这些症状。咬合片显示她的右侧区域没有大的修复体或龋坏。根尖片也无异常。接下来考虑拔牙区骨炎的可能性，因此用生理盐水冲洗她的拔牙区，这时再现了她的疼痛。对拔牙区进行了处理，15分钟后患者疼痛消失。第二天清晨患者张口度恢复正常（46mm）。

有时，患者会在无意中将医生引入错误的思维过程，就像本病例一样。为了获得正确的诊断，评估患者的体征和症状（包括从"患者初始问卷调查"中获得）以及再现患者主诉很重要。当周五触诊患者的咀嚼结构时，患者表示加重了她的疼痛，但当在周一再次触诊咀嚼结构，并问及是否出现和症状一样的疼痛时，患者说没有。肌痛仅仅起到保护性肌僵直作用，用来防止由潜在骨炎引起的进一步损伤。

> **快速会诊**
>
> **注意不正确的假设**
> 有时患者会不自觉地将医生引导到错误的思维过程中。

病例 17　翼外肌痉挛

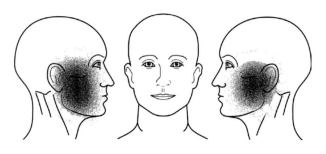

患者自诉右侧后牙不能咬合，不能大张口且在双侧耳前和咬肌区出现持续性 6/10 钝痛 / 压痛（右侧情况重于左侧）。尝试右侧后牙咀嚼会加重

疼痛，只要咀嚼就出现右侧耳前区持续性 10/10 锐痛。她的张口度为 25mm，侧方和前伸运动 8/4/6mm（右侧、左侧和前伸）。

突然的咬合改变常提示翼外肌将髁突固定在部分滑动的位置，正如图 9-1 所示。最常发生于①同侧翼外肌痉挛使髁突滑动移位；②同侧关节盘后组织的炎症使髁突前移；③同侧盘后组织的炎症导致翼外肌收缩（保护性肌僵直）并使髁突部分滑动移位以免影响炎症的盘后组织。当患者咬合进入最大交错位时，牙齿迫使髁突后移，拉伸收缩的翼外肌和（或）影响到炎症的盘后组织进而出现疼痛。

当患者出现翼外肌痉挛（类似小腿肌肉痉挛），他们不能拉伸肌肉（让牙齿进入最大牙尖交错位的咬合），他们也不能收缩肌肉（让髁突滑动）。不能滑动同侧髁突使他们张口和侧方运动受限，正如此患者张口度 25mm，侧方和前伸运动范围 8/4/6mm（右侧、左侧和前伸）。临床上此种情况随翼外肌痉挛的严重程度而变化。滑动受限也可能发生在 TMJ 关节痛中。

让患者躺在牙椅上，稍张口放松下颌，并让牙齿慢慢咬合。观察到患者左侧尖牙总是最先相接触的牙，尽管她的牙列似乎是正常的。这进一步表明右侧髁突部分滑动移位。

触诊患者的咀嚼和颈部结构发现咀嚼肌有广泛压痛，压痛最严重部位是右侧翼外肌区域，然后是双侧咬肌，颞肌前部和左侧翼外肌，最后是 TMJ。触诊咀嚼肌再现了疼痛。右侧翼外肌区压痛严重，患者感觉对它的触诊加重了疼痛最剧烈的部分。

症状和临床检查提示此疾病最可能是右侧翼外肌痉挛。为了确认诊断并确定盘后组织的炎症是否导致了此疾病，缓慢拉伸翼外肌，如图 9-2 所示。

当进行拉伸时，拉伸至耐受极限，如果未出现症状加重，保持拉伸 30 秒，休息 5 秒，重复 5 次以上。患者一般表示这种方法缓解了疼痛并使

他们能更好地咬合，这确定了翼外肌痉挛是引起症状的主要原因。如果拉伸引起疼痛，立刻停止，这提示炎症的关节盘后组织正受到挤压，是炎症的关节盘后组织导致了疾病。TMJ 关节痛患者表示疼痛加重来自 TMJ 内，他们的 TMJ 关节痛需要按照前文描述的那样进行治疗。如果这引起或导致突然的咬合改变，作者将开具盐酸甲泼乐 – 萘普生方案或 500mg 萘普生，一天 2 次，一次 1 片，直到咬合问题解决。

此患者表示拉伸时无痛，因此拉伸持续 30 秒，休息 5 秒，并进行连续 6 组拉伸。然后患者表示她右侧耳前疼痛缓解到 2/10，并且可以咬合至最大牙尖交错位。对她的第一诊断是右侧翼外肌痉挛，第二诊断是肌痛，第三诊断是双侧 TMJ 关节痛。

翼外肌痉挛是转诊到急诊的 TMD 患者中最常见的疾病。患者和他们的牙科医生常常很惊讶，因为翼外肌痉挛发展迅速，而且患者不再能闭合到最大牙尖交错位或大张口。通常，在牙科治疗后发生的翼外肌痉挛，也会给牙科医生带来很多焦虑。

> **快速会诊**
>
> **关注翼外肌痉挛**
> 翼外肌痉挛是转诊到急诊的 TMD 患者中最常见的疾病。患者们和他们的牙科医生常常很惊讶，因为翼外肌痉挛发展迅速，而且患者不再能闭合到最大牙尖交错位或大张口。

给患者提供了如下的治疗：①用"TMJ 盘 – 髁突复合体紊乱"图 * 左上角的绘图来解释患者出现翼外肌痉挛症状的机制；②与患者一起查看"TMD 自我疗法" *；③展示给患者如何进行拉伸翼外肌的训练，如图 9-2 所示，让患者练习以确

------

*. 相关资料获取见文前补充说明。

保她能恰当地完成。要求患者每天进行 6 组拉伸，每组 6 次，每次拉伸保持 30 秒，在每组拉伸之间休息 5 秒，切记"TMD 伸展运动"*是提供给闭口肌的，很可能会加重翼外肌痉挛；④给她开具 5mg 地西泮，睡前 1～2 片，放松翼外肌，500mg 萘普生，一次 1 片，每天 2 次，缓解 TMJ 关节痛并防止疼痛被拉伸训练加重。

绝大多数的翼外肌痉挛患者表示此疗法能治愈或控制他们的症状到不升级治疗的程度。如果这些初始治疗不能缓解痉挛或痉挛持续重复出现，那么传统 TMD 治疗（例如咬合板治疗，或确认和改变病因）应该实施，且已证明是有效的。

对翼外肌痉挛的诊断、拉伸训练和疗法更详细的介绍请参考"第 9 章　翼外肌痉挛"。因为不能闭合至最大牙尖交错位是暂时的，医生不要在此时调𬌗是非常重要的。

记住其他罕见疾病可能引起相似症状（超出本书范围）。曾有发现外耳道感染患者同样不能闭合到最大牙尖交错位。患者明确地知道耳部是疼痛和不能闭合到最大牙尖交错位的原因；此外，他的张口没有受限。如果患者对初始治疗没有足够的反应或有其他顾虑，医生可能希望拍摄（例如经颅）平片或全景 X 线片进行 TMJ 筛查。

病例 18　TMD 急性加重

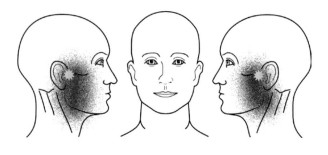

患者自诉在城镇进行为期 1 周的继续教育课程，过去 4 天 TMD 症状严重加重。她平时双侧耳前 5/10 钝痛 / 压痛，疼痛症状每天都出现且随下

---

*. 相关资料获取见文前补充说明。

颌活动而加重；醒来时从未出现疼痛。在过去的 4 天，她的耳前和咬肌每天固定出现持续 7/10 压痛 / 钝痛；且当她张口时，双侧耳前出现短暂 8/10 锐痛。

她的张口度是 30mm，侧方和前伸运动为 5/5/4mm（右侧，左侧和前伸）。开闭口时，她可以感受到双侧 TMJ 弹响。触诊她的咀嚼和颈部结构发现咀嚼肌有广泛压痛，且她的双侧 TMJ 压痛最严重，二腹肌后腹压痛程度其次。咀嚼肌触诊再现了她的疼痛，触诊双侧 TMJ 最大限度再现了她的症状。

她的 TMD 诊断是什么？第一诊断是双侧 TMJ 关节痛，第二诊断是肌痛，第三诊断为双侧 TMJ 可复性盘移位。

患者表示目前已接受以下针对 TMD 的治疗：①仅在睡眠时佩戴上颌丙烯酸树脂稳定咬合板。她表示不起作用，因为她的症状主要由日间行为引起，此疗法不能显著改善她的症状；②她睡前服用 20mg 阿米替林（一种三环类抗抑郁药）。她表示效果也不佳，因为她的症状主要由日间行为引起，此疗法同样也不能显著改善她的症状；③生物反馈（针对日间症状）。此疗法使患者感觉到微小改变。奇怪的是该方法没有给她带来显著的症状改善。在讨论她的治疗细节时，她表示在治疗师安静的环境内放松，但没有被指导如何将这种能力转移到正常环境中。她被告知既然能在治疗师的办公室里放松，她的治疗就结束了。因此她的症状改善不佳是有原因的。在治疗师的办公室里学习放松只是干预的第一步，接下来患者必须被教会日常持续维持此种放松的状态，尤其在焦虑和紧张地关注某事时（例如驾车，电脑前工作）。

针对急性加重症状，提供患者如下治疗：①用"TMJ 盘 – 髁突复合体紊乱"图 * 来直观解释 TMJ 弹响机制，以及她的副功能行为和肌紧张如何增加 TMJ 负载和引发关节痛；②和她一起查看"TMD

自我疗法"*，告知她二腹肌后腹（张口肌）的疼痛提示她有反复大张口以试图拉伸或改善张口受限的行为，要求她关注并停止该行为，告知她一旦她缓解了 TMJ 关节痛，她就能恢复正常张口；③既然她已经被教会如何放松，要求她每 5 分钟尝试进行此训练，尝试获得且维持在治疗师的办公室获得的放松状态；④建议她暂时更多地佩戴稳定咬合板而不是只在睡眠时佩戴，此上颌咬合板不美观，所以她可以不在公众场合佩戴，但应当在她的旅馆房间里更多佩戴；⑤针对她慢性疼痛的急性发作，给她开具如下药物：4mg 盐酸甲泼乐片剂，直接根据说明书指导服用，500mg 萘普生，一天 2 次，一次 1 片，在盐酸甲泼乐服用第四天开始服用。5mg 地西泮，睡前 1～2 片，如果不引起嗜睡症状，可以上午和下午再分别口服½ 片。

如果她想在回家后升级治疗，一些可行的选择是：①建议她的牙科医生将她转诊至心理医生处，以便给她提供行为矫正训练并教她在日常生活中进行放松和生物反馈训练，如果需要，心理医生可能还会提供应对技巧和其他疗法；②医生可给她提供更美观的咬合板，让她可以在除了进食时 24 小时暂时佩戴；③如果医生对三环类抗抑郁药物是否减轻她的症状和有最小不良反应有信心，可以给她开出 25mg 地昔帕明，早晨和下午服用。

如果这些补充治疗不能满意地改善她的症状，则可按如下顺序考虑以下治疗：①转诊到理疗师处评估其他病因（例如颈部疼痛或工作时的身体力学），实施局部疗法（例如对她的 TMJ 进行离子电渗疗法）；②把上颌稳定咬合板变为下颌前导咬合板，如果她符合这种咬合板的适应证（参考"第 13 章　下颌前导咬合板"）；③当通过保守治疗，她的副功能行为和其他病因都被控制到尽可能低的程度，而她依然持续出现来自 TMJ 的中到重度疼痛，转诊进行手术评估。

病例 19　戴牙冠后多种形式的头颈部疼痛

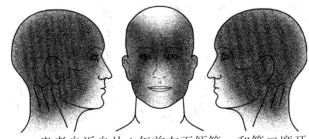

患者自诉自从 1 年前左下颌第一和第二磨牙戴牙冠后，她就出现头颈部疼痛，包括①双侧颞部、耳前和咬肌区出现持续性 6～7/10 钝痛 / 压痛，还出现夜晚和进食后加重的广泛头痛；②持续性 5/10 颈部疼痛。

她的张口度是 51mm，侧方和前伸运动范围 9/9/7mm（右侧，左侧和前伸）。触诊咀嚼和颈部结构发现这些部位出现广泛压痛，肌肉压痛程度重于 TMJ。触诊颈部再现了咬肌，颞肌和整个头部的疼痛（提示颈部肌肉很可能引起或加重了这些疼痛）。触诊颞肌前部再现了此区域的头痛。

对她咬合的评估发现最大牙尖交错位时，她的咬合接触均匀分布在所有后牙上。通过 Accufilm 咬合纸发现侧方运动时左下颌第一和第二磨牙牙冠无接触，但是正中关系位向最大牙尖交错位非常轻微滑动时，其他后牙出现标记这个运动的痕迹很重。

读者相信疼痛是左下颌第一和第二磨牙的牙冠咬合导致吗？读者认为调改这些牙冠上正中关系位向最大牙尖交错位时非常轻微的滑动能缓解疼痛吗？由于她的后牙牙尖接触相当均匀，且其他牙齿上的滑动痕迹更重，感觉她的咬合对 TMD 疼痛的影响很小，调改这些牙冠上的滑动不会改善她的症状。

患者把疼痛和戴牙联系起来可能是以下几个方面综合的原因：①她对 TMD 易感，她的咀嚼系统不能承受戴牙所需的正常应力，而正常患者可以忍受；②她没有 TMD 倾向，她的咀嚼系统受到了不必要的过度拉伸和（或）延长的操作。可能因为偶然，疼痛在那个时候发生了。例如牙科治疗可能与她开始新工作或生活中出现其他压力在同一时间。

可以理解的是，在进行牙科治疗前，最好询问 TMD 症状并进行 TMD 临床筛查。建议通过测量张口度，检查颞肌前部、咬肌、TMJ 和翼外肌区（图 8-1）的压痛情况，来对所有牙科患者进行 TMD 临床筛查。如果需要进一步的评估，可进行额外的触诊。

重点

在进行牙科治疗前，最好询问 TMD 症状并进行 TMD 临床筛查。

触诊咀嚼结构再现了她的 TMD 疼痛，触诊颞肌再现了她的颞部头痛。因此，告知患者这些区域的疼痛是因为 TMD，且可以通过标准 TMD 治疗来缓解。她的 TMD 诊断为肌痛和双侧 TMJ 关节痛。触诊颈部肌肉再现了患者咬肌疼痛、颞肌疼痛和广泛头痛，因此需要治疗颈部肌肉来缓解她的 TMD 症状和广泛头痛。她颈部肌肉的诊断为伴牵涉性肌筋膜痛。对慢性头痛患者的治疗建议列在表 1-3 中。

针对这些 TMD 症状，给患者提供① "TMD 自我疗法"*，她可以凭此调整自己的日间行为；② "闭口肌伸展运动"*；③除了进食时，她应该暂时 24 小时佩戴一种更美观的稳定咬合板；④转诊至理疗师处评估并治疗颈部和咀嚼结构疾病；⑤扶他林凝胶 200g，必要时疼痛区涂擦，每天 4 次，一次 2g。

如果通过这些治疗，症状依旧未能得到充分控制，那么计划对患者提供以下选择：①开具三环类抗抑郁药，例如开具 100 片 10mg 去甲替林，睡前 0～3 小时服用 1～5 片或按照医嘱；②考虑一种可以显著改善头痛的非处方药：100mg 维生

素 B_2，每天 4 次，一次 1 片[30]，100mg CoQ_{10}，每天 3 次，一次 1 片[31]，或 3mg 褪黑素，睡前服用[32]；③转诊患者至理疗师，以升级对颈部的治疗；④转诊患者至神经内科医师处治疗头痛。

病例 20　将髁突置于"正确位置"的咬合板

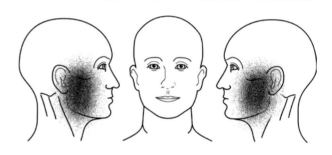

患者自诉需要一天 24 小时佩戴她的咬合板，即使是在进食，否则会出现难以忍受的 TMD 疼痛。她在双侧耳前和咬肌出现持续性 3/10 钝痛 / 压痛，下颌功能增加时疼痛加重，即使是持续佩戴咬合定位咬合板。当她取下咬合板并闭合至最大牙尖交错位时，疼痛加剧。

她的张口度是 30mm，侧方和前伸运动 5/5/5mm（右侧、左侧和前伸）。触诊咀嚼和颈部结构发现咀嚼肌有广泛压痛，TMJ 疼痛程度次之，触诊再现了她的疼痛。她的第一诊断为肌痛，第二诊断为 TMJ 关节痛。

患者表示 2 年前双侧耳前和咬肌出现持续性 6/10 疼痛。她的牙科医生用尖端技术来确定髁突的"正确位置"，并给她制作了一个带咬痕的咬合板，用于定位下颌，并使髁突位于上述"正确位置"。为了进一步缓解她的 TMD 症状，她被告知需要进行正颌手术和正畸治疗来排齐牙齿，以便当髁突就位后牙齿能达到最大牙尖交错位。

她原打算参军，本书的作者之一负责识别出那些患严重 TMD 而不能被征召的人员。他与患者讨论了她入伍的愿望，告知患者军队没有能力为损坏或丢失咬合板的人员修理或制造咬合板，军队的压力如何影响她的 TMD 症状，以及军队为她提供所需的正颌手术和正畸治疗的能力有限。

---

*. 相关资料获取见文前补充说明。

尽管如此，她还是想入伍。她被告知她不得不表明她可以忍受不佩戴咬合板。提供患者"TMD自我疗法"*和"闭口肌伸展运动"*，和她一起查看这些手册后，建议她采纳了这些指导。她把咬合板放在作者处，接受这些指导建议，并于1周后返回诊所复诊。

当她复诊时，她自诉症状好转且现在可以不加重症状地回到最大牙尖交错位。作者批准她参军，交还了咬合板，并让她只在睡眠时佩戴。提供了该患者额外的 TMD 治疗，并提供了行为矫正和放松疗法课程。

她 2 周后复诊时表示症状持续好转，但现在她的咬合板限制了她的髁突在一个不舒服的位置。作者调改她的咬合板，使之成为一个标准的稳定咬合板。患者应用了从作者的课堂上获得的知识，睡眠时佩戴稳定咬合板，并且症状在几周后消失。

关节窝内髁突位置在健康个体间差异很大，且不能科学确定髁突的理想位置[33]。有很多不同团队各自倡导使用他们自己的特定技术来将髁突定位到一个特定位置，每个团队都认为自己的那个特定位置是最佳的。有一个研究对比了用传统下颌姿势技术制作咬合板和用肌监视仪（获得以肌肉为中心的位置）制作咬合板。结果显示两种咬合板在咬紧牙时肌电活动无显著差异，而利用传统下颌姿势位制作的咬合板肌电活动结果更佳[1, 34]。

作者不知道有比本书推荐的在咬合板上定位下颌的更好的方法。使用其他系统中的任何一种未必能提供额外的益处。

技巧

定位下颌
作者不知道有比本书推荐的在咬合板上定位下颌的更好的方法。

参考文献

[1] American Academy of Orofacial Pain, de Leeuw, R., and Klasser, G.D. (eds.) (2018). *Orofacial Pain: Guidelines for Assessment, Diagnosis and Management*, 6e. Chicago, IL: Quintessence.

[2] Wright, E.F. and Gullickson, D.C. (1996). Identifying acute pulpalgia as a factor in TMD pain. *J. Am. Dent. Assoc.* 127: 773–780.

[3] Hashemipour, M.A. and Borna, R. (2014). Incidence and characteristics of acute referred orofacial pain caused by a posterior single tooth pulpitis in an Iranian population. *Pain Pract.* 14 (2): 151–157.

[4] Wright, E.F. (2008). Pulpalgia contributing to temporomandibular disorder-like pain: a literature review and case report. *J. Am. Dent. Assoc.* 139 (4): 436–440.

[5] Wright, E.F. and Gullickson, D.C. (1996). Dental pulpalgia contributing to bilateral preauricular pain and tinnitus. *J. Orofac. Pain* 10 (2): 166–168.

[6] Wright, E.F. (2012). Assessing orofacial pain. *Alpha Omegan* 105 (3–4): 62–65.

[7] Nixdorf, D.R., Law, A.S., Look, J.O. et al. (2012). Large-scale clinical endodontic research in the National Dental Practice- Based Research Network: study overview and methods. *J. Endod.* 38 (11): 1470–1478.

[8] Benjamin, P. (2011). Pain after routine endodontic therapy may not have originated from the treated tooth. *J. Am. Dent. Assoc.* 142 (12): 1383–1384.

[9] Wright, E.F. (2000). Referred craniofacial pain patterns in patients with temporomandibular disorders. *J. Am. Dent. Assoc.* 131 (9): 1307–1315.

[10] Costa, Y.M., Conti, P.C., de Faria, F.A., and Bonjardim, L.R. (2017). Temporomandibular disorders and painful comorbidities: clinical association and underlying mechanisms. *Oral Surg. Oral Med. Oral Pathol. Oral Radiol.* 123 (3): 288–297.

[11] Wright, E.F., Domenech, M.A., and Fischer, J.R. Jr. (2000). Usefulness of posture training for TMD patients. *J. Am. Dent. Assoc.* 131 (2): 202–210.

[12] Macedo, C.R., Silva, A.B., Machado, M.A. et al. (2007). Occlusal splints for treating sleep bruxism (tooth grinding). *Cochrane Database Syst. Rev.* 4: CD005514. https:// doi.org/10.1002/14651858.CD005514.pub2.

[13] Clark, G.T. and Minakuchi, H. (2006). Oral appliances. In: *Temporomandibular Disorders: An Evidenced-Based Approach to Diagnosis and Treatment* (ed. D.M. Laskin, C.S. Greene and W.L. Hylander), 377–390. Hanover Park, IL: Quintessence.

[14] Barkin, R.L. (2015). Topical nonsteroidal anti-inflammatory drugs: the importance of drug, delivery, and therapeutic outcome. *Am. J. Ther.* 22 (5): 388–407.

[15] Wright, E.F. (2011). Medial pterygoid trismus (myospasm) following inferior alveolar nerve block: case report and literature review. *Gen. Dent.* 59 (1): 64–67.

[16] van Selms, M.K., Lobbezoo, F., and Naeije, M. (2009). Time courses of myofascial temporomandibular disorder complaints during a 12-month follow-up period. *J. Orofac. Pain* 23 (4): 345–352.

[17] Raphael, K.G. and Marbach, J.J. (2001). Widespread pain and the effectiveness of oral splints in myofascial face pain. *J. Am. Dent. Assoc.* 132 (3): 305–316.

[18] Raphael, K.G., Marbach, J.J., and Klausner, J. (2000). Myofascial face pain: clinical characteristics of those with regional vs. widespread pain. *J. Am. Dent. Assoc.* 131 (2): 161–171.

[19] Marpaung, C.M., Kalaykova, S.I., Lobbezoo, F., and Naeije, M. (2014). Validity of functional diagnostic examination for temporomandibular

joint disc displacement with reduction. *J. Oral Rehabil.* 41 (4): 243–249.

[20] Sale, H., Bryndahl, F., and Isberg, A. (2013). Temporomandibular joints in asymptomatic and symptomatic nonpatient volunteers: a prospective 15-year follow-up clinical and MR imaging study. *Radiology* 267 (1): 183–194.

[21] Raphael, K.G., Marbach, J.J., and Klausner, J. (2000). Myofascial face pain: clinical characteristics of those with regional vs. widespread pain. *J. Am. Dent. Assoc.* 131 (2): 161–171.

[22] Raphael, K.G. and Marbach, J.J. (2001). Widespread pain and the effectiveness of oral splints in myofascial face pain. *J. Am. Dent. Assoc.* 132 (3): 305–316.

[23] Kalaykova, S., Lobbezoo, F., and Naeije, M. (2010). Two-year natural course of anterior disc displacement with reduction. *J. Orofac. Pain* 24 (4): 373–378.

[24] Lundh, H., Westesson, P.-L., and Kopp, S. (1987). A three-year follow-up of patients with reciprocal temporomandibular joint clicking. *Oral Surg. Oral Med. Oral Pathol.* 63 (5): 530–533.

[25] Okeson, J.P. (2007). Joint intracapsular disorders: diagnostic and nonsurgical management considerations. *Dent. Clin. N. Am.* 51 (1): 85–103.

[26] Sato, S., Kawamura, H., Nagasaka, H., and Motegi, K. (1997). The natural course of anterior disc displacement without reduction in temporomandibular joint: follow-up at 6, 12, and 18 months. *J. Oral Maxillofac. Surg.* 55 (3): 234–238.

[27] Clark, G. (2015). Evidence-based pharmacologic approaches for chronic orofacial pain. *J. Calif. Dent. Assoc.* 43 (11): 643–654.

[28] Dym, H. and Israel, H. (2012). Diagnosis and treatment of temporomandibular disorders. *Dent. Clin. N. Am.* 56 (1): 149–161.

[29] Teruel, A., Broussard, J.S., and Clark, G.T. (2012). Temporomandibular joint arthritis: implications, diagnosis, and management. In: *Orofacial Pain: A Guide to Medications and Management* (ed. G.T. Clark and R.A. Dionne), 311–325. Ames, IA: Wiley Blackwell.

[30] Schoenen, J., Jacquy, J., and Lenaerts, M. (1998). Effectiveness of high-dose riboflavin in migraine prophylaxis. A randomized controlled trial. *Neurology* 50 (2): 466–470.

[31] Sandor, P.S., Di Clemente, L., Coppola, G. et al. (2005). Efficacy of coenzyme Q10 in migraine prophylaxis: a randomized controlled trial. *Neurology* 64 (4): 713–715.

[32] Gonçalves, A.L., Martini Ferreira, A., Ribeiro, R.T. et al. (2016). Randomised clinical trial comparing melatonin 3 mg, amitriptyline 25 mg and placebo for migraine prevention. *J. Neurol. Neurosurg. Psychiatry* 87 (10): 1127–1132.

[33] Türp, J.C. and Schindler, H.J. (2010). Occlusal therapy of temporomandibular pain. In: *Current Concepts on Temporomandibular Disorders* (ed. D. Manfredini), 359–382. Chicago, IL: Quintessence.

[34] Carlson, N., Moline, D., Huber, L., and Jacobson, J. (1993). Comparison of muscle activity between conventional and neuromuscular splints. *J. Prosthet. Dent.* 70: 39–43.

第21章　临床研究基础
Fundamentals of Clinical Studies

各种类型的临床试验（在突出的临床研究设计中讨论）和其他类型的文献（来自其他类型的出版物中讨论）可以在备受推崇的出版物中找到，并有助扩展读者对该主题的知识。以下是在阅读临床试验和做出最终结论时应该考虑的事项。

一、突出的临床研究设计

以下是一些突出的临床研究设计，按照从最简单到最严格的总体排名。这些设计并非包罗万象，有些研究设计不属于任何一种设计。

尽管病例报道和病例系列报道有时被认为不如其他科学出版物，但它们在知识的启蒙和发展中发挥着重要作用。它们提供了许多新的想法和潜在的干预措施，它们允许发现新的疾病或意外结果（不利或有利），它们在教育中发挥着重要作用。这些出版物有时会提供原始数据，是未来临床试验的激励因素。

> **重点**
>
> 病例报道和病例系列报道对知识进步起着重要作用。

队列、病例对照和横断面研究设计是观察性研究，因为它们不使用治疗干预。

（一）病例报道

病例报道可提醒读者注意潜在的罕见疾病、可能发生的医源性问题或并发症、创新技术或新的可能有效的治疗方法。读者无法就这些报道中推荐的治疗方法得出有效结论，因为这些报道通常只讨论一个或几个接受治疗的患者，并且没有对照组做比较[1]。读者必须始终保持谨慎，不能从关于一个案例报道中归纳信息。例如，在一项未经调整的软咬合板的研究中，报道 TMD 症状改善、无变化和加重的受试者人数分别为 1、2 和 6[2]。不知不觉中，该病例报道可能涉及了从未经调整的软咬合板获得 TMD 症状改善的个案。

> **重点**
>
> 人们必须谨慎地从一个案例报道中归纳出信息。

病例报道可能描述了一个不寻常的观察结果，例如，一名患有双侧耳前疼痛和耳鸣的患者，沿右上中切牙进行韧带注射后，这两种症状都暂时消失了。患者右上中切牙出现不可逆的牙髓炎，经根管治疗后，症状明显消退[3]。这种类型的病例报道告诉读者这种现象是存在的。

一份病例报道可以提供未经干预的观察结果。例如，病例报道可能是关于常规全景 X 线片，医生观察到患者有髁突骨折，且严重错位。医生还可能确定患者的咬合不受缺乏髁突支撑的影响，且患者没有触诊压痛或 TMD 症状。该报道提示，一些髁突骨折患者无须手术治疗即可恢复良好。

病例报道与发展读者的知识库非常重要。这 2 个病例报道的例子可能为后来确定哪些 TMD 样症状实际上可能是由于牙髓炎，或者哪些髁突骨折不需要治疗提供了基础[4,5]。

（二）病例系列研究

病例系列报道是回顾性的或前瞻性的对一系列病例的观察（图 21-1），没有对照组进行比较。与病例报道类似，由于该研究没有对照组，因此无法进行疗效比较[6]。

病例系列研究可能会报道一种疾病和患病率。例如，一名医生在初次检查时对 230 名 TMD 患者的咀嚼肌、颈部肌肉和 TMJ 进行触诊，并询问触诊是否在所触诊的不同区域引起疼痛。如果引起疼痛，记录触诊部位，并在头部和颈部区域的图表上绘制可感知牵涉痛的轮廓。研究完成后，他为每个来源绘制了常见和不常见的牵涉痛的分布图（感知疼痛的部位）（图 3-14）。他还绘制了便于医生确定患者感知疼痛的各个部位最可能的牵涉痛来源的分布图（图 3-13）[7]。牙科医生可能会发现这些分布图对一些患者很有帮助，例如，对于耳痛转诊的患者，医生认为这种疼痛没有耳源性原因，要求牙科医生识别和治疗疼痛的来源。

在另一个病例系列报道中，扩展了之前发表的不可逆性牙髓炎的病例报道，增加了 10 名患者。在这种疾病的患者中，他能够识别常见的症状，这些症状提示哪些类似 TMD 症状的患者实际上可能是由不可逆性牙髓炎引起或加重的症状。他还增加了医生可以用来识别患有这种疾病的患者的诊断测试，以及对这些牙齿的治疗策略[4]。这些信息可在第 3 章的"口内检查"部分查询。

病例系列研究也可以报道作者发现有益的实验性治疗。从这种类型的病例系列研究中，作者阅读并将其中一种技术用于难以解锁的不可复性盘移位伴张口受限的患者。这一技术要求患者首先将下颌尽可能地移向对侧，然后尽可能地张大。这通常可使髁突回复到关节盘下方，并使患者恢复到正常的张口度[8]。

病例系列研究也可以报道治疗效果。一位作者进行了几项研究，在这些研究中，他跟踪了 TMD 治疗后耳部症状的变化，并试图确定临床预测指标，以确定那些很有可能经 TMD 治疗后耳部症状改善的患者。他开始了这一系列研究，仅评估了 TMD 疗法对耳鸣的改善效果[9, 10]。在了解了这项研究的结果后，一位耳鼻咽喉科医生有兴趣进行类似的研究。耳鼻咽喉科医生对转诊给他患有耳鸣、耳痛和头晕的患者，只接受了稳定咬合板和 TMD 自我疗法指导（仅限于耳鼻咽喉科医生的要求）[11]。在观察到许多患者这些耳部症状均有所改善，并且通过 TMD 疗法获得了额外的改善后，他进一步扩展了下一项研究。然后，跟踪了患有耳鸣、耳痛、头晕和眩晕的 TMD 患者的耳部症状，这些患者接受了他认为最合适解决每位 TMD 患者症状的 TMD 疗法。他能够确定哪些患者极有可能通过 TMD 疗法获得耳部症状改善的预测指标[12]。

当读者阅读一项研究时，请观察该治疗是否提供了显著的临床益处。数据可能表明治疗提供了统计学上显著的益处，但是益处可能没有临床意义。因此，要始终观察改善的程度并考虑这种

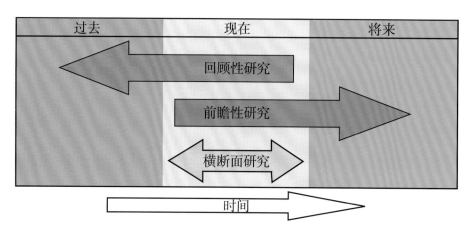

▲ 图 21-1 各类研究评估发现的时间段

治疗是否恰当。当受试者数量较多时，最可能出现统计学上的显著差异，例如在 124 名受试者接受正颌手术的研究中，结果显示受试者有统计学意义的显著的 TMD 症状改善，但作者提醒读者注意，这仅代表小幅度的临床 TMD 症状改善[13]。

技巧

统计学意义

始终观察有统计学意义的数据是否代表临床显著的改善。

（三）横向研究

这是一项观察性研究，是在特定的时间点或短时间内测量群体内的个体特征（图 21-1）。其目的通常是测量个体特征的流行程度[14]。例如，没有 TMD 症状或 TMJ 弹响的个体接受了 TMJ 的 MRI 检查，研究人员发现 25%～38% 的受试者有 TMJ 关节盘移位[15, 16]。这些研究表明，关节盘移位是一种相当常见的情况。

一位作者使用这项研究设计解决他的紧迫问题。此前，有医生称，大部分的 TMD 患者实际上患有未确诊的风湿病，并建议对所有的 TMD 患者或对初始治疗没有反应的 TMD 患者进行血清学检测。因此，他将 103 名 TMD 患者转诊给风湿病学专家，由风湿病学专家对 TMD 患者的风湿病进行评估。只有一名受试者被确定患有炎症或自身免疫性疾病，两种最常见的风湿性疾病被确定为非咀嚼肌痛和纤维肌痛。已有研究表明，患有颈部肌痛或纤维肌痛的 TMD 患者与其他 TMD 患者一样，对 TMD 治疗没有反应[17-19]。

在他研究的 103 名受试者中，风湿病学家发现，15% 的人患者有未确诊的颈部肌痛，20%（相比之下，普通人群中为 4%[20]）患有未确诊的纤维肌痛（达到需要治疗的程度）。一些患者同时患有这两种疾病，所有 31% 的 TMD 患者患有未确诊的风湿病，这可能会对他们的 TMD 症状和治疗效果产生负面影响[19]。

肌痛和纤维肌痛的诊断是通过病史和临床检查确诊的，而非通过血清学测试。这项研究验证了一些问题，以提醒医生患者可能患有这些疾病之一，这些问题可在"患者初始问卷调查"*中（第 2 章）查询。基于本研究的结果，作者建议医生在评估 TMD 患者时，应使用此"患者初始问卷调查"来识别患者及其他潜在的重要因素。根据这项研究的结果，不建议对 TMD 患者进行常规血清学检查，本研究提示很少有 TMD 患者患有炎症或自身免疫性疾病[19]。

（四）病例对照研究

这是一项观察性回顾性研究，将患病的个体（病例组）与未患病的个体（对照组）进行比较。向受试者询问病史以确定发展为该疾病的危险因素。每组中的个体通常是匹配的（例如年龄、性别、教育）以减少偏差。该研究设计可用于通过比较肺癌患者（病例组）与未患肺癌患者（对照组）的回答来确定肺癌的危险因素。调查人员可能会询问推测的危险因素，例如这些人是否吸入尼古丁以及平均每天吸烟的数量[14]。

一项相当大的研究提供了有关危险因素的最佳信息是口面痛：前瞻性评估和风险评估研究（OPPERA）。这项研究关注的变量包括组织损伤的外部原因、影响疼痛感觉的心理和生理过程，以及影响疼痛感觉的常见基因变异[21]。

TMD 文献中没有很多真正的病例对照研究，可能是因为患者对 TMD 症状和危险因素的记忆不够准确。TMD 的危险因素主要是通过队列研究确定，其中口腔检查、TMD 触诊、TMJ 影像学检查和问卷调查在 10～20 年的时间内依次进行[22-25]。

（五）队列研究

这是一项观察性研究，也是为了确定疾病的危险因素。它通常是前瞻性研究，但也可以是一

---

*. 相关资料获取见文前补充说明。

项回顾性研究（图 21-1）。在前瞻性研究中，将无疾病个体招募到研究中，记录长期暴露；一些人患上这种疾病，并评估各种暴露因素以确定它们是否是这种疾病的危险因素[26]。

前瞻性队列研究的一个例子是由欧洲癌症前瞻性调查（European Prospective Investigation into Cancer，EPIC）研究，该研究在 10 个欧洲国家进行，共有 50 多万人参与。在这项研究中，许多饮食和其他因素被评估，以确定它们是不同类型癌症的危险因素还是保护因素[27, 28]。

OPPERA 研究对美国 4 个研究地点招募的 2737 名 18—44 岁的男性和女性进行了平均 2.8 年的监测，其中 260 名参与者患有 TMD。他们评估了 202 个潜在的危险因素，发现健康状况为 TMD 的主要危险因素，其次是心理和临床口面因素。他们对 358 个疼痛调节基因进行了单独分析并发现其中几个是导致 TMD 疼痛的危险因素。他们得出结论，TMD 是一种具有多因性复杂疾病，符合疾病的生物 – 心理 – 社会模型（如本书所述）[29]。

其他队列 TMD 研究也进行了类似的研究，以确定 TMD 的危险因素。在 10～20 年先后进行口腔检查、TMD 触诊、TMJ 影像学检查和问卷调查，以确定各种潜在危险因素与 TMD 体征和症状程度之间的关联性[22-25]。

一项研究发现，口腔副功能行为是 TMD 发展的主要危险因素并预测需要 TMD 治疗，而咬合干扰仅与 TMD 体征和症状微弱相关。研究还发现，在青春期接受正畸治疗的个体患 TMD 的风险并没有增加[22]。另一项研究发现，个体 TMD 发展的主要危险因素是口腔副功能习惯、牙齿磨损、TMJ 弹响和深覆𬌗，而 TMJ 弹响的危险因素是牙齿磨损和夜磨牙病史[23]。第三项研究发现，TMD 症状在 17—28 岁变得更加普遍，症状的严重程度随时间变化，男性比女性更容易恢复[24]。

（六）非随机临床试验

在本项研究设计中，对受试者进行治疗性干预，并与对照组或对照期间的变化结果进行比较。对照组或对照阶段有五种选择：①未治疗对照组；②安慰剂对照组；③标准治疗对照组；④受试者自身对照组；⑤历史对照组。

> **技巧**
>
> **对照组的选择**
> 对照组或对照阶段有五种选择：①未治疗对照组；②安慰剂对照组；③标准治疗对照组；④受试者自身对照组；⑤历史对照组。

未治疗对照组包括两组或多个组的临床试验设计，其中一组不提供治疗。另一种形式的未治疗对照组可能涉及在治疗等待名单上的患者，他们会在一段时间内被跟踪；这种形式的未治疗对照组被称为等待名单对照组。第三种形式是单独的组，在这个组中，受试者先进入无治疗对照阶段，然后接受治疗，称为延迟治疗对照组。

在一项非随机临床试验中，一个延迟治疗对照的例子涉及 20 名头痛患者，有一名神经内科护士转诊给作者。患者完成头痛调查，并在他们表示有兴趣参加该临床试验后，立即开始记录他们的头痛持续时间 / 强度、TMD 持续时间 / 强度和药物摄入。几周后，对他们进行临床试验评估，如果他们符合纳入和排除标准，医生为他们做稳定咬合板的咬合记录。大约两周后，为患者佩戴稳定咬合板并提供 TMD 自我疗法指导，并要求受试者再次完成头痛调查后继续记录，这提供了一个延迟治疗对照阶段，平均一般 5 周左右[30]。

这项临床试验的目的是确定临床预测因素，以便医生能够确定那些从 TMD 自我治疗指导和稳定咬合板中受益的头痛患者。受试者在头痛改善程度上有很大差异，但没有明确的临床预测指标来确定哪些头痛患者将从这些治疗中受益最多。一个有趣的警示确实出现了，即这些疗法同样有益于紧张型、无先兆偏头痛和有先兆偏头痛的患者[30]。慢性疼痛患者的推荐治疗方案见表 1-3。

在药物临床试验中很容易进行安慰剂对照，其中一组被提供药物评估，另一个被提供安慰剂药物，通常看起来与被评估的药物相同。安慰剂药物可以配制为无生物学效应，或者可以含有提供评估药物的一些预期不良反应的一种物质，有助于使受试者和研究人员确定受试者接受了哪些药物。受试者通常不知道他们接受了哪种药物，因此他们被随机分组（盲法）。研究者也不知道受试者服用的药物，这是一个双掩码（双盲）研究[31]。如果研究者知道受试者的分组分配，那么无意识陈述可能使受试者能够确定他们被分配到的小组，从而可能影响受试者的结果，并导致研究结果出现偏差。如果评估者没有对受试者的小组分配进行屏蔽，评估者可能会无意识地进行评估或对结果进行不同的解释，从而使研究结果产生偏差。

技巧

工作人员屏蔽受试者分组的重要性

如果研究者知道受试者的分组，那么无意识陈述可能使受试者能够确定他们被分配到的小组。

在 TMD 临床试验中很难提供真正的安慰剂。一项创新的临床试验评估了在消除受试者主要咬合干扰后发生的 TMD 症状变化。受试者被随机分为两组，治疗组以传统方式调整其最显著的咬合干扰。安慰剂组的受试者以相同的方式进行治疗，用相同的时间"调整"他们最显著的咬合干扰。唯一的区别是，在安慰剂组的成员接受"治疗"之前，针的尖端被切断，针被向后放置在手持件中，因此，经过抛光的杆与本应减少的干扰相抵消[32]。有关本研究结果的信息见于第 18 章和图 18-1。

正如在本例中所提到的，保持受试者与研究人员和调查人员每组互动的时间相等也很重要。

否则，小组中有更多互动时间的受试者倾向于发展更好的受试者与工作人员的关系，无意识地将他们的治疗评价为更好，并使研究结果产生偏差。

另一个潜在的问题是退出研究的受试者数量。如果有大量的受试者退出了治疗组，这可能表明治疗对这些人无效，他们离开研究以获得替代治疗的缓解。这也很正常，一些受试者离开，或受试者只是偶尔参加了免费治疗，无意遵守其随访协议。这就是为什么参与研究的受试者通常会得到报酬，而且大部分的报酬通常在最后一次随访时提供。有几个小组回顾了 Cochrane 的研究，结果显示失访率在 10%～30%[33]。如果随访期较短，与随访期较长的研究相比，丢失的百分比较小。TMD 临床试验通常采用标准治疗对照。这是研究人员在评估提议的疗法是否优于当前的治疗标准，或一种较便宜的疗法是否与当前的治疗标准一样有效或更有效是通常使用的对照。其中一项临床试验将 TMD 患者随机分为调整后的硬质丙烯酸稳定咬合板或调整后的软质热塑性稳定咬合版。咬合板由一名牙科医生制作和调整，另一名牙科医生对受试者进行评估。两组受试者咀嚼肌疼痛的减轻度相似[34]。

重点

TMD 临床试验通常采用标准治疗对照。

受试者作为他们自己的对照可用于牙科临床试验，即比较放置在同一患者或比较口腔一侧与另一侧的牙周变化。在 TMD 临床试验中，研究人员可以将受试者的一侧与另一侧进行比较，或者可以采用交叉设计，稍后将在"交叉随机临床试验"一节中讨论。

历史对照（或追溯对照）是最不希望使用的对照[35]。例如，将先前对照组的数据与治疗组的数据进行比较。例如，许多问题出现了，这两种人群、两种环境以及受试者与工作人员之间的互动是否存在差异？

（七）随机对照研究

随机对照研究（RCT）是决定治疗效果的黄金标准。该试验设计随机将受试者分成两组或两组以上（其中一组通常是对照组）。随机分配试图在各组之间平均分配已知变量和未知变量，但不能保证所有相关的预后因素都将平均分配。RCT的一个缺点是不能分配受试者进行不健康的活动（例如吸烟、吃不健康的食物）或接受潜在有害程序（例如TMD的平衡咬合）。

技巧

随机对照研究的缺点

受试者不能被分配进行不健康的活动（例如吸烟、吃不健康的食物）或接受潜在有害的程序（例如TMD的平衡咬合）。

有四个可用于RCT的对照组：①未治疗对照组；②安慰剂对照组；③标准治疗对照组；④受试者自身对照组。这四种类型之前在"非随机临床试验"部分进行了讨论。先前讨论的等待列表对照组、延迟治疗对照组和历史对照组不能用于RCT。该部分还讨论了屏蔽受试者和研究团队成员的重要性，以及受试者分组分配的重要性，保持受试者与工作人员互动在每组中平等的重要性，后续评估和受试者退出等问题，这些也适用于随机对照组试验。

RCT有两种基本设计。最常见的设计是平行组设计。其中受试者被随机分配到各组并依次遵循该组的协议。另一种RCT设计是交叉RCT，其中所有受试者接受相同的干预措施，但应用两种或多种干预措施的应用顺序是随机的。

平行组随机临床试验RCT是决定治疗有效性的金标准。其中一名作者进行了两组与TMD相关的平行组RCT。其中一组分为三组：①调整良好的软稳定咬合板；②TMD自我治疗指导；③无治疗对照组。接受软稳定咬合板的受试者TMD症状改善显著，接受TMD自我治疗指导的受试者TMD症状改善不显著，未治疗对照组受试者TMD症状略有增加[36]。

在进行第二组平行组RCT之前，他观察到一些患者仅通过姿势训练就获得了显著的TMD症状改善，且他听说过一家TMD诊所主要通过姿势训练治疗TMD患者。有几项研究比较了TMD患者和非患者的姿势，并没有令人信服的结果。他认为需要知道姿势训练是否有益，如果有，对TMD患者有多大益处。

作者与理疗师和统计学家合作，为TMD患者设计了一套方案。完成初始TMD评估后，符合纳入和排除标准并被纳入研究的患者将接受TMD自我治疗指导。然后他们被随机分为姿势训练和无额外治疗的对照组。这种设计导致了受试者-员工互动的差异，但理疗师认为任何安慰剂运动都可以提供姿势改变，但不建议这样做。该研究因这一缺点受到批评[36]。理疗师认为在改善患者姿势方面最有效的是"姿势改善练习"*，研究结果在第14章的"姿势训练"部分讨论。

当评估或治疗的效果可以完全消除时，交叉随机临床试验是一种很好的设计，因为它将受试者作为自己的对照。这种设计通常包括一次干预或对照，一个持续几天到一周的"洗脱"阶段，以确保完全消除影响，然后进行另一次干预或对照。该设计可能包含2个以上的干预或对照，每个阶段之间都有洗脱期。

这种设计已被用于评估哪些咀嚼或紧咬牙活动促进了TMD症状[37]，服用雌激素是否会增加个体对TMD症状的易感性[38]，服用安眠药是否对TMD症状有益[39]，以及佩戴各种咬合板是否有助于缓解TMD症状[40]。

在一项交叉研究中，研究人员为无症状磨牙受试者提供了经过良好调整的硬质丙烯酸稳定咬合板和未在移动下颌位置调整的软质稳定咬合板，以支持调整软质稳定咬合板的需要。受试者被随

---

*. 相关资料获取见文前补充说明。

机分配到首先使用哪种咬合板，两组都有 1 周的洗脱期，在此期间他们不使用任何咬合板，然后每个受试者使用另一种咬合板。当 10 名受试者佩戴硬质丙烯酸稳定咬合板时，8 名受试者的肌肉活动显著减少，但当佩戴软质咬合板时，只有 1 人的肌肉活动显著减少，5 人的肌肉活动显著增加[40]。

二、其他类型出版物

以下不是临床试验，但他们综合了之前发表的信息，为研究人员提供了额外的知识。

（一）文献综述

一篇文献综述可以是关于许多牙科医生不太了解的特定主题。一位同事和一位作者对如何治疗牙隐裂产生了分歧，因此进行了文献回顾，以便了解当前有关如何诊断和治疗牙隐裂的信息。综合信息后，他写了一份稿件，以帮助其他牙科医生更好地了解这些信息[41]。

文献综述作者喜欢阅读文献，因为他们想让读者了解更多的领域，扩展大家的知识，并且出版商非常愿意将这些临床评论与病例报道一起发表。作者认为，以最容易了解的方式组织和呈现综合文献是很重要的，通常需要照片或插图来帮助解释所呈现的概念。

当阅读文献综述时，必须谨慎，因为综述的作者可能只选择了支持他们观点的文献，他们的结论会反映他们的个人偏见[42]。

（二）系统综述

大家不断地被信息淹没，有些可靠，有些不可靠。据估计，生物医学文献每天都有 75 项试验和 11 项系统综述[43]。

系统综述是在 20 世纪 90 年代发展起来的，为处理医学文献中积累的大量信息提供一个系统的方法。它们需要对相关研究进行全面检索，使用严格的评估、收集和综合数据方法，并提供更可靠和准确的结论。它们通常包括来自可比研究同质数据的 Meta 分析[42, 44, 45]。

已经发表了关于 TMD 的许多方面的系统综述。在阅读这些综述时，偶尔会发现两种批评。第一，由于综述作者已经回顾了所有关于某一主题的高质量文献，读者想知道关于研究主题的结论，而有些作者只是提供了关于文献质量的结论。第二，有些作者似乎让他们的个人偏见影响他们在讨论和结论中所写的内容。

（三）Meta 分析

这些是既往前研究的定量回顾，这些研究在统计学上汇总了来自两个或多个对比临床试验的数据[42]。它在 20 世纪 80 年代前后开始在医学文献中流行起来，现在每年都有数百篇 Meta 分析发表在医学文献中。它们通常结合数据来估计特定干预措施的有效性[46]。

在 TMD 文献中，系统回顾和 Meta 分析的一个例子是，当研究足够相似时，对口内矫治器进行评估，并对数据进行统计汇总[47]。

（四）临床实践指南

循证临床实践指南于 1991 年首次出现在医学文献中，此后在医学和牙科文献中出现的频率越来越高[48]。一般来说，就该主题提供一个专家指导小组，审查现有的最佳证据，并就其建议达成共识。小组成员权衡了潜在的短期和长期效益、潜在危害、治疗负担和潜在治疗成本[49]。

有时，不同的指导小组会形成不同的建议，因为他们对治疗的益处和潜在危害的价值存在差异[49]。美国口面疼痛学会制订了最佳的 TMD 临床实践指南，可购买[50]。

三、评价临床研究的注意事项

有 100 多个分级量表用于评估研究的质量及其结果的重要性[51]。以下内容并不是要提供另一个评价系统，而只是提供在阅读临床研究时可能需要考虑的一般想法列表。

假设：该研究的假设是否适合目前对这一主题的认识状态？

伦理：所提供的的干预（或不干预）在伦理上是否适合对人类进行？

可推广：可推广的患者群体有哪些？这些是您治疗的患者吗？

随机化：受试者是否被随机分配到各个组？随机化程序是否合适？

屏蔽：受试者被分配到哪个组是否被屏蔽？该研究的工作人员是否对受试者分组也进行屏蔽？

对照组：对照组是其中的一组吗？如果是，使用哪种类型的对照组？所有组的医患互动数量都相似吗？

结果测量指标：测量是否有效和可靠？它们是用于此类研究的标准吗？

随访：受试者的随访时间是否足够长？是否有足够数量的受试者返回？（Cochrane研究允许在随访中丢失的百分比在10%～30%[33]）。对于退出或没有返回随访的受试者，是否有什么特殊原因需要解释？

结果：具有统计学意义的发现是否也具有临床意义？

结论：研究的发现是否支持结论？

当读者阅读一项研究时，请注意作者从收集到的数据中得出的结论，因为有些作者可能过于热衷于他们发现的重要性。这方面的一个例子来自一个古老的笑话。这个假设的案例系列试图确定个人从自助餐中选择的食物与个人体重之间的关联。研究发现，64%的肥胖者选择了白软干酪，而只有3%的正常体重者选择了白软干酪。利用这些数据，作者得出结论，白软干酪一定是导致肥胖流行的主要原因。

四、结论

临床医生用于评估、诊断和治疗患者的知识来自一系列个人临床经验和严格控制的临床试验所揭示的证据。因此，病例报道、文献综述、临床试验和系统综述每一项都能推进大家现有的知识水平。

当临床试验的动机是为了提高读者的知识水平时，每一项临床研究通常都会对行业和社会有益。有时，动机是为了政治或经济利益，并且每个医学领域都遭受过动机不当的调查人员的影响[35]。

当试图为特定患者确定最佳治疗时，证据应与患者的需求、患者的愿望和医生的专业知识相结合。如果医生没有能力提供研究中提出的高水平治疗，结果将可能没那么有用[48]。

作者相信最好的TMD研究通常来自以大学为基础的口面疼痛（TMD）项目，因为他们拥有大量的TMD患者，使他们能够轻松地进行随机临床试验。他们的教职员工也普遍了解该领域的领先研究，在进行临床试验方面有经验，并可以在出现问题或疑问时帮助经验不足的研究人员。

参考文献

[1] Peh, W.C. and Ng, K.H. (2010). Writing a case report. *Singap. Med. J.* 51 (1): 10–13.

[2] Nevarro, E., Barghi, N., and Rey, R. (1985). Clinical evaluation of maxillary hard and resilient occlusal splints. *J. Dent. Res.* 64 (Special Issue): 313, abstract no. 1246.

[3] Wright, E.F. and Gullickson, D.C. (1996). Dental pulpalgia contributing to bilateral preauricular pain and tinnitus. *J. Orofac. Pain* 10 (2): 166–168.

[4] Wright, E.F. and Gullickson, D.C. (1996). Identifying acute pulpalgia as a factor in TMD pain. *J. Am. Dent. Assoc.* 127: 773–780.

[5] Kolbinson, D.A. and Hohn, F.I. (2006). Traumatic injuries. In: *Temporomandibular Disorders: An Evidenced-Based Approach to Diagnosis and Treatment* (ed. D.M. Laskin, C.S. Greene and W.L. Hylander), 271–290. Hanover Park, IL: Quintessence.

[6] Hayes, C. (2002). Evidence based dentistry: design architecture. *Dent. Clin. N. Am.* 46 (1): 51–59.

[7] Wright, E.F. (2000). Referred craniofacial pain patterns in patients with temporomandibular disorders. *J. Am. Dent. Assoc.* 131 (9): 1307–1315.

[8] Yamaguchi, T., Komatsu, K., Okada, K., and Matsuki, T. (2006). The advantageous direction of jaw movement for releasing TMJ intermittent lock. *Cranio* 24 (3): 171–178.

[9] Wright, E.F. and Bifano, S.L. (1997). Tinnitus improvement through TMD therapy. *J. Am. Dent. Assoc.* 128 (10): 1424–1432.

[10] Wright, E.F. and Bifano, S.L. (1997). The relationship between tinnitus and temporomandibular disorder (TMD) therapy. *Int. Tinnitus J.* 3 (1): 55–61.

[11] Wright, E.F., Syms, C.A. III, and Bifano, S.L. (2000). Tinnitus, dizziness

and non-otologic otalgia improvement through temporomandibular disorder (TMD) therapy. *Mil. Med.* 165 (10): 733–736.

[12] Wright, E.F. (2007). Otologic symptom improvement through TMD therapy. *Quintessence Int.* 38 (9): E564–E571.

[13] Rodrigues-Garcia, R.C.M., Sakai, S., Rugh, J.D. et al. (1998). Effects of major Class II occlusal corrections on temporomandibular signs and symptoms. *J. Orofac. Pain* 12 (3): 185–192.

[14] Matthews, D.C. and Hujoel, P.P. (2012). A practitioner's guide to developing critical appraisal skills: observational studies. *J. Am. Dent. Assoc.* 143 (7): 784–786.

[15] Emshoff, R., Brandlmaier, I., Gerhard, S. et al. (2003). Magnetic resonance imaging predictors of temporomandibular joint pain. *J. Am. Dent. Assoc.* 134 (6): 705–714.

[16] American Academy of Orofacial Pain and Okeson, J.P. (eds.) (1996). *Orofacial Pain: Guidelines for Assessment, Diagnosis and Management*, 33. Chicago, IL: Quintessence.

[17] Raphael, K.G., Marbach, J.J., and Klausner, J. (2000). Myofascial face pain: clinical characteristics of those with regional vs. widespread pain. *J. Am. Dent. Assoc.* 131 (2): 161–171.

[18] Raphael, K.G. and Marbach, J.J. (2001). Widespread pain and the effectiveness of oral splints in myofascial face pain. *J. Am. Dent. Assoc.* 132 (3): 305–316.

[19] Wright, E.F., Des Rosier, K.E., Clark, M.K., and Bifano, S.L. (1997). Identifying undiagnosed rheumatic disorders among patients with TMD. *J. Am. Dent. Assoc.* 128 (6): 738–744.

[20] Klippel, J.H., Stone, J.H., Crofford, L.J., and White, P.H. (2008). *Primer on the Rheumatic Diseases*, 13e, 87–89. New York: Springer.

[21] Fillingim, R.B., Slade, G.D., Diatchenko, L. et al. (2011). Summary of findings from the OPPERA baseline case-control study: implications and future directions. *J. Pain* 12 (11 Suppl): T102–T107.

[22] Magnusson, T., Egermarki, I., and Carlsson, G.E. (2005). A prospective investigation over two decades on signs and symptoms of temporomandibular disorders and associated variables. A final summary. *Acta Odontol. Scand.* 63 (2): 99–109.

[23] Carlsson, G.E., Egermark, I., and Magnusson, T. (2002). Predictors of signs and symptoms of temporomandibular disorders: a 20-year follow-up study from childhood to adulthood. *Acta Odontol. Scand.* 60 (3): 180–185.

[24] Wanman, A. (1996). Longitudinal course of symptoms of craniomandibular disorders in men and women. A 10-year follow-up study of an epidemiologic sample. *Acta Odontol. Scand.* 54 (6): 337–342.

[25] de Bont, L.G., Dijkgraff, L.C., and Stegenga, B. (1997). Epidemiology and natural progression of articular temporomandibular disorders. *Oral Surg. Oral Med. Oral Pathol. Oral Radiol. Endod.* 83 (1): 72–76.

[26] Levin, K.A. (2006). Study design IV. Cohort studies. *Evid. Based Dent.* 7 (2): 51–52.

[27] Biesbroek, S., Kneepkens, M.C., van den Berg, S.W. et al. (2018). Dietary patterns within educational groups and their association with CHD and stroke in the European Prospective Investigation into Cancer and Nutrition-Netherlands cohort. *Br. J. Nutr.* 119 (8): 949–956.

[28] Murphy, N., Norat, T., Ferrari, P. et al. (2012). Dietary fibre intake and risks of cancers of the colon and rectum in the European prospective investigation into cancer and nutrition (EPIC). *PLoS One* 7 (6): e39361.

[29] Slade, G.D., Fillingim, R.B., Sanders, A.E. et al. (2013). Summary of findings from the OPPERA prospective cohort study of incidence of first-onset temporomandibular disorder: implications and future directions. *J. Pain* 14 (12 Suppl): T116–T124.

[30] Wright, E.F., Domenech, M.A., and Fischer, J.R. Jr. (2000). Usefulness of posture training for TMD patients. *J. Am. Dent. Assoc.* 131 (2): 202–210.

[31] Barnett, M.L. and Pihlstrom, B.L. (2012). JADA continuing

education: a practitioner's guide to developing critical appraisal skills: interventional studies. *J. Am. Dent. Assoc.* 143 (10): 1114–1119.

[32] Tsolka, P., Morris, R.W., and Preiskel, H.W. (1992). Occlusal adjustment therapy for craniomandibular disorders: a clinical assessment by a double blind method. *J. Prosthet. Dent.* 68 (6): 957–964.

[33] Lundh, A. and Gøtzsche, P.C. (2008). Recommendations by Cochrane Review Groups for assessment of the risk of bias in studies. *BMC Med. Res. Methodol.* 8: 22.

[34] Pettengill, C.A., Growney, M.R. Jr., Schoff, R., and Kenworthy, C.R. (1998). A pilot study comparing the efficacy of hard and soft stabilizing appliances in treating patients with temporomandibular disorders. *J. Prosthet. Dent.* 79 (2): 165–168.

[35] Durbin, C.G. Jr. (2004). How to come up with a good research question: framing the hypothesis. *Respir. Care* 49 (10): 1195–1198.

[36] Wright, E., Anderson, G., and Schulte, J. (1995). A randomized clinical trial of intraoral soft splints and palliative treatment for masticatory muscle pain. *J. Orofac. Pain* 9 (2): 116–130.

[37] Farella, M., Bakke, M., Michelotti, A., and Martina, R. (2001). Effects of prolonged gum chewing on pain and fatigue in human jaw muscles. *Eur. J. Oral Sci.* 109 (2): 81–85.

[38] Glaros, A.G., Baharloo, L., and Glass, E.G. (1998). Effect of parafunctional clenching and estrogen on temporomandibular disorder pain. *Cranio* 16 (2): 78–83.

[39] DeNucci, D.J., Sobiski, C., and Dionne, R.A. (1998). Triazolam improves sleep but fails to alter pain in TMD patients. *J. Orofac. Pain* 12 (2): 116–123.

[40] Okeson, J.P. (1987). The effects of hard and soft occlusal splints on nocturnal bruxism. *J. Am. Dent. Assoc.* 114: 788–791.

[41] Wright, E.F. and Bartoloni, J.A. (2012). Diagnosing, managing, and preventing cracked tooth syndrome. *Gen. Dent.* 60 (5): e302–e307.

[42] Dawson, D.V., Pihlstrom, B.L., and Blanchette, D.R. (2016). Understanding and evaluating meta-analysis. *J. Am. Dent. Assoc.* 147 (4): 264–270.

[43] Bastian, H., Glasziou, P., and Chalmers, I. (2010). Seventy-five trials and eleven systematic reviews a day: how will we ever keep up? *PLoS Med.* 7 (9): e1000326.

[44] Sutherland, S.E. and Matthews, D.C. (2004). Conducting systematic reviews and creating clinical practice guidelines in dentistry: lessons learned. *J. Am. Dent. Assoc.* 135 (6): 747–753.

[45] Carr, A.B. (2002). Systematic reviews of the literature: the overview and meta-analysis. *Dent. Clin. N. Am.* 46 (1): 79–86.

[46] Egger, M., Ebrahim, S., and Smith, G.D. (2002). Where now for meta-analysis? *Int. J. Epidemiol.* 31 (1): 1–5.

[47] Fricton, J., Look, J.O., Wright, E. et al. (2010). Systematic review and meta-analysis of randomized controlled trials evaluating intraoral orthopedic appliances for temporomandibular disorders. *J. Orofac. Pain* 24 (3): 237–254.

[48] Brignardello-Petersen, R., Carrasco-Labra, A., Glick, M. et al. (2014). A practical approach to evidence-based dentistry: understanding and applying the principles of EBD. *J. Am. Dent. Assoc.* 145 (11): 1105–1107.

[49] Carrasco-Labra, A., Brignardello-Petersen, R., Glick, M. et al. (2015). A practical approach to evidence-based dentistry: VII: how to use patient management recommendations from clinical practice guidelines. *J. Am. Dent. Assoc.* 146 (5): 327–336.

[50] American Academy of Orofacial Pain, de Leeuw, R., and Klasser, G.D. (eds.) (2018). *Orofacial Pain: Guidelines for Assessment, Diagnosis and Management*, 6e. Chicago: Quintessence Publishing Co.

[51] Ebell, M.H., Siwek, J., Weiss, B.D. et al. (2004). Strength of recommendation taxonomy (SORT): a patient-centered approach to grading evidence in the medical literature. *Am. Fam. Physician* 69 (3): 548–556.

附录　术语介绍
Glossary

下颌前导咬合板：前导下颌，此时髁突通常回位到关节盘下方（图 13-1）。主要用于可复性关节盘前移位患者，该位置时将髁突保持在复位的位置，暂时消除了关节盘 - 髁突复合体的机械应力干扰，并且任何加载于髁突的应力都通过关节盘的中间带而非盘后组织传递。

正中关系（CR）：是指髁突位于相对于关节盘的中间带（最薄的无血管区）和关节结节后斜面的最前上位置时，上下颌的位置关系。这是一个可重复性高的位置，也是下颌的肌肉骨骼最稳定的位置。

颈部疼痛：在 TMD 患者中普遍存在，一方面可能直接影响咀嚼系统及其对治疗的反应，另一方面还可能导致咀嚼结构的牵涉痛，加重 TMD 患者的症状或成为其诱发因素之一。

认知 - 行为干预：主要包括行为逆转、放松、催眠、生物反馈、压力管理和认知治疗（专注于改变患者扭曲的想法）。它们是辅助性的 TMD 疗法，试图帮助患者减少他们的日间副功能行为和社会心理病因。

病因：是直接或间接导致 TMD 症状的因素，导致肌肉与 TMJ 的疼痛。它们可以细分为易感因素、诱发因素和持续因素。长期存在的病因是 TMD 患者疾病持续存在（不让问题解决）的原因，如睡眠副功能行为、咀嚼口香糖、日间咬紧牙关、压力和姿势不良。

捻发音：是一种摩擦声或噼啪声，类似人在沙滩上的湿沙子或湿雪地上行走时所发出的声音，通常被细分为粗和细捻发音。捻发音常常与退行性关节病患者有关。

直接创伤：是对咀嚼系统的一种物理打击（外伤），因此不同于间接创伤或微小创伤。

外部提示：是提醒 TMD 患者自己检查口腔行为或咀嚼肌张力的外部线索。外部提示的例子是放置一个提醒患者的黄色便利贴，或计时器每五分钟响一次。随着时间的推移，它们往往会融入情景中，并需要进行改变。许多患者更喜欢先使用外部提示，然后再发展为内部提示。

纤维肌痛：其特点是慢性广泛的肌肉疼痛，身体上有多个压痛点，睡眠差，身体僵硬和全身疲劳。它在 TMD 患者中发病属于中等程度，可加重患者的 TMD 症状，并降低患者对治疗的反应。

间接创伤：是一种类似颈部鞭式伤（屈伸损伤）的下颌非冲击性损伤，可因肌肉和（或）颞下颌关节损伤导致 TMD 症状。

始发因素：是导致 TMD 症状发作的事件，如颌骨创伤或牙冠戴入。

内部提示：是 TMD 患者在进行口腔行为或咀嚼肌过度紧张时用来提醒自己的身体特征。患者对观察所选择的内部提示变得非常适应，尽管有其他的精神活动，患者会在它发生时注意到它。TMD 患者最常见的内部提示是接触对颌牙或咬合板，疼痛加剧和肌肉张力。在临床上，如果患者已经学会了使用内部提示来保持他们想要的行为或姿势，那么他们应该在日间口腔行为控制方面取得了较好的远期效果。许多患者更喜欢先使用外部提示，然后再用内部提示。

翼外肌痉挛：指翼外肌下头在部分缩短的位置持续不自主地收缩的情况。这是患者报告无法在无痛情况下进行同侧后牙咬合的一个常见的原因。

最大牙尖交错位：是牙齿达到最大程度交叉咬合时上颌与下颌之间的位置关系。

微小创伤：是对咀嚼结构的慢性重复性刺激，通常由慢性副功能行为引起。通常容易或导致个人发展为 TMD，并使其更难以改善临床症状。

中性位置：是一种不受限制的髁突位置，接近于 CR 位，但不侵犯炎症的关节盘后组织，也不固定髁突。

副功能行为：是指无效的或非正常的运动行为；与 TMD 有关的口腔副功能行为包括咬嘴唇、咬颊、磨牙、咬紧牙和舔嘴唇。

持续影响因素：是直接或间接加重咀嚼系统并阻止 TMD 症状缓解的因素，如睡眠副功能行为、嚼口香糖、日间紧咬、压力和不良姿势。

诱发因素：是使个体更容易患上 TMD 的因素，如咬指甲、磨牙、咬硬物和遗传因素。TMD 易感人群可能是那些因轻微的咬合变化而发展为 TMD 的个体，如窝沟封闭剂充填。

一级诊断：是对患者主诉疾病的诊断。该诊断可能起源于 TMD（如肌痛、TMJ 关节痛或不可复性 TMJ 盘移位）或来自不同来源（如牙髓炎、鼻窦炎或颈源性头痛）。

复位：是髁突与关节盘的中间带（关节盘的中心部分）相连的位置。该术语通常用于讨论可复性关节盘移位；当牙齿位于最大牙尖交错位时，髁突与盘后组织相连，当髁突向前移动时，它从后带的下方进入关节盘的中间带（复位位置）。这在"TMJ 盘 – 髁突复合体紊乱"图 * 的左下角被描述，而复位位置如图 10–4 所示。"复位"的定义之一是"恢复到正常位置"，例如"开放性骨折复位"或"髁突脱位复位"。在这种情况下，当髁突被充分滑动时，关节盘 – 髁突的对齐回归到其"正常"的位置。

牵涉痛：疼痛是在不同的部位感知到。这类似心脏病发作的患者可能只感知到左臂的疼痛，而其来源是心脏。咀嚼肌、TMJ、牙髓、颈部肌肉和颈椎通常会相互引起牵涉痛。必须确定其真正的源头，疼痛治疗应该指向源头，而不是感到疼痛的部位。

二级诊断：是另一种有助于一级诊断的 TMD 诊断。通常情况下，一级诊断为 TMD 起源（如肌痛），二级和三级诊断为其他的 TMD 诊断（如 TMJ 关节痛和 TMJ 关节盘移位）导致患者的主诉。这些是根据它们对患者主诉的影响程度来排序的。

附带获益：是患者因患有 TMD 而获得回报；例如，患者获得残疾津贴，或摆脱不喜欢的家务或工作。在临床上，在大多数 TMD 患者中很少观察到这种情况，但如果存在，患者可能无法从任何治疗中得到改善。

稳定咬合板：有一个平坦的表面与对颌牙列相吻合，这提供了一个秴学上稳定的咬合环境。它允许患者从最大牙尖交错位自由运动，最常用于那些有牙齿磨损或 TMD 症状的患者。

压力管理：是一种处理患者遇到的压力、刺激或挫折的认知方法。一些研究表明，一般情况下 TMD 患者不能像非 TMD 患者那样很好地应对压力。TMD 患者在这些情形下倾向于收紧他们的咀嚼肌，而压力管理传授他们应对策略，以帮助他们更好地管理这些情形以及对这些情形的态度。

症状模式：包括一天中症状发生或最强烈的时间（例如醒来时更严重）和位置模式（例如从颈部开始，然后移动到下颌）。

三级诊断：是另一种有助于一级诊断的 TMD 诊断。通常情况下，一级诊断为 TMD 起源（如肌痛），二级和三级诊断为其他 TMD 诊断（如 TMJ 关节痛和 TMJ 关节盘移位）导致患者的主诉。这些是根据它们对患者主诉的影响程度来排序的。

颞下颌关节弹响：（咔嗒声或砰的声音）是

---

*. 相关资料获取见文前补充说明。

TMD 患者和非 TMD 患者中一种非常普遍的关节弹响，最常见与可复性关节盘移位患者有关，其本身并不意味着患者需要接受 TMD 治疗。

颞下颌关节脱位（也称为张口绞锁）：是指患者出现或有无法从最大开口位闭口的相关病史，并且需要或要求医生辅助闭口。

颞下颌关节半脱位：是指患者有无法从最大张口位闭口的病史，必须进行特定的动作来闭口。